西安交通大學 本科“十三五”规划教材

普通高等教育生物医学类专业“十三五”规划教材

生物医学光子学

诊断、治疗与监测

主　　编　张镇西

副 主 编　蒋曙东　李步洪　丁志华　陈同生　李　辉　姚翠萍

编　　委　李　鹏　王　晶　梁晓轩　王斯佳

统稿秘书　陈韵竹

Biomedical Photonics

Diagnosis, Therapy and Monitoring

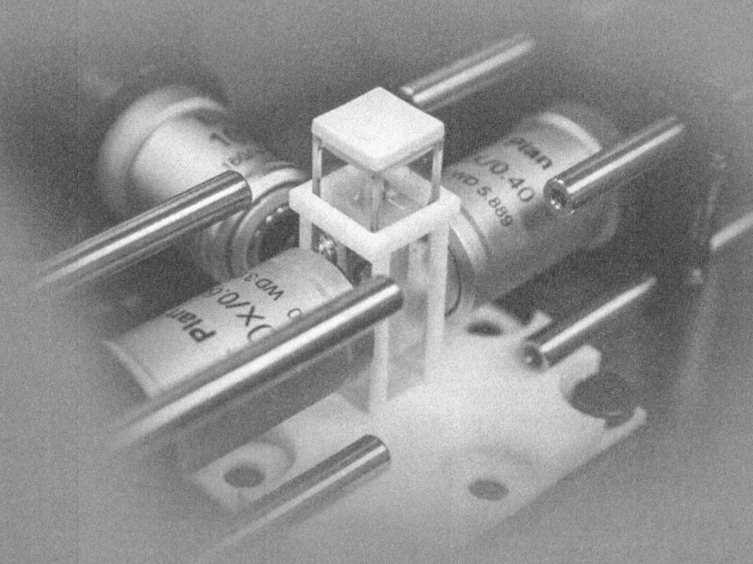

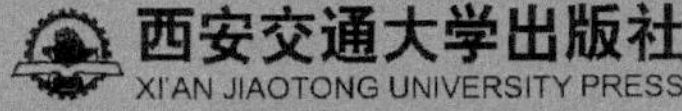

西安交通大学出版社
XI'AN JIAOTONG UNIVERSITY PRESS

内容简介

本书选取了光子技术在生物医学领域近几年来较为重要和发展前景较好的内容编辑成册，运用光子学的原理和技术，为医学、生物学和生物技术领域中的问题提供解决的思路和方法，为读者展示了生物医学光子学这一极具生命力的前沿交叉研究领域。全书共10章，分四个部分，分别介绍了生物组织的光学原理，以及光子技术在医学诊断、医学治疗和功能监测领域的应用，适合从事生物医学工程、光学工程、应用光学等专业的相关学者、研究人员、技术人员、研究生和本科生参考使用。

图书在版编目(CIP)数据

生物医学光子学:诊断、治疗与监测/张镇西主编. —西安:西安交通大学出版社,2017.8(2020.10重印)
ISBN 978-7-5693-0055-0

Ⅰ.①生… Ⅱ.①张… Ⅲ.①生物光学-应用-生物医学工程 Ⅳ.①R318.51

中国版本图书馆CIP数据核字(2017)第213304号

书　　名　生物医学光子学:诊断、治疗与监测
主　　编　张镇西
策划编辑　鲍　媛
责任编辑　鲍　媛

出版发行　西安交通大学出版社
（西安市兴庆南路10号　邮政编码710049）
网　　址　http://www.xjtupress.com
电　　话　(029)82668357　82667874(发行中心)
(029)82668315(总编办)
传　　真　(029)82668280
印　　刷　西安日报社印务中心

开　　本　787mm×1092mm　1/16　**印张**　20.25　**彩页**　4页　**字数**　484千字
版次印次　2017年8月第1版　　2020年10月第2次印刷
书　　号　ISBN 978-7-5693-0055-0
定　　价　58.00元

读者购书、书店添货，如发现印装质量问题，请与本社发行中心联系、调换。
订购热线:(029)82665248　(029)82665249
投稿热线:(029)82665380
读者信箱:banquan1809@126

序

2008年，我们组织编写出版了《生物医学光子学新技术及应用》(科学出版社)。又经过近10年的发展，我们共同见证了生物医学光子学的研究进展以及各种新技术与方法在疾病诊断、治疗和监控中的应用。《生物医学光子学：诊断、治疗与监测》(Biomedical Photonics：Diagnosis，Therapy and Monitoring)在介绍生物组织的光学特性和生物光学仿体的基础上，重点介绍了近年来生物医学光子学在诊断、治疗和监测等领域所取得的最新研究成果，可供从事生物医学工程、光学工程、应用光学等专业的相关学者、研究人员、技术人员、研究生和本科生参考。

我们在开展生物医学光子学前沿课题研究的同时，还先后出版了《激光与生物组织的相互作用——原理及应用》(西安交通大学出版社，1999)、《医学工作者的因特网》(西安交通大学出版社，2000)、《分子光子学——原理及应用》(科学出版社，2004)、《激光与生物组织的相互作用——原理及应用(第三版)》(科学出版社，2005)、《纳米光子学》(西安交通大学出版社，2010)和《医学纳米技术与纳米医学》(西安交通大学出版社，2013)等译著。我们不仅学习了国外最新的先进技术，而且还将部分技术的应用和推广融入本书呈现给大家。

衷心感谢国家自然科学基金委员会长期以来对我们研究工作的资助和支持。同时，要特别感谢中国科学院院士、中国人民解放军总医院顾瑛教授及团队，福建师范大学谢树森教授及团队，华中科技大学骆清铭教授及团队、华南师范大学邢达教授及团队和深圳大学屈军乐教授等给予我们研究工作的鼎力支持和帮助。这里还要感谢教育部高等学校生物医学工程专业教学指导委员会主任万遂人教授及全体委员对本书撰写的支持和多次的讨论。

呈现给大家这本书，我们还要感谢姚翠萍、徐正红、张虹、喻有理、熊建文等为编著本书的上一版《生物医学光子学新技术及应用》所作出的贡献。以上一版书为课程媒介，我们开设的“生物医学光子学”也被评为了2012年度陕西省精品课程(http://bmp. xjtu. edu. cn/bmpjpkc/)。本书是在《生物医学光子学新技术及应用》上根据近几年国内外生物医学光学相关技术进行的更新与补充，并邀请了国内外生物医学光学领域的数位专家学者参与了不同章节的撰写。感谢蒋曙东、李步洪、丁志华、陈同生、李辉和姚翠萍等副主编，以及编委浙江大学李鹏副教授、德国吕贝克大学梁晓轩博士、西安交通大学王晶和王斯佳博士、全书统稿秘书陈韵竹硕士等积极参与本书的撰写工作。本书的第2章“生物光学仿体”及第5章“荧光成像介导恶性肿瘤切除术”由蒋曙东教授组织撰写，第3章“光学相干层析成像技术”由丁志华教授、李鹏博士组织撰写，第4章“光学显微成像”由李辉研究员组织撰写，第6章“光动力疗法”由李步洪教授组织撰写，“光动力疗法”中的“光化学内化”一节由王斯佳博士负责撰写，第7章“纳米尺度激光紧聚焦光穿孔技术”由梁晓轩博士组织撰写，第8章“心脏光标测技术”由王晶博士组织撰写，第9章“荧光共振能量转移技术”由陈同生教授组织撰写，第10章“光学纳米探针”由姚翠萍教授组织撰写。这里还要感谢付磊、王思琪博士生、王森豪及王佳壮硕士生为本书的撰写所作出的努力。特别是王森豪硕士生用相机记录了实验室为获得科研数据而自行搭建的测量设备及为来访人员拍摄值得留存的照片，还要感谢他尽心维护生物医学光子学教育部网上合作研究中心西安交通大学分部的网页(http://bmp. xjtu. edu. cn/)。

感谢生物医学光子学教育部网上合作研究中心西安交通大学分部的全体成员，他们的辛勤努力获取了国家自然科学基金委等项目的支持，拓展了课题组的研究方向，而且还极大提升了研究水平。感谢先后参与了课题研究而为本书基奠素材以及编著和审校工作的课题组成员，他们分别是杨晔、牛金龙、张苏娟、侯振清、肖化、吴红、姚翠萍、熊建文、喻有理、徐正红、张虹、任文君、贺庆丽、严秋芳、杨继庆、张宝琴、刘小龙、何清杭、武亚艳、屈晓超、李忠明、王晶、胡敏、熊予莹、彭年才、李政、梅曦、刘成波、梁佳明、张云、梁晓轩、隆弢、王斯佳、许皓等博士，闫秋芳、杨新会、李红丽、莫晓燕、孙瑜、于亚非、吕未江、向勇阳、艾文静、薛建平、唐艳、胡悦、殷小鹏、金妍姝、冷玉珊、臧留琴、仝泽峰、孔祥云、李春彬、李炜、卢熙、季晓璐、张丽丽、龚大江、刘家家、易超、袁辉、侯文祯、刘维佳、许浩、刘琛、邓亮、赵晓晔、李仁娟、宋欣、陈博、杨洋、钱康、郑诗强、吴洁、宋敏敏、白桐、王泽林、雷迪、贺婷、王萌萌、宋攀婷、常振楠、周湘连、王兵、陈韵竹、张策程等硕士，宋璟波、王波、付磊、王思琪、贺宇路、沈利剑、张璐薇、蔡志雄等博士生，以及周一成、王森豪、王佳壮、杨睿文、周全等在读研究生等。

这里还要感谢西安交通大学出版社的鲍媛编辑与我们长期合作，她的努力使我们翻译的书籍多次获国家引进版书籍的表彰*。

此书是我们组织从事生物医学光子学领域同事编写的一本教材，希望该书的出版对推动我国生物医学光子学学科的发展有所帮助。由于时间紧迫，加之能力所限，书中不妥之处在所难免，恳请读者批评指正。

张镇西

于西安交通大学生命科学与技术学院

生物医学分析技术与仪器研究所

zxzhang@mail. xjtu. edu. cn

2017 年 8 月 3 日

---

* 《纳米光子学》(西安交通大学出版社，2010)于 2011 年 8 月荣获 2010 年度(第十届)国家引进版科技类优秀图书奖。

《医学纳米技术与纳米医学》(西安交通大学出版社，2013)于 2014 年 8 月荣获 2013 年度(第十三届)国家引进版科技类优秀图书奖。

作者介绍

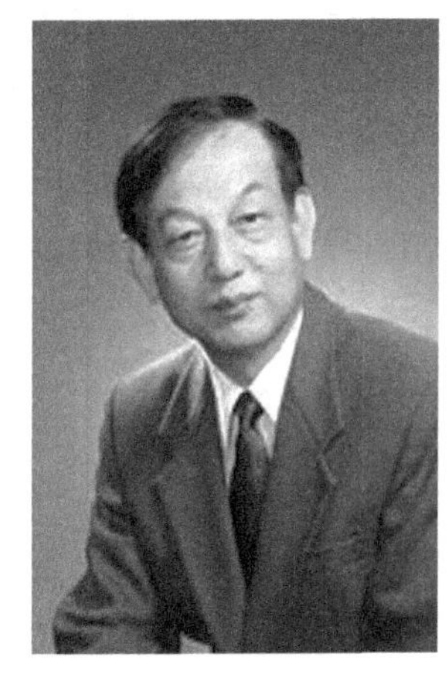

张镇西　西安交通大学生命科学与技术学院教授、博士生导师。1990 年获西安交通大学生物医学工程及仪器博士学位。随后在中国科技大学进行博士后研究，是国内最早从事生物医学光学的研究者之一。曾在德国斯图加特大学、放射与环境保护研究所（幕尼黑）、洪堡大学医学院肿瘤医院（柏林）、威廉港应用大学和吕贝克大学从事科学研究。主要研究方向为生物医学光子学、激光纳米医学、组织光学诊疗方法及仪器。目前主持在研国家自然科学基金重大科研仪器及面上项目各 1 项、中德科学基金（Mobility Program）；主持完成 15 项国家自然科学基金重点项目、仪器专项、重大国际合作研究项目、台湾地区合作与交流项目、面上项目。完成中德合作科研项目（CSC-DAAD PPP）2 项。主编《生物医学光子学新技术及应用》和《生物医光子学：诊断、治疗与检测》、共同主编《生物医学光子学》，出版译著 7 部，其中《纳米光子学》和《医学纳米技术与纳米医学》获引进版科技类优秀图书奖。两次获部级科技进步三等奖、陕西省科学技术奖二等奖、陕西省精品课程、陕西省教学成果一等奖。获陕西省师德先进个人、宝钢优秀教师奖，享受国务院政府特殊津贴。

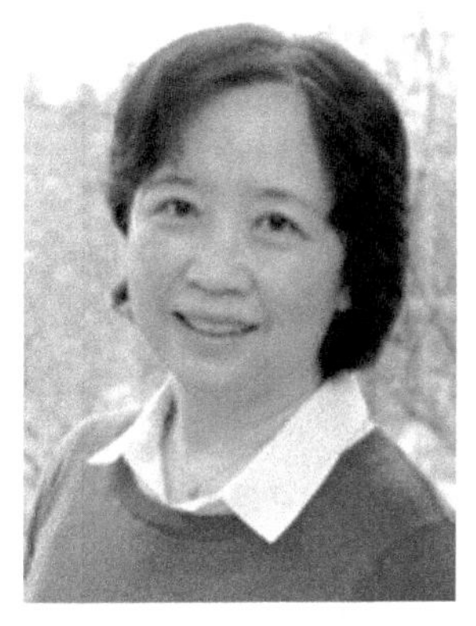

蒋曙东　美国达特茅斯学院工学院教授、博士生导师。1992 年获东京工业大学光电子学博士学位。担任学术期刊 *Journal of Biomedical Optics* 编委，拥有 6 项国际专利，主要研究方向为光学分光及成像技术在微弱光检测特别是医疗领域中的应用，荧光介导骨手术以及切伦科夫成像在放射治疗中的应用。在影像医学及生物医学工程学领域高水平杂志上发表论文 90 余篇，其中有多篇发表在《自然-通讯》和影像医学及生物医学工程学领域高水平期刊上。以首席负责人身份完成并正在进行 5 项美国国立卫生研究院项目。

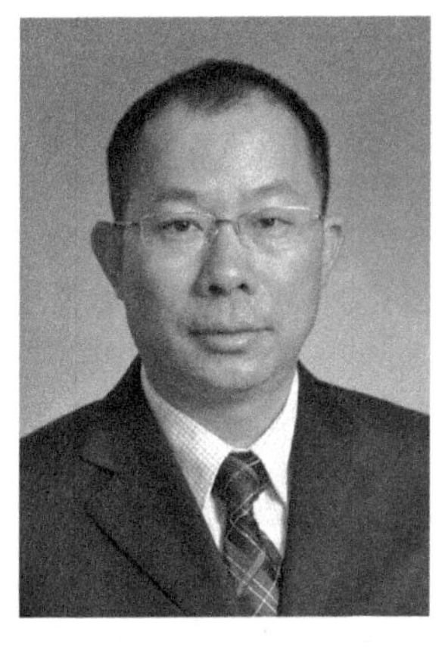

李步洪　福建师范大学光电与信息工程学院教授，博士生导师。教育部新世纪优秀人才和福建省百千万领军人才。曾任西安交通大学博士后、多伦多大学访问学者和柏林洪堡大学高级研究学者。兼任中国光学学会激光医学专业委员会副主任委员、福建省激光医学专科分会主任委员和福建省光学学会副理事长，担任学术期刊 *Nano Biomedicine and Engineering* 副主编和 *Journal of Innovative Optical Health Sciences* 编委。主要从事医学光子技术及其临床应用研究，主持国家自然科学基金项目 5 项，其中含国际合作研究重点项目 1 项和重点项目（合作）2 项；发表论文 90 余篇，授权发明专利 3 项；获福建省科学技术奖 3 项；获得福建省青年科技奖、运盛青年科技奖、优秀留学回国人员和优秀科技工作者等荣誉称号。主要研究方向为生物医学光子学。

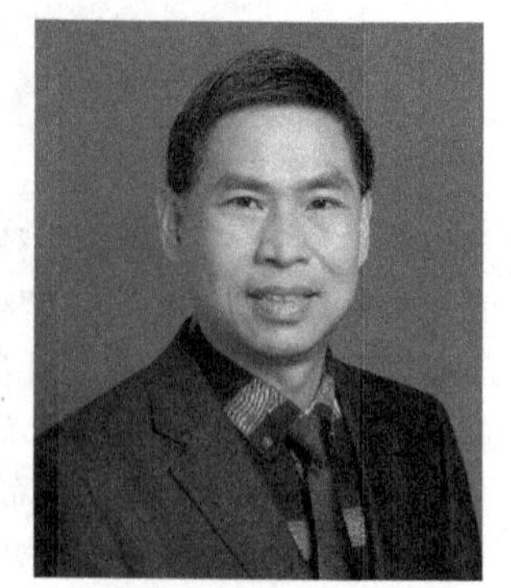

丁志华 浙江大学光电科学与工程学院教授、博士生导师，激光生物医学研究所所长。1989年获浙江大学学士学位，1996年获中国科学院上海光学精密机械研究所博士学位。现任生物医学光子学专业委员会副主委。曾在日本静冈大学、美国加州大学欧文分校等从事科学研究。长期从事先进光子技术及其在生物医学中的应用与基础研究，重点研究方向为光学相干层析成像技术及应用。主持国家自然科学基金重点项目、国家863计划课题等10余项目，发表学术论文150余篇，获得中国发明专利50余件，建立三维高分辨结构与功能光学成像技术，并推动其在健康与工业领域中的应用。

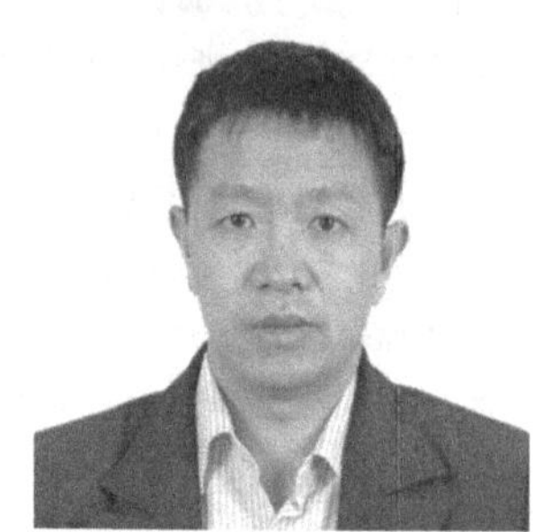

陈同生 华南师范大学生物光子学研究院院长，广东省激光生命科学重点实验室主任，激光生命科学教育部重点实验室教授、博士生导师，广东省"千百十人才工程"省级培养对象，中国光学学会生物光子学专业委员会常务委员，中国生物医学工学会生物光子学分委员会常务委员，广东省中国生物医学工程学会副理事长，《激光生物学报》常务编委。主持国家重大科研仪器研制项目、国家863项目和国家自然科学基金项目等国家级科研项目7项，主持广东省科技计划项目、广东省高教厅重点项目和广东省自然科学基金项目等省部级科研项目10余项。研究方向为显微成像技术及其在生物医学中的应用，在 *Opt Express*、*Appl Phys Lett*、*Microscopy and Microanalysis*、*J Microscopy*、*Biomaterails*、*Free Radical Biology & Medicine*、*ACS Appl Mater Interfaces*、*Cell Signal*、*Apoptosis*、*Cancer Letter J Cell Physiol* 等学术期刊发表SCI收录论文140余篇，获得国家发明专利10项。

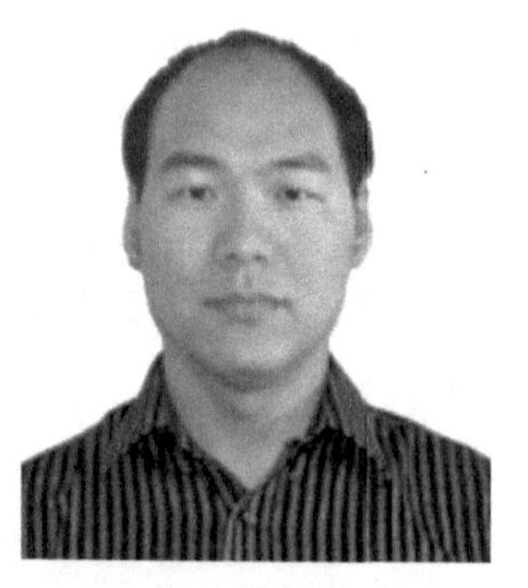

李辉 中国科学院苏州生物医学工程技术研究所研究员、博士生导师。1999年本科毕业于中国科学技术大学，2004年博士毕业于中科院物理研究所。曾在德国康斯坦兹大学、美国爱荷华州立大学、美国圣母大学等从事研究工作。入选中科院"百人计划"，终期优秀；入选江苏省"六大人才高峰"、中科院"分子细胞卓越中心"骨干人才等。长期从事光学显微成像技术开发与仪器研制，开展单分子生物物理方面的研究。主持国家重点研发计划、国家自然科学基金、江苏省重点研发计划等项目。在 *Nature Communications*、*Nano Letters*、*Biomedical Optical Express* 等学术期刊上发表论文30余篇。

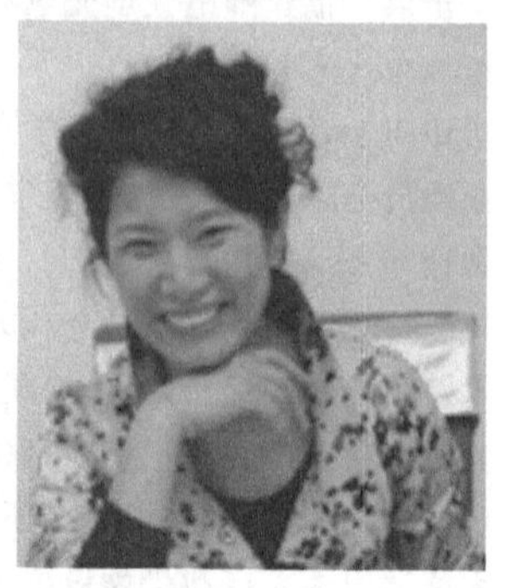

姚翠萍 西安交通大学生命学院生物光子与传感研究所副所长(主持工作)，生物医学信息工程教育部重点实验室教授、博士生导师，中国光学学会生物医学光子学分会专业委员，陕西省医学会激光医学分会委员，陕西省光学学会理事会理事。《激光生物学报》常务编委。主持国家自然科学基金及省部级项目6项。作为主要人员参与国际合作重点项目2项、重大仪器专项1项。研究方向为生物医学中的光场调控与成像策略、光学诊疗方法及应用、光学手术导航技术及仪器、体外诊断新技术与仪器。在 *Optics Letters*、*Journal of Biomedical Optics*、*Optics Express*、*ACS Applied Materials & Interfaces*、*Drug Delivery*、*IEEE Transaction on Nanobioscience*、*Nanotechnology*、《中国激光》、《光学学报》等学术期刊发表SCI/EI收录科技论文50余篇，获授权国家发明专利6项。参与译著3本，参编教材2部。

目　录

第三部分　光子技术在医学治疗中的应用

第四部分　光子技术在功能监测中的应用

第一部分

生物组织的光学原理

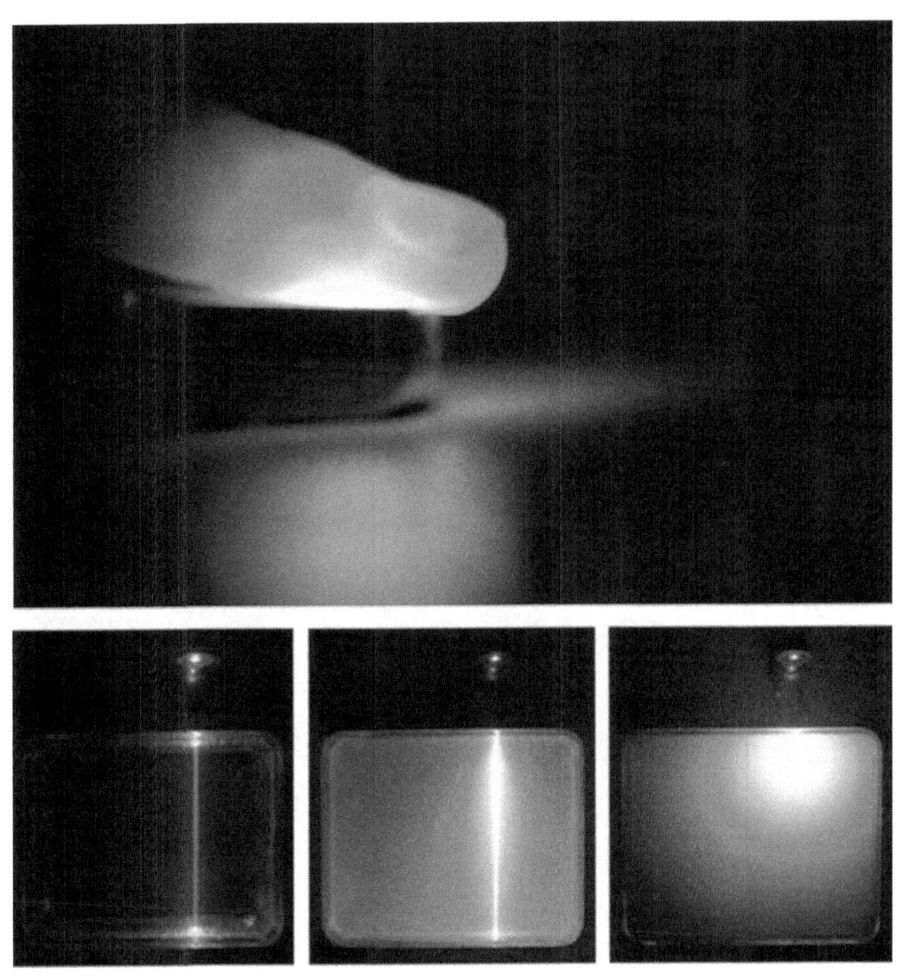

光在手指和不同散射特性仿体中的传播(梁晓轩、梁佳明摄)

生物组织光学特性

1

当把激光应用于生物组织时，其相互作用是多种多样的。不同组织的特殊性质，以及激光的多参数类型是这种多样性的原因。在组织的光学特性中，最重要的是反射、吸收以及散射系数，它们共同决定了某一波长的光在组织中的总传输。描述这些特性的传输理论直接论述了光子在吸收介质和散射介质的传输过程，它在处理激光与生物组织相互作用中已得到广泛应用。将激光系统应用于各种靶组织可观察到多种潜在的光与组织的相互作用，研究光在组织中的传播过程，诸如热传导和热容量等性质。

本章将讨论物质受到光作用时所出现的基本现象，以及研究组织光学特性所需建立的光传输和数学模型，最后针对光与组织相互作用的主要类型进行讨论。

1.1 光学特性基本原理

本节我们将讨论光在传播过程中碰到物质会发生的几种现象：反射、折射、散射、吸收。图 1-1 为光束入射到薄片物质上的一种典型情况。

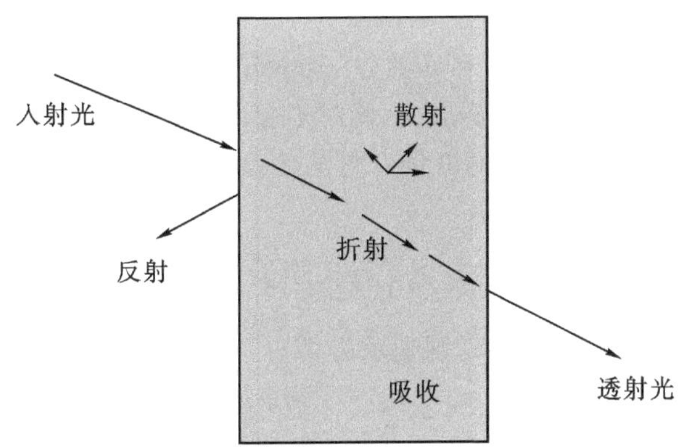

图 1-1 反射、折射、散射和吸收的几何关系

1.1.1 反射和折射

光在一种给定折射率的物质中传播，当传输到另一种不同折射率物质的交界面时，光的传播路径将发生改变。与边界或边界曲率相比，如果波长足够小，将会引起如图 1-2 所示

的反射和折射现象。光发生反射还是折射的概率取决于两种介质的折射率、入射角,以及辐射的偏振度。

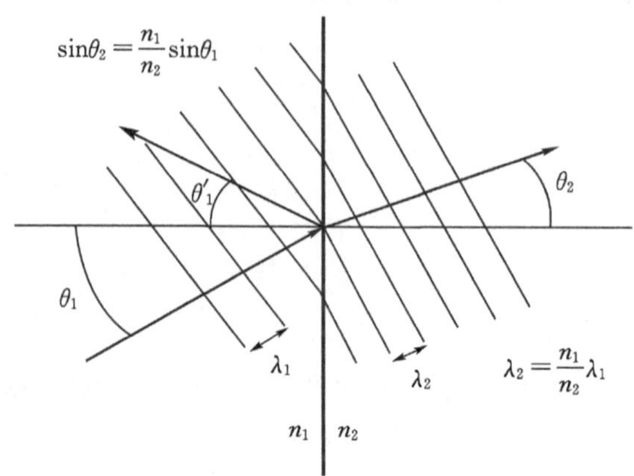

图 1-2 光入射到边界时发生的反射和折射现象

光传播中入射角和折射角的关系由已知的斯涅耳定律给出:

$$\sin\theta_2 = \frac{n_1}{n_2}\sin\theta_1 \tag{1-1}$$

式中,θ_2 为折射角;n_1 和 n_2 分别为两种介质相应的折射率,定义为

$$n_1 = \frac{c}{v_1} \tag{1-2}$$

$$n_2 = \frac{c}{v_2} \tag{1-3}$$

其中 c 表示光在真空中的速度,v_1 和 v_2 分别是光在前后两种介质中的传播速度。式(1-1)可写成:

$$n_1\sin\theta_1 = n_2\sin\theta_2 \tag{1-4}$$

仅当 $\sin\theta_1 > n_1/n_2$ 时,式(1-4)不成立,此时不会出现折射,而是全反射。

光强反射率 R 是对反射辐射量的度量。它定义为反射光强度占入射光强度的百分比,由下式表示:

$$R = \left(\frac{n_1 - n_2}{n_1 + n_2}\right)^2 \tag{1-5}$$

而对于穿透界面的光强透射率 T,则表示为

$$T = 1 - R = \frac{4n_1 n_2}{(n_1 + n_2)^2} \tag{1-6}$$

1.1.2 散射

当把弹性约束的带电粒子置于电磁波中,粒子就处于由电场引起的运动中。若波的频率与粒子自由振动时的固有频率相等,就会发生谐振并伴有相当大的吸收。波的频率与粒子的固有频率不相等时才会发生散射。在散射中根据是否有部分入射光子的能量被转化,将散射可分为弹性散射与非弹性散射。我们首先考虑弹性散射。

在弹性散射中，入射光子与散射光子的能量相同。一类特殊的弹性散射称为瑞利散射。图 1-3 表示的是瑞利散射的简单几何图形。一个平面电磁波照射到一个总厚度为 L 的薄散射介质上，在某一特定的时间入射波的电场可以用下式表示：

$$E(z) = E_0 e^{ikz}$$

式中，E_0 为入射电场的振幅；k 为传播矢量的值；z 表示光轴。

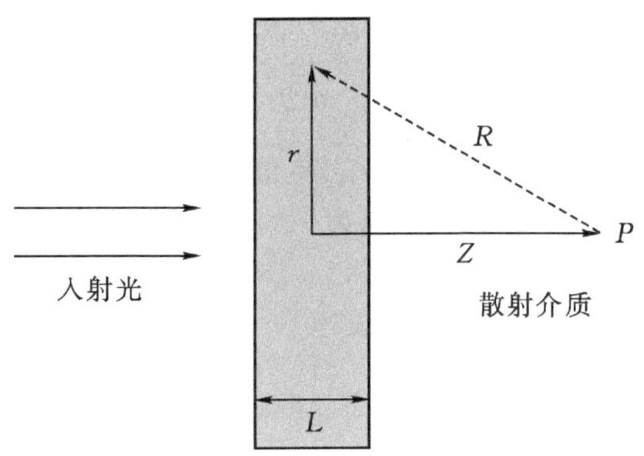

图 1-3 瑞利散射的几何图形

在图 1-3 中可以看到，由具有厚度 L 的薄介质所造成的散射强度正比于散射系数 α_s 和 L，即

$$I_s \sim \alpha_s L \tag{1-7}$$

在光轴上 z 处的复振幅可以通过把所有散射球面波的振幅叠加到入射平面波的振幅上来获得：

$$E(z) = E_0 \left(e^{ikz} + L\ \sqrt{\alpha_s N} 2\pi \int_z^{\infty} e^{ikR} \mathrm{d}R \right) \tag{1-8}$$

由于波列的长度有限，在 $R \to \infty$ 处的散射可以忽略，且 $\lambda = 2\pi/k$。因此，式(1-8)可化为

$$E(z) = E_0 e^{ikz} (1 + i\lambda L\ \sqrt{\alpha_s N}) \tag{1-9}$$

而当光从自由空间进入折射率为 n 的介质时有

$$n - 1 = \frac{\lambda^2}{2\pi} \sqrt{\alpha_s N} \tag{1-10}$$

由式(1-7)和(1-10)知，当忽略了波长对 n 的依赖时，我们最终可得到瑞利散射定律，如：

$$L_s \sim \frac{1}{\lambda^4} \tag{1-11}$$

如果考虑到散射角 θ，更为详细的表达为

$$I_s(\theta) \sim \frac{1 + \cos^2(\theta)}{\lambda^4} \tag{1-12}$$

当 $\theta = 0$ 时，表示前向散射。

瑞利散射是一种弹性散射，即散射光和入射光有相同的 k 和 λ 值。一种最重要的非弹性散射称为布里渊散射(Brillouin scattering)。它是声波穿过介质时引起折射率不均匀而产生的。因为散射粒子总是向着或者背离光源的方向运动，所以光的布里渊散射将导致频率的升高或降低。

Parsa 等人发现，在大多数生物组织中，光子更可能发生前向散射。他们根据这些实验数据定义了一个光子关于角度 θ 的散射概率函数 $p(\theta)$ 将是非常方便的[1]。如果 $p(\theta)$ 不依赖于 θ，称为各向同性散射，否则称为各向异性散射。

散射的各向异性由各向异性系数 g 度量，当 $g=1$ 表示完全前向散射，$g=-1$ 表示完全后向散射，当 $g=0$ 表示各向同性散射。在极坐标系中，g 定义为

$$g=\frac{\int_{4\pi}p(\theta)\cos\theta\mathrm{d}\omega}{\int_{4\pi}p(\theta)\mathrm{d}\omega} \tag{1-13}$$

式中，$p(\theta)$ 为概率函数；$\mathrm{d}\omega=\sin\theta\mathrm{d}\theta\mathrm{d}\phi$ 为单位立体角。根据定义，各向异性系数 g 实际上代表散射角 θ 的余弦的平均值。可以近似地认为在大多数生物组织中，g 的值为 0.7～0.99。因此，相应的散射角大多数为 8°～45°。在式(1-13)中最重要的一项是函数 $p(\theta)$，它也称为相函数。据 Yoon 等人的观点，它可由下式表达[2]：

$$p(\theta)=\frac{1}{4\pi}\frac{u+(1-u)(1-g^2)}{(1+g^2-2g\cos\theta)^{3/2}} \tag{1-14}$$

1.1.3 吸收

吸收是由于部分光能转换成热运动或者吸收材料分子的某种振动。在生物医学光子学领域，吸收过程对诊断和治疗的应用研究至关重要。

(1)诊断应用：特殊波长中分子能量跃迁已经有很好的定义，可用于分子的光谱特性研究。

(2)治疗应用：能量的吸收是治疗过程中激光对生物组织产生物理效应的主要机制。

介质的吸收率被定义为吸收强度与入射强度之比。一个完全透明的介质允许光通过而不吸收，即从这个介质中进入的总辐射能量与出射的能量相等。在生物组织中，对可见光来说角膜和晶状体被认为是高透明度的。相反，使入射辐射几乎降为零的介质称为不透明的介质。

“透明”和“不透明”是相对的，因为它取决于波长。例如，主要由水组成的角膜和晶状体，在红外光谱波长内表现出强烈的吸收。因此，在这个光谱范围这些生物组织呈现不透明。实际上，没有介质对于电磁谱的所有波长可被称为“透明”或“不透明”。

如果物质对一定光谱范围内的所有波长的强度衰减程度相似，这个物质就呈现一般吸收。在可见光的情况下，这种物质在我们的眼睛中呈现为灰色。而选择性吸收，是指对特定波长的吸收比对其他波长的吸收强。颜色的存在实际上产生于选择吸收。通常，体色和表面颜色是有区别的。一般来说，体色是由能穿透物质一定距离的光产生。在反向散射时，只在选定波长被部分地吸收之后光才从表面向后偏离和逃逸。相反，表面颜色来自表面本身的反射。它主要取决于反射比，这与入射辐射的波长有关。本书第 2 章描述的生物光学仿体就是与组织的吸收和散射密切相关。

介质吸收电磁辐射的能力取决于许多因素，主要是其原子和分子的电子结构、辐射的波长、吸收层的厚度和温度或吸收剂的浓度等内部参数。朗伯定律和比尔定律是两个经常用到的定律，它们分别描述的是厚度和浓度在吸收上的效应。表示为

$$I=I_0\mathrm{e}^{-\mu_a z} \tag{1-15}$$

也可以表示为

$$I = I_0 e^{-\varepsilon_\lambda a z} \tag{1-16}$$

式中，ε_λ 表示波长 λ 时的摩尔伸长系数，单位为 cm^2/mol；a 为吸收体的物质的量浓度，单位为 mol/cm^3；z 为厚度，单位为 cm；μ_a 为吸收系数。摩尔伸长系数 $\varepsilon_\lambda(=\mu_a/a)$是对“吸收能力”的测量。

因为两个定律描述吸收的同一特性，所以它们也称为朗伯-比尔定律。从式(1-15)可得：

$$z = \frac{1}{\mu_a}\ln\frac{I_0}{I} \tag{1-17}$$

吸收系数 μ_a 的倒数 L_a 被称为平均自由行程，或者吸收长度，定义为光子在被吸收前传输的平均距离：

$$L_a = \frac{1}{\mu_a} \tag{1-18}$$

通常用透过后的光强度 I 与入射光强度 I_0 之比来表征物体的透光性质，T 称为光透射率：

$$I = \frac{I}{I_0} \tag{1-19}$$

衰减介质的衰减系数，也称为吸光率 A 或光学密度 OD，由下式给出：

$$A = \mathrm{OD} = \lg\left(\frac{I_0}{I}\right) = -\lg(T) \tag{1-20}$$

ε_λ 与波长的变化关系可以绘制成吸收光谱。同样地，A 与波长的关系也可以用来描述物质的吸收特性。

在生物组织中，吸收主要由水分子和蛋白质以及色素等大分子引起。而在光谱红外区的吸收主要是水分子引起，蛋白质和色素主要吸收光谱的紫外光和可见光。

1.2 组织中的光传输

作为光传输媒介，大多数人体组织都属于混浊介质。混浊组织的非均匀结构使其光学特性也存在相应的空间变异。空间变异和它们的密度波动使得这些组织成为很强的光散射体。作为光学介质，组织的双成分系统建模依据是：(1)随机定位的散射和吸收粒子；(2)包埋在均匀闭合体中。尽管实际组织本身结构非常复杂，简单的双成分模型在组织的光传输研究中能够给出令人满意的描述，并适应于多种情况。

在介绍这个理论时，我们将看到有关传输理论的极好的描述。在传输理论中，最基本的参数是辐射度 $J(\boldsymbol{r},\boldsymbol{s})$，它的单位为 $W/(cm^2 \cdot sr)$。它代表的是在特定方向 s 上的一个单位立体角 $d\omega$ 内的功率通量密度。对辐射度的控制微分方程被称作辐射传输方程：

$$\frac{dJ(\boldsymbol{r},\boldsymbol{s})}{ds} = -\alpha_t J(\boldsymbol{r},\boldsymbol{s}) + \frac{\alpha_s}{4\pi}\int_{4\pi} p(\boldsymbol{s},\boldsymbol{s}')J(\boldsymbol{r},\boldsymbol{s}')d\omega \tag{1-21}$$

式中，$p(\boldsymbol{s},\boldsymbol{s}')$为光子从方向 $\boldsymbol{s}'$上散射到 $\boldsymbol{s}$ 上的相函数；ds 为路程长度微元，$d\omega'$为 $\boldsymbol{s}'$方向上的微立体角度。如果散射对于光轴对称，我们可以设 $p(\boldsymbol{s},\boldsymbol{s}')=p(\theta)$，$\theta$ 为散射角。

当对光学特性进行测量时，可观察到的量是强度。它是通过对辐射度在立体角上进行积分得到的，即

$$I(\boldsymbol{r}) = \int_{4\pi} J(\boldsymbol{r},\boldsymbol{s})\mathrm{d}\omega \tag{1-22}$$

另外，辐射度可由强度通过下式来表示：

$$J(\boldsymbol{r},\boldsymbol{s}) = J(\boldsymbol{r})\delta(\omega - \omega_s) \tag{1-23}$$

式中，$\delta(\omega-\omega_s)$为在给定方向 $\boldsymbol{s}$ 上的立体角 δ 函数。

当激光束入射到一个混浊介质中时，介质中的辐射度可分成相干项和漫射项两项，即

$$J = J_c + J_d$$

由于入射光束被吸收和散射而产生衰减，使相干辐射度减小，它可由下式计算：

$$\frac{\mathrm{d}J_c}{\mathrm{d}s} = -\alpha_t J_c$$

其解为

$$J_c = I_0\delta(\omega - \omega_s)\exp(-d)$$

式中，I_0 为入射强度；无量纲的参数 d 为光学深度。因此，混浊介质中相干强度的特征是按指数律递减。

由于被散射的光子并不沿着确定的路程传输，因此传输理论主要是处理漫射辐射度的估计值问题。根据漫反射系数的值，即吸收和散射哪一个过程处于衰减过程中的主要地位，我们必须选择足够近似的统计方法。这里将介绍两种数值方法：蒙特卡罗模拟（Monte Carlo simulation）和库贝尔卡-蒙克理论（Kubelka-Munk theory）来解决光传输问题。

1.2.1 蒙特卡罗模拟

蒙特卡罗方法实质上是用计算机模拟数量为 N 的光子的随机游动，其实它是一种统计方法。由于以统计理论为基础结果的精确性与$\sqrt{N}$成比例，所以就必须考虑到大量光子以产生一个有价值的概率。因此，整个过程很花费时间而且仅能在巨型计算机上进行有效的实施。蒙特卡罗方法在许多学科上已经成为一个强有力的工具。在此，我们首先列出它的基本思想，然后简单讨论模拟的每个步骤。

蒙特卡罗模拟的基本思想是：应用吸收和散射现象来跟踪光子通过混浊介质的光程。将光子的两次碰撞之间的距离设置为对数分布，且用一个由计算机产生的随机数表示。通过对每一光子给定一个权值（weight），并且在传播过程此权值将持续地减少来说明吸收现象。如果发生散射，通过给定相函数和另一个随机数就选定了一个新的传播方向。只有光子从所考察的容积中逃逸或者它的权值达到一个预定的截止阈值时，整个过程才算结束。根据 Meier 等人的观点，吸收和散射的蒙特卡罗模拟主要由 5 个步骤组成：源光子的产生（source photon generation）、轨迹的产生（pathway geneation）、吸收（absorption）、消失（elimination），以及检测（detection）。

(1)源光子的产生。光子在所研究的介质表面产生。它们的空间和角度分布与所给定的光源相符，例如高斯光束。

(2)轨迹的产生。光子产生后，第一个碰撞点的距离就被确定。吸收和散射离子在混浊介质中的分布假设是随机的。这样，平均自由程就为 $1/\rho\sigma_s$。其中，ρ 为离子的密度；σ_s 为散射有效截面。$0<\xi_1<1$ 这个随机数由计算机产生，距离下一次碰撞点的距离 $L(\xi_1)$由下式计算：

$$L(\xi_1) = \frac{\ln\xi_1}{\rho\sigma_s}$$

由于

$$\int_0^1 \ln\xi_1 \mathrm{d}\xi_1 = -1$$

$L(\xi_1)$的平均值实质上是 $1/\rho\sigma_s$。因此，这样就得到了一个散射点。散射角由第二个符合某种相函数分布的随机数 ξ_2 所确定，例如亨耶-格林斯坦相函数（Henyey-Greenstein phase function）。其相应的方位角 Φ 选定为

$$\Phi = 2\pi\xi_3$$

式中，ξ_3 是属于 0～1 的又一个随机数。

(3)吸收。为了解释吸收现象，对每个光子都加一个相同的权值。当光子进入混浊介质时，所有光子的权值相同。由于吸收的存在——更精确地说是由于反射的存在，光子的权值按照公式 $\exp[-\mu_a L(\xi_1)]$而减小，其中 μ_a 为吸收系数。由于权值发生变化，这就引出了第 4 个属于 0～1 的随机数 ξ_4。这样，我们修正在步骤 2 中仅有散射发生的假设，即只有当 $\xi_4 < a$时，散射发生，其中 a 为反照率。而另一方面当 $\xi_4 > a$ 时，光子就被吸收，这就等同于步骤(4)。

(4)消失。如果给每个光子都有一个相同的权数时，这一步才能适用。当这个权数达到某个截止阈值时，光子就会消失。接着就发射出另一个新的光子，程序又从步骤(1)做起。

(5)检测。对足够量的光子不断重复步骤(1)至步骤(4)后，在计算机中就可得到一幅轨迹图，并且储存在其中。这样，就可得到入射光子被介质吸收的百分比的统计说明，并且得到从介质中逃逸出来的光子的空间分布和角度分布。

在前面已提到，蒙特卡罗模拟的精确性随着被考察光子数的增加而提高。但是，由于需要计算机进行大范围的计算，所以这又是一项非常费时的过程。最近，Graaff 等人介绍了一种新型的方法，这种方法被称为缩合蒙特卡罗模拟（condensed Monte Carlo simulation）[3]。在这种方法中，如果需要同样的相函数，而吸收系数和漫反射系数不同时，计算机里储存的以前的计算结果会被调用。应用这种新技术可节省大量的计算时间。

许多专家和课题组利用蒙特卡罗方法模拟光在生物组织中传输，探索了许多方法和准则来优化蒙特卡罗模拟的过程，并得出了较好的结论。Wang 等人公布了其算法源程序，为后人利用蒙特卡罗方法建立各种模型提供了很大的便利[4]。

1.2.2 库贝尔卡-蒙克理论

库贝尔卡-蒙克理论是由 Kubelka 和 Munk 开发的，局限于线性几何的一种模型。由于它的参数通常用于医学物理学领域，我们下面来讨论这个理论的基本思想。与一级散射相反，这个理论主要的假设前提是，辐射度完全是由漫射得到的。即

$$J_c = 0$$

图 1-4 描述了在生物组织内可被区别的两个漫射光通量的几何图形。在辐射光入射方向上的光通量为 J_1，在相反方向上后向散射的光通量为 J_2。

有两个库贝尔卡-蒙克系数 A_{KM}和 S_{KM}，它们分别被定义为吸收和散射漫射辐射。应用这些参数，我们可得到两个微分方程：

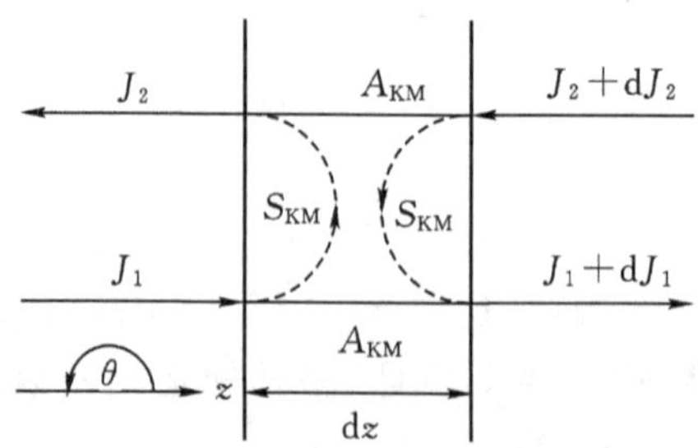

图 1-4　库贝尔卡-蒙克理论两个通量的几何图

$$\frac{dJ_1}{dz} = -S_{KM}J_1 - A_{KM}J_1 + S_{KM}J_2 \tag{1-24}$$

$$\frac{dJ_2}{dz} = -S_{KM}J_2 - A_{KM}J_2 + S_{KM}J_1 \tag{1-25}$$

式中，z 代表的是入射辐射的平均方向。上面两个方程表明，由于吸收和散射的存在使两个方向上的辐射度都有所减小，而又由于光子向其相反的方向上散射，所以它们都又有一个增量。式(1-24)和(1-25)的通解可分别用下式表示：

$$J_1(z) = c_{11}\exp(-\gamma z) + c_{12}\exp(+\gamma z)$$

$$J_2(z) = c_{21}\exp(-\gamma z) + c_{22}\exp(+\gamma z)$$

其中

$$\gamma = \sqrt{A_{KM}^2 + 2A_{KM}S_{KM}}$$

库贝尔卡-蒙克理论中最主要的问题是怎样用 α 和 α_s 来表示 A_{KM} 和 S_{KM}。当我们用 dl 代表散射光子的路程长度微元，用 dz 代表相干光子的路程长度微元时，就可写出平均值：

$$\alpha\langle dl\rangle = \alpha(b\langle dz\rangle) = (a\ b)\langle d\rangle = A_{KM}\langle dz\rangle \tag{1-26}$$

式中，$b>1$。当我们考虑到如图 1-4 所示的几何图形时，可得：

$$\frac{\langle dl\rangle}{\langle dz\rangle} = \frac{\int_{-1}^{+1}\frac{1}{|\cos\theta|}J(z)\ |c\cos\theta|\ d(\cos\theta)}{\int_{-1}^{+1}J(z)\ |\cos\theta|\ d(\cos\theta)}$$

由于我们已经假设在整个过程中仅有漫散射存在，因而 J 与 θ 无关，所以可得：

$$\frac{\langle dl\rangle}{\langle dz\rangle} = \frac{\int_{-1}^{+1}d(\cos\theta)}{\int_{-1}^{+1}|\cos\theta|\ d(\cos\theta)} = 2 \tag{1-27}$$

结合式(1-26)和(1-27)可得：

$$A_{KM} = 2\alpha$$

如图 1-4 所示，我们假设只有后向散射光，则对于 S_{KM} 可得到如下的关系式：

$$S_{KM} = \alpha_s$$

库贝尔卡-蒙克理论是一种被称作多通量理论的特殊形式。在这个理论中，当考虑到在许多离散角上的辐射度时，传输方程就变为一个矩阵微分方程。Ishimaru 对多通量理论有详细描述。除了 Kubelka 和 Munk 提到的两个方向上的通量外，在其他的理论中还有更多的光通量被提到，如 Yoon 等人的 7 个通量。但所有这些多通量理论都被局限于一维几何结构，并且假设入射光已被漫射。它的另一个缺点是必须有大量的计算机运算。

1.3 光与组织相互作用机理

在激光发明后的 10 年间，通过把各种激光系统应用于各种靶组织，人们观察了多种潜在的光与组织的相互作用。虽然可以组合的实验参数是无限的，但是现在将它们划分为 5 种主要的类型：光化作用(photochemical interactions)、热相互作用(thermal interaction)、光蚀除(photoablation)、等离子体诱导蚀除(plasma-induced ablation)，以及光致破裂(photodisruption)。

图 1-5 给出了从多次实验中得到的 5 种基本相互作用类型的双对数曲线图。纵坐标表示的是所用功率密度或者辐照度，单位为 W/cm^2。横坐标表示的是曝光时间，单位为 s。两条斜线分别显示了在 1～1000 J/cm^2 恒定的能量通量。时间刻度大体可分为 5 个部分：连续波或曝光时间>1 s 的脉冲照射对应于光化作用；曝光时间在 1 min～1 μs 对应于热相互作用；曝光时间在 1 μs～1 ns 对应于光蚀除作用；曝光时间<1 ns 对应于等离子体诱导蚀除和光致破裂作用。

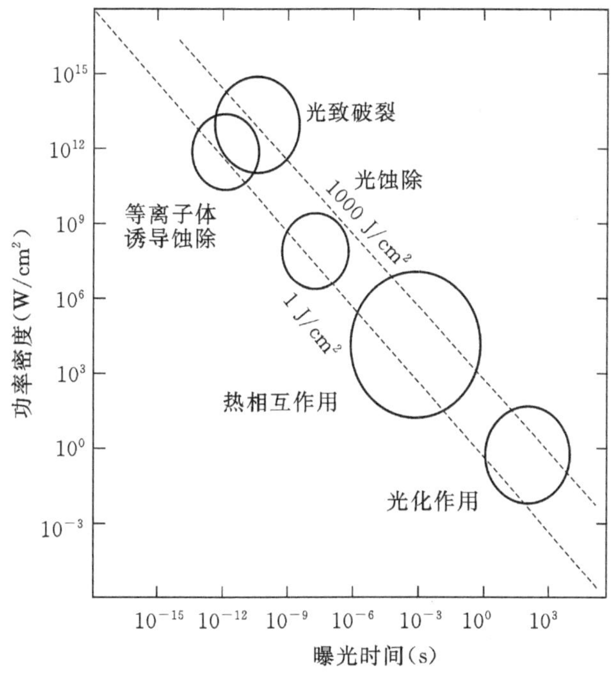

图 1-5 激光与组织相互作用关系图。圆圈仅大致标出相关的激光参数[5]

本节我们将重点介绍光化作用、热相互作用的作用机理，着重强调激光能量在各种转换过程的微观机理。最后，简单叙述其他相互作用的原理和简单应用。

1.3.1 光化作用

对一系列光化作用的了解缘于对实验的观察，即对在大分子或生物组织内光可以引起化学作用和化学反应的观察。最普通的一个例子是生物体自身的演化——由光合作用引起的能量释放。在激光医学物理学领域的光动力学疗法(photodynamic therapy,PDT)中,光化作用机理起着很重要的作用。通常生物刺激也归因于光化作用,尽管这还不能完全在科学上得到证实。

在低功率密度(典型为 1 W/cm^2)和长时间曝光下(秒以上或者连续波),光化作用就会发生。对激光参数的选择可在散射占优势的组织中产生一个辐射分布。大多数实例都选用波长在可见光范围内的激光器(例如,波长为 630 nm 的罗丹明染料激光器),是因为它们的高发光效率和高的光穿透深度。如果要达到较深的组织结构,第二个性质就很重要了。

1. 光动力学疗法

光动力疗法(PDT)期间,将合适的光敏剂注入身体中,激光辐照共振激发后,光敏剂发生几种同步或者连续衰变,形成了分子内部跃迁反应(图 1-6)。最后,这些不同的反应释放出有高度细胞毒性的反应物,从而导致细胞本质结构不可逆的氧化作用。大多数光致敏物质都属有机染料系列,它们的电子状态表现出单态(总电子自旋角动量 $s=0$)和三重态($s=1$)。而每种电子状态又被细分为一系列的振动态。

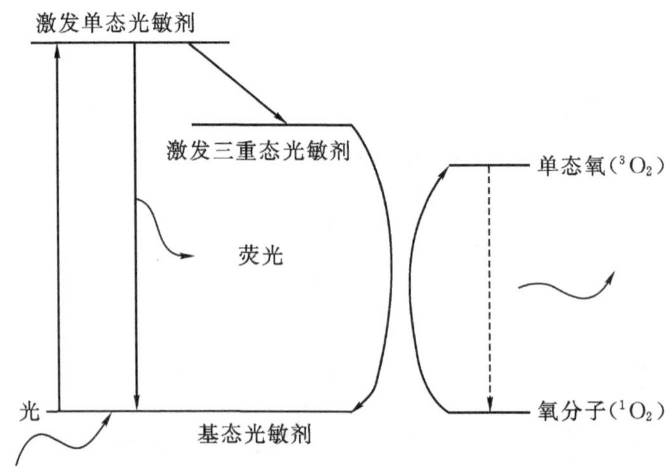

图 1-6 光动力学疗法作用机理的示意图

光敏剂的动力学反应列在表 1-1 中。这些反应类型分别由激发、衰变、类型 Ⅰ 与类型 Ⅱ 反应,以及由类胡萝卜素的保护来表征。

在吸收激光光子后,光敏剂首先转变为受激发的单态$^1S^*$。接着,出现 3 种可能的衰变途径:非辐射性的和辐射性的单态衰变为单态基态,系统间交叉衰变为受激的三重态。最后,系统间交叉又可以通过非辐射性的或辐射性的三重态衰变到单态基态。辐射性的单态和三重态衰变分别被称为荧光现象或磷光现象。荧光现象典型的寿命为纳秒数量级,而磷光现象可持续到数毫秒或秒。这两种选择性反应机理的存在归因于被称作类型 I 与 II 反应的被激发三重态的衰变。它们可以由自由原子团生成(类型 I)或激发能量转移给氧分子(类型 II)来表征。

表 1-1 光动力学过程(S:光敏剂,RH:用 H 键相连的基质,CAR:类胡萝卜素[6]

激发		
	单态吸收	$^1S+h\nu\Rightarrow{}^1S^*$
衰变		
	辐射性单态衰变	$^1S^*\Rightarrow{}^1S+h\nu'$(荧光)
	非辐射性单态衰变	$^1S^*\Rightarrow{}^1S$
	系统间交叉	$^1S^*\Rightarrow{}^3S^*$
	辐射性三重态衰变	$^1S^*\Rightarrow{}^1S+h\nu''$(光敏作用)
	非辐射性三重态衰变	$^3S^*\Rightarrow{}^1S$
类型 I 反应		
	氢转移	$^3S^*+RH\Rightarrow SH^{\cdot}+R^{\cdot}$
	电子转移	$^3S^*+RH\Rightarrow S^{\cdot -}+RH^{\cdot +}$
	二氧化氢的形成	$SH^{\cdot}+{}^3O_2\Rightarrow{}^1S+HO_2^{\cdot}$
	过氧化物的负离子形成	$S^{\cdot -}+{}^3O_2\Rightarrow{}^1S+O_2^{\cdot}$
类型 II 反应		
	分子内部交换	$^3S^*+{}^3O_2\Rightarrow{}^1S+{}^1O_2^*$
	细胞氧化	$^1O_2^*+Cell\Rightarrow Cell_{ox}$
类胡萝卜素保护		
	单态氧消失	$^1O_2+{}^1CAR\Rightarrow{}^3O_2+{}^3CAR^{\cdot}$
	去活化	$^3CAR^*\Rightarrow{}^1CAR+$热

在类型 I 反应期间,三重态与非氧的靶分子反应,释放出自由中性或离子化的原子团。与三重态氧进一步反应可以导致二氧化氢或者过氧化负离子的形成。在类型 II 反应中,光致敏物质的三重态直接与三重态氧分子$^3O_2$ 相互作用,转化为受激发的单态$^1O_2^*$。在这个反应期间,电子自旋转变取向由下面的方式决定:

$$\overset{\uparrow\uparrow}{{}^3S^*}+\overset{\uparrow\uparrow}{{}^3O_2}\Rightarrow\overset{\uparrow\downarrow}{{}^1S}+\overset{\uparrow\downarrow}{{}^1O_2^*}$$

受激发的单态氧$^1O_2^*$ 活性很高,它能使细胞氧化和坏死。例如,Weishaupt 等人实验证明在肿瘤细胞的光敏化作用中单态氧为有毒介质。为了避免健康细胞被氧化,在激光曝光后注射进胡萝卜素,这样就将有毒的单态氧转化为无害的三重态氧。通常类型 I 和 II 反应同时发生。到底哪种机理占优势,主要取决于可得到的三重态氧的浓度以及合适的靶分子。

从 20 世纪开始,我们已经知道某些染料可产生光敏效应。1903 年已有科学家最先报道了染料与光作用用于治疗的成果。后来陆续观察到一些卟啉在肿瘤细胞中有较长的清除时间。如果这些染料能够转化为有毒物质,肿瘤细胞可以优先选择得到处理。今天,光动力学疗法的思想在现代癌症治疗中已变为最主要的方法之一。

光动力学疗法的实施如下:首先,某种光致敏物质,例如血卟啉衍生物(hematoporphyrin derivative,HpD)注射进病人的静脉。在以后的几个小时内,HpD 分布在除脑以外的所有软组织中。光致敏物质的基本特性是,在没有辐照时,它没有活性。48~72 h 后,健康组织中的大部分 HpD 已被清除。然而在 7～10 天之后的一段时间内，肿瘤细胞中的 HpD 的浓度并没有大幅度减少。虽然注射后 HpD 在肿瘤细胞中并不立即积累，但这些细胞对 HpD 显示出很大的存储能力(亲和力)。肿瘤中 HpD 的最初浓度与健康细胞中的相同，但大约 3 天后，肿瘤细胞中 HpD 的浓度约是健康细胞中的 30 倍。光动力学疗法的过程如图 1-7 所示，而本书的第 6 章对此进行了详细的论述。

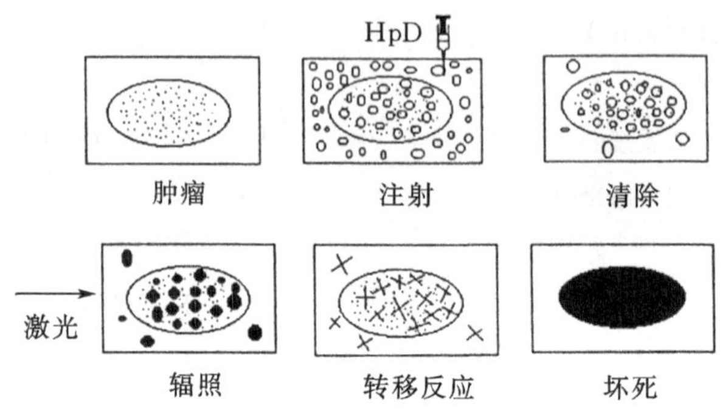

图 1-7 光动力学疗法的治疗示意图。椭圆部分为肿瘤组织，其他的为正常组织

2. 生物刺激

极低的辐照度也可以使生物刺激发生，它属于光化作用的范畴。大量的动物实验和临床实践表明，弱激光照射治疗能够调整机体免疫功能、神经功能和血液循环功能，能够促进血红蛋白合成、糜蛋白酶活性、肠绒毛运动、创口愈合、毛发生长、移植皮片长合、骨折再生和坐骨神经再生，以及具有消炎作用，如可治关节炎、闭塞性脉管炎、子宫附近炎、耳软骨炎、鼻炎、扁桃体炎和甲沟炎等炎症性疾病。

尽管大量研究能客观测量到激光的热作用、化学作用、压强作用和电磁场作用，但是难以测量到生物刺激作用的客观指标。因此虽然激光生物刺激的治病作用已经得到国内外公认，但对于其机理国内外专家至今仍众说纷纭，莫衷一是。有一种假设认为，弱激光与生物机体相互作用时，激光是一种刺激源，而生物体内有专门感受各种刺激的感受器。在生物体内感受器接受刺激后，引起冲动，传入末梢神经，到达反应器发生反应。应答性反应是兴奋还是抑制，取决于所用激光的相对剂量。适当剂量的激光能量作用于生物体一定的部位后作为对这种适当刺激量的回答性反应，在分子水平上是调整蛋白质和核酸的合成，影响 DNA 的复制，调节酶的功能，在细胞水平上是动员代偿、营养、修复、免疫和其他防御机制来消除病理过程。有关弱激光生物刺激作用机理学说有生物电场假设、光调节系统假设、细胞膜受体假设和偏振刺激假设等多种不同的假设。这些都说明这一理论还有待于进一步的探讨。

1.3.2 热相互作用

热相互作用代表了一大类相互作用类型，其中局部温度的升高是最重要的参数变化。激光的热作用主要是蛋白质或酶的变性和失活，热变化主要是形态的而不是机能的。光热作用主要是组织吸收激光能量后把它转化成热能，而导致组织温度升高。根据组织的不同反应，光热作用又可分为凝结(coagulation)、汽化(vaporization)、碳化(carbonization)和熔融(melting)。

对于所有的激光与组织热相互作用，温度是一个决定性的参数。同时，为了预测热效应，必须构建一个组织内部温度分布模型，但先了解发生热作用的现象基础仍是必需的。

从微观角度来看，热效应开始时，分子在振动-旋转带内吸收大量能量，接着分子发生非辐射的衰变。靶分子 A 参加的反应可被认为分两个阶段。首先，它吸收了能量为 $h\nu$ 的光子使分子处于受激状态 A^*；接着它与周围环境中的部分介质 M 发生非弹性碰撞，这样就导致了 A^* 失活，同时增加了 M 的动能。从微观来看温度的升高是由于光能转化为动能，这两个过程可以表示为

$$\text{吸收：}\quad A + h\nu \rightarrow A^*$$

$$\text{失活：}\quad A^* + M(E_{kin}) \rightarrow A + M(E_{kin} + \Delta E_{kin})$$

这两个过程的效率如何呢？我们必须分别考虑这两个过程。第一步，吸收变得容易是因为大多数生命分子以大量的振动态存在。第二步，获得失活和热衰变的途径也很多，这是因为典型激光光子的能量(Er:YAG，Nd:YAG 激光，1.2 eV；ArF 激光，6.4 eV)大大超过了一个分子在室温下大约仅为 0.025 eV 的动能。这样，只要选择适当的曝光时间，两个过程效率都会很高。

组织损伤的程度及空间的广度，主要取决于能量幅值、曝光时间和生物组织内存储热量的部位。然而，激光能量的存储，并不仅仅是波长、功率密度、曝光时间、光斑尺寸以及重复率等激光参数的函数，在很大程度上它也依赖于吸收和散射系数等组织光学性质。为了描述热能的存储和传递，组织热特性如热容量(heat capacity)、导热率(heat conductivity)等都是重要参数。

生物组织的吸收主要是由自由水分子、蛋白质、染料等引起的。它遵循前面公式所描述的朗伯定律，吸收系数很大程度上依赖于入射激光的波长。水是大多数生物组织的主要组成成分，因此在热相互作用中水分子的吸收起很重要的作用。水的吸收光谱绘制在图 1-8

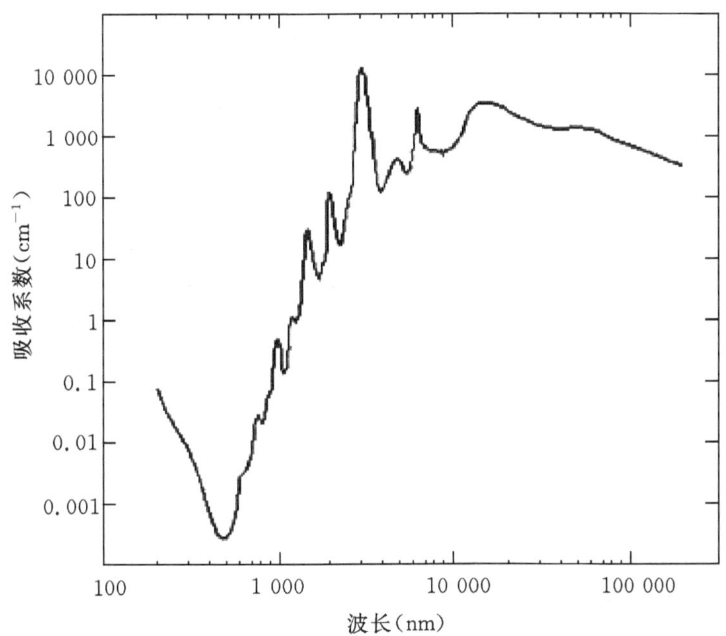

图 1-8 水对不同波长光的吸收[7]

中。在可见光范围内，水的吸收系数是极小的。在这个光谱区和紫外区，生物组织的吸收系数比图1-8中的要高，它与黑色素和血红蛋白等这样的大分子的相应含量有关。然而，在红外光谱区内，由于水分子的吸收系数增加了几个数量级，所以它是主要的吸收物。在表1-2中总结了水分子对最重要的激光波长的典型吸收系数 α 和相应的吸收长度 L。由于前面所讨论的瑞利散射作用，在紫外区总的衰减量会很大的提高。

表1-2 在不同波长处水的吸收系数 α 和吸收长度 L(引自文献[6])

波长(nm)	激光器类型	$\alpha(cm^{-1})$	L(cm)
193	ArF	0.1	10
248	KrF	0.018	55
308	XeCl	0.005 8	170
351	XeF	0.002 3	430
514	氩离子	0.000 29	3400
633	氦氖	0.002 9	340
694	红宝石	0.005 6	180
800	二极管	0.020	50
1053	Nd:YLF	0.57	1.7
1064	Nd:YAG	0.61	1.6
2120	Ho:YAG	36	0.028
2940	Er:YAG	12 000	0.000 08
10 600	二氧化碳	860	0.001

至此我们已讨论了热效应的基本原理，现在将着手建立一个模型以解释其中所涉及的物理基础。为了获得一个能定量描述热效应的模型，必须引入如图1-9中所示的几种参数。

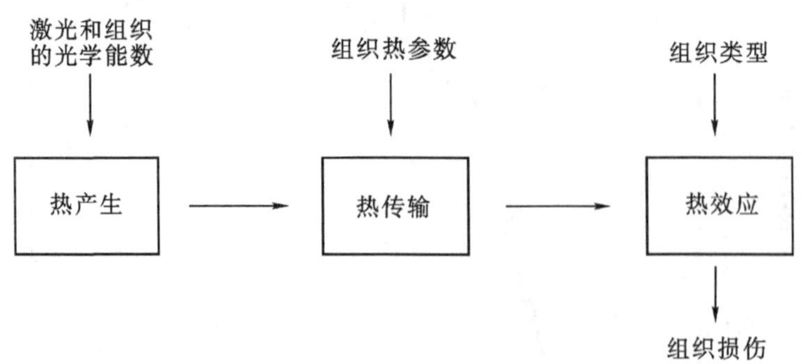

图1-9 热相互作用模型流程图

热产生(heat generation)是由激光参数和生物组织的光学性质决定的。这些性质主要是指辐照度、曝光时间和吸收系数，而吸收系数本身就是激光波长的函数。热传输(heat transport)完全由热导率和热容量等生物组织热学特性表征。热效应(heat effects)最终依赖于生物组织的类型和生物组织内所达到的温度。

我们假设放置在空气中的一组织用如图 1-10 所示的高斯状激光束照射。为了简单起见，选择圆柱形坐标，用 z 代表光轴，r 代表某点到光轴的距离。组织内部电场的幅度和相应的光强通过下式给出：

$$E(r,z,t) = E_0 \exp\left(-\frac{r^2}{\omega^2} - \frac{\alpha z}{2}\right)\exp\left(-\frac{4t^2}{\tau^2}\right) \tag{1-28}$$

$$I(r,z,t) = I_0 \exp\left(-\frac{2r^2}{\omega^2} - {}^{z}\right)\exp\left(-\frac{8t^2}{\tau^2}\right) \tag{1-29}$$

式中，E_0 和 I_0 分别为电场和光强的入射值；ω 为激光的腰部；α 为吸收系数；τ 为脉宽。从方程式(1-29)中可知，在 $r=\omega$ 或 $t=\tau/2$ 时，光强降为入射值的 $1/e^2$。而入射值 E_0 和 I_0 的相互关系通过基本的电动力学方程式来描述：

$$I_0 = \frac{1}{2}\varepsilon_0 c E_0^2$$

式中，ε_0 为介电常数；c 为光速。在开始的近似计算中，光在组织内的散射被忽略。

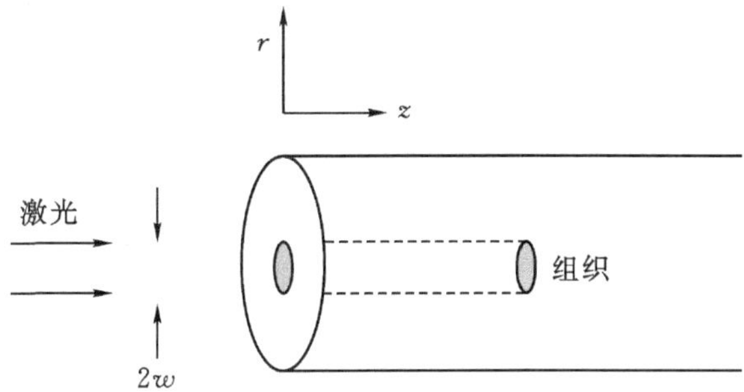

图 1-10　组织辐射的几何模型

1. 热产生

通过上面所描述的两个过程可知，在激光曝光期间热在组织内产生。热在组织中的积聚仅仅是由于光被组织吸收的缘故。由于光通量在 z 轴方向上处于一个无散射的媒介中，单位面积单位时间内在 Δz 厚度上的局部热积聚量可通过下式给出：

$$S(r,z,t) = \frac{I(r,z,t) - i(r,z+\Delta z,t)}{\Delta z}$$

单位为 W/cm^3。当 Δz 接近于零时，

$$S(r,z,t) = \frac{\partial I(r,z,t)}{\partial z}$$

因此，在任何条件下，热积聚量都由下式决定：

$$S(r,z,t) = \alpha I(r,z,t) \tag{1-30}$$

在被曝光组织内的热源 $S(r,z,t)$ 是吸收系数 α 和局部光强 $I(r,z,t)$ 的函数。由于 α 在很大程度上依赖于波长，所以 S 也有同样的结果。如果组织的相位(汽化、熔融)或者状态(凝结、碳化)都没有发生变化，通过热力学基本规则：

$$\mathrm{d}Q = mc\,\mathrm{d}T \tag{1-31}$$

可知，热量 dQ 的一个改变量会引起温度 dT 的线性变化。式中，m 为组织的质量；c 为比热容量，其单位为 kJ/(kg·K)。针对大多数组织给出的近似如下：

$$c = \left(1.55 + 2.8\frac{\rho_w}{\rho}\right)$$

式中，ρ 为组织密度，单位为 kg/m^3；ρ_w 为其含水量，单位为 kg/m^3。对于水来说，也就是 $\rho=\rho_w$，最后的关系式简化如下(当 $T=37$ ℃时)：

$$c = 4.35$$

2. 热传输

在一个封闭的物理系统中，温度和热量的关系由方程式(1-31)描述。然而，在一个真正的激光与组织相互作用中，我们同时应考虑到有一部分热量会以热传导(heat conduction)、热对流(heat convection)或热辐射(heat radiation)的方式丢失。通常在大多数的激光应用中，后两个参数可以忽略。一个在组织中热对流的典型例子是由于血液流动而导致的热转移。由于大多数组织的低的灌注率，所以在开始的近似计算中，热对流是可忽略的。热辐射符合斯特藩-玻耳兹曼定律，它可以描述如下：辐射功率与温度的4次方有关。由于在大多数激光与组织相互作用中所达温度属于中等，所以热辐射常常被忽略。

热传导是热量大量损失的重要一项，并且它是热量传播到未被曝光组织结构中的主要机理。但是通过普通的扩散方程式：

$$j_Q = -k\nabla T \tag{1-32}$$

可知，热通量密度 j_Q 与温度的梯度成正比。此处，常数 k 被称为热导率，其单位为 W/(m·K)。k 可近似为

$$k = (0.06 + 0.57\frac{\rho_w}{\rho})$$

对于水来说，即 $\rho_w=\rho$，最后关系式可简化为(当 $T=37$ ℃时)

$$k = 0.63$$

某种组织的动态温度特性也可由两个参数 k 和 c 相结合来表达。它被称为温度传导率(热扩散率)，单位为 m^2/s，由下式定义：

$$\kappa = \frac{k}{\rho c} \tag{1-33}$$

κ 值对液态水和大多数组织来说都是相同的，据 Boulnois 研究得出其值大约为 1.4×10^{-7} m^2/s。

应用所具备的数学知识，我们就能够推导出普通的热传导方程。我们从单位体积内热含量瞬时变化的连续方程 $\dot{q}$ 开始，它由 j_Q 的散度决定：

$$\mathrm{div} j_Q = -\dot{q} \tag{1-34}$$

将方程(1-34)代入式(1-33)中可得：

$$\dot{T} = \frac{1}{mc}\dot{Q} = \frac{1}{\rho c}\frac{\dot{Q}}{V} = \frac{1}{\rho c}\dot{q} = -\frac{1}{\rho c}\mathrm{div} j_Q \tag{1-35}$$

另一个重要的基本方程是扩散方程，即方程式(1-32)。它与式(1-35)结合可得：

$$\dot{T} = \kappa\Delta T \tag{1-36}$$

式中，Δ 为拉普拉斯算符。这是包含式(1-33)所定义的温度传导率的齐次热传导方程。若有一个附加的热源 S，例如激光辐射后产生的热吸收，则式(1-35)与(1-36)将变为非齐次

方程式：

$$\dot{T} = -\frac{1}{\rho c}(\mathrm{div} j_Q - S) \tag{1-37}$$

$$\dot{T} = \kappa \Delta T + \frac{1}{\rho c} S \tag{1-38}$$

非齐次热传导方程式(1-38)的解在很大程度上依赖于 $S(r,z,t)$ 的时间空间关系。通常，假设合适的初始值和边界条件就可得到数值解。然而，如果热源函数 $S(r,z,t)$ 近似于 δ 函数：

$$S(r,z,t) = S_0 \delta(r - r_0)\delta(z - z_0)\delta(t - t_0)$$

我们就能推导出一个解析解。为了简单起见，我们假设热传导参数是各向同性的，即

$$S(z,t) = S_0 \delta(z - z_0)\delta(t - t_0)$$

在这种情况下，它的解可由一维格林函数表示，由下式给出：

$$G(z - z_0, t - t_0) = \frac{1}{\sqrt{4\pi\kappa(t - t_0)}} \exp\left[\frac{(z - z_0)^2}{4\kappa(t - t_0)}\right] \tag{1-39}$$

通过这个函数，辐照的空间与时间变化关系的通解由下式决定：

$$T(z,t) = \frac{1}{\rho c}\int_0^t \int_{-\infty}^{+\infty} S(z', t') G(z - z', t - t') \mathrm{d}z' \mathrm{d}t' \tag{1-40}$$

热传导的空间范围由与时间有关的热穿透深度来描述，即

$$Z_{\mathrm{therm}}(t) = \sqrt{4\kappa t} \tag{1-41}$$

穿透深度是由指数方程(1-39)中的指数得到的。式(1-41)可改变为

$$\frac{z_{\mathrm{therm}}^2(t)}{\sqrt{4\kappa t}} = 1$$

这样，在距离 $z_{\mathrm{therm}}(t)$ 处温度减少到它的峰值的 1/e。在表 1-3 中，通过式(1-41)算出水的热穿透深度($\kappa = 1.4 \times 10^{-7}\ \mathrm{m^2/s}$)与时间的关系。在水中，1 μs 内热量扩散大约可达 0.7 μm。

表 1-3 水的热穿透深度

时间(t)	热穿透深度 $z_{\mathrm{therm}}(t)$
1 μs	0.7 μm
10 μs	1.2 μm
100 μs	7 μm
1 ms	22 μm
10 ms	70 μm
100 ms	0.22 mm
1 s	0.7 mm

在组织的热分解中，为了使热损伤对相邻组织最小，激光脉宽的调整就变得很重要了。通过这种方法，我们就可以尽可能地减少组织的坏死。对于这个时间相关问题，可以用热弛豫时间这个参数来度量。这是通过令热穿透深度 z_{therm} 等于光穿透深度 L 而得到的。

$$L = \sqrt{4\kappa\tau_{\mathrm{therm}}} \tag{1-42}$$

式中，τ_{therm}即为热弛豫时间。因为它是理论构造出来的一个参数，在热分解过程中，由于τ_{therm}衡量了组织的热敏感性，当激光脉宽$\tau<\tau_{\text{therm}}$时，热扩散距离达不到光穿透深度L。因此，邻近组织的热损伤可忽略。当$\tau>\tau_{\text{therm}}$时，热扩散的距离将是光穿透深度的几倍，即热效应有可能对邻近组织造成损伤。

3. 热效应

如果初始值和边界条件选得合适，根据上述设计的模型，我们通常可以很好地预测组织内部温度在空间和时间上的分布。因此，热作用模型的最后一个主题是处理生物组织内不同温度的生物效应。

假设体温为37℃，在高于这个温度的接下来的5℃内，我们观察不到明显的效果。通过第一个机理，组织的热效应可归因于分子构成的改变。这些作用伴有化学键的破坏和膜的改变，在大约42℃～50℃范围内，这些作用可用一个术语——体温过高(hyperthermia)来概括。如果这样的体温过高持续几分钟，相当一大部分组织就会像后面要讲的由阿里纽斯方程(Arrhenius' equation)所描述的那样坏死。温度超过50℃时，我们可观察到酶活性明显地减弱，结果导致了在细胞内传递的能量减少，并且导致细胞的固定。而且，细胞的某些修复机理也被损坏。因此，活下来的细胞数量也会大大减少。

在60℃时，蛋白质和胶原蛋白就会产生变性作用(denaturation)，这样就导致了组织的凝结和细胞的坏死，相应地在宏观上也可看到组织变暗。诸如激光诱导间质热疗法(LITT)这样的几种疗法，它们所指的温度是刚好超过60℃。若温度更高时(>80℃)，膜的通透性急剧提高，因此就会打破在其他方面保持的化学浓度的平衡[8]。

在100℃时，大多数组织中所含的水分子开始汽化。由于水蒸气的产生带走了多余的热量，并且有助于阻止邻近组织温度的大量升高，所以水分子大量的汽化热(2253 kJ/kg)是有益的。由于相位转变期间体积会有很大增加，就形成了气泡，从而引起了组织碎片的机械破裂和热分解。

仅当所有水分子都被汽化，而且激光继续曝光时温度才会升高。当温度高于100℃时，碳化作用就会发生。此时，我们可看到邻近组织变黑并且冒烟。为了避免碳化作用的发生，我们通常用水或气来冷却组织。最终，当温度高于300℃时，根据靶材料的特性，它就会熔融。

1.3.3 光蚀除作用

组织的光蚀除是一种全新的热作用方式，它没有产生凝结、汽化等热损伤，它是由紫外波长的光引起的。光蚀除就是蚀除的光分离，即当某种材料在高强度的激光照射下，就会产生分离。它的优点在于切割的精确性、极好的可预测性以及对邻近组织的无热损伤性。

光蚀除的研究首先是从有机玻璃开始的。有机聚合物之间的价键一般都是共价键。为了得到光蚀除过程的物理解释，现假设两个原子A和B是由普通的电子束缚在一起的。由于大分子结构，可以把每个电子能级更细地分成振动态。吸收光子后，两个原子有可能变到激发态$(AB)^*$。如果吸收了紫外光子，其能量增加较大，足以使它进入一个电子状态，这个状态已超越了键能级。在这种情况下，这两个原子A和B有可能在更高振动态上发生分离。这样，光蚀除过程可概括为两步：

$$\text{激发} \quad AB + h\nu \rightarrow (AB)^*$$
$$\text{分离} \quad (AB)^* \rightarrow A + B + E_{kin}$$

一些典型的化学键的分离能量列于表 1-4 中，而且在表 1-5 中又给出了所选激光系统的波长和相应的光子能量。由此可知，只有从典型的激发激光——紫外激光发出的光子，才能提供足以使这样的价键断裂的能量。因此，光蚀除作用仅限于紫外光的应用。由于 DNA 对紫外辐射光吸收很强，而这种射线可造成细胞的诱变，如姐妹染色体发生变化等，有人认为把紫外光用于光蚀除有可能在细胞内引起毒性。

表 1-4 所选化学键的分离能量

价键类型	分离能量(eV)
C=O	7.1
C=C	6.4
O—H	4.8
N—H	4.1
C—O	3.6
C—C	3.6
S—H	3.5
C—N	3.0
C—S	2.7

表 1-5 所选激光系统的波长和光子能量

激光类型	波长(nm)	光子能量(eV)
氟化氩	193	6.4
氟化氪	248	5.0
Nd:YLF(4w)	263	4.7
氯化氙	308	4.0
氟化氙	351	3.5
氩离子	514	2.4
Nd:YLF(2w)	526.5	2.4
氦氖	633	2.0
二极管	800	1.6
Nd:YLF	1053	1.2
Nd:YAG	1064	1.2
Ho:YAG	2120	0.6
Er:YAG	2940	0.4
二氧化碳	10 600	0.1

由于光蚀除具有精确的切割深度，每个脉冲切割组织的深度由脉冲能量确定，被切割部分的几何形状由激光束的光学参数确定，所以它是角膜屈光手术最成功的技术之一。它可以改变近视眼、远视眼、散光眼的角膜折射率。

1.3.4 等离子体诱导蚀除

当固体和流体物质获得大于 10^{11} W/cm^2 的功率密度，或气体得到 10^{14} W/cm^2 的功率密度时，就会发生光击穿现象。当激光参数选得合适时，用等离子体诱导蚀除法就可看到光滑的、轮廓清晰的组织分离，而没有任何热损伤或机械损伤的痕迹。等离子体诱导蚀除也被称为等离子体传递分离。它是由等离子体本身的电离作用造成的，而与更趋于机械过程的光致破裂的过程相反。在等离子体诱导蚀除过程中最重要的参数是局部的电场强度 E，它指的是达到光分离时的 E。如果 E 超出了某个阈值，即如果电场导致了分子和原子的电离，分离就会发生。通过基本的电动力学方程：

$$I(r,z,t) = \frac{1}{2}\varepsilon_0 c E^2 \tag{1-43}$$

可知，它的场强与其局部的功率密度有关。式中，ε_0 为介电常数；c 为光速。对皮秒脉冲来说，光学击穿的典型阈值强度为 10^{11} W/cm^2，而与它对应的场强约为 10^7 V/cm。这个值与原子或分子内部的库仑场相当，这样就形成了等离子体电离的必要条件。在几百皮秒内，激光聚焦区域就会产生大量的自由电子，进而形成雪崩效应，从而导致了自由电子和自由离子的堆积。总之，等离子体的产生是由于存在着使电介质击穿的强电场。

等离子体诱导蚀除可用于角膜屈光手术。此外，它还可用于诊断。通过对诱导的等离子体瞬间放电的光谱进行分析，就可估测到自由电子的密度和等离子体的温度。而且，又可得到目标物详细的化学信息，据此就可得出所观察组织的健康状态。

1.3.5 光致破裂

在前面讨论等离子体诱导蚀除时，忽略了等离子体产生的一些不重要的效应。当脉冲能量很高时(这样等离子体的能量很高)，冲击波和其他机械方面的影响就变得很重要，这就导致了一种新的作用——光致破裂。与光致破裂作用有关的物理效应是等离子体的形成和冲击波的产生。它将激光能量转换成机械能而产生高冲击力的冲击波。这种冲击波靠其强有力的冲击力来爆裂粉碎组织。如果光致破裂发生在软组织或流体中，它会附加地产生空化和射流。

通常光致破裂效应被认为是多种原因的机械作用，其基本的机理是冲击波的产生和空化的形成。如果空化产生于流体或固体边缘附近时，它就由形成的射流来完成。而等离子体形成、冲击波产生、空化、射流形成这 4 个作用发生在不同的时间范围内。等离子体形成于激光脉冲开始，并且延续到毫微秒内。这在本质上是自由电子扩散到周围媒介中所需的时间。冲击波的产生与等离子体的扩散有关，它在等离子体形成期间就开始形成。然而，冲击波扩散到邻近的组织并在离开聚焦区域大约 30～50 ns 后，它就会降为普通的声波。空化最终是属于宏观作用，它在激光脉冲产生约 50～150 ns 以后开始。时间的延迟是由材料的汽化造成的。通常，空化气泡经振动扩展并在几百微秒内破裂。由于气泡内的压力在破裂的过程中有所增加，在其他的冲击波中又伴随有回胀的气泡，而如果气泡产生于固体边缘附近时，它的破裂就会引起射流。

光致破裂的主要决定因素是激光峰值功率、脉冲宽度、脉冲强度以及激光光束的聚焦程度。所以，可通过调节这些参数来获得预期效果。

等离子体形成后就具有“屏蔽”特性。在眼科学中的晶状体或眼玻璃体的激光手术中，视网膜被等离子体屏蔽保护起来。目前，它在最小损伤入侵手术中已成为一个非常有用的工具。光致破裂效应的一个最主要的应用是用于晶状体切开术，同时它也应用于泌尿系统结石的激光诱导碎石术中。

1.3.6 总结

表 1-6 总结了 5 种相互作用所需的激光参数，以及它们各自的应用领域[9~11]。参考文献[12,13]对生物医学光子学的机理进行了讨论。而由于纳米技术的发展，纳米光子学的理论也已经形成[14]，相应的分子光子学也有论述[15]。生物医学光学的成像技术在邓勇及骆清铭翻译的汪立宏及吴新一的书中有详细的论述[16]。

表 1-6　5 种相互作用类型的比较

	光化作用	热相互作用	光蚀除	等离子体诱导蚀除	光致破裂
主要思想	用光敏材料充当触媒剂，仅在 PDT 中	达到某特定温度使其导致预期的热作用	通过很高能量的 UV 光子打破分子的价键	通过等离子体离子化形成而分离	通过机械作用分裂和切割组织
观察现象	没有宏观现象	凝结、汽化、碳化、消融	非常规则的切割并可听见爆炸声，可见荧光	很清晰的蚀除并可听见爆炸声，有蓝色的等离子体火花	等离子体火花、冲击波、空化、射流
典型激光	红色染料激光、二极管激光等	CO_2，Nd:YAG，氩离子激光等	激发激光如：ArF，XeCl，XeF，KrF	Nd:YAG，Nd:YLF 等	固态激光如：Nd:YLF 等
典型脉宽	1s 至连续	1 μs～1 min	10～100 ns	100 fs～500 ps	100 fs～100 ns
特殊应用	光动力学疗法生物刺激	治疗视网膜脱落激光诱导间质疗法	屈光性角膜手术	角膜屈光手术龋齿治疗	碎石术和晶状体碎化

参考文献

[1] Parsa P, Jacques S L, Nishioka N S. Optical properties of rat lver between 350 and 2200 nm [J]. Applied Optics, 1989, 28: 2318-2324.

[2] Yoon G, Welch A J, Motamedi M, et al. Development and application of three-dimensional light distribution model for laser irradiated tissue [J]. IEEE Journal of Quantum Electronics, 1987, 23(2): 1721-1733.

[3] Graaff R, Koelink M H, de Mul F F M, et al. Condensed Monte Carlo simulations for the description of light transport [J]. Applied Optics, 1993, 32(4): 426-434.

[4] Wang L H, Jacques S J, Zheng L Q. MCML-Monte Carlo modeling of photon transport in multi-layered tissue [J]. Computer Methods and Programs in Biomedicine, 1995, 47(10): 131-146.

[5] Niemz M H, Loesel F H, Fischer M, et al. Surface ablation of corneal tissue using UV, green and IR picosecond laser pulses [J]. Proceedings of SPIE, 1994, 2079: 131-139.

[6] Boulnois J L. Photophysical processes in recent medical laser developments: a review [J]. Lasers in Medical Science. 1986, 1: 47-66.

[7] Hale G M, Querry M R. Optical constants of water in the 200 nm to 200 μm wavelength region [J]. Applied Optics, 1973, 12: 555-563.

[8] Ascher P W, Justich E, Schroettner O. A new surgical but less invasive treatment of central brain tumours [J]. Acta Neurochir (Wien), 1991, 52: 78-80.

[9] 尼姆慈 M H. 激光与生物组织的相互作用原理及应用(第三版) [M]. 张镇西，等译. 北

京：科学出版社，2005.

[10] 姚翠萍，张镇西. 激光与组织的相互作用 [J]. 激光生物学报，1999，8(2)：102－108.

[11] 谢树森，雷仕湛. 光子技术 [M]. 北京：科学出版社，2004.

[12] 张镇西. 生物医学光子学新技术及应用 [M]. 北京：科学出版社，2008.

[13] 徐可欣，等. 生物医学光子学(第 2 版) [M]. 北京：科学出版社，2011.

[14] 普拉萨德 P N. 纳米光子学 [M]. 张镇西，等译. 西安：西安交通大学出版社，2010.

[15] 堀江一之，等. 分子光子学——原理及应用 [M]. 张镇西，等译. 北京：科学出版社，2004.

[16] 汪立宏，等，生物医学光学原理和成像 [M]. 邓勇，骆清铭，等译. 合肥：中国科学技术大学出版社，2017.

[17] 骆清铭，张镇西. 生物医学光子学[M]北京：人民卫生出版社，2018.

生物光学仿体

2

模拟人类或动物组织的物理及其他相关参数的组织光学仿体在新的医用光学系统的开发和应用研究中占有着极其重要的地位。组织仿体是指在检测、实验环境中模拟生物组织特定特征的物品，一般用以模拟组织的结构特征、光学特性、力学特性、密度特性、电磁特性等[1,2]。

顾名思义，本章所述的组织光学仿体特指用以模拟组织光学特性的仿体，通常用来模拟生物组织的一些重要光学参数，如折射率、吸收系数、散射系数、各向异性系数等。在系统开发的初级阶段，这些仿体通常被用于最初的系统设计和信噪比优化。在系统开发的后期阶段，仿体则用于系统的稳定性测试及多系统之间的性能比较。当系统开发完毕并投入常规临床使用，仿体又成为系统运行质量监控不可缺乏的重要工具。

本章重点讨论了组织光学仿体的定义以及仿体的光学特性。介绍了常用的水凝胶、聚酯树脂、硅胶光学仿体组织的一些特性。讨论了液体仿体和目前流行的快速 3D 打印仿体的技术细节，以及仿体光学参数的检测方法，最后对组织仿体目前存在的问题进行了讨论。

2.1 组织光学仿体的定义与发展

组织光学仿体研究发展史最早可以追溯到 20 世纪 80 年代，随着近红外冷强光透照检查乳腺癌的兴起与临床应用，组织光学仿体研究开始起步。随后，组织光学仿体开始被推广用于光动力疗法、脉冲激光疗法等依据组织内光能分布达到治疗效果的治疗方式。

90 年代初期，研究人员发现光学信号具有良好的空间分辨率与时间分辨率，这吸引了大批的研究人员投身于光谱学与光学影像技术的研究，因此产生了许多不同类型的仿体，同时各种仿体的性能也日益提高。近年来，光学在现代医学中应用广泛，激光美容和激光视力矫正获得了巨大的成功，同时荧光和反射诊断技术也在迅速推广，此外，超光谱成像、光动力疗法、荧光发光成像、荧光分子成像、相干断层成像以及其他光学技术的研究与发展，无一不运用到了组织光学仿体，并因此奠定了组织光学仿体的重要地位，

光学仿体的早期研究主要集中于研制具有规则的几何形状、仅在特定波长点处模拟简单组织的光学特性（约化散射系数 μ_s、吸收系数 μ_a 等的仿体）。随着研究的深入，对于组织光学仿体性质的要求也越来越高。在过去的十多年间，组织光学仿体的研究工作开始转移至在更广的波长范围内重现组织的光学特性。扩展组织光学仿体的生物生化相容性以利于测量生物、甚至是细胞层次的瞬态效应（如应用于自由基和单线态氧的研究）也成为光学仿

体研究的新方向。此外，随着医用光学影像系统的日趋复杂，特别是随着混合型医学影像系统临床应用的普及，要求仿体具有模仿各个方式的系统比较，评估与质量控制有关的多个属性的可能性。韩国国立釜庆大学研究组的皮肤组织光学仿体[3]，新加坡国立大学团队制作了利用含有斑块的回声强度各异的血管仿体[4]，阿姆斯特丹大学学术医疗中心利用薄层模具制作的有较复杂几何结构的光学相干断层扫描成像（OCT）光学仿体[5]，阿肯色大学的 Gage J. Greening 等人的薄层聚二甲基硅氧烷（PDMS）光学仿体[6]，以及波士顿大学团队用 3D 打印制作的复杂形状、多光学参数区域的小动物仿体等都是最近研究成功的比较典型的组织仿体[7]。

理想状态下，组织光学仿体应具备如下特性：

- 其光学特征（吸收、散射和折射率）与组织体相同；
- 其光学特征（吸收、散射和折射率）随波长的变化规律与组织体相近似；
- 几何形状与组织体相近；
- 其温度、湿度等随时间推移性质较稳定；
- 可包含具有不用光学参数的区域（如肿瘤模拟体、皮肤层状组织模拟体等）；
- 其力学及热学特性较稳定，且与组织体近似；
- 可引入布朗运动或其他流体运动方式；
- 成本低廉，制作简单等。

在实际应用时，研究者可根据研究目的选择其中某些重要的特性要素作为研究目标。表 2－1 列出了常用的组织光学仿体的主要材料构成。

表 2－1 常用的组织光学仿体

基体	散射剂	吸收剂
水	Intralipid（脂肪乳剂）	近红外染料、血
聚乙烯醇	TiO_2、微球	近红外染料、印度墨水
RTV 硅橡胶	Al_2O_3	藻酸盐、黑色素
明胶	Intralipid（脂肪乳剂）	ICG、血红蛋白
聚氯乙烯塑溶胶	TiO_2	黑色塑料染色剂
硅树脂	TiO_2	碳粉颗粒
聚乙烯醇	硼硅酸盐玻璃微球	黑色墨水
RTV 硅橡胶	Al_2O_3	化妆品粉末、黑色素
RTV 硅橡胶	Al_2O_3、聚苯乙烯微球	染料、胶体石墨
琼脂	Intralipid（脂肪乳剂）	印度墨水
琼脂	二氧化硅微球	印度墨水
聚合树脂	石英玻璃微球	红外染料
环氧树脂	二氧化硅微球	染料
液态树脂	TiO_2	染料
明胶	无	全血
水	Intralipid（脂肪乳剂）	印度墨水

2.2 仿体光学特性的组成

生物光学仿体通常由基体、散射剂、吸收剂按照一定比例配制而成。对于不同的成像系统，仿体最重要的特征是能够准确地模拟特定靶体生物组织的主要物理和生化特性。吸收和散射是生物组织最重要的光学特性。对于小靶体(<1 mm)的光学影像系统仿体来说，最重要的是模拟靶体的吸收系数 $\mu_a(\lambda)$、散射系数 $\mu_s(\lambda)$以及各向异性系数 $g(\lambda)$。但对较大靶体(大于 3～5 散射长度，散射长度 $=1/\mu_s$)的光学影像系统仿体来说，模拟约化散射系数 $\mu'_s(\mu'_s=(1-g)\mu_s)$，则更加方便实用[8]。从 20 世纪 80 年代后期开始，多个研究团体针对各种组织的光学特性进行了研究。具体的数据可以从 Cheong 及 Jacques 等人的论文中查到[8,9]。组织中主要成分的吸收及散射光谱如图 2-1 所示。主要成分的浓度采用了正常乳房组织的平均值。

除了模拟生物组织在某一波长或更广的波长范围内的吸收及约化散射的已知系数，仿体通常还需要模拟生物组织的主要分子，如血红蛋白及黑色素的光谱特性以及内源或外源荧光的特性。用于混合型医学影像系统的仿体还需要依据多模态成像的具体特点，模拟生物组织的弹性性能、生化特性、水/类脂浓度、电特性[10]、磁共振特性、热性能等。在选择最合适的仿体材料时，材料的光谱范围是很重要的，同时也要考虑设计仿体的厚度、不均一性、容器和可能的加工限制，还有材料的生物相容性。

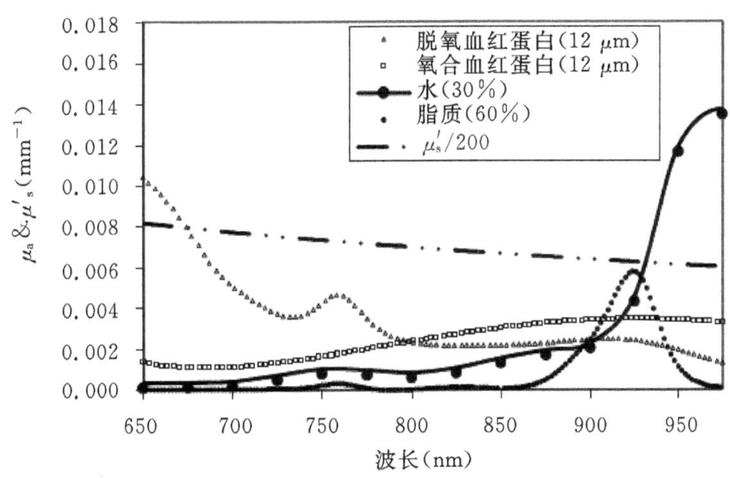

图 2-1 生物组织中主要成分的吸收及散射光谱。主要成分的浓度采用了正常乳房组织的平均值

表 2-2 列出了用于制作光学仿体主要的吸收剂和荧光剂。印度墨水是一种碳色素的胶体悬液，因其相对平滑的光谱特性及与墨水浓度成正比的吸收特性而成为光学仿体的首选吸收材料[11]。其缺点是因为墨水的吸收来自碳分子，而碳分子尺寸较大，所以墨水浓度的增加在吸收增加的同时也导致了散射系数的提高。此外，分子染料也是一种常见的吸收材料，但因其波长依存性比较强烈，选择时必须先选定波长范围再选择相应的染料及浓度。与墨水相比，用染料作为吸收材料的好处是可以更准确地控制仿体的光学特性，因为染料通

常是单分子，所以增加浓度只增加吸收系数而不影响散射系数[12~15]。如果只是短期使用的仿体，吸收材料可以用动物的血液，其主要吸收成分血红蛋白及水的光谱如图 2-2 所示。

表 2-2 用于光学仿体的主要的吸收剂和荧光剂

吸收体或荧光基团	功能	局限性	稳定性
全血	提供实际的组织光谱和氧合作用函数		小时-日
墨水	提供相对平滑的吸收光谱	稳定性和可重复性较差，除非来自校准样品	日（重新混合）
分子染料	提供带有波峰的光谱		日-周
荧光素	与遇水溶解的化合物兼容	可能需要通过添加附加介质来避免聚集效应	日-周
非均介质（散射/吸收/荧光）	—测试断层扫描和成像能力 —用于在固体仿体中添加内含物	—由于光通道作用需要排除清晰部分 —对于固体内含物，折射率的改变可能很关键	日

光学仿体的散射通常是模拟散射的物理过程而不是模拟细胞亚显微级（sub-microscopic level）的自然散射过程。散射材料主要有如表 2-3 所示的 4 种选择：脂质微粒、聚合物微粒、白色金属氧化物粉末，以及石英玻璃微球。

表 2-3 用于光学仿体的主要的散射材料

散射体材料	永久性	生物兼容性	有机化学兼容性	粒子尺寸(nm)	折射率	粒子分布函数	推荐用途
脂质微粒	N	Y	Y	10～500 nm	1.45	随着尺寸减小指数加权，无法得到单一尺寸下分布函数	—脂肪乳剂、牛奶、混合物 —理论/实验测试和多重仿体的对比研究
高分子聚合物微球	Y	Y	Y	50 nm～100 μm	1.59	按要求可得到单一尺寸分布函数，可能有 1%～2%的偏差	—对特性最精确的理论推断 —与所有水质、树脂和 RTV 仿体一起使用
TiO_2 Al_2O_3 粉末	Y	Y	Y	20～70 nm	2.4～2.9	按要求可以得到指数加权或者单一尺寸下的分布函数	—与明胶、RTV 和树脂仿体一起使用
石英玻璃微球	Y	Y	Y	250 nm	N/A	单一尺寸函数，有10%的偏差	—与树脂仿体一起使用

目前，实验室普遍使用的脂质微粒是 Intralipid 悬浮液，它是由磷脂胶团和水组成的一

种静脉注射营养剂，其颗粒直径为 0.1～1.1 μm。Intralipid 的最大优点在于，其双膜结构与细胞、细胞器等生物组织散射体具有生物相似性，且 Intralipid 悬浮液在近红外波段内的光学参数与人体组织的光学参数十分接近，对光表现出混浊特性且没有较强的吸收；再加上价格便宜，因此常作为人体组织模拟物在组织光学研究时使用。采用脂质微粒的好处是，在生物学上，由它引起的散射与自然生物组织细胞内的类脂膜形成的亚显微级散射类似。但坏处是脂质微粒会逐渐腐烂，所以只能用于短期用仿体。聚合物的成本通常比其他散射材料要高很多，但其优点是可以比较精确地控制其微粒大小分布以及折射率。例如，聚苯乙烯微球被认为是最佳的光学仿体散射物质。首先，聚苯乙烯微球良好的加工工艺过程，保证其具有均一的尺寸分布与折射率。其次，聚苯乙烯微球化学性质稳定，可保存若干年时间不变质，且可回收使用。但聚苯乙烯微球昂贵的价格，在很大程度上限制了其使用范围。通常用于白色颜料和白色塑料的二氧化钛或氧化铝粉末作为金属氧化物的代表也被广泛用于仿体的散射材料。它的优点是散射系数相对比较高，但因为很难把它完全粉末化，所以其散射值相对不好控制[12,16]。同时，二氧化钛是一种极性很强的物质，虽然在弱极性介质中的分散性较差，但对于琼脂、明胶等基体物质不存在此问题。随着近年来纳米技术在医学诊断及治疗领域中的研究进展，具有高米氏散射截面和潜在的生物相容性的纳米粒子也被看作是仿体潜在的散射材料[17,18]。表 2-3 列出了用于光学仿体的主要的散射材料。

2.3 常用的光学仿体

常用的光学仿体的基体主要类型为琼脂、聚酯树脂、硅胶、悬浮液以及 ABS 塑料。各种代表性仿体的照片如图 2-2 所示，主要优缺点及用途如表 2-4 所示。需要指出的是，仿体

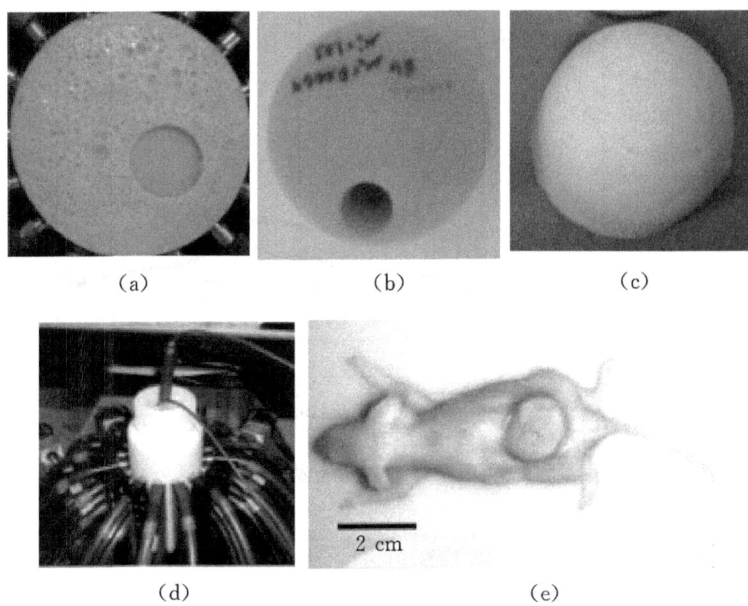

(a) (b) (c) (d) (e)

图 2-2 常用的光学仿体。(a)琼脂正常乳腺组织；(b)树脂；(c)硅胶；(d)水溶液；(e)3D 打印 ABS

的基体材料有其本身的光谱特性。对于用于光谱特性特别敏感的光学成像系统的仿体，在选择仿体类型时，基体的光谱特性也应加以考虑。图 2-3 列出了几种主要仿体基质的光谱以供参考。但不同厂家的产品，光谱会有些许的不同。

表 2-4 常用光学仿体的主要优缺点及用途

仿体基体材料	永久性	固/液/弹性	生物兼容体	有机化学兼容体	可加内含物	吸收可调节	散射可调节	折射率	推荐用途
水	Y/N	液	Y	Y	Y	Y	Y	1.34	多种含量仿体的对比研究
明胶/琼脂	N	弹	Y	Y	Y	Y	Y	1.35	异质仿体的详细研究，生物吸收体、荧光
聚酯/环氧树脂	Y	固	N	N	Y	Y	Y	1.54	校准及常规系统验证
RTV 硅树脂	Y	弹	N	N	Y	Y	Y	1.4	复杂几何结构、弹性仿体
丙烯腈丁二烯苯乙烯(ABS)	Y	固	N	N	Y	Y	Y	1.4	复杂几何结构校准及常规系统验证

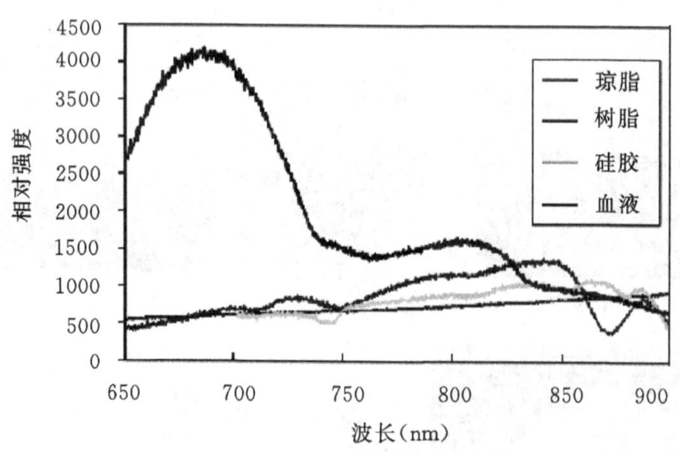

图 2-3 主要仿体基体的吸收及散射光谱

2.3.1 水凝胶仿体

水凝胶是最常用的仿体基体。由于水是其主要成分且由硬凝胶固化，水凝胶仿体除了用于光学成像，还可以用于磁共振[19]、超声波[20]及 PET[21]影像系统。最常见的水凝胶原料为明胶和琼脂。通过添加不同的造影剂，琼脂和明胶仿体可以用于各种不同的成像系统[22]。采用不同的模具，仿体可以被做成不同的形状及尺寸[19]。此外，在琼脂和明胶的凝固过程中，还可以加入混合有其他有机化学或细胞成分的不同形状的内含物来模拟生物体组织中的肿瘤。图 2-4 所示为可以用于近红外光学及磁共振同时成像的明胶仿体。不同浓度的墨水、二氧化钛及钆(gadolinium)溶液被添加到仿体不同的部分以便模拟乳房的脂肪、乳腺及癌块。极其相似的核磁共振与光学图像(图 2-4(b)和(c))证明了此多模仿体的成功。

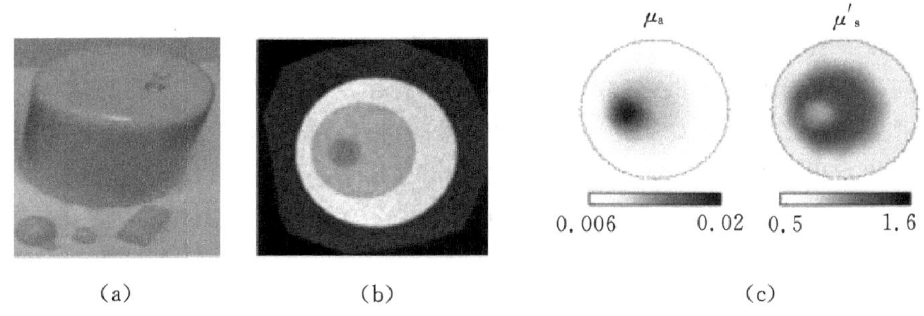

(a) (b) (c)

图 2-4 复杂多层结构的琼脂仿体

(a)照片；(b)核磁共振图像(T2)；(c)光学图像

图 2-4 所示的明胶仿体的配方及制作步骤如下。首先用一个球形的小模具，制成癌块仿体(100 g 明胶，400 mL 水，1.1 g 二氧化钛及 1.25 mL 1%的墨水)，然后在仿乳腺部分(75 g 明胶，425 mL 水，2 g 二氧化钛，0.7 mL 1%的墨水及 0.5 mL 造影剂维影钆胺(Gd-DTPA))固化前嵌入与之一起固化。最后再把固化后的仿乳腺部分嵌入在仿脂肪组织(50 g 明胶，450 mL 水，1.1 g 二氧化钛，0.2 mL 1%的墨水及 1 mL 造影剂维影钆胺(Gd-DTPA))的容器中，完成整个仿体的制作。为了能够精确地控制光学特性，不论各部分组织模具的大小，每一部分的仿体都按同样的总量(500 mL)混合。

混合以及固化的具体过程是：

1. 将水倒入置于磁力搅拌器上的烧杯中；
2. 把磁力搅拌棍放入水中，打开搅拌器；
3. 把明胶慢慢地倒入水中；
4. 用微波炉将明胶溶液加热至 40 ℃；
5. 把烧杯平放在桌面上约 5 min 后将浮出液面的气泡用平匙舀出；
6. 将约 50 mL 的明胶溶液倒入另一小烧杯，加入二氧化钛混合均匀后倒回大烧杯中；
7. 加入墨水及造影剂维影钆胺(Gd-DTPA)；
8. 在模具内侧面涂上一层凡士林(以方便取出固化的仿体)；
9. 当混合液温度降到 30 ℃时，将其倒入模具，放入冰箱冷却到仿体固化。

水凝胶仿体的主要缺点是它的保质期短。一般一两天后仿体就会干燥破裂。特别是像图 2-4 所示的多层仿体，其各层组织的吸收及散射粒子还会相互扩散，使对比度降低。在各层之间事先涂上一些凡士林可以减少扩散及干燥，但过多的凡士林也会引起折射率的变化。

2.3.2 聚酯树脂和硅胶仿体

相比只有几天保质期的水凝胶仿体，聚酯树脂和硅胶仿体基本上可以永久使用。树脂仿体最常见的基质是环氧树脂及固化剂。染料及墨水用于模拟吸收，二氧化钛用于模拟散射[12,15,23]。树脂仿体的另一个好处是它固化后可以机械加工成任意的形状及复杂的结构。硅胶原材料可以从许多制造商(RTV Elastosil 604，Wacker，Munich Germany；RTV-141，Medford Silicone，Medford NJ USA)处购买。树脂仿体制作的难点是其制作过程中的化学反应会产生很多气泡，如果不能及时去除气泡，仿体的吸收及散射的均匀性就得不到保证。通过调节固化剂与硅胶的比例，硅胶仿体还可以模拟组织的弹性特质。硅胶仿体的形状及大小只能通过模具来控制。如果是想制作比较柔软的硅胶仿体，需要减少固化剂的使用量，这会导致固化过程的增长，散射粒子逐渐沉淀从而使得散射特性难以达到预期值。

聚酯树脂仿体的配方可参照各厂家的说明。墨水及造影剂维影钆胺(Gd-DTPA)的量可参照上节。制作步骤如以下所示。

1. 将树脂、墨水及二氧化钛倒入容积至少2倍于树脂的塑料容器中搅拌均匀(10 min左右)；
2. 把容器放入抽真空器中抽出所有的气泡；
3. 重复“搅拌—真空气泡抽出”3～4回以保证化学反应产生的气泡全部被去除；
4. 加入50%的固化剂，混合搅拌均匀(10 min左右)；
5. 加入剩余的固化剂，混合搅拌均匀(10 min左右)；
6. 把容器放入抽真空器中抽出所有的气泡；
7. 重复“搅拌—真空气泡抽出”3～4回；
8. 将容器放置在通风柜中冷却24 h后，去除塑料容器，并把固化的仿体机械加工成所需的形状及尺寸。

硅胶仿体的制作过程与树脂仿体相似，只是固化剂的用量可以依所需仿体的柔软性要求做相应调节。此外，固化时间需要几天或更长。与树脂仿体一样，硅胶原料与固化剂混合的化学反应也会产生大量的气泡。因而如何在固化前抽出气泡成为树脂仿体与硅胶仿体制作成功的关键。

值得注意的是，相比于树脂、硅橡胶等固态仿体基体物质，琼脂、凝胶等水凝胶类原料成本较低，获得容易，且在标准实验条件下制备流程简便快捷。因此，更适合于包含不同几何形状或光学参数的多样品实验研究。此外，在近红外无创伤组织成分检测研究领域，近红外光谱的重要特性之一是对组织内分子特征具有高度灵敏度，这也使得皮肤组织光学仿体基体成分研究重点由固态无机聚合物或硅橡胶转移至琼脂、明胶等生物兼容性材料。

2.3.3 液态仿体

以水为基体的液态仿体，价格便宜，配制快速。与其他形式的仿体相比，液态仿体的最大好处是可以非常容易地改变它的光学特性并且可以模拟生体组织的动态光学特性变化过程。除了加入第2.2节提到的任何一种或多种吸收剂来改变仿体的吸收特性外，水本身也是可见光和近红外波长领域的吸收的主要来源。水吸收光谱的具体数据可以在俄勒冈州医疗激光中心网站(http://omlc.org/spectra/water/)上查到或见1.3.2节中对水的吸收光谱的论述。

使用液态仿体必须要注意的是选择合适的容器以减少光在容器壁内传播(而不是通过溶液本身)干扰正常成像的可能性。在实践中我们发现,如图 2-2(d)所示的不透明聚丙烯塑料瓶是用作悬浮液仿体的很好的容器。小于 1 mm 的薄壁及与毛玻璃相似的透明度基本上限制了光在瓶壁中的传播。此外,悬浮液面的高度应尽量与容器高度相平,用黑色材料把容器表面除光正常入射及出射部位全部屏蔽掉也是防止光从液面上方或侧面进入容器壁传播的重要手段。除了模拟生物体组织的稳态光学特性,液态仿体的最大特点是可以模拟组织特性的动态变化过程。图 2-5 是发酵引起的血液脱氧化过程的血氧饱和度(S_pO_2)的测量结果[24]。在图 2-2(d)所示的几乎密闭的塑料瓶(直径 70 mm,瓶盖上有一直径约 1 mm 的小孔导入化学微电极)中加入脂肪乳血生理盐水溶液(各 1%的猪血及脂肪乳),在溶液中投入少量的新鲜酵母后同时用化学微电极氧分压计及近红外光成像系统进行测量。图 2-5 中的实线是血红蛋白氧解离曲线的理论计算值,三角是测量值。从图中可以看出,S_pO_2 从 0～100 mmHg 的整个氧分压范围内的测量值与计算值基本吻合。

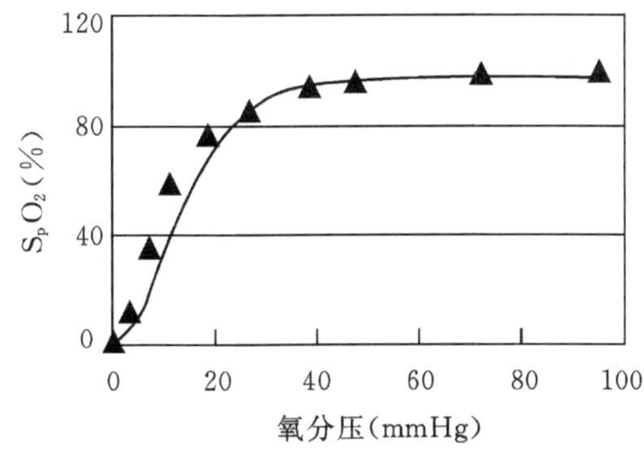

图 2-5　水溶液仿体用于模拟发酵引起的血氧饱和度的动态变化过程

液态仿体的缺点是携带不方便,难以制备非均质或层状结构,无法从生理学角度模拟人体皮肤组织的形态、结构特征等。

2.3.4　3D 打印仿体

3D 打印技术因有依据数字化的物理模型将多种材料混合并快速加工,打印出高精度的实体模型的显著优势。近年来,随着 3D 打印技术的飞跃性发展,利用 3D 打印模具间接制作的仿体以及直接利用 3D 打印制作的各种具有复杂结构的新型非匀质仿体开始成为仿体研究的新关注重点。

3D 打印组织光学仿体的大概流程如图 2-6 所示。最常用的基体材料为 ABS 塑料(acrylonitrile butadiene styrene)、琼脂明胶以及石蜡。仿体的吸收/散射通过加入不同含量的化学染料(苯胺黑)或印度墨水或咖啡/脂质或二氧化钛来调节。

打印制作的软件系统主要由组织光学仿体数字模型构建软件和打印控制软件两部分组成。

组织仿体数字模型的构建主要是利用医学影像分析软件对由医学成像仪器(如扫描仪)的分层数据进行去噪、分区、三维重建、模型组合等处理,之后得到含有组织结构特征的三维数字模型。然后再在该模型中添加由各光学表征仪器测量得到的各组织结构的光学特征信

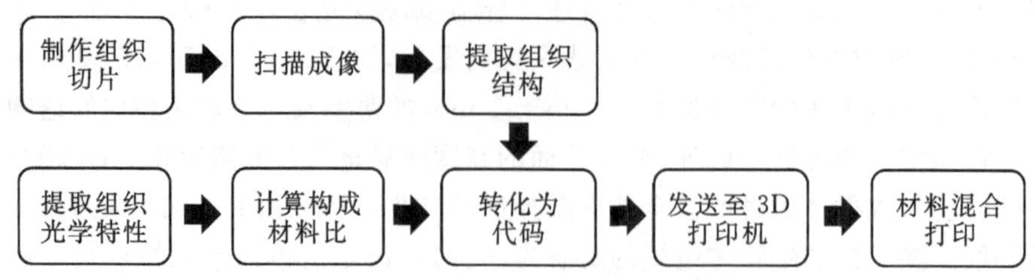

图 2-6 组织光学仿体 3D 打印流程

息，最终得到含有组织光学特性和结构特征的三维组织光学仿体数字模型。

打印控制软件读取上述数字模型，对该模型进行分层切片，之后基于各层切片规划打印头移动路径和各区域材料伺服供给比例，最终生成打印机控制代码并发送到各打印系统。在执行打印的过程中，打印系统读取控制代码并将其转化为控制信号发送到各组成系统。在该信号的控制下，各种组分的熔融材料按组织光学特征和结构特征被均匀混合挤出并堆积到对应层片的区域。打印完成之后，等仿体完全冷却和固化即可进行光学标定并投入使用。

图 2-7 为波士顿大学团队用 3D 打印的小鼠仿体的光学图像[7]。小鼠的侧腹皮下植入了前列腺肿瘤。由图可见该仿体的光学特性至少在波长 661 nm 处非常接近动物原型，但从所用的吸收材料炭黑可以推断出此仿体的光谱特性与原型相比还是会有比较大的差距。

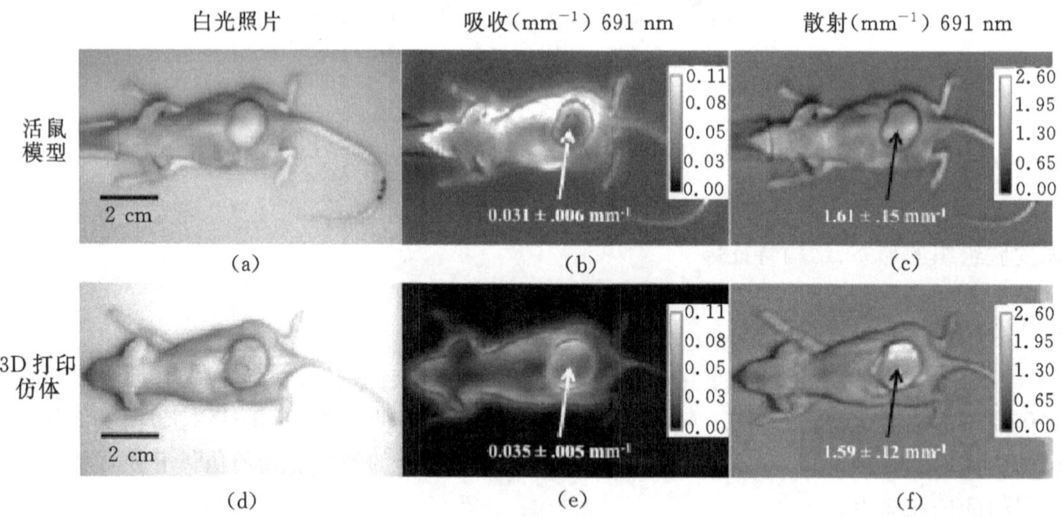

图 2-7 3D 打印的小鼠仿体的光学图像。小鼠的侧腹皮下植入了前列腺肿瘤。(a)～(c)为活鼠原型的白光照片，波长 691 nm 处的吸收及散射系数图像；(d)～(f)为对应的仿体图像。前列腺肿瘤的位置及大小如(b)中的圆圈所示。各图中的数值为肿瘤的平均吸收及散射系数

如上所述，由于可用于 3D 打印的材料的限制，3D 打印出完全可以用来模仿生体组织的仿体还有待于发掘更适合于模仿生物体光学特质的打印材料；优化打印系统及加工工艺尤其是打印头的设计加工和供料系统控制，以提高系统的打印精度与打印效率；开发整合的

打印软件系统，简化模型重建到打印的流程，使其容易被医疗和科研机构所掌握使用；开发探索更高精度的表征仪器，直接为打印的仿体做分层分区域的光学特征标定，以反馈验证与优化混合材料熔融沉积打印组织光学仿体理论与数字模型，为研究三维结构对光传输的影响提供更科学的标准模型基础；此外，建立各种打印材料特性的数据库和各类组织光学仿体的三维数字模型并建立标准的量化评价标准也需在今后的研究中逐步积累。

2.3.5 仿体光学参数的检测方法

到目前为止，还没有完善的方法来进行仿体特别是模拟比较大体积生体组织仿体的光学参数的检测。对于比较小、薄以及液态仿体的光学检测方法主要可以分为直接法和间接法。直接测量法基于朗伯-比尔定律，主要包括：①采用朗伯-比尔定律用准直透射方法测量透明介质的吸收系数和浑浊介质的全衰减系数；②利用角度测量仪测量组织的相位函数和各向异性因子；③利用积分球测量得到样品的漫反射率和漫透射率。间接测量又可分为迭代法和非迭代法。

用于测量散射光信号的积分球技术是较为成熟的仿体光学检测方法。积分球的内表面涂有均匀的反射层，光入射到积分球内部后，经过内壁的多次反射，在球体内形成均匀的反射光强，通过检测积分球某处光强便可以得到入射到积分球内光的强度。积分球技术可以分为单积分球测量技术和双积分球测量技术。单积分球技术在测量时，需要通过改变样品(仿体)的位置来检测样品的反射率、透射率和准直透射率。相对于单积分球技术，双积分球技术可以同时检测样品对光的反射和透射情况，排除了样品挪动给反射率和透射率测量带来的影响。双积分球测量技术采用相对测量方法得到样品反射率以及透射率，结合传输方程的数值解法，如逆倍增叠加法(inverse adding-doubling，IAD)或逆蒙特卡罗方法(inverse Monte Carlo，IMC)等(详见 1.2 节的论述)，得出被测样品的光学参数(包括吸收系数、散射系数、各向异性因子)，是目前小的仿体光学参数测量方面较为成熟和广泛应用的检测手段。

2.3.6 组织光学仿体存在的问题以及展望

尽管上述的这些仿体已被广泛用于光学影像和混合型医学影像系统的研究开发中，但由于光谱范围以及光学应用几何结构的多样性，可以广泛应用于常规的临床光学影像的仿体体系尚未完全建立。

如前文所述，目前的组织光学仿体的制备主要基于均质介质而不考虑组织中复杂多样的异质层结构，这与生物组织体的复杂结构并不相符，使用这种均质仿体来校准医学光学成像设备也可能会导致仪器测量系统的误差。由于光子在生物组织内的多次散射，光学影像在深层组织的空间解析度非常有限，其准确性和可重复性受测试环境、操作方法、界面条件以及组织异质性的影响非常大，缺乏量化标准成为当前制约其发展的瓶颈。目前，生物光学仪器的校准大多使用匀质仿体做光学参数的校准而缺乏生物学关联。使用如此标定的仪器进行在体测量会存在很大误差，使得不同临床中心的光学影像结果无法互相比对。标准生物组织光学仿体是解决这一问题的基本方法，但目前使用的均质仿体不能反映生物组织的真实特性，因而开发能够模拟生物组织结构功能和光学特性的数字和实物仿体，成为实现光学影像可溯源标准化的关键。

参考文献

[1] Olsen J B, Sager E M. Subjective evaluation of image quality based on images obtained with a breast tissue phantom: comparison with a conventional image quality phantom [J]. Br J Radiol, 1995, 68(806): 160-164.

[2] Pogue B W, Patterson M S. Review of Tissue Simulating Phantoms for optical spectroscopy, imaging and dosimetry [J]. Journal of Biomedical Optics, 2006, 11(4): 041102.

[3] Kim, Hanna, et al. 3D Printing-assisted fabrication of double-layered optical tissue phantoms for laser tattoo treatments [J]. Lasers in Surgery and Medicine, 2016, 48: 392-399.

[4] Zhang P, et al. Imaging single chiral nanoparticles in turbid media using circular-polarization optical coherence microscopy [J]. Scientific Reports, 2014, 15(4): 04979.

[5] Kinkelder R D, et al. Comparison of retinal nerve fiber layer thicknessmeasurements by spectral-domain optical coherencetomography systems using a phantom eye model [J]. Journal of Biophotonics, 2013, 6(4): 314-320.

[6] Greening G J, et al. Characterization of thin poly(dimethylsiloxane)-based tissue-simulating phantoms with tunable reduced scattering and absorption coefficients at visible and near-infrared wavelengths [J]. Journal of Biomedical Optics, 2014, 19(11): 115002.

[7] Diep P, et al. Three-dimensional printed optical phantoms with customized absorption and scattering properties [J]. Biomedical Optics Express, 2015, 6(11): 4212-4220.

[8] Cheong W F. Summary of Optical Properties. Optical-Thermal response of Laser-Irradiated Tissue [M]. A. J. Welch. New York, Plenum Press: Appendix to Chapter, 1995. 8.

[9] Jacques S L. Corrigendum: Optical properties of biological tissues: a review. Phys. Med. Biol., 2013, 58: R37-R61.

[10] Li D, et al. Comparisons of three alternative breast modalities in a common phantom imaging experiment. Medical Physics, 2003, 30: 2194.

[11] Madsen S J, et al. The use of India ink as an optical absorber in tissue-simulating phantoms. Physics in Medicine and Biology, 1992, 37: 985-993.

[12] Firbank M, et al. An improved design for a stable and reproducible phantom material for use in near-infrared spectroscopy and imaging [J]. Physics in Medicine and Biology, 1995, 40(5): 955-961.

[13] Wagnieres G, et al. An optical phantom with tissue-like properties in the visible for use in PDT and fluorescence spectroscopy [J]. Physics in Medicine and Biology, 1997, 42(7): 1415-1426.

[14] Iizuka M N, et al. Optical phantom materials for near infrared laser photocoagulation studies [J]. Lasers in Surgery and Medicine, 1999, 25(2): 159-169.

[15] Vernon M L, et al. Fabrication and characterization of a solid polyurethane phantom for optical imaging through scattering media [J]. Applied Optics, 1999, 38(19): 4247-4251.

[16] Hebden J C, et al. Time-Resolved Optical Imaging of a Solid Tissue-Equivalent Phantom

[J]. Applied Optics, 1995 34(34): 8038 - 8047.

[17] Tkaczyk T S, et al. High resolution, molecular-specific, reflectance imaging in optically dense tissue phantoms with structured-illumination [J]. Optics Express, 2004, 12(16): 3745 - 3758.

[18] Biju V, et al. Semiconductor quantum dots and metal nanoparticles: syntheses, optical properties, and biological applications [J]. Anal Bioanal Chem, 2008, 391: 2469 - 2495.

[19] Brooksby B, et al. Combining near-infrared tomography and magnetic resonance imaging to study in vivo breast tissue: implementation of a Laplacian-type regularization to incorporate magnetic resonance structure [J]. Journal of Biomedical Optics, 2005, 10 (5): 051504.

[20] Doyley M M, et al. Thresholds for detecting and characterizing focal lesions using steady-state MR elastography [J]. Medical Physics, 2003, 30(4): 495 - 504.

[21] Raylmana R R, Srinivasan A. Endoprobe: A system for radionuclide-guided endoscopy [J]. Medical Physics, 2004, 31: 3306.

[22] Raylmana R R, Srinivasan A. Endoprobe: A system for radionuclide-guided endoscopy [J]. Medical Physics, 2004, 31: 3306.

[23] Jiang S, et al. Near-infrared breast tomography calibration with optoelastic tissue simulating phantoms [J]. Journal of Electronic Imaging, 2003, 12(4): 613 - 620.

[24] Srinivasan S, et al. Developments in Quantitative Oxygen Saturation Imaging of Breast Tissue In-vivo using Multispectral Near-Infrared Tomography [J]. Antioxidants & Redox Signaling, 2007, 9(8): 1 - 14.

第二部分

光子技术在医学诊断中的应用

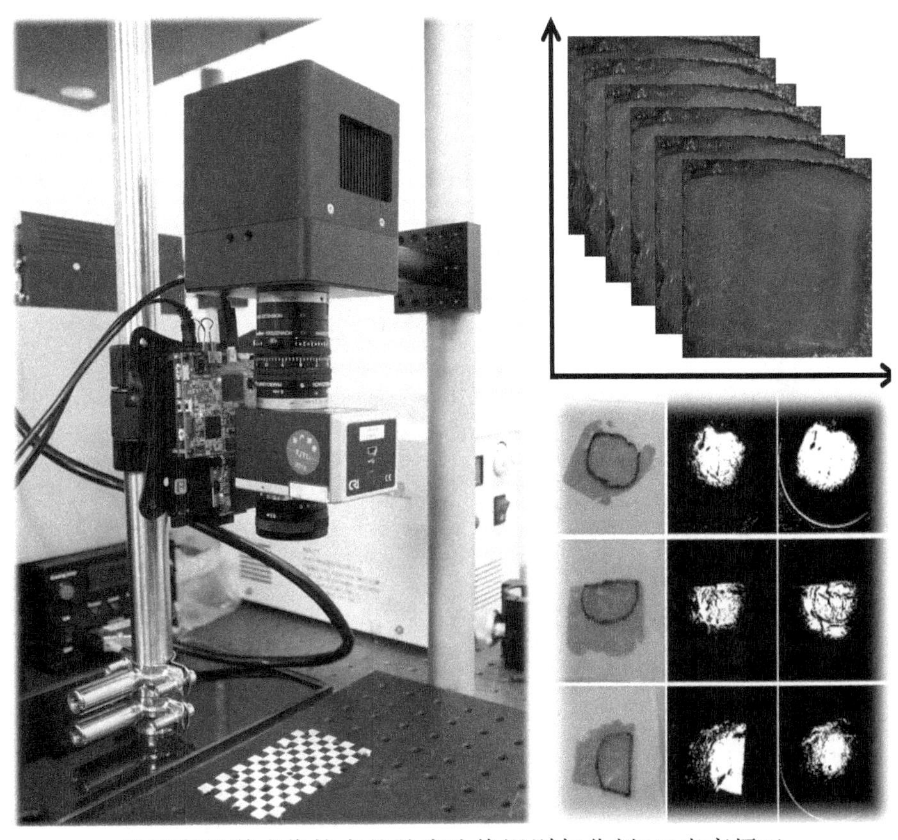

基于高光谱成像技术的肿瘤边缘识别与分割（王森豪摄于西安交大生物医学光学影像与光谱分析技术实验室）

光学相干层析成像技术

3

光学相干层析成像(optical coherence tomography,OCT)可以实现生物组织内部的微米量级的实时、高分辨率和三维成像,且具有非侵入、非接触等优点[1]。其中,傅里叶域OCT(FD-OCT)通过对干涉条纹的光谱信号进行探测,可以实现组织样品内部轴向信息(深度方向)的并行获取[2~7]。近十年来,得益于光源与探测技术的发展,傅里叶域 OCT(包括光谱 OCT 和扫频 OCT)在探测灵敏度以及成像速度等方面取得了巨大的优势,成为 OCT 的主流模式[2~7],特别是推动了 OCT 微血管造影等功能成像技术的发展[8~21]。OCT 目前已经广泛应用于眼科临床诊疗。普遍认为,心脑血管内成像是仅次于眼科的 OCT 第二大临床应用市场,且已有相关的商用系统。研究显示,OCT 在脑科学、肿瘤、消化道、呼吸道、皮肤、生育等医学领域也具有重要的应用价值与前景。

本章以傅里叶域 OCT 为重点,首先系统地讲解了 OCT 的工作原理,然后介绍了系统主要的性能参数及其影响因素,最后总结了傅里叶域 OCT 在成像量程、成像速度以及功能成像方面的现状及展望。

3.1 工作原理

OCT 可以实现样品内部三维空间信息(x-y-z)的高速、高分辨、高灵敏度获取。在深度(z)方向上,OCT 基于光学低相干干涉原理实现空间信息的高灵敏度分辨,如图 3-1 所示。图 3-1(a)是常见迈克尔逊干涉仪的结构,光源的光辐射经过分光板之后分别进入参考臂与样品臂,两臂的反射光再次经过分光板汇合,由光电探测器探测。其中,参考臂是一个可直线平移的反射镜,可以改变参考臂的光程大小,样品臂是一个单层的反射面。当干涉仪所用光源是单色光 k 的时候(具有较长的相干长度,如激光),探测器得到的干涉信号随光程差 Δl 的变化如图 3-1(b)所示,是一种余弦函数的简谐振荡,可以表示为 $2E_rE_s\cos(2k\Delta l)$,即通常所说的光学干涉现象。然而,当干涉仪的光源是宽光谱光源(k 有一定的宽度)的时候,每个光谱成分均会形成一个如图 3-1(b)所示的余弦函数的简谐振荡(干涉条纹),但是振荡频率各不相同。结果,当且仅当光程差为零的位置附近,各个光谱成分的干涉条纹才会形成相长叠加,且随光程差的增大干涉信号迅速衰减,形成如图 3-1(c)所示的干涉包络。该现象即所谓的光学低相干干涉,常用于空间定位或测距。在垂直于深度方向的 xy 平面中,通过引入两维的空间扫描机制(一般可通过 xy 光学扫描振镜实现),即可以实现 OCT 三维成像。如图 3-2 所示,类似于超声技术的命名方式,深度 z 方向的单次扫描一般称为 A 扫

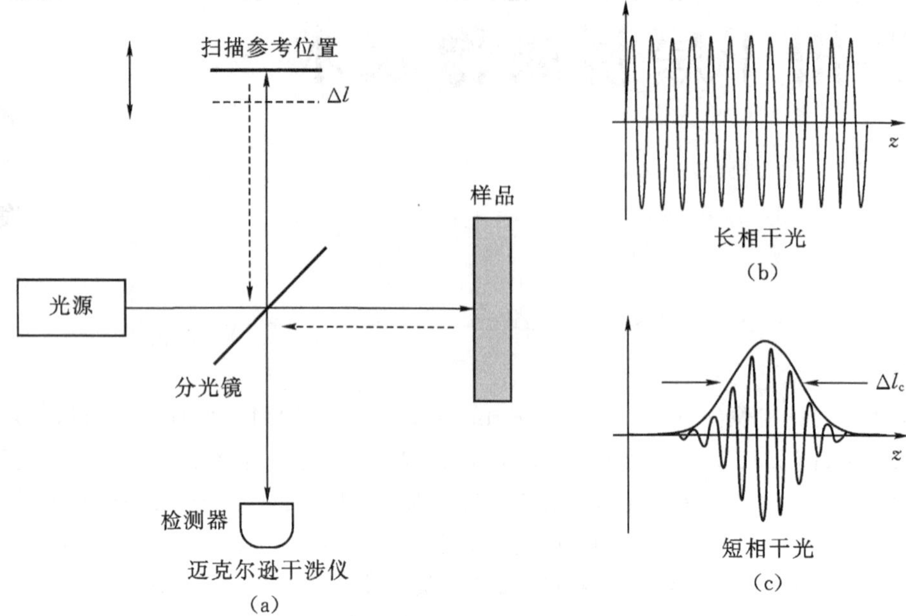

图 3-1 迈克尔逊干涉仪与光学低相干干涉

描(A-line)，x 方向的多个 A-line 构成一帧图像(B-frame)，最后 y 方向的多个 B-frame 完成一个三维成像。不难看出，OCT 就是将原先一维的低相干测距技术发展成二维(三维)的成像技术，它在科学研究、临床诊疗等方面均具有重要的应用价值。

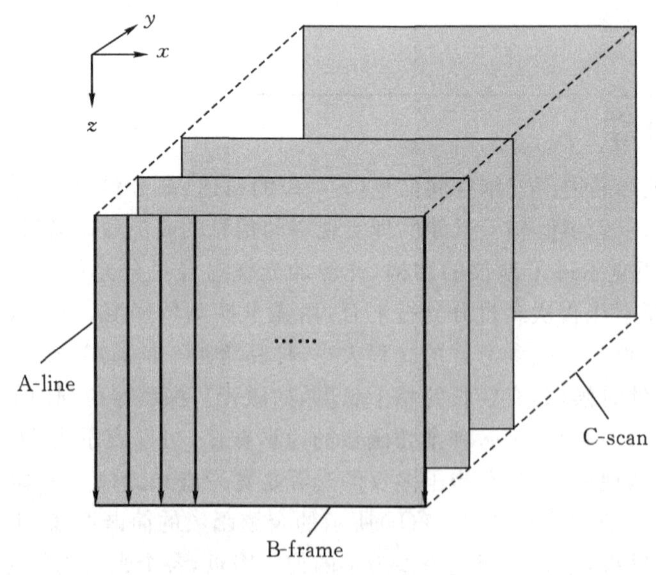

图 3-2 OCT 的三维图像重构

上述低相干干涉包络 $i_d(z)$ 还可以通过傅里叶域的方式进行探测，即对干涉信号的各个光谱成分进行分别记录，然后通过傅里叶变换重构出深度分辨的干涉包络信号。其中，傅里叶域探测又有光谱和扫频两种不同的光谱信号记录方式，其基本结构分别如图 3-3(a)和(b)所示。光谱 OCT 一般采用的是宽带光源照明，利用光谱仪等装置将其低相干信号的各个光谱成分在空间上进行分散，并由高速线阵相机进行并行记录；而扫频 OCT 采用的是扫频光源照明，由于其低相干信号的各个光谱成分在时间上是分散的，因此可以由点探测器进行分时记录。光谱和扫频 OCT 虽然采用了不同的光谱信号记录方式，但是其信号的重构过程是一样的，如图 3-3(c)所示。对应不同深度 Δz_1、Δz_2、Δz_3 的干涉光谱条纹在频率域进行傅里叶变换后得到空间域的深度信息。

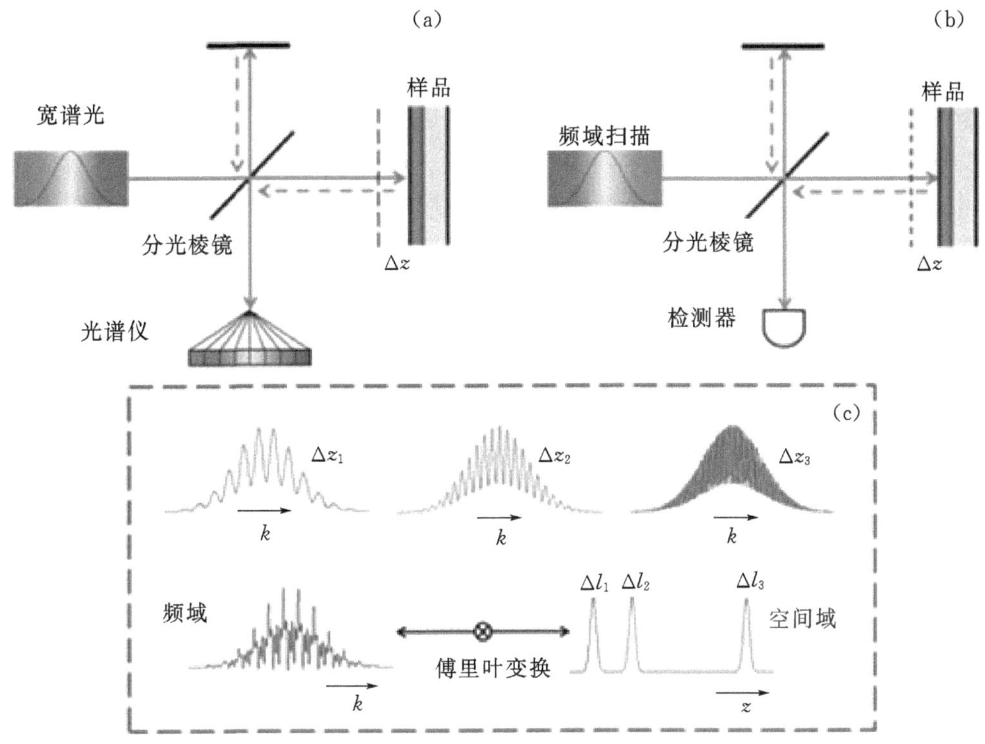

图 3-3 低相干干涉傅里叶域探测示意图

(a)光谱探测；(b)扫频探测；(c)空间域信号的重构

OCT 中宽光谱光源的功率谱可以用 $S(k)$ 表示，其中单一光谱成分在参考臂的电场分量 E_R 与样品臂中的电场分量 E_S 可以分别表示为

$$E_R = E_0 R_R \exp[j(kz_R - \omega t] \tag{3-1}$$

$$E_S = E_0 R_S \exp[j(kz_S - \omega t] \tag{3-2}$$

式中，E_0 表示在参考臂或样品臂中未经反射(散射)的电场强度；R_R 和 R_S 分别表示在参考臂和样品臂中的反射系数；z_R 和 z_S 代表参考臂和样品臂的光程；ω 代表光频率。

对于样品臂中光程差 $\Delta z = z_R - z_S$ 的反射面，根据光波的叠加原理，忽略时间变量，光谱成分的干涉信号可以表示为如下形式，即是光谱 k 与光程差 Δz 的函数：

$$\begin{aligned} I_d(k, \Delta z) &= \langle | E_R + E_S |^2 \rangle \\ &= S(k)(R_R + R_S) + \sqrt{R_R R_S} \cdot \mathrm{Re}\{S(k)\exp(-jk\Delta z)\} \end{aligned}$$

$$= S(k)(R_R + R_S) + \sqrt{R_R R_S} S(k)\cos(k\Delta z) \tag{3-3}$$

在时域探测中，扫描参考臂利用单点探测器，以光程 z（与参考臂扫描时间一一对应）为变量直接记录 $i_d(\Delta z)$ 信息。忽略直流项，单点探测器的输出信号可以表示为干涉信号 $I_d(k,\Delta z)$ 对所有光谱成分的积分形式：

$$\begin{aligned} i_d(\Delta z) &= \int_{-\infty}^{+\infty} I_d(k,\Delta z)\mathrm{d}k \\ &= \sqrt{R_R R_S} \cdot \mathrm{Re}\{\int_{-\infty}^{+\infty} S(k)\exp(-\mathrm{j}k\Delta z)\mathrm{d}k\} \\ &= \sqrt{R_R R_S} \cdot \mathrm{Re}\{\gamma(\Delta z)\} \end{aligned} \tag{3-4}$$

式中，$\gamma(\Delta z)$ 表示光源的时间复相干度，其包络的最大幅度在光程差 $\Delta z=0$ 的位置处，需要通过参考臂的逐点扫描获得全部深度方向上的信息 $i_d(\Delta z)$。

在傅里叶域探测中，参考臂固定，利用某种光谱分辨机制（光谱 OCT 中是光谱仪，扫频 OCT 中是扫频光源），以光谱 k 为变量记录干涉光谱信号 $I_d(k,\Delta z)$，然后通过后期傅里叶变换重构 $i_d(z)$ 信息。忽略直流项，对式(3-3)进行傅里叶变换：

$$\begin{aligned} i_d(z) &= F\{I_d(k,\Delta z)\} = \int_{-\infty}^{+\infty} I_d(k,\Delta z)\exp(-\mathrm{j}kz)\mathrm{d}k \\ &= \gamma(\Delta z) \otimes \sqrt{R_R R_S}\delta(z \pm \Delta z) \end{aligned} \tag{3-5}$$

式中，$\otimes$表示卷积运算；$\pm$表示实数信号傅里叶变换导致的共轭镜像问题。可见，利用光谱分辨的探测技术，可以实现深度方向上信息的并行获取，不再需要参考臂的逐点扫描。

此外，在上式的推导中运用到了维纳-辛钦定理（Wiener-Khinchin theorem），即功率谱密度 $S(k)$ 与时间复相干度 $\gamma(\Delta z)$ 之间构成一对傅里叶变换对：

$$\gamma(\Delta z) = \int_{-\infty}^{+\infty} S(k)\exp(-\mathrm{j}k\Delta z)\mathrm{d}k \tag{3-6}$$

对于光谱是高斯线型的光源，其归一化功率谱密度可以表示为

$$S(k) = \frac{1}{\Delta k\sqrt{\pi}}\exp\left[-\left(\frac{k-k_0}{\Delta k}\right)^2\right] \tag{3-7}$$

$$\gamma(\Delta z) = \exp[-\Delta k^2 \Delta z^2] \tag{3-8}$$

上式中 k_0 和 Δk 分别表示该高斯光源的中心频率和频率宽度。相干长度 l_c 定义为干涉包络的全半高宽度，可以表示为

$$l_c = \frac{4\sqrt{\ln 2}}{\Delta k} = \frac{4\ln 2}{\pi}\frac{\lambda_0^2}{\Delta\lambda} \tag{3-9}$$

3.2 性能参数

1. 分辨率

在传统光学显微镜中，其横向与轴向分辨率均取决于物镜的数值孔径，尤其是轴向分辨率对数值孔径的要求极为苛刻，导致工作距离较小，实际应用受限制。相比之下，OCT 的一个最显著的优势是其轴向分辨率主要依赖于光源的相干长度，在使用较小物镜数值孔径的情况下也可以获得较高的轴向分辨能力。OCT 的轴向分辨率 δ_z 取决于光源的相干长度

l_c，对于高斯线型的光源可以表示为如下形式：

$$\delta_z = \frac{l_c}{2} = 0.44\frac{\lambda_0^2}{\Delta\lambda} \tag{3-10}$$

在光源光谱带宽一定的情况下，中心波长 λ_0 越小，OCT 轴向分辨率越高。但是，由于生物组织散射和吸收的影响，OCT 可以选用的工作波段是有限的，一般在 800 nm、1000 nm、1300 nm 等波长附近。通常而言，由于眼组织中水吸收的影响，OCT 眼底成像一般选用吸收较弱的 800 nm 波段。而对于高散射性的生物组织成像(如皮肤等)，OCT 则选用散射较弱的 1300 nm 波段。眼底脉络膜成像同时会遇到吸收和散射的问题，因此选用较为折中的 1000 nm 波段。针对某些特定的应用(如光学材料的检测)，OCT 可以采用可见光波段，极大地提高轴向分辨率。因此，一般是根据应用对象，首先确定系统的工作波段。在确定中心波长 λ_0 后，可以选用宽光谱的光源，提高 OCT 的轴向分辨率。虽然，理论上 OCT 的轴向分辨率 δ_z 与光源带宽 $\Delta\lambda$ 是一种简单的倒数关系，但是在实际应用中，OCT 的轴向分辨率最终受限于可供选用的宽带光源、探测器、无源光学器件(如耦合器、环形器)，以及光学系统的色散效应等。不过，随着技术的不断进步，可以发现 OCT 的轴向分辨率也在不断的提高。

与传统光学显微镜类似，OCT 的横向分辨率 δ_x 取决于探测光束的聚焦状态，即物镜的数值孔径：

$$\delta_x = \frac{4\lambda_0}{\pi}\frac{f}{D} \tag{3-11}$$

式中，f 为聚焦物镜的焦距；D 为光束在样品臂聚焦物镜处光斑的直径。可以通过选用较高数值孔径的显微物镜，提高 OCT 的横向分辨率。但是，横向分辨率的提高受到景深($2Z_R$)或共焦参数 b 的制约：

$$b = 2Z_R = \frac{\pi\delta_x^2}{\lambda_0} \tag{3-12}$$

如图 3-4 所示，当 OCT 系统采用的聚焦透镜数值孔径较大时，聚焦到样品上的光斑尺寸较小，焦点处的横向分辨率较高，但景深会相应减小，横向分辨率在景深范围外迅速下降。

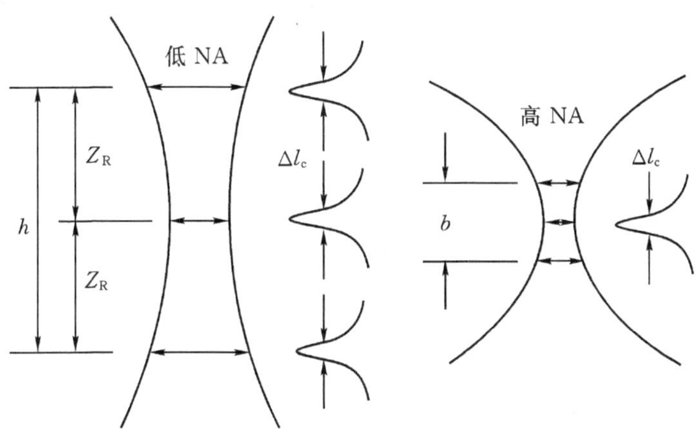

图 3-4 OCT 横向分辨率受数值孔径的影响

2. 成像速度

成像速度是OCT标志性的性能参数之一，且主要依据该参数对OCT进行分代。通常所谓的第一代OCT的A-line线扫描速率一般为几百Hz，最高8 kHz，主要是时域技术；第二代OCT的成像速度在几十kHz左右，是目前商用OCT的主流技术，一般是傅里叶域技术；第三代OCT仍然是傅里叶域技术，但是由于线阵CMOS相机以及高速扫频光源的发展，其成像速度一般可以达到几百kHz，甚至是几MHz。

如前文所述，在深度方向上，时域OCT需要通过参考臂的逐点扫描，才能获得完整的深度信息，该机械扫描机制严重制约了OCT的成像速度。而在傅里叶域OCT中，利用光谱分辨的探测技术实现深度方向上信息的并行获取，可以视为逐行扫描，极大地提高了成像速度。对于光谱OCT，其成像速度主要取决于光谱仪中线阵相机的线扫描速率；对于扫频OCT，则主要取决于光源的扫频速率。无论是线阵相机还是扫频光源都极大地依赖于光电子工业技术的进步。在OCT信号探测方式上，值得思考的是，如果能够进一步在 x 方向（甚至 y 方向）也实现并行探测，即面扫描（甚至体扫描），将实现OCT的超高速成像。

3. 信号噪声比

系统的信噪比可以定义为干涉信号功率与噪声光电流方差的比值，即由下式来表示：

$$\mathrm{SNR} = \frac{\langle I_{\mathrm{D}} \rangle^2}{\sigma^2} \tag{3-13}$$

对于TDOCT和FDOCT，由于探测机制的不同，导致了两者在信噪比上的差异。先以TDOCT为例，为了简化分析，假设样品是位于 Z_{s} 距离处的单一反射面，则在一个TDOCT系统中总的探测光电流 I_{D} 可以表示为

$$I_{\mathrm{D}} = \frac{\eta e}{h\nu}[P_{\mathrm{R}} + P_{\mathrm{S}} + \mathrm{Real}\{E_{\mathrm{S}} E_{\mathrm{R}}^{*}\}] \tag{3-14}$$

式中，η 表示探测器的量子效率；e 表示电子电荷；$h\nu$ 表示单个光子能量；P_{R} 和 P_{S} 分别表示参考臂和样品臂的光功率。式(3-14)中的第三项为干涉信号项，干涉信号功率可表示为

$$\langle P_{\mathrm{D}} \rangle^2 = \left(\frac{\eta e}{h\nu}\right)^2 P_{\mathrm{R}} P_{\mathrm{S}} \tag{3-15}$$

仅考虑散粒噪声的极限情况，且直流项中 $P_{\mathrm{S}} \ll P_{\mathrm{R}}$ 可以忽略，OCT的噪声方差可以表示为如下形式：

$$\sigma_{\mathrm{TD}}^2 = \frac{\eta e}{h\nu} 2\mathrm{e} P_R \mathrm{NEB} \tag{3-16}$$

式中，NEB表示系统的噪声等效带宽，也等于干涉信号探测电路的带宽，且 $\mathrm{NEB} \propto 1/\tau$；$\tau$ 表示每个像素点的探测器积分时间。由此可以得到系统信噪比的表达式：

$$\mathrm{SNR} = \frac{\eta}{h\nu} \frac{P_{\mathrm{S}}}{2\mathrm{NEB}} = \frac{\eta}{2} \frac{P_{\mathrm{S}} \tau}{h\nu} \tag{3-17}$$

式中，$P_{\mathrm{S}}\tau/h\nu$ 表示从样品中每个像素点位置处返回的光子数，即OCT的系统信噪比与探测器在每个像素点收集到的光子数目成正比。由于后续分光器（假设分光比为50∶50）的原因，每个像素点至少要返回2个光子才能被探测器探测，SNR＝1。要得到较高信噪比的OCT图像需要增强光功率或者增大每个像素点的积分时间，但是分别受到生物组织安全光功率以及成像速度的制约。

基于式(3-17),不难发现傅里叶域探测相对于时域在信噪比方面的优势。为了便于比较光谱 OCT、扫频 OCT 和时域 OCT 的信噪比差异,假设这三个系统具有相同的光源功率(样品臂返回的信号光功率均为 P_S)、像素点数(z 方向的像素点数均为 $M/2$)和成像速度(相同的线扫描速率,即轴向扫描时间均为 t)。由于共轭镜像的原因,傅里叶域 OCT 信号采集通常需要 M 个通道,比时域探测多一倍。对于时域 OCT,由于参考臂的逐点扫描,单个像素点的积分时间 $\tau=2t/M$,相应的信噪比为

$$\mathrm{SNR_{TD}} = \frac{\eta}{M}\frac{P_S t}{h\nu} \tag{3-18}$$

对于光谱 OCT,由于同时对轴向的 M 个像素点进行照明和探测,单个像素点的积分时间 $\tau=t$,相应的信噪比为

$$\mathrm{SNR_{SD}} = \frac{\eta}{2}\frac{P_S t}{h\nu} = \frac{M}{2}\mathrm{SNR_{TD}} \tag{3-19}$$

而对于扫频 OCT,由于光源 M 个光谱成分是分时输出,因此总的光功率可以达到 MP_S,但是单个像素点的积分时间 $\tau=t/M$,相应的信噪比为

$$\mathrm{SNR_{SS}} = \frac{\eta}{2}\frac{P_S t}{h\nu} = \frac{M}{2}\mathrm{SNR_{TD}} \tag{3-20}$$

可见,相比于 TDOCT,两种 FDOCT 的信噪比都提高了 $M/2$ 倍。对比光谱 OCT 和时域 OCT,不难发现光谱 OCT 信噪比的提高主要是得益于轴向的逐行扫描的并行探测,使得单点的积分时间增大到 $M/2$ 倍[22]。试想如果可以实现面阵探测,在总探测时间不变的前提下,单点的积分时间提高到 $\tau=Nt$(N 为 A-scan 的数目),则理论上可以将信噪比进一步提高$(MN)/2$ 倍。

4. 量程

在 OCT 中,量程定义为最大可以探测到的光程差 Δz_{max}。在时域 OCT 中,其成像的量程主要取决于参考臂的行程大小。对于一定的轴向扫描速度,量程越大,所需的轴向扫描时间将越长。

而在傅里叶域 OCT 中,最大量程 Δz_{max} 主要取决于系统的光谱采样率 $\delta_s k$。由图 3-3 以及式(3-3)可以发现,光程差 Δz 越大,干涉光谱信号的频率将越高[23]。根据奈奎斯特采样定理,系统的光谱采样率 $\delta_s k$ 决定了系统可记录到的最高频率的干涉光谱信号,即最大量程 Δz_{max}:

$$\Delta z_{max} = \frac{\pi}{2n\delta_s k} \tag{3-21}$$

在光谱 OCT 中,其光谱采样率 $\delta_s k$ 主要由光谱仪中光谱范围和线阵相机中工作的像素数目决定,而上述两个因素又分别影响到 OCT 的轴向分辨率和成像速度。类似地,在扫频 OCT 中,其光谱采样率 $\delta_s k$ 主要由光源的扫频范围、探测器的带宽与 AD 的采样率决定。因此,在设计系统的量程时需要全面考虑上述各种因素。

5. 灵敏度

如图 3-3 与式(3-5)所示,傅里叶域 OCT 的信号可以通过其干涉光谱信号的傅里叶变换而得到。但是在实际应用中,系统的光谱分辨率 $\delta_r k$ 是有限的。随着探测深度的增大,$\delta_r k$ 宽度内的高频干涉光谱信号将无法得到有效的分辨,因此造成灵敏度随深度的衰减。

数学上，$\delta_r k$ 的影响可以表示成高斯函数的形式 $\exp\left[-\frac{4\ln(2)k^2}{(\delta_r k)^2}\right]$，相当于原干涉光谱 $I_d(k, \Delta z)$ 的每个采样点均卷积了该高斯函数。因而，原干涉光谱需要改写成如下卷积形式：

$$I'_d(k,z) = I_d(k,z) \otimes \exp\left[-\frac{4\ln(2)k^2}{(\delta_r k)^2}\right] \tag{3-22}$$

频率域的卷积经过傅里叶变换后相当于空间域的乘积，因而，根据式(3-5)和(3-22)，OCT 信号可以表示成：

$$\begin{aligned} i'_d(z) &= F\{I'_d(k,z)\} \\ &= i_d(z) \cdot \exp\left[-\frac{(\delta_r k)^2 z^2}{4\ln(2)}\right] \end{aligned} \tag{3-23}$$

高斯函数经过傅里叶变换后仍是高斯函数，因而最终得到的 $i'_d(z)$ 信号是原 $i_d(z)$ 信号与一个高斯函数的乘积。如图 3-5 所示，原 $i_d(z)$ 信号由于光谱分辨率的影响受到了某一高斯函数线型的调制，导致 OCT 信号 $i'_d(z)$ 的幅度（系统的灵敏度）随深度下降。在光谱 OCT 中，光谱分辨率取决于光谱仪中单色光谱成分的光斑大小以及线阵相机像素尺寸；而在扫频 OCT 中，光谱的分辨率则取决于光源单色光谱成分的瞬时线宽（或相干长度）。其中，光谱仪中的光斑大小可以通过优化其光学设计加以改善，但会受光学衍射极限的限制；而其余的影响因素则主要依赖于相关器件的进一步发展。

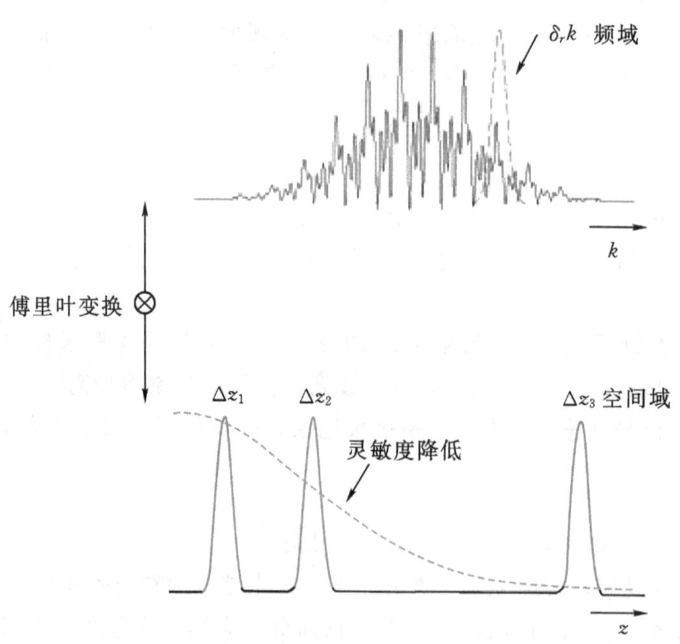

图 3-5 灵敏度随深度衰减特性示意图

OCT 的实际成像深度受到系统的工作波段、探测光功率、量程、灵敏度随深度的衰减特性、组织散射与吸收特性等因素的综合影响。

3.3 发展动态

3.3.1 大量程成像

针对诸如眼前节成像等实际应用，要求 OCT 在深度方向上具有较大的成像范围，即量程。要实现大量程成像，傅里叶域 OCT 可以从如下两个方面考虑：(1)共轭镜像的抑制；(2)光谱采样率和分辨率的改善。

由于探测器实际记录的是干涉光谱条纹的实部信号，实值信号的傅里叶变换将形成共轭镜像，如式(3-5)中正负频率所示。为了避免共轭镜像的干扰，在成像时一般将样品放置在零光程的一侧，这样实际仅有一半的量程可用。为了有效利用整个的量程，诸多学者提出了消除镜像的方法[24~26]。其主要思想是，构造出相应的虚部信号，与实部重新组成复解析信号，从而消除正负频率所导致的共轭镜像。其中，较为巧妙的一种方法是通过偏置扫描振镜的转轴引入一定的相位调制，实现全量程的 OCT 成像[2,7,27~32]。

在光谱 OCT 中，光谱的采样率与分辨率主要由相机的像素数目和像素尺寸决定。随着光电子技术产业的进步，为了提高其光谱采样率，在 OCT 系统中先后引入了 2048[7,31]、4096[2]像素线阵相机，结合上述全量程技术，成功实现了全眼前节(覆盖眼角膜前表面至晶状体后表面)的快速 OCT 成像。如图 3-6 所示，通过采用新型 InGaAs 线阵相机，并结合全量程成像技术，使得光谱 OCT 在 1050 nm 工作波长处实现了 12 mm 的超大量程、120 kHz 的高速线扫描以及小于 10 μm 的轴向分辨率[7]。不但可以在单次扫描内获得全眼前节的几何结构，而且可以清楚地观察前房房角的结构[27]。由于上述两大优点，该技术特别

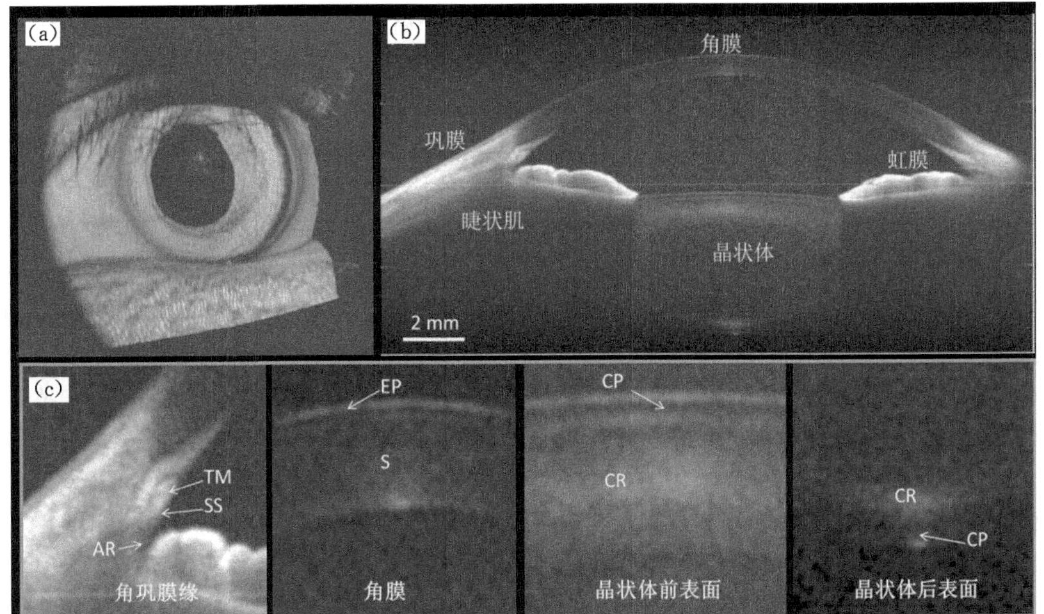

图 3-6 人眼全眼前节的三维成像。(a)全眼前节的三维图像(成像范围 12 mm×18 mm×18 mm)；(b)全眼前节的横截面图；(c)角膜巩膜边缘区域、角膜、晶状体前部和后部的局部放大图像[7]

适用于人眼晶体动态调节的研究、人工晶体植入手术的相关研究、闭角型青光眼的全面检测（包括房角大小、前房深度和容积、虹膜厚度和弯曲、晶状体的位置和厚度等重要影响因素）。此外，该技术还具有稳定的相位信号，便于开展微血管造影[33,34]、组织弹性特性成像[35,36]等功能性的技术拓展。

在扫频 OCT 中，光谱的采样率与分辨率主要受限于光源的瞬时线宽。Grulkowski 等人提出了一种以垂直腔表面发射激光（VCSEL）为光源的扫频 OCT 系统，通过折中考虑分辨率、扫频速度等参数，该系统可以实现厘米量级的量程[37,38]。但是，扫频 OCT 在单次扫频周期内，光源的输出光谱存在不稳定的非线性变化；在各次扫频周期间，光谱的扫频触发和采样间存在随机延时，导致采集得到的扫频光谱信号间存在极大的不稳定性，这需要进行复杂的相位补偿才能用于 OCT 功能成像。

此外，还有学者提出了用像素平移、光学频率梳以及虚像相控阵列（VIPA）等方法来扩大光谱 OCT 的量程[24,39,40]。像素平移法通过机械平移探测像素提高光谱采样率，拓展成像量程，使理论成像范围增加一倍。但机械平移操作存在着速度慢、不稳定和平移精确度难以控制的缺点。通过添加光学频率梳可以改善光谱采样函数，提高光谱分辨率，改善系统灵敏度随深度增大衰减的特性。虚像相控阵列方法是利用 VIPA 将衍射光栅的光谱进一步细分，以实现 81.87 mm 的成像量程[40]。

3.3.2 高速成像

由于活体生物组织存在自发性的组织抖动，因此为了避免组织抖动造成的伪像，要求活体成像的速度越快越好。如上文所述，由于傅里叶域 OCT 不需要轴向的机械扫描，因此总体而言，其成像速度远高于时域 OCT。

光谱 OCT 中，其成像速度主要受制于线阵相机的线扫描频率。近年来，随着互补金属氧化物半导体（CMOS）制造工艺的提高，CMOS 相机已经广泛应用于 OCT 成像，可以获得数百 kHz 的线扫描速度[2,31,41]。CMOS 相机的成像速度主要受限于像元的积分时间和读出时间，工作的像元数目越多，所需的读出时间将越长。CMOS 相机可以灵活设置工作像元的数目，通过减小工作像元的数目，可以获得更高的成像速度。Gora 等人将 CMOS 作为数据采集器件引入到光谱 OCT 中，使得轴向线扫描速率达到了 310 kHz[41]。为了进一步提高系统的成像速度，通过精确控制两个相机的积分时间和读出时间，使得两个相机交替进行信息采集，从而使得系统成像速度在单个相机基础上提高一倍，成功实现了 500 kHz 的线扫描速率[4,42]。图 3－7 显示了该高速光谱 OCT 系统得到的大视场人眼眼底成像结果（～10 mm×10 mm）。在扫频 OCT 中，扫频激光技术（尤其是傅里叶域锁模激光技术 FDML）和高速数据采集卡的快速发展都大大提高了扫频 OCT 的成像速度。R. Huber 等人首次将傅里叶域激光锁模技术应用于扫频 OCT 成像[43]，经过近年来的发展，该技术已经成功实现了数 MHz 量级的高速成像[6,44,45]。

由式（3－18）至（3－20）可以发现，随着 OCT 线扫描速度的提高，单个像素的积分时间将快速减小。为了保证足够的信号量，需要相应地提高样品中的探测光功率。但是，由于生物组织光辐射安全标准有严格的限制，探测光功率的可增强的空间是有限的，因此这种单纯以提高线扫描速度（减小像素积分时间）来提高 OCT 成像速度的办法具有一定局限性。为了解决上述问题，如上文所述，我们发现通过多条 A-line 并行探测（面扫描或体扫描）理论

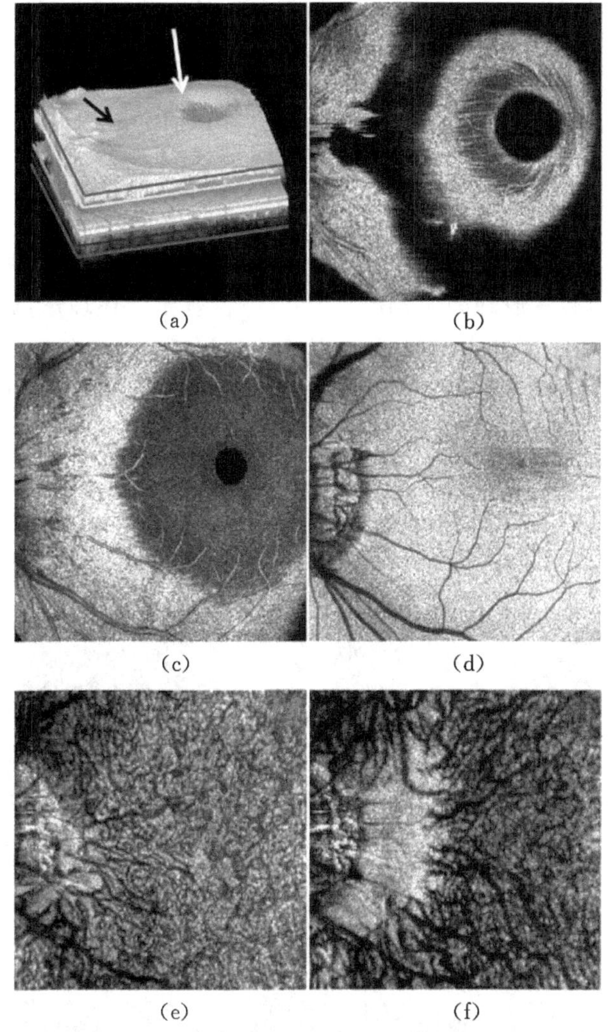

图 3-7 高速光谱 OCT 可以实现大视场视网膜成像。(a)视网膜三维图像；(b)～(f)视网膜不同深度的 en-face 图像[4]

上可以有效提高 OCT 的成像速度[46～50]，但是在实际应用中，并行探测的各路信号之间通常会存在串号干扰的问题。最近有学者提出通过虚像相位阵列(VIPA)细分光谱的方式实现多路的并行探测，成功实现了 16 路的并行探测，将 OCT 的成像速度提高至 3.2 MHz[51]。利用各路信号光谱间存在的细微差异，理论上可以有效抑制串号的干扰，但是该技术所采用的 VIPA 器件目前存在较大的损耗，因此有待进一步的改善。

3.3.3 功能成像

常规 OCT 可以实现组织内部微观结构的三维成像，其对比度主要取决于不同组织的光学背向散射特性的差异。为了进一步提高成像的生物特异性，学者们在生理功能信息的 OCT 提取方面开展了大量的研究工作。结合多普勒效应，可以获得诸如血流等运动信息的三维高分辨率获取[42,52～56]；结合光谱信息，可以获得组织吸收特性的三维信息[57～62]，特别是血氧浓度等参数的提取[57,58,60~62]；结合偏振效应，可以获得组织双折射特性的三维信息，可以用于小梁网[63]、视神经纤维层[64~66]等特征组织的辨识。

如式(3-3)所示，样品内部深度方向的运动会造成OCT干涉信号相位的变化，即通常所谓的光学多普勒效应。相位的变化ϕ与运动的位移D有如下关系：

$$\phi = 4\pi n/\lambda_0 \times D \tag{3-24}$$

式中，n表示样品的光学折射率。这种基于相位变化的位移测量的上限由系统的信噪比(SNR)决定，即为$\sim\lambda_0/(4\pi n\sqrt{\text{SNR}}$，一般可以达到nm量级；而位移测量的下限受到相位计算时π包裹效应的影响，一般约为$\lambda_0/4n$[35,36,42,67~71]。基于上述理论，通过OCT的相位信息可以实现血流流速的定量测量[42,53,67,72]以及生物组织运动特性的定量表征[35,36,42,72]。如图3-8所示，在鸡心脏的发育过程中，心脏壁与腔内血流之间的相互作用，构成了胚胎心脏发育的生物力学环境。在OCT微观结构成像的基础上，利用OCT的相位信息同时获得快速的血流流速测量以及慢速的心脏壁组织变形中应变率的测量，为研究心脏发育过程中生物力学环境的变化提供了有效的手段[42]。

由于微循环障碍与诸多疾病(如肿瘤[73~77]、眼底视网膜疾病[78~80]、脑血栓[81,82]、皮肤

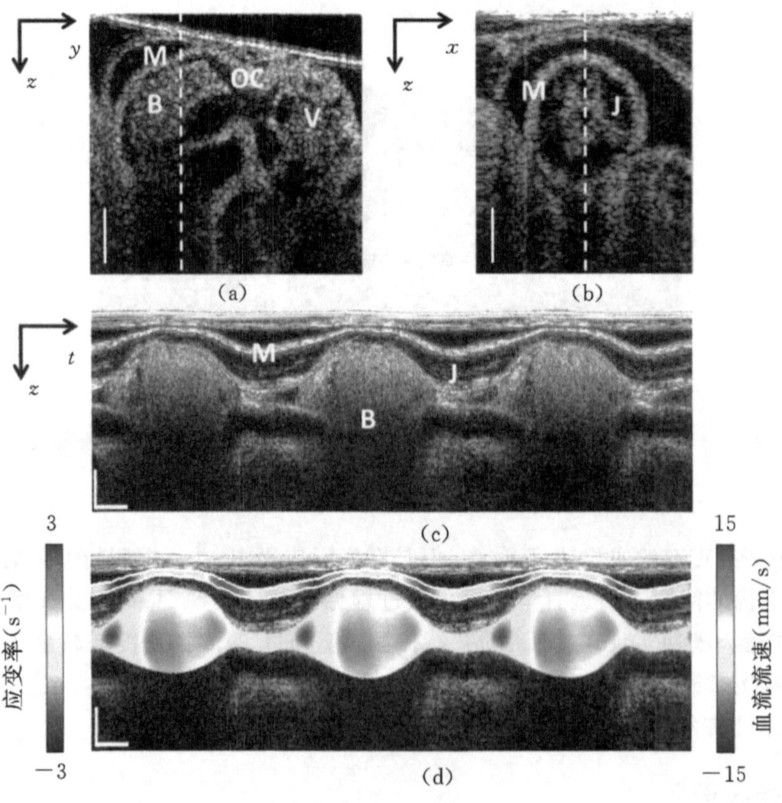

图3-8 鸡胚心脏OCT成像。(a)纵向截面图；(b)横向截面图；(c)沿(b)中黄色虚线的M-mode结构成像；(d)结合了心脏壁应变率和血管内血流速度的M-mode成像。纵向比例尺表示200 μm，横向比例尺表示0.1 s[42]

病[83]等)的发生发展存在紧密的关联性,血流是衡量机体生理功能和病理状态的重要指标。然而,目前的常规技术(如共焦显微术和多光子显微术)均需要荧光标记才能得到三维的微血管分布图像。特别是,向血管内注射荧光标记物质常会伴随一定的副作用(恶心、呕吐、甚至过敏性反应)[84,85],不利于开展长时间的跟踪成像研究。光学相干血流运动造影技术(OCTA)将血红细胞与周围组织的相对运动作为内源性的血流标记特征,取代常规外源性的荧光标记物,综合利用光学低相干技术的空间散射信号收集能力以及动态光学散射技术的运动识别能力,在三维空间中识别动态血流区域,剔除静态周围组织,实现一种运动对比度、活体、无标记、三维光学血流灌注造影,快速获取毛细血管水平的血流灌注形态结构与生理功能信息[8~20],如图 3-9 中大鼠脑皮层微血管造影所示。该技术已经在治疗眼底视网膜/脉络膜[11,12,15,16]、眼表结膜[33]、皮肤[9,10,86]、脑科学[13,87]、癌症[75]等领域获得了广泛的应用。

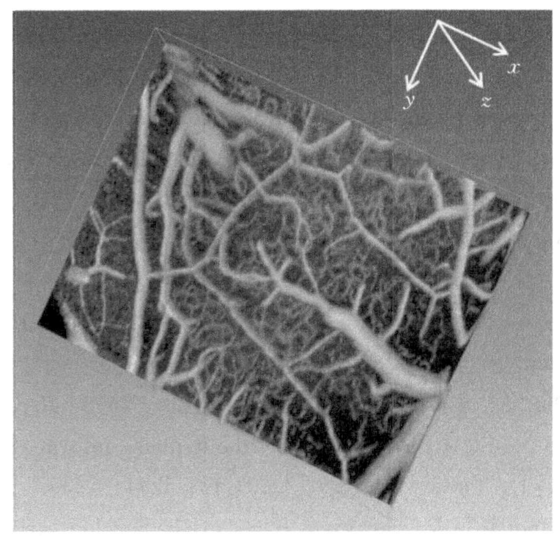

图 3-9　大鼠脑皮层的无标记、三维光学相干血流运动造影[18]

3.4　总结

光学相干层析术(OCT)自诞生的几十年以来,得到了快速发展和广泛应用。在成像深度、成像速度、成像分辨率和灵敏度等性能方面都获得了极大的提高。成像深度的提高拓展了光学相干层析技术的适用范围;成像速度的提高使得实时的三维成像成为可能;而成像分辨率的提高使得成像技术的分辨能力扩展到细胞与分子生物学水平,这为癌症等疾病的早期检测提供了依据和可能性。OCT 也与其他成像技术相结合,实现了功能拓展。这些都使得 OCT 在生物医学领域和工业检测等领域具备了巨大的应用潜力。未来 OCT 的研究方向可能还是会集中在更高速度 OCT 的研制、更高分辨率 OCT 的发展、功能 OCT 的进一步优化拓展,以及 OCT 技术的实际应用。

参考文献

[1] Huang D, Swanson E A, Lin C P, et al. Optical coherence tomography [J]. Science, 1991, 254: 1178 - 1181.

[2] Grulkowski I, Gora M, Szkulmowski M, et al. Anterior segment imaging with Spectral OCT system using a high-speed CMOS camera [J]. Optics Express, 2009, 17: 4842 - 4858.

[3] Potsaid B, Baumann B, Huang D, et al. Ultrahigh speed 1050 nm swept source/Fourier domain OCT retinal and anterior segment imaging at 100,000 to 400,000 axial scans per second [J]. Optics Express, 2010, 18: 20029 - 20048.

[4] An L, Li P, Shen T T, et al. High speed spectral domain optical coherence tomography for retinal imaging at 500, 000 A-lines per second [J]. Biomedical Optics. Express, 2011, 2: 2770 - 2783.

[5] Grulkowski I, Liu J J, Potsaid B, et al. Retinal, anterior segment and full eye imaging using ultrahigh speed swept source OCT with vertical-cavity surface emitting lasers [J]. Biomedical Optics Express, 2012, 3: 2733 - 2751.

[6] Klein T, Wieser W, Reznicek L, et al. Multi-MHz retinal OCT [J]. Biomedical Optics Express, 2013, 4: 1890 - 1908.

[7] Li P, An L, Lan G, et al. Extended imaging depth to 12 mm for 1050 nm spectral domain optical coherence tomography for imaging the whole anterior segment of the human eye at 120 kHz A-scan rate [J]. Journal of Biomedical Optics, 2013, 18: 016012 - 016012.

[8] Barton J, Stromski S. Flow measurement without phase information in optical coherence tomography images [J]. Optics Express, 2005, 13: 5234 - 5239.

[9] Mariampillai A, Standish B A, Moriyama E H, et al. Speckle variance detection of microvasculature using swept-source optical coherence tomography [J]. Optics Letters, 2008, 33: 1530 - 1532.

[10] Enfield J, Jonathan E, Leahy M. In vivo imaging of the microcirculation of the volar forearm using correlation mapping optical coherence tomography (cmOCT) [J]. Biomedical Optics Express, 2011, 2: 1184 - 1193.

[11] Jia Y, Tan O, Tokayer J, et al. Split-spectrum amplitude-decorrelation angiography with optical coherence tomography [J]. Optics Express, 2012, 20: 4710 - 4725.

[12] Makita S, Hong Y, Yamanari M, et al. Optical coherence angiography [J]. Optical Express, 2006, 14: 7821 - 7840.

[13] Wang R K, Jacques S L, Ma Z, et al. Three dimensional optical angiography [J]. Optical Express, 2007, 15: 4083 - 4097.

[14] Fingler J, Zawadzki R J, Werner J S, et al. Volumetric microvascular imaging of human retina using optical coherence tomography with a novel motion contrast technique [J]. Optics Express, 2009, 17: 22190 - 22200.

[15] Yu L, Chen Z. Doppler variance imaging for three-dimensional retina and choroid angiog-

raphy [J]. Journal of Biomedical Optics, 2010, 15: 016029.

[16] Wang R K, An L, Francis P, et al. Depth-resolved imaging of capillary networks in retina and choroid using ultrahigh sensitive optical microangiography [J]. Optics Letters, 2010, 35: 1467 - 1469.

[17] Cheng Y X, Guo L, Pan C, et al. Statistical analysis of motion contrast in optical coherence tomography angiography [J]. Journal of Biomedical Optics, 2015: 20 - 26.

[18] Li P, Cheng Y X, Zhou L P, et al. Single-shot angular compounded optical coherence tomography angiography by splitting full-space B-scan modulation spectrum for flow contrast enhancement [J]. Optics Letters, 2016, 41: 1058 - 1061.

[19] Li P, Cheng Y X, Li P, et al. Hybrid averaging offers high-flow contrast by cost apportionment among imaging time, axial, and lateral resolution in optical coherence tomography angiography [J]. Optics Letters, 2016, 41: 3944 - 3947.

[20] Guo L, Li P, Pan C, et al. Improved motion contrast and processing efficiency in OCT angiography using complex-correlation algorithm [J]. J Optics-Uk, 2016: 18.

[21] Guo L, Shi R, Zhang C, et al. Optical coherence tomography angiography offers comprehensive evaluation of skin optical clearing in vivo by quantifying optical properties and blood flow imaging simultaneously [J]. Journal of Biomedical Optics, 2016: 21.

[22] Drexler W, Fujimoto J G. Optical coherence tomography: technology and applications [M]. Springer Science & Business Media, 2008.

[23] Ha G, Lindner M W. Coherence radar and spectral radar-new tools for dermatological diagnosis [J] Journal of Biomedical Optics, 1998, 3: 21 - 31.

[24] Bajraszewski T, Wojtkowski M, Szkulmowski M, et al. Improved spectral optical coherence tomography using optical frequency comb [J]. Optics Express, 2008, 16: 4163 - 4176.

[25] Leitgeb R A, Hitzenberger C K, Fercher A F, et al. Phase-shifting algorithm to achieve high-speed long-depth-range probing by frequency-domain optical coherence tomography [J]. Optics Letters, 2003, 28: 2201 - 2203.

[26] Oh J T, Kim B M. Artifact removal in complex frequency domain optical coherence tomography with an iterative least-squares phase-shifting algorithm [J]. Applied Optics, 2006, 45: 4157 - 4164.

[27] Li P, Johnstone M, Wang R K. Full anterior segment biometry with extended imaging range spectral domain optical coherence tomography at 1340 nm [J]. Journal of Biomedical Optics, 2014, 19: 046013 - 046013.

[28] An L, Wang R K. Use of a scanner to modulate spatial interferograms for in vivo full-range Fourier-domain optical coherence tomography [J]. Optics Letters, 2007, 32: 3423 - 3425.

[29] Baumann B, Pircher M, Gotzinger E, et al. Full range complex spectral domain optical coherence tomography without additional phase shifters [J]. Optics Express, 2007, 15: 13375 - 13387.

[30] Leitgeb R A, Michaely R, Lasser T, et al. Complex ambiguity-free Fourier domain optical

coherence tomography through transverse scanning [J]. Optics Letters, 2007, 32: 3453 - 3455.

[31] Jungwirth J, Baumann B, Pircher M, et al. Extended in vivo anterior eye-segment imaging with full-range complex spectral domain optical coherence tomography [J]. Journal of Biomedical Optics, 2009, 14: 050501.

[32] Ni Y, Xu B S, Wu L, et al. Assessment of Full-Eye Response to Osmotic Stress in Mouse Model In Vivo Using Optical Coherence Tomography [J]. Journal of Opthalmology, 2015.

[33] Li P, An L, Reif R, et al. In vivo microstructural and microvascular imaging of the human corneo-scleral limbus using optical coherence tomography [J]. Biomedical Optics Express, 2011, 2: 3109 - 3118.

[34] Li P, Sun Y, Hariri S, et al. Anterior segment optical coherence tomography evaluation of ocular graft-versus-host disease: a case study [J]. Quantitative Imaging in Medicine and Surgery, 2014, 5: 163 - 170.

[35] Li P, Shen T T, Johnstone M, et al. Pulsatile motion of the trabecular meshwork in healthy human subjects quantified by phase-sensitive optical coherence tomography [J]. Biomedical Optics Express, 2013, 4: 2051 - 2065.

[36] Li P, Reif R, Zhi Z, et al. Phase-sensitive optical coherence tomography characterization of pulse-induced trabecular meshwork displacement in ex vivo nonhuman primate eyes [J]. Journal of Biomedical Optics, 2012, 17: 076026.

[37] Grulkowski I, Liu J J, Potsaid B, et al. High-precision, high-accuracy ultralong-range swept-source optical coherence tomography using vertical cavity surface emitting laser light source [J]. Optics Letters, 2013, 38: 673 - 675.

[38] Grulkowski I, Liu J J, Potsaid B, et al. Retinal, anterior segment and full eye imaging using ultrahigh speed swept source OCT with vertical-cavity surface emitting lasers [J]. Biomedical Optics Express, 2012, 3: 2733 - 2751.

[39] Wang Z, Yuan Z, Wang H, et al. Increasing the imaging depth of spectral-domain OCT by using interpixel shift technique [J]. Optics express, 2006, 14: 7014 - 7023.

[40] Wang C, Ding Z, Mei S, et al. Ultralong-range phase imaging with orthogonal dispersive spectral-domain optical coherence tomography [J]. Optics Letters, 2012, 37: 4555 - 4557.

[41] Gora M, Karnowski K, Szkulmowski M, et al. Ultra high-speed swept source OCT imaging of the anterior segment of human eye at 200 kHz with adjustable imaging range [J]. Optics Express, 2009, 17: 14880 - 14894.

[42] Li P, Yin X, Shi L, et al. In vivo functional imaging of blood flow and wall strain rate in outflow tract of embryonic chick heart using ultrafast spectral domain optical coherence tomography [J]. Journal of Biomedical Optics, 2012, 17: 096006 - 096001.

[43] Huber R, Wojtkowski M, Fujimoto J. Fourier Domain Mode Locking (FDML): A new laser operating regime and applications for optical coherence tomography [J]. Optics Express, 2006, 14: 3225 - 3237.

[44] Wieser W, Biedermann B R, Klein T, et al. Multi-megahertz OCT: High quality 3D ima-

ging at 20 million A-scans and 4. 5 GVoxels per second [J]. Optics Express, 2010, 18: 14685-14704.

[45] Wieser W, Klein T, Adler D C, et al. Extended coherence length megahertz FDML and its application for anterior segment imaging [J]. Biomedical Optics Express, 2012, 3: 2647-2657.

[46] Dhalla A H, Migacz J V, Izatt J A. Crosstalk rejection in parallel optical coherence tomography using spatially incoherent illumination with partially coherent sources [J]. Optics Letters. , 2010, 35: 2305-2307.

[47] Yasuno Y, Endo T, Makita S, et al. Three-dimensional line-field Fourier domain optical coherence tomography for in vivo dermatological investigation [J]. Journal of Biomedical Optics, 2006, 11: 014014.

[48] Nakamura Y, Makita S, Yamanari M, et al. High-speed three-dimensional human retinal imaging by line-field spectral domain optical coherence tomography [J]. Optics Express, 2007, 15: 7103-7116.

[49] Oh W Y, Bouma B E, Iftimia N, et al. Spectrally-modulated full-field optical coherence microscopy for ultrahigh-resolution endoscopic imaging [J]. Optics Express, 2006, 14: 8675-8684.

[50] Beaurepaire E, Boccara A C, Lebec M, et al. Full-field optical coherence microscopy [J]. Optics. Letters, 1998, 23: 244-246.

[51] Steel R G D, Torrie J H. Principles and procedures of statistics with special reference to the biological sciences [M]. McGraw-Hill Book Co. , New York, 1960.

[52] Zhao Y, Chen Z, Saxer C, et al. Phase-resolved optical coherence tomography and optical Doppler tomography for imaging blood flow in human skin with fast scanning speed and high velocity sensitivity [J]. Optics. Letters, 2000, 25: 114-116.

[53] Zhao Y, Chen Z, Ding Z, et al. Real-time phase-resolved functional optical coherence tomography by use of optical Hilbert transformation [J]. Optics Letters, 2002, 27: 98-100.

[54] Leitgeb R, Schmetterer L, Drexler W, et al. Real-time assessment of retinal blood flow with ultrafast acquisition by color Doppler Fourier domain optical coherence tomography [J]. Optics Express, 2003, 11: 3116-3121.

[55] White B, Pierce M, Nassif N, et al. In vivo dynamic human retinal blood flow imaging using ultra-high-speed spectral domain optical coherence tomography [J]. Optics Express, 2003, 11: 3490-3497.

[56] Vakoc B, Yun S, de Boer J, et al. Phase-resolved optical frequency domain imaging [J]. Optics Express, 2005, 13: 5483-5493.

[57] Leitgeb R, Wojtkowski M, Kowalczyk A, et al. Spectral measurement of absorption by spectroscopic frequency-domain optical coherence tomography [J]. Optics Letters, 2000, 25: 820-822.

[58] Faber D J, Mik E G, Aalders M C G, et al. Light absorption of (oxy-) hemoglobin assessed by spectroscopic optical coherence tomography [J]. Optics Letters, 2003, 28: 1436

-1438.

[59] Schmitt J M, Xiang S H, Yung K M. Differential absorption imaging with optical coherence tomography [J]. Journal of Optral Society of America A, 1998, 15: 2288-2296.

[60] Yin B, Kuranov R V, McElroy A B, et al. Dual-wavelength photothermal optical coherence tomography for imaging microvasculature blood oxygen saturation [J]. Journal of Biomedical Optics, 2013, 18: 56005.

[61] Kuranov R V, Qiu J, McElroy A B, et al. Depth-resolved blood oxygen saturation measurement by dual-wavelength photothermal (DWP) optical coherence tomography [J]. Biomedical Optics Express, 2011, 2: 491-504.

[62] Kuranov R V, Kazmi S, McElroy A B, et al. In vivo depth-resolved oxygen saturation by Dual-Wavelength Photothermal (DWP) OCT [J]. Opt Express, 2011, 19: 23831-23844.

[63] Yasuno Y, Yamanari M, Kawana K, et al. Visibility of trabecular meshwork by standard and polarization-sensitive optical coherence tomography [J]. Journal of Biomedical Optics, 2010, 15: 061705.

[64] Cense B, Chen T C, Parkv, et al. Thickness and birefringence of healthy retinal nerve fiber layer tissue measured with polarization-sensitive optical coherence tomography [J]. Investigative Ophthalmology & Visual Scierce, 2004, 45: 2606-2612.

[65] Elmaanaoui B, Wang B, Dwelle J C, et al. Birefringence measurement of the retinal nerve fiber layer by swept source polarization sensitive optical coherence tomography [J]. Optics Express, 2011, 19: 10252-10268.

[66] Yamanari M, Miura M, Makita S, et al. Phase retardation measurement of retinal nerve fiber layer by polarization-sensitive spectral-domain optical coherence tomography and scanning laser polarimetry [J]. Journal of Biomedical Optics, 2008, 13: 014013.

[67] O'Hara K E, Schmoll T, Vass C, et al. Measuring pulse-induced natural relative motions within human ocular tissue in vivo using phase-sensitive optical coherence tomography [J]. Journal of Biomedical Optics, 2013, 18: 121506-121506.

[68] Park B, Pierce M C, Cense B, et al. Real-time fiber-based multi-functional spectral-domain optical coherence tomography at 1.3 microm [J]. Optics Express, 2005, 13: 3931-3944.

[69] Li P, Ding Z, Ni Y, et al. Visualization of the ocular pulse in the anterior chamber of the mouse eye in vivo using phase-sensitive optical coherence tomography [J]. Journal of Biomedical Optics, 2014, 19: 090502-090502.

[70] Li P, Liu A, Shi L, et al. Assessment of strain and strain rate in embryonic chick heart in vivo using tissue Doppler optical coherence tomography [J]. Physics in Medicine and Biology, 2011, 56: 7081.

[71] Wang R K, Kirkpatrick S, Hinds M. Phase-sensitive optical coherence elastography for mapping tissue microstrains in real time [J]. Applied Physics Letters, 2007, 90: 164105.

[72] Kennedy B F, Koh S H, McLaughlin R A, et al. Strain estimation in phase-sensitive optical coherence elastography [J]. Biomedical Optics Express, 2012, 3: 1865-1879.

[73] Carmeliet P, Jain R K. Angiogenesis in cancer and other diseases [J]. Nature, 2000, 407: 249-257.

[74] Jain R K. Normalization of tumor vasculature: an emerging concept in antiangiogenic therapy [J]. Science, 2005, 307: 58-62.

[75] Vakoc B J, Lanning R M, Tyrrell J A, et al. Three-dimensional microscopy of the tumor microenvironment in vivo using optical frequency domain imaging [J]. Nature Medicine, 2009, 15: 1219-1223.

[76] Carmeliet P, Jain R K. Principles and mechanisms of vessel normalization for cancer and other angiogenic diseases [J]. Nature Reviews. Drug Discovery, 2011, 10: 417-427.

[77] Brown E B, Campbell R B, Tsuzuki Y, et al. In vivo measurement of gene expression, angiogenesis and physiological function in tumors using multiphoton laser scanning microscopy [J]. Nature Medicine, 2001, 7: 864-868.

[78] Friedman E. A hemodynamic model of the pathogenesis of age-related macular degeneration [J]. American Journal of Ophthalmology, 1997, 124: 677-682.

[79] Flammer J, Orgul S, Costav, et al. The impact of ocular blood flow in glaucoma [J]. Progress in Retina and Eye Reserch, 2002, 21: 359-393.

[80] Patel V, Rassam S, Newsom R, et al. Retinal blood flow in diabetic retinopathy [J]. British Medical Journal, 1992, 305: 678-683.

[81] De Silva D A, Manzano J J, Liu E Y, et al. Retinal microvascular changes and subsequent vascular events after ischemic stroke [J]. Neurology, 2011, 77: 896-903.

[82] Malpass K. Stroke: retinal changes predict subsequent vascular events in ischemic stroke [J]. Nature Reviews. Neurology, 2011, 7: 538.

[83] Choi B, Jia W, Channual J, et al. The importance of long-term monitoring to evaluate the microvascular response to light-based therapies [J]. The Journal of Investigative Dermatology, 2008, 128: 485-488.

[84] Hope-Ross M, Yannuzzi L A, Gragoudas E S, et al. Adverse reactions due to indocyanine green [J]. Ophthalmology, 1994, 101: 529-533.

[85] Kwiterovich K A, Maguire M G, Murphy R P, et al. Frequency of adverse systemic reactions after fluorescein angiography [J]. Results of a Prospective Study of Ophthalmology, 1991, 98: 1139-1142.

[86] Jia Y, Li P, Dziennis S, et al. Responses of peripheral blood flow to acute hypoxia and hyperoxia as measured by optical microangiography [J]. PloS One, 2011, 6: e26802.

[87] Jia Y, Li P, Wang R K. Optical microangiography provides an ability to monitor responses of cerebral microcirculation to hypoxia and hyperoxia in mice [J]. Journal of Biomedical Optics, 2011, 16: 096019.

光学显微成像

4

观察是人类认识客观世界的基本方式。在生物医学领域亦是如此。由于人眼观察能力的限制，显微镜就成了生物医学研究必不可少的基本工具。光学显微成像可以实现对活体生物组织的非侵入、非电离辐射、损伤小的实时成像，在近些年迅猛发展，诞生了很多新型的成像技术和手段，为生物医学研究提供了越来越强大的研究工具，并在临床医学诊断方面也发挥着巨大的作用。

本章首先介绍光学显微成像的基本概念及评价显微成像技术优劣的主要性能参数；然后分两节分别介绍了激光扫描式的显微成像技术和宽场显微成像技术，重点介绍近年来发展的超分辨光学显微成像；在第 4.4 节介绍二次谐波和受激拉曼等非标记光学显微成像技术。

4.1 光学显微成像的基本要素

光学显微成像的目标是获得样品清晰的微观结构图像。评价一个光学显微系统得到的图像质量有多方面因素，图像衬度和分辨率是其中最基本的两个要素。下面分别做介绍。

4.1.1 图像衬度(contrast)

所谓衬度，即是像面上相邻部分间的黑白对比度或颜色差，人眼对于 0.2 mm 以下的亮度差别是很难判定的，对颜色差别则更敏感些。有些显微镜观察对象，如生物标本，其细节间亮度差别甚小，加之显微镜光学系统设计制造误差使其成像衬度进一步降低而难于分辨。此时，看不清物体细节的原因不是系统放大倍率过低，而是像面衬度太低的缘故。根据衬度形成的原理不同，光学可以有多种不同的类型。

光波的信息非常丰富，包括振幅、频率、相位、偏振态 4 种独立的信息。光波透过样品时一般会发生振幅、相位以及偏振态的变化。一般的成像技术只探测光的振幅信息，其衬度被称为振幅衬度；探测光的相位信息，其衬度被称为相位衬度。

1. 振幅衬度

明场成像，只让近轴区的透射光束经过物镜光阑，构成亮布景上的暗图像。明场成像中一部分光被吸收，另一部分光透射或折射，形成标本内部细节结构的真实投影。物镜光阑的孔越小，明场像的衬度越大。

暗场成像，只让局部大视点的散射束或晶体的某衍射束经过物镜光阑，而将透射束挡掉。这样构成的是暗布景上的亮图像。在暗场显微镜下从侧面照射到物体的光束，绕射或反射造成物体外形的侧影。因此，暗场显微镜下所看到的只是物体的轮廓或物体的运动。暗场成像法可以提高图像的衬度，是一种重要的成像办法。

2. 相位衬度

相差是指同一光线经过折射率不同的介质其相位发生变化并产生的差异。活细胞和未染色的生物标本，因细胞各部分细微结构的折射率和厚度的不同，光波通过时，波长和振幅并不发生显著变化，但其相位可发生很大的变化。相差显微镜利用光的衍射和干涉现象，把相差变为振幅差，实现对活细胞和未染色标本的观察[1]。相差显微镜和普通显微镜的区别是它用环状光阑代替可变光阑，用带相位板的物镜代替普通物镜。

环状光阑位于光源与聚光器之间，作用是使透过聚光器的光线形成空心光锥，聚焦到标本上。环状光阑是由大小不同的环状孔形成的光阑，它们的直径和孔宽是与不同的物镜相匹配的。其作用是将直射光（视野中背景光）与经物体衍射的光分开，并将大约一半的波长从相位中除去，使之不能发生相互作用，从而引起强度的变化。

环形相位板是加在物镜中的涂有氟化镁的相位板，可将直射光或衍射光的相位推迟 $\pi/4$。相位板安装在物镜的后焦面处，并装有吸收光线的吸收膜和推迟相位的相位膜。相差显微镜在使用时，聚光镜下面环状光阑的中心要在物镜光轴直线上，因而必须调节光阑的亮环和相板的环状圈重合对齐，才能发挥相差显微镜的效能。否则直射光或衍射光的光路紊乱，应被吸收的光不能吸收，该推迟相位的光波不能推迟，就失去了相差显微镜的作用。

由于成像时，衍射光与直射光合轴后光波相减形成亮背景下的暗图或相加形成暗背景下的亮图，使得图像的衬度高于普通成像的衬度[3]，适合于显微操作。

3. 偏振成像

光波根据振动的特点，可分为自然光与偏振光。自然光的振动特点是在垂直光波传导轴上具有许多振动面，各平面上振动的振幅分布相同。自然光经过反射、折射、双折射及吸收等作用，可得到只在一个方向上振动的光波，这种光波则称为偏振光。能够探测光的偏振态的成像技术，被称为偏振成像。

偏振显微镜最重要的部件是偏振装置——起偏器和检偏器。起偏器一般放置在光源与被检物体之间；检偏器一般在成像光路中。从光源射出的光线通过两个偏振镜时，如果起偏器与检偏器的振动方向互相平行，即处于“平行检偏位”的情况下，则视场最为明亮；反之，若两者互相垂直，即处于“正交检偏位”的情况下，则视场完全黑暗；处于其他角度的情况，则视场有中等程度的亮度。由此可知，起偏器所形成的直线偏振光，如其振动方向与检偏器的振动方向平行，则能完全通过；如果偏斜，则只通过一部分；如若垂直，则完全不能通过。因此，在采用偏振成像时，原则上要使起偏器与检偏器处于正交的状态[4]。

在正交的情况下，视场是黑暗的，如果被检物体在光学上表现为各向同性（单折射体），那么无论怎样旋转载物台，视场仍为黑暗。这是因为起偏器所形成的线偏振光的振动方向经过样品后未发生改变，仍然与检偏器的振动方向互相垂直。若被检物体具有双折射特性或含有具双折射特性的物质，则具双折射特性的地方视场变亮。这是因为从起偏器射出的直线偏振光进入双折射体后，产生振动方向不同的两种直线偏振光，当这两种光通过检偏器时，由于其中一束光并不与检偏器偏振方向正交，因而可透过检偏器使人眼看到或成像设备探测到明亮的像。在正交情况下，旋转载物台时，双折射体的像在360°的旋转中有4次明暗变化，相隔90°。最暗的位置是双折射体的两个振动方向与两个偏振镜的振动方向相一致的位置，称为“消光位置”。从消光位置旋转45°，被检物体变为最亮，这就是“对角位置”。

微分干涉(differential interference contrast，DIC)显微镜是Nomarski在相差显微镜原理的基础上发明的。因此，DIC显微镜又称Nomarski相差显微镜(Nomarki contrast microscope)，其优点是能显示结构的三维立体投影影像。与相差显微镜相比，其标本可略厚一点，折射率差别更大，故影像的立体感更强[5]。DIC显微镜的物理原理不同于相差显微镜。DIC利用的是偏振光，需4个特殊的光学组件：偏振器(polarizer)、DIC棱镜、DIC滑行器和检偏器(analyzer)。偏振器直接装在聚光系统的前面，使光线发生线性偏振。在聚光器中则安装了英渥拉斯顿棱镜，即DIC棱镜，此棱镜可将一束光分解成偏振方向不同的两束光(x和y)，二者成一小夹角。聚光器将两束光调整成与显微镜光轴平行的方向。最初两束光相位一致，在穿过标本相邻的区域后，由于标本的厚度和折射率不同，使两束光产生光程差。在物镜的后焦面处安装了第二个英渥拉斯顿棱镜，即DIC滑行器，它把两束光波合并成一束。这时两束光的偏振面(x和y)仍然存在。最后光束穿过第二个偏振装置即检偏器。检偏器应与偏振器成正交状态。检偏器将两束垂直的光波组合成具有相同偏振面的两束光，从而使二者发生干涉。x和y波的光程差决定着透光的多少，光程差值为0时，没有光穿过检偏器；光程差值等于波长一半时，穿过的光达到最大值。于是在灰色的背景上，标本结构呈现出亮暗差。为了使影像的反差达到最佳状态，可通过调节DIC滑行器的纵行微调来改变光程差，光程差可改变影像的亮度。调节DIC滑行器可使标本的细微结构呈现出正或负的投影形象，通常是一侧亮而另一侧暗，这便造成了标本的人为三维立体感，类似大理石上的浮雕。

4. 荧光成像

荧光是自然界常见的一种发光现象，它是由光子与分子的相互作用产生的。大多数分子在常态下处于基态的最低振动能级S_0，当受到能量(光能、电能、化学能等)激发后，原子核周围的电子从基态能级S_0跃迁到能量较高的激发态(第一或第二激发态)。处于激发态的电子具有较高能量并不稳定，会通过两种途径释放能量回到基态，一种是以光子形式释放能量的辐射跃迁(包括荧光和磷光过程)，一种是以热能等形式释放能量的非辐射跃迁。通常原子核外电子受到激发从基态S_0跃迁到激发态S_1后，会通过驰豫过程以非辐射跃迁的方式快速降落到较低振动能级，随后由较低振动能级回到基态，以光子辐射的形式释放出能量。具有这种性质的出射光称为荧光。

荧光成像的理论基础是荧光物质被激发后所发射的荧光信号的强度在一定范围内与荧光素的量成线性关系。荧光成像系统包括荧光信号激发系统(激发光源、光路传输组件)、荧光信号采集系统、信号检测以及放大系统(CCD、PMT)。其原理如图4-1所示。

图4-1中，激发光经过激发片滤波后，变成一个窄带宽的激发光。二向色镜对一定波长的光反射，一定波长的光透射，选取合适的二向色镜使激发光反射经过物镜照射到被荧光物质标记的样品上激发荧光。激发光在样品面的反射光、散射光和产生的荧光，经过物镜后到达二向色镜。激发光反射、荧光透射，使得两束光分开。发射片对透射过二向色镜的光进一步滤色以确保透过的光为荧光，最后荧光通过透镜L4后在CCD相机上成像。

由荧光显微镜成像过程可知，相机探测到的信号仅为荧光信号，因此最终的图像只有被

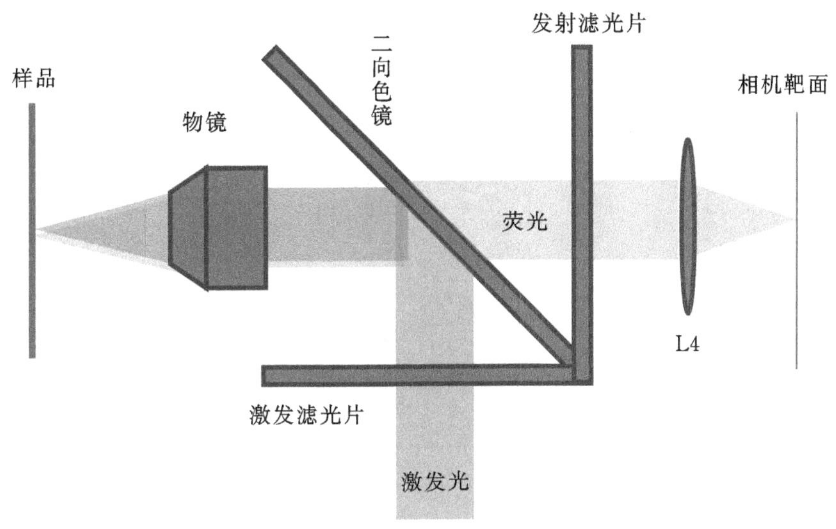

图 4-1 荧光成像示意图

荧光标记的结构为亮，形成一幅暗背景上的亮图。因此，荧光显微镜的衬度相对较高。

4.1.2 分辨率

1. 衍射极限与点扩散函数

点扩散函数(point spread function，PSF)是一个输入为绝对点光源经过数值孔径为 NA 的光学系统后的三维输出分布。

理论上，点光源是由一个球面波所产生的。然而，单个显微物镜的聚焦光束的空间立体角的极限是 2π，因此，物镜的聚焦点处无法形成一个无限小的发光点。根据光学的干涉与衍射的知识，理想物镜的焦点处可形成一个同心圆环图样的衍射光斑，该衍射光斑命名为艾里斑，其尺寸可由光学波长与物镜的数值孔径所决定。艾里斑的尺寸是物镜的点扩散函数的另一种表达形式。艾里斑的强度分布如图 4-2 所示。我们使用一个准直的 550 nm 激光来模拟一个无限远的点光源发出的光线，该光束通过一个数值孔径为 1.40 的浸油物镜后，其艾里斑的横向 FWHM(半高全宽)为 220 nm，轴向 FWHM 为 520 nm。在实际使用中，我们常需要了解的就是点扩展函数在横向与轴向 FWHM 的尺寸数值。横向 FWHM 的尺寸可由下式表示：

$$d_{xy} = 0.61\lambda/\mathrm{NA} \tag{4-1}$$

其中，NA 为物镜的数值孔径。轴向 FWHM 的尺寸约为横向 FWHM 的 2～2.5 倍。通过上述方法，可以在成像实验中估算该光学系统的点扩散函数的基本信息。

由于一个点图像经过光学系统后将会扩展为 PSF。从信息论的角度出发，使用光学系统获取的观察图像是实物图像与 PSF 的卷积。PSF 的价值不仅仅在于确定不同成像系统的分辨性能，而且可作为一个基本的概念用于反卷积。反卷积是一种数字图像处理过程。如果能检测到物镜的点扩散函数，可以利用数字图像中的反卷积处理，提高图像的分辨率。

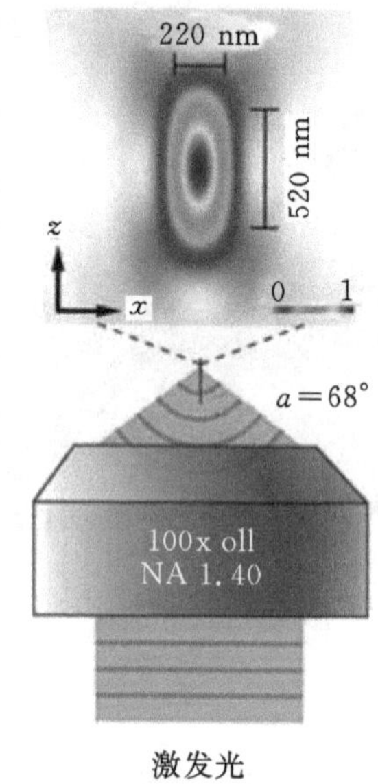

图 4-2 显微物镜的艾里斑示意图

2. 光学系统分辨能力

由于现实世界中的实物图像是由物点组成的，而显微镜在其焦面处将一个理想的点识别为一个衍射后的艾里斑。因此，成像结果在像面处表现为各衍射斑点的叠加。如图4-3(c)所示，当两个物点的距离是艾里斑的 FWHM 时，为能够将其分辨开的临界距离。而当物点的距离进一步减小，将无法清晰地分辨衍射光斑内部的两个物点，如图 4-3(d)所示。因此，通常将显微镜对应的艾里斑的 FWHM 作为该光学显微镜的分辨率判据。

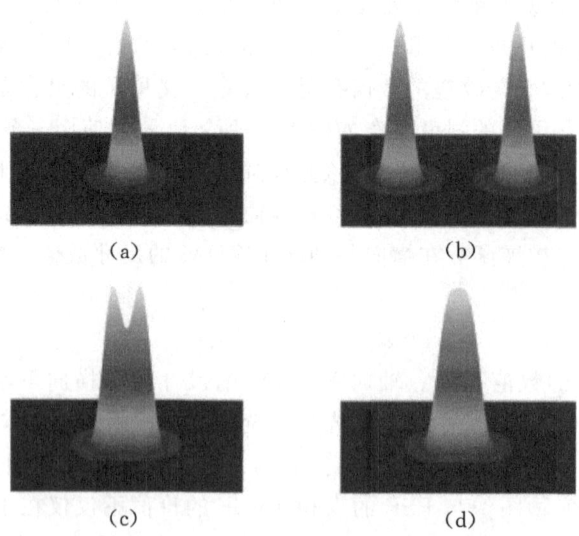

图 4-3 显微镜的分辨率定义。(a)单物点的艾里斑的横向光强分布；(b)两个可分辨的物点的艾里斑的横向光强分布；(c)瑞利判据下的两个可分辨的物点：物点间的距离为艾里斑的 FWHM；(d)当两个物点距离小于艾里斑的 FWHM 时，光学显微镜将无法将其分辨[6]

3. 光学传递函数

从数学上分析，光学传递函数（optical transfer function，OTF）是点扩散函数的傅里叶变换。由前述讨论可知，光学系统的探测图像是实际图像与 PSF 的卷积。因此，从傅里叶域分析，光学系统所探测图像的傅里叶变换是光学传递函数与实际图像的傅里叶变换的乘积。

光学传递函数可表示为

$$\mathrm{OTF}(\nu) = \mathrm{MTF}(\nu)\mathrm{e}^{\mathrm{iPhTF}(\nu)} \tag{4-2}$$

其中，MTF(ν)为 OTF 的实部，定义为调制传递函数；PhTF(ν)为 OTF 的虚部，定义为相位传递函数；ν 表示图像的空间频率。

一个理想的成像透镜，不会对图像有相位的偏移，因此理想透镜的 OTF(ν)与 MTF(ν)是等效的。图 4-4 给出了一个理想成像透镜的函数曲线。OTF(ν)当 ν 为 0 时，OTF(0)的值为 1，因为一幅均匀平整的图像通过光学系统是不会有图像质量的损失的。随着空间频率的增大，光学调制函数的数值单调减小。在 500 线对/mm 处，数值减小为 0。这代表该成像系统的分辨率是 1/500 mm，即 2 μm。使用该透镜对一个轮辐标准板进行成像，从内向外，其成像质量逐渐降低。中间区域（>500 线对/mm）已经无法分辨。对于该系统，摄像元件的像素点需要小于 1 μm，如此才能充分地探测该分辨率极限在 500 线对/mm 的成像元件的光学图像。

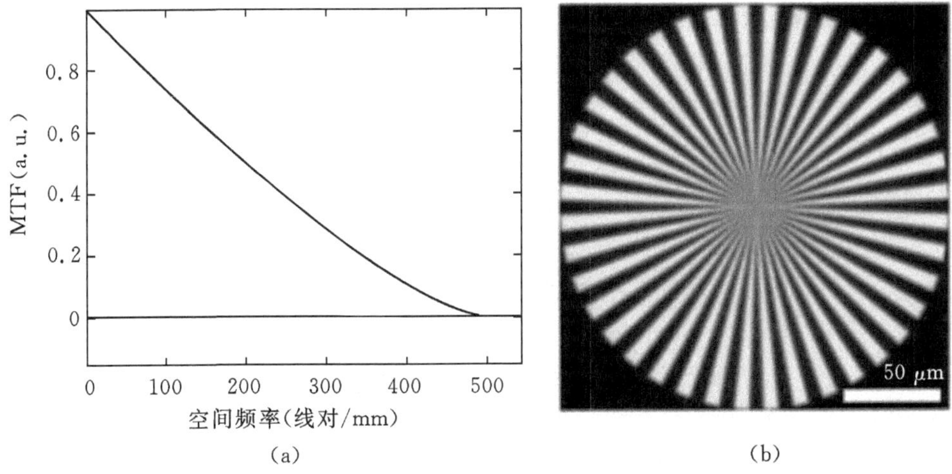

图 4-4 (a)理想成像透镜的光学传递函数曲线；(b)该透镜对轮辐标准板的成像结果

通过光学传递函数的量化数据，可以更全面地掌握成像系统的光学性能而无需考虑成像物体的表面形状。同时，利用光学传递函数，在成像系统中还可以指导设计人员选择合适的探测元件及其他关键光学参数。

4.2 光学层切成像

上一节的分析表明，对于较薄的样品，通常只要满足有足够的图像衬度和分辨率就可以得到清晰的显微图像。但是对于较厚的样品，由于在成像过程中不同厚度的样品信息叠加在一起，就会造成图像的模糊和失真。如何将不同层的样品结构形态区分开来，实现对样品的三维成像，是近代光学显微成像发展的重要方向。为解决这个问题，人们先后发展出了全内反射荧光显微成像、激光扫描共聚焦显微成像、双光子显微成像、光片照明显微成像等方法，它们有各自的优缺点和应用在生物医学中的不同领域。下面分别介绍这几种光学层切成像方法。

4.2.1 全内反射荧光显微成像

全内反射荧光显微镜(total internal reflection fluorescence microscope，TIRFM)[7]利用两种介质之间的折射率不同，引入全内反射照明光，在介质的分界面产生倏逝场，其能量在 z 轴上呈现指数衰减。因此，利用倏逝场进行荧光激发，能使得荧光显微镜仅对样品表面的薄区进行成像，从而消除焦平面外的背景荧光，提高信噪比。全内反射成像是非常理想的高信噪比显微成像手段。利用全内反射产生的倏逝场，可保证照明区域只在成像物体表面的数百纳米的深度范围内。

根据产生倏逝场的方法不同，全内反射成像系统可分为两种模式。早期的方法是在成像物体的上方增加一个棱镜，如图 4-5 所示，借助于棱镜的高折射率，可以在棱镜-成像物体的交界处产生倏逝场。这种方法的优点是简单易行，只需要将棱镜与普通的显微镜结合即可。

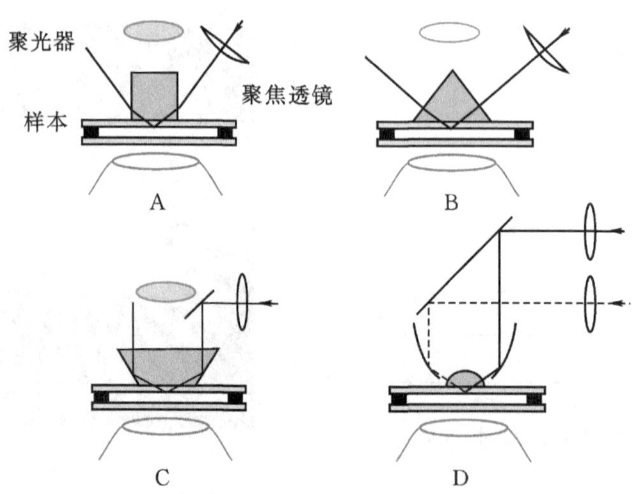

图 4-5 棱镜型全内反射成像系统示意图[8]

随着物镜制作工艺的提升，人们提出了物镜倾斜照明法。通常，细胞的折射率在 1.33～1.38 之间。假设浸油物镜的油的折射率为 1.515，细胞的折射率是 1.38，那么，全内反射的临界角是 65.63°。此时，该物镜的数值孔径应大于 1.38 才能满足这个条件。如果激光是理想的光线，可以沿着数值孔径为 1.38 的物镜边缘传播，并沿着聚焦光锥的边缘照射样品，从而获得全内反射。然而，激光光束都具有一定的截面，因此，具有实用价值的物镜应至少具有大于 1.4 的数值孔径。

基于大数值孔径物镜的全内反射荧光成像的具体方法可参见图 4-6。当一束激光沿着物镜的边缘竖直向上传播，其通过物镜后将沿着数值孔径角的外边缘倾斜传播；当物镜的数值孔径角大于全内反射的临界角，照明光与样品相互作用时，即可产生全内反射从而激发倏逝场，用于照明表层的荧光样品。为了保证照明光的角度的一致性，通常，照明激光都将聚焦于物镜的后焦面。照明激光通过物镜后，将准直输出。由于激光的发散角较小，因此，物镜后的倾斜光束可以准直地照明样品，其倾斜角的一致性也更好。

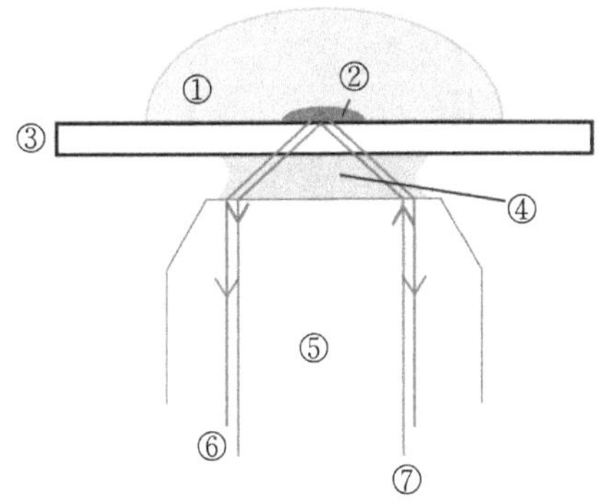

图 4-6 全内反射荧光成像示意图

倏逝场照明样品后，样品的散射将倏逝场改变为传播场。所激发的荧光信号用相机获取。全内反射显微成像的深度由式(4-3)决定：

$$d=\frac{\lambda_0}{4\pi\sqrt{n_1^2\sin\theta_1-n_2^2}} \tag{4-3}$$

通过上式可知：通过改变入射角的倾斜程度，即改变物镜前的入射光束的横向移动距离即可改变成像深度，从而有助于人们研究不同层次的荧光图像。如图 4-7 所示，当入射角的倾斜度较大时，只有最表层的荧光样品能被激发，随着入射角的倾斜度逐渐减小，其成像深度逐渐增大。通过倾斜角度的改变以及图像的差分方法，我们可以使用全内反射显微镜

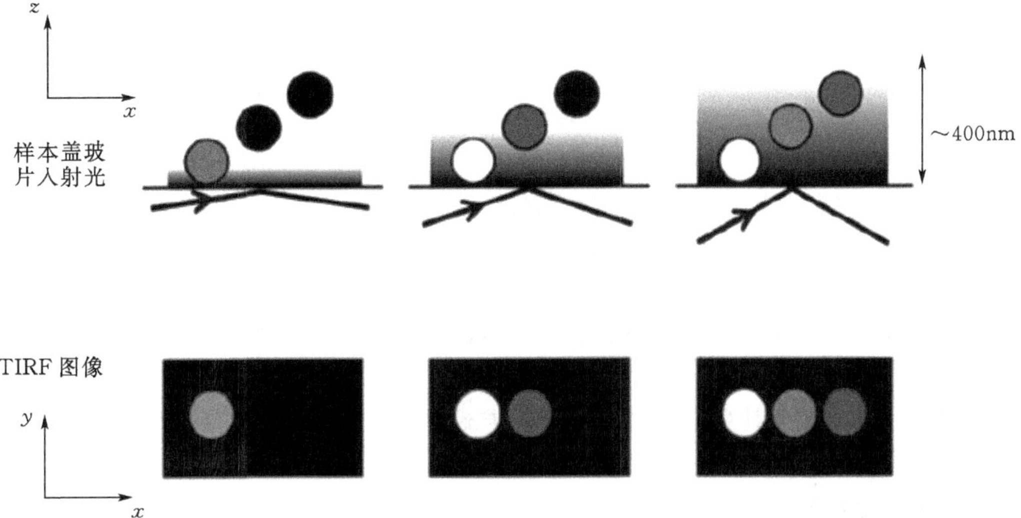

图 4-7 全内反射成像照明深度与光束入射角度关系

实现对样品表层的三维成像。

全内反射成像的最大特点是只激发样品表面数百纳米层厚的荧光分子，样品深处的荧光不被激发，因此信噪比极高。该技术极佳的层切特性使其成为单分子荧光成像的理想手段。由于每个单分子的发光信号较小，如背景噪声较大，将限制单分子荧光成像的图像质量。因此，全内反射显微镜也成为实现基于单分子荧光定位的超分辨成像术的一个重要基础。

4.2.2 激光扫描共聚焦荧光成像

全内反射荧光显微镜虽然具有很高的信噪比，但是由于只能对样品表面较薄层面进行成像，因此没有对厚样本的三维成像能力。激光扫描共聚焦荧光显微镜的出现解决了上述问题，可以实现对 100 μm 厚度以内样品的三维层切成像。

1. 基本原理

激光扫描共聚焦荧光显微镜（confocal laser scanning microscope，CLSM）是在荧光显微镜成像基础上加装了激光扫描装置，对标记有荧光探针的生物样品进行激光扫描，并同步收集样品上发出的荧光信号，利用计算机进行图像处理，可得到细胞或组织内部的微细结构及组分的荧光图像，实现在亚细胞水平上观测细胞形态的变化。如图 4-8 为激光扫描共聚焦荧光显微镜的成像原理示意图。目前，该技术应用领域已扩展到细胞学、微生物学、发育生物学、遗传学、神经生物学、生理和病理学等领域，成为现代生物学微观研究的重要工具。

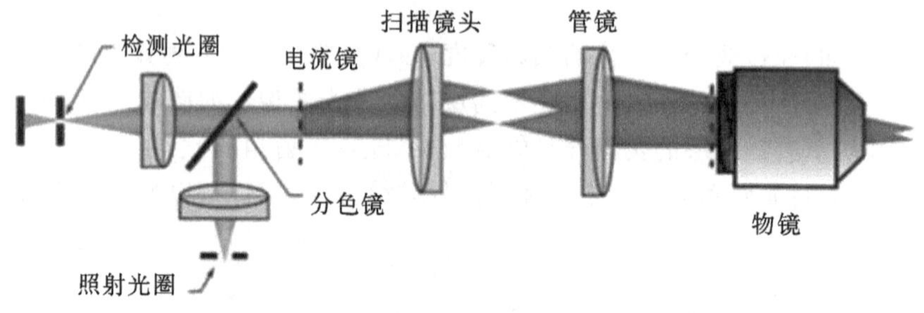

图 4-8 激光扫描共聚焦荧光显微镜成像原理[11]

激光扫描共聚焦荧光显微镜的主要优点包括：

（1）可以逐层对样品进行扫描，得到各层面的图像信息，并利用计算机实现样品的图像三维构建；

（2）可同时显示多种标记物，方便进行双标或三标研究，且清晰度及分辨率不受任何影响；

（3）图像信息存储于计算机内，可以数字化方式通过相应的数字化摄影装置加以制作，方便地进行摄影、记录。

2. 系统主要结构

激光扫描共聚焦荧光成像系统主要包括激光光源、扫描装置、探测器、中心处理器，以及光学显微镜 5 个部分。

1)激光光源

因为激光具有良好的单色性、亮度高、高度的时间和空间相干性、优异的线偏振性等优点,是共聚焦扫描显微镜中最理想的光源。一般激光发射器可用气体激光器、固体激光器以及半导体激光器,其波长范围可从紫外 355 nm 扩展到近红外 980 nm。采用多种不同类型的激发光源时,可通过光纤耦合系统将不同波长的激光耦合到一根光纤中,并利用光纤准直器,将所有的激光导入到共聚焦系统中。

2)扫描装置

基本的扫描装置包括扫描振镜、二向色镜、共聚焦针孔、z 轴升降微动电机。x-y 轴扫描控制器是在水平面上扫描样品不同位点的控制器,通常称为扫描振镜(图 4-9)。通过电压信号的改变,可以改变振镜的角度,从而改变激发光的入射角度。不同角度的激发光经过物镜聚焦后,可实现聚焦光斑在样品面上的扫描。CLSM 获取平面上的影像数据是逐点的连续扫描,并非同时捕获平面上的全部影像[12]。

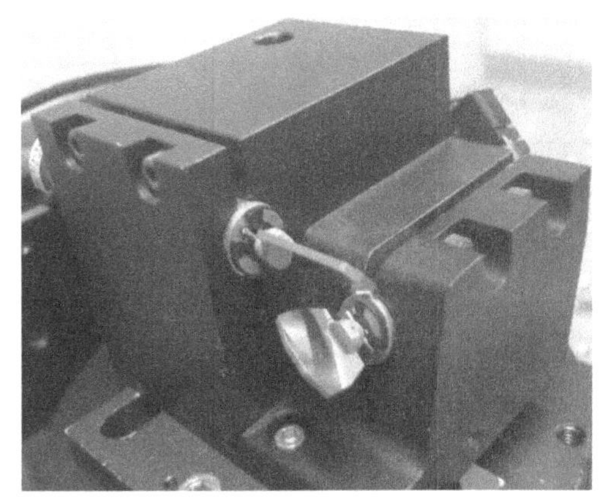

图 4-9 扫描振镜组实物图

二向色镜是一种光学镀膜镜片,具有波长选择性。通过镀膜的不同,可以实现对特定波长的光反射,而对另一波长的光进行透射。二向色镜位于激光发射器、扫描振镜与光检测器三者之间的光路上。它可将激光束反射至扫描振镜,后向原路返回的荧光依次经过物镜、扫描振镜。后向返回的荧光经过扫描振镜后,其光路将反向沿着激发光路传输,并到达二向色镜,该过程在共聚焦成像中称为解扫描。此时,二向色镜可选择性地将荧光透射(通常荧光的波长的数值较激发波长要大)。透过二向色镜的荧光,将被聚焦到一个共聚焦针孔中。

共聚焦显微镜系统中有三个重要的共轭点,第一个是单模光纤的发射端面;光纤出射的光经准直后传播到物镜处,由物镜聚焦为一个衍射光斑,该聚焦光斑是扫描成像的基本单位。单模光纤的端面与该聚焦光斑形成光学共轭。另外,样品被激光激发的荧光部分将后向传播,依次通过物镜二向色镜,并聚焦到一个实质的共聚焦针孔。该针孔与聚焦光斑、光源光纤端面在光学上也是共轭的。所谓共聚焦就是通过针孔的共轭性实现的。针孔将同一焦平面上非测量点的杂散光屏蔽掉,从而提高了横向分辨率;同时将来自非焦点平面的杂散光障蔽,使得共聚焦显微镜具有光学三维切片的功能。从信噪比的角度出发,认为聚焦光斑中心处的荧光为信号,其余为噪声,那么共聚焦小孔的存在,极大地提高了系统的信噪比。因此,CLSM 对标本的每个点都是在焦点上摄影。CLSM 在 x-y 轴上最佳空间分辨率可达

0.2～0.25 μm；在 z 轴上最佳空间分辨率可达 0.5～0.6 μm。显微镜载物台 z 轴升降微动步进电机可在垂直轴上升降载物台，可使样品 z 轴上的不同水平层面逐次移至焦平面[13]。

3）光检测器

在共聚焦显微镜中，通常使用光电倍增管 PMT 作为检测器。光电倍增管的优点是灵敏度高，可以检测极微弱的荧光；时间分辨率高，可以对微秒级的信号进行探测。另外，光电倍增管可以使用外部电压控制器增益，从而改变探测光强的动态范围，一定程度上增加了光电倍增管的探测光强区间。另外，在图 4-10(a)中，PMT 前可以增加一个可转动的光栅，通过光栅的转动，可以将共聚焦荧光显微镜扩展为一个光谱图像的获取仪器。早年的共聚焦显微镜中，以多碱光电阴极（multi alkali）式的 PMT 为主流选择；近年来，在弱信号探测的需求的驱动下，高灵敏度的磷砷化镓型（GaAsP）PMT 备受青睐，这两种探测器的量子效率分别展示在图 4-10(b)中。

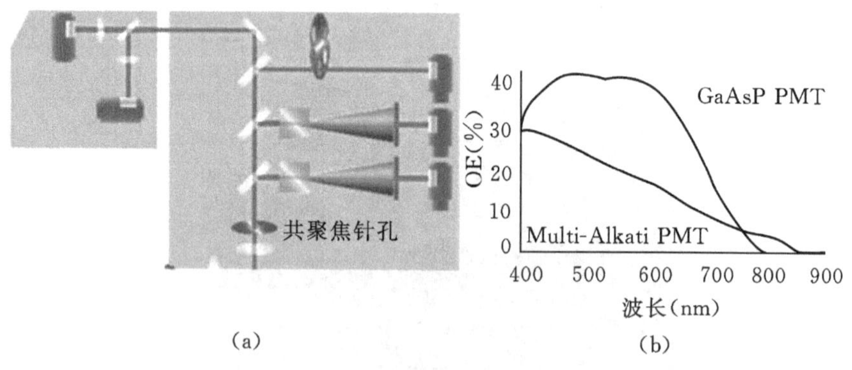

图 4-10　多通道光检测器布局示意图

4）中心处理器

中心处理器包括电脑及其图像分析系统等。CLSM 的电脑允许在 z 轴上连续扫描，以获得系列 z 轴断面数字化图像的数据，而跨越不同切面的 x-z 轴上的数据是一般荧光显微镜所不能获取的。由于没有实际切割，不会丢失系列断层影像，因此，CLSM 是进行图像三维重建的优良技术。其图像分析系统软件功能强大，可获得时、空上大量多样信息，如平均荧光值、荧光积分值、细胞周长、面积，以及形态因子和 pH 等，还可得到两个参数的散点图等。

3. 典型的应用

1）细胞与亚细胞结构成像

细胞器荧光探针能够渗透到细胞内，选择性地与细胞器结合，不但可以获得线粒体、内质网、溶酶体、高尔基复合体等细胞器的清晰荧光图像，而且可以动态观察活细胞的形态学变化。

2）免疫荧光定量、定位测量

CLSM 借助免疫荧光标记方法，可对细胞内荧光标记的物质进行定量、定性、定位的监测；还可采用免疫荧光标记对肿瘤细胞的抗原表达、细胞结构特征、抗肿瘤药物的作用及机制等方面进行定量的观察和监测。

3）三维重建生物结构分析

CLSM 可使用样品图像进行三维重建，将光学切片的数据组合成一个真实的三维图像,并可从任意角度观察。CLSM 使对细胞凋亡的形态学观察和分析提高到一个前所未有的新水平,不仅可以从细胞、亚细胞、细胞核整体结构上,还可以从超微结构上观察细胞凋亡。

4)笼锁-解笼锁测定

许多重要的生物活性物质都有其笼锁化合物。在处于笼锁状态时,其功能被封闭,而一旦被特异波长的瞬间光照射后,光活化解笼锁,使其恢复原有活性和功能,在细胞的增殖、分化等生物代谢过程中发挥功能。利用 CLSM 可以人为控制这种瞬间光的照射波长和时间,从而达到人为控制多种生物活性产物和其他化合物在生物代谢中发挥功能的时间和空间作用。

除此之外,CLSM 还可应用于荧光光源漂白恢复、活细胞的动力学参数测定、激光显微外科手术、光陷阱(optically trap)技术以及胚胎学等研究中[16]。近年来出现了内窥式激光共聚焦显微镜,它将共聚焦显微镜与内窥镜相结合,可以实现在活体组织上的实时成像,使活体组织病理学实时检测成为可能[17]。总之,激光扫描共聚焦显微镜是目前生物学及医学领域应用最广泛和图像分辨率最高的实验仪器之一。与其他的生物学技术(如免疫组化技术、原位杂交技术等)相配合,其检测范围进一步扩大。目前市场上出售的荧光探针已有 2000 余种,因此,几乎可利用共聚焦显微镜定性、定量地检测细胞内的任何一种生化成分。相信随着其技术本身的不断进步,激光扫描共聚焦显微镜将更加灵敏、小型化和实用化,成为生物医学研究人员的得力助手。

4.2.3 双光子荧光成像

由于生物组织对光的散射、吸收等作用,共聚焦显微镜的成像深度受限在 100 μm 以内。近年来,双光子荧光技术因其更高的三维成像深度而在细胞生物学、发育生物学、脑与神经科学等领域广泛应用。本节内容主要介绍双光子荧光现象及其原理,以及双光子荧光成像的前沿技术。

1. 双光子荧光

1)双光子荧光现象

前面谈到基态荧光分子或原子吸收一个光子后跃迁至激发态,随后又跃迁回基态,同时以光子形式释放能量而发出单光子激发荧光。那么荧光分子是否能同时吸收两个或者两个以上光子而形成荧光呢?早在 1931 年,Maria Goppert-Mayer 在她的博士论文中就预言了一个分子或原子可以在同一量子过程中同时吸收两个光子而跃迁到激发态,这就是双光子激发过程。1961 年这一现象得到实验验证。1990 年,Denk 等人将双光子激发应用于荧光成像系统,制造出世界上第一台双光子扫描显微镜,取得开创性成果。1997 年,美国伯乐公司制造出首台商业化双光子显微镜。它的问世给神经信号传导、生物代谢、细胞成像等研究领域带来新的活力,并取得一系列显著成果。

与单光子荧光激发过程几乎一样,双光子荧光也是一种由激发态的荧光分子回到基态,以荧光的形式释放能量的过程(图 4-11)。它们的不同之处在于以下几点。

(1)双光子激发需要很高的光子密度(0.1~10 mW/cm^2)。因为双光子激发中,荧光染料激发概率与激发光强平方成正比。所以,只有靠近激发光焦点位置,光子密度很大的区域才可能同时接收两个光子激发出荧光。为了产生与单光子吸收相同数目的双光子吸收,双

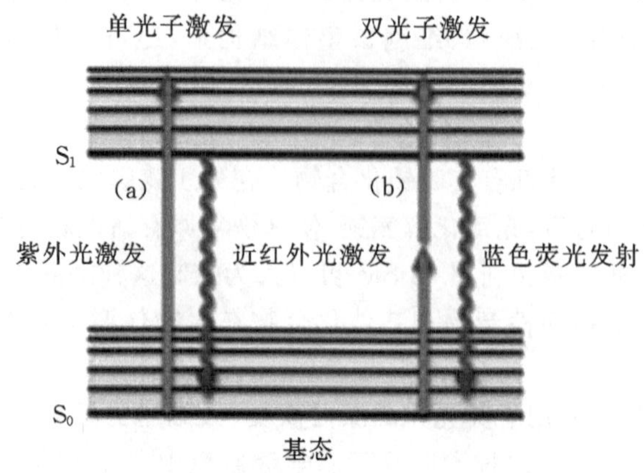

图 4-11　单光子激发与双光子激发对比示意图

光子激发中光子密度是单光子的上百倍。另外需要提及的是，双光子被同一染料分子同时吸收是时域上的一个相对概念。单个光子的吸收发生在 $10^{-18}\sim10^{-15}$ s，在这么短的时间内第 2 个光子必须被同一荧光分子吸收才能达到激发态进而发出荧光，因此我们说的“同时”是指在 $10^{-18}\sim10^{-15}$ s 内。为了满足“同时”和光子密度上的要求，在双光子激发中通常使用到飞秒脉冲激光器——固态锁模 Ti:Sapphire 激光器，频谱范围为 700～1100 nm，脉宽为 100～150 fs，重复频率为 75 MHz[18]。

(2)对于同一波长的发射荧光，双光子激发中使用的激发光波长是单光子荧光中激发波长的 2 倍。这里要区分激发光光子密度与光子能量的关系：前者是激发光在单位时间与单位空间内的光子数量；后者是单个光子具有的能量，与波长成反比，两者不相悖。所以双光子与单光子激发相比，光子密度大为增加，而单个光子能量反而下降了。简言之，就是使用两个低能量的光子，在极短时间内激发出一个高能量光子才能激发的荧光信号。我们举一个很经典的例子。NADH 酶在单光子激发下，需在 350 nm 的光激发下产生 450 nm 的荧光；在双光子激发下，可采用光损伤较小的红外或近红外光，如 700 nm 的光激发得到 450 nm 的荧光。

(3)双光子荧光是一个非线性过程，单位时间内染料分子吸收的光子数目 N 可以由式(4-4)描述：

$$N_a=\frac{\sigma_{2p}P_0^2\pi^2\mathrm{NA}^4}{T_p f_p^2 h^2 c^2\lambda^2} \tag{4-4}$$

式中，σ_{2p} 为双光子吸收截面；P_0 为激发光平均能量；NA 为物镜数值孔径；T_p 为脉冲宽度；f_p 为脉冲重复频率；c 为光速；λ 为激发波长。

2)双光子荧光强度的空间分布

图 4-12 非常直观地表示出了双光子激发的空间局域性。可见，只有在焦点处的荧光团才可能被激发出荧光。

假设入射光束为高斯光束，z 为光轴方向，r 为径向离光轴距离。则其复振幅为

$$E(r,z)=E_0\frac{\omega_0}{\omega(z)}\exp\left[-\frac{r^2}{\omega^2(z)}\right]\exp\left\{-\mathrm{i}\left[k\left(z+\frac{r^2}{2R(z)}-\varphi(z)\right)\right]\right\} \tag{4-5}$$

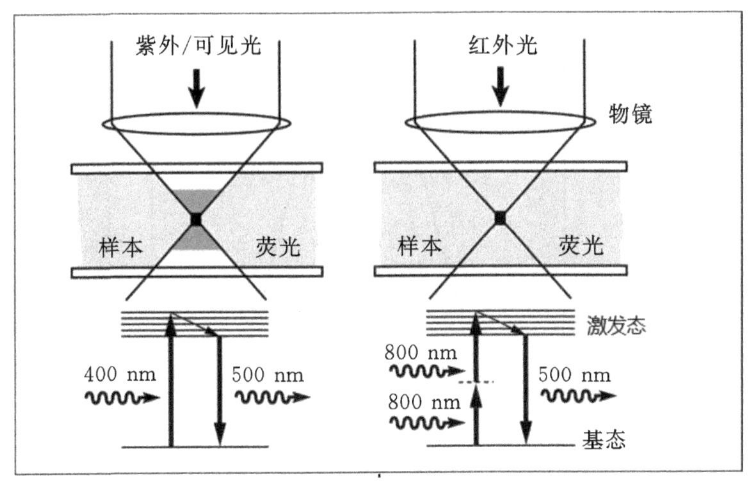

图 4-12 双光子激发的空间局域性

式中，$\omega^2(z)=\omega_0^2\left[1+\left(\frac{z}{z_0}\right)^2\right]$，$\omega_0$ 为束腰半径；$z_0=\frac{\pi\omega_0^2}{\lambda}$为瑞利距离。虚指数内的数值表示相位部分。

光强 I 等于复振幅模的平方，即：

$$I=E_0^2\frac{\omega_0^2}{\omega^2(z)}\exp\left[-\frac{2r^2}{\omega^2(z)}\right]\xrightarrow{E_0^2=I_0}I_0\frac{\omega_0^2}{\omega^2(z)}\exp\left[-\frac{2r^2}{\omega^2(z)}\right] \tag{4-6}$$

单光子荧光中，荧光强度与入射光强度成正比，其荧光强度可以表示为(α 为依赖于单光子系统的系数)

$$I_{1p}=\alpha I=\alpha I_0\frac{\omega_0^2}{\omega^2(z)}\exp\left[-\frac{2r^2}{\omega^2(z)}\right] \tag{4-7}$$

双光子荧光中荧光强度与入射光强度平方成正比，其荧光强度可以表示为(β 为依赖于双光子系统的系数)

$$I_{2p}=\beta I^2=\beta I_0^2\frac{\omega_0^4}{\omega^4(z)}\exp\left[-\frac{4r^2}{\omega^2(z)}\right] \tag{4-8}$$

为了直观考察单、双光子荧光强度的空间分布，我们先对单光子和双光子荧光强度在径向作比较，令式(4-5)和式(4-6)中 $z=0$，$\omega(0)=\omega_0$，得

$$I_{1p-r}=\alpha I=\alpha I_0\exp\left[-\frac{2r^2}{\omega_0^2}\right] \tag{4-9}$$

$$I_{2p-r}=\beta I^2=\beta I_0^2\exp\left[-\frac{4r^2}{\omega_0^2}\right] \tag{4-10}$$

归一化荧光光强径向分布图 4-13 所示。

同理，令 $r=0$，得到单、双光子荧光强度轴向分布：

$$I_{1p-z}=\alpha I_0\frac{\omega_0^2}{\omega^2(z)}=I_0\frac{1}{[1+(z/z_0)^2]} \tag{4-11}$$

$$I_{2p-z}=\beta I_0^2\frac{\omega_0^4}{\omega^4(z)}=\beta I_0^2\frac{1}{[1+(z/z_0)^2]^2} \tag{4-12}$$

进行数值计算后得到归一化荧光强度分布图，如图 4-14 所示。

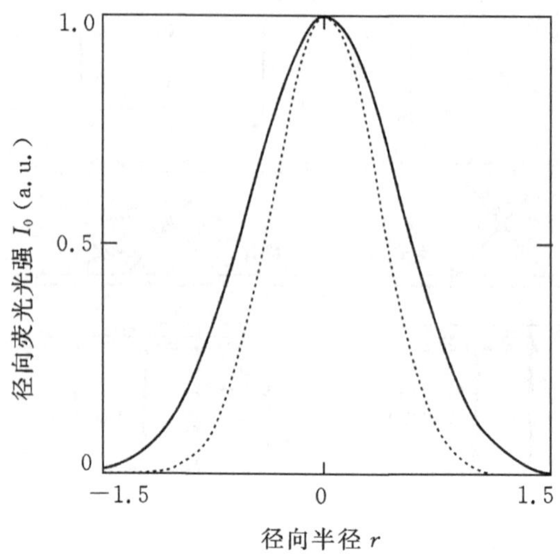

图 4-13　单、双光子归一化荧光光强径向分布[19]

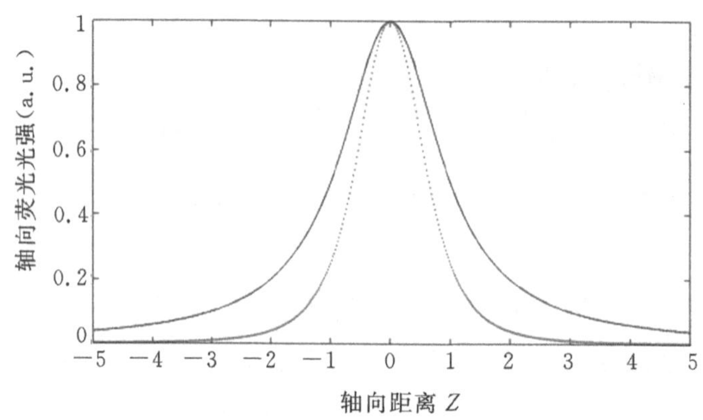

图 4-14　单、双光子轴向归一化荧光强度分布[19]

由归一化径向和轴向荧光强度分布图可以看出，双光子无论是在径向还是在轴向都比单光子荧光强度分布集中一些。这样就解释了双光子的焦斑比单光子的小，以及双光子空间分辨高的原因。

图 4-15 很好地说明了双光子具有比单光子更强的空间定位能力。图(a)是单光子激发，可以看到除了聚焦面，其他地方的荧光分子也被激发了。图(b)是双光子激发，激发区域被限制在了聚焦面。这一实验充分证明了双光子荧光激发只会发生在焦点处，双光子荧光显微镜正是基于这一优点设计的。

鉴于双光子技术出色的三维分辨率和空间定位能力，双光子技术已经成熟地应用于三维高密度存储与三维微细加工中。双光子技术和共聚焦技术结合开发出了具有很高探测深度和分辨率的能够实时在体观测的显微镜——双光子激光扫描显微镜。

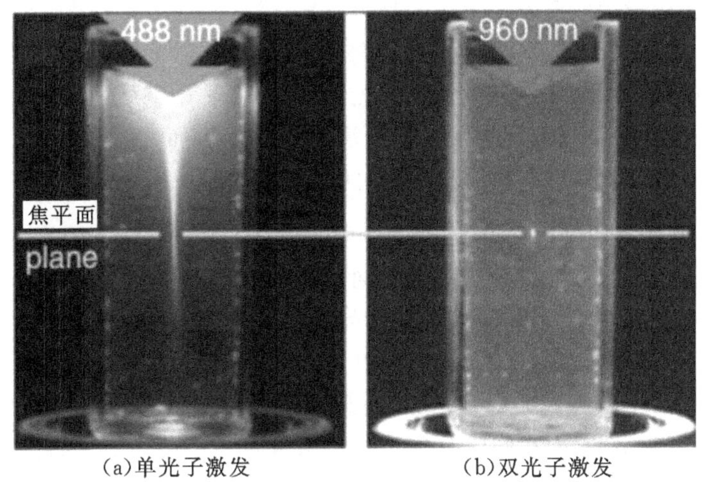

(a)单光子激发　　(b)双光子激发

图 4-15　单光子与双光子激发区域对比图[20]。(a)单光子激发；(b)双光子激发

2. 双光子激光扫描显微镜

1990 年，美国康奈尔大学的 Denk 等人提出将双光子激发现象应用到激光扫描荧光显微镜中，从而为激光扫描显微镜的更广泛应用开辟了道路。双光子吸收强度与激发光强的平方相关，因而在紧聚焦的条件下，双光子吸收仅局限于物镜焦点处的小范围内。所以，在双光子扫描成像过程中，只有焦平面区域会产生荧光，在离焦面处的双光子荧光信号极弱。因此，双光子技术具有光学切片的能力，使人们可以不使用共焦小孔就能得到高清晰的三维图像，使双光子显微镜的设计大为简化且易于操作。

图 4-16 是双光子显微镜与单光子共聚焦显微镜的比较：两图的光路组成基本相同，其

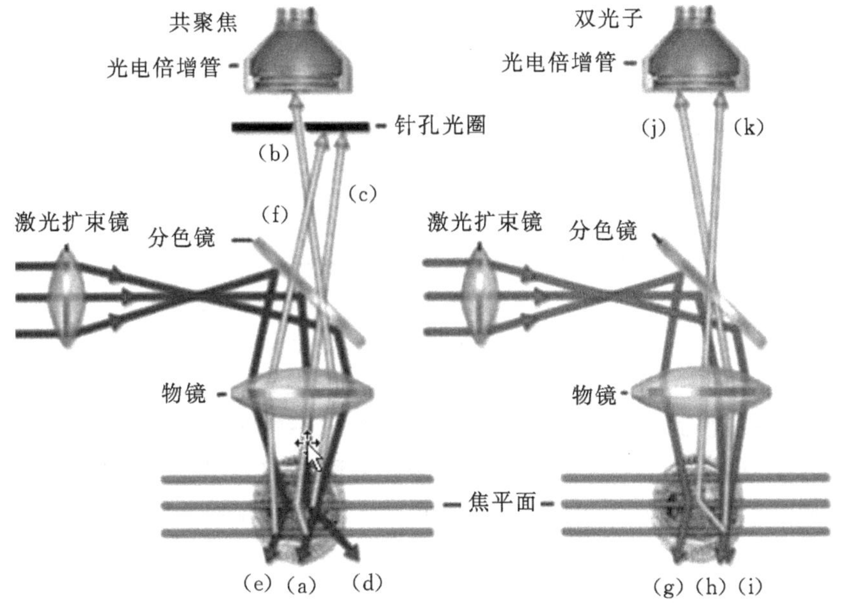

图 4-16　共聚焦与双光子显微镜光路对比[22](见彩色插图)

中单光子共聚焦显微镜中的激发光使用的是短波长光源(相对于荧光波长而言,在光谱中偏蓝,图中用蓝线表示),且光子密度要小得多,激发的荧光散射范围大,所以需要聚焦小孔。而双光子显微镜中激发光使用红外或近红外光(图 4-16 右中红线所示),由于无需使用共聚焦小孔,可以将光电倍增管放置在距离样品最近的位置,从而极大地提高了荧光的探测效率,该方法在活体组织内部的荧光检测的作用尤为明显。

3. 双光子显微镜的拓展与应用

双光子显微镜与共聚焦显微镜的最大不同点是光源的选择。在共聚焦显微镜中,通常都使用功率恒定不变的直流型激光,以激发样品的单光子荧光信号;在双光子显微镜中,使用了脉冲激光,用于激发样品的非线性光学信号。最早期的脉冲激光为锁模 Ti:Sapphire 激光器,其可用波长范围在 700～1100 nm 附近,其中,以 800 nm 附近的光输出效率为最高。同时,人们根据水吸收光谱,700～900 nm 是水吸收最小的区域,因此早期的生物成像波长是 800 nm。后来人们发现,相比于传统的 800 nm,1280 nm 也是一个不错的生物成像窗口。使用 1280 nm 的脉冲光源得到的双光子成像图,相比 775 nm 具有更好的光学穿透性。随着光子学技术的不断发展,利用孤子自频移技术发展出了新型的 1680 nm 飞秒激光器。使用该激光器,人们可以对小鼠的脑皮层进行深度高达 1.4 mm 的非侵入式三光子成像(图 4-17)。

4.3 超分辨光学显微成像

4.2 节讨论过的几种层切显微成像方法实现了对样品的高分辨三维成像,因此在生物医学领域取得了广泛的应用。但是,上述方法仍然受到衍射极限的限制,其横向分辨率只能达到 200 nm 左右,远远不能满足生物医学进入到分子水平和纳米尺度的研究需求。近 15 年来,超分辨显微成像技术取得了举世瞩目的进展,先后发展出了基于单分子定位的超分辨显微成像、结构光照明超分辨显微成像和受激辐射损耗超分辨显微镜等多种技术方法,该技术的提出及发展者因此获得了 2014 年诺贝尔化学奖。本节将重点介绍这三种超分辨显微成像技术及其在生物医学中的应用。

4.3.1 单分子定位超分辨显微成像

单分子定位超分辨显微成像(single molecule localization microscope,SMLM)的基础是具有光开关(photoswitchable)特性的染剂分子或荧光蛋白以及单分子定位技术。通常包括 PALM[23]/fPALM[24]、STORM[25]/dSTORM[26]等。基本过程如图 4-18 所示。首先部分激发样品的荧光标记物对其进行单分子定位,而后循环该过程若干次,将所得到的定位点进行叠加重建,最终得到一幅超分辨图像。一般形成一幅超分辨图像需要采集 5000～10 000帧图像,耗时约 10 min。为降低噪声对成像的影响,实验装置通常在 TIRF 的基础上进行。其横向分辨率可达 20 nm,轴向分辨率可达 50 nm,是生物学研究过程中分辨率最高的超分辨显微手段。

1. 光开关荧光标记物

光开关荧光标记物是单分子定位超分辨显微的重要基础,该标记物至少存在两种状态,

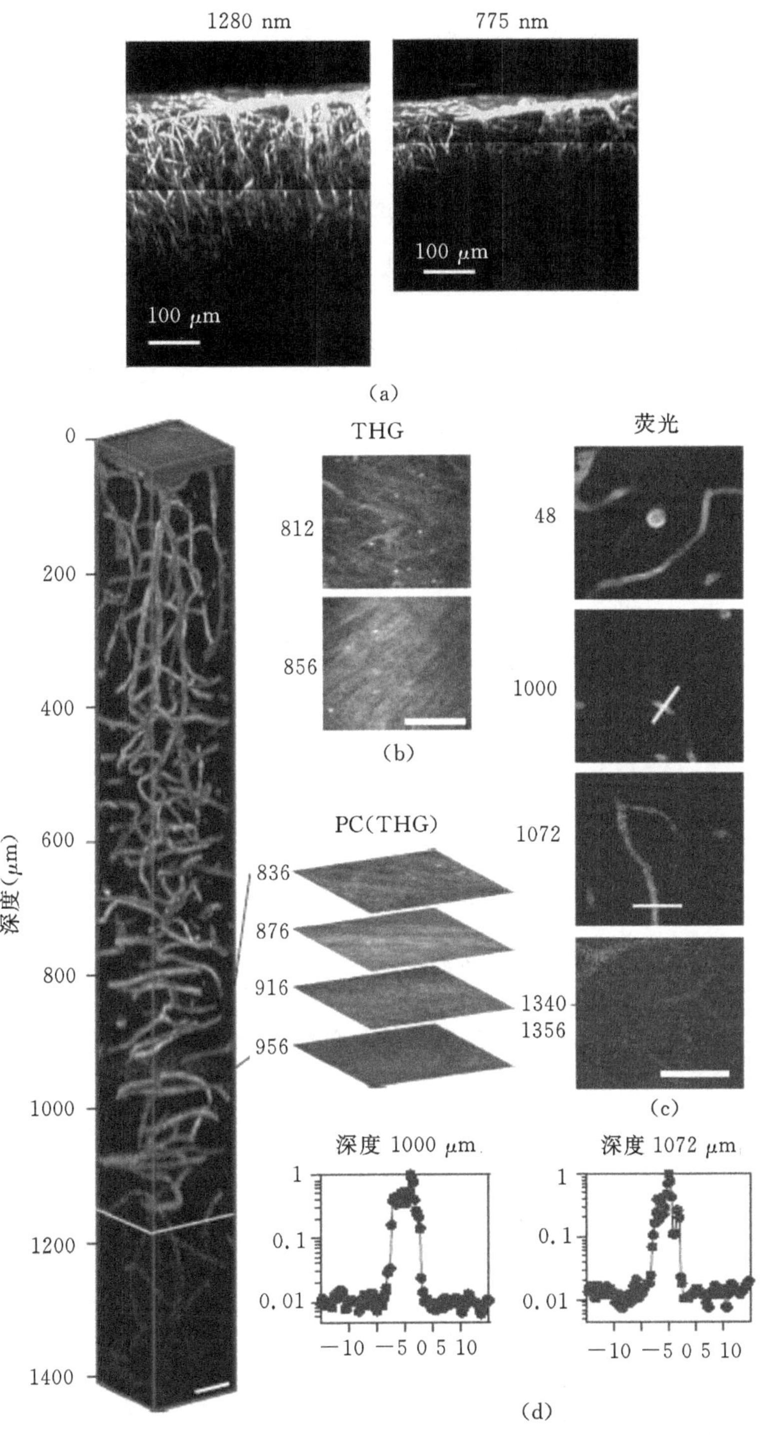

图 4-17 红外光多光子显微镜应用在小鼠脑皮层深层非侵入三维成像中

即能够发射荧光(开)和不能发射荧光(关),其工作方式如图 4-19 所示。按光开关荧光标记物的可逆特性,可分为光激活型(photoactivable)或光转换型(photoconvertible),以及光开关型(photoswitchable)两类。

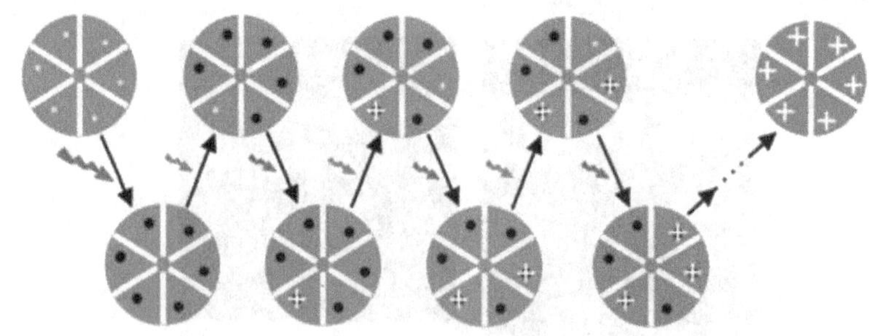

图 4-18 单分子定位超分辨成像基本过程示意图

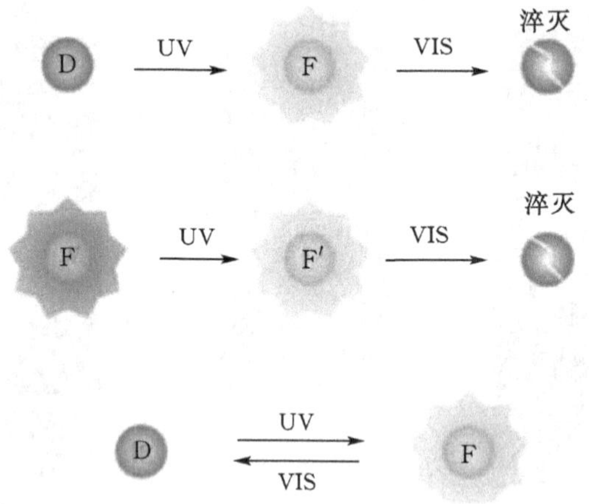

图 4-19 光开关标记物工作示意图

(1)光激活型或光转换型荧光蛋白或基团。该类物质具有不可逆的光开关特性,即原来处于关状态的基团经短波长激光照射后变为开状态,或能够发射荧光的基团经短波长激光照射后,其发射峰产生了红移。PA-GFP 为一种典型的光激活型荧光蛋白,其激活前后吸收峰如图 4-20 所示。

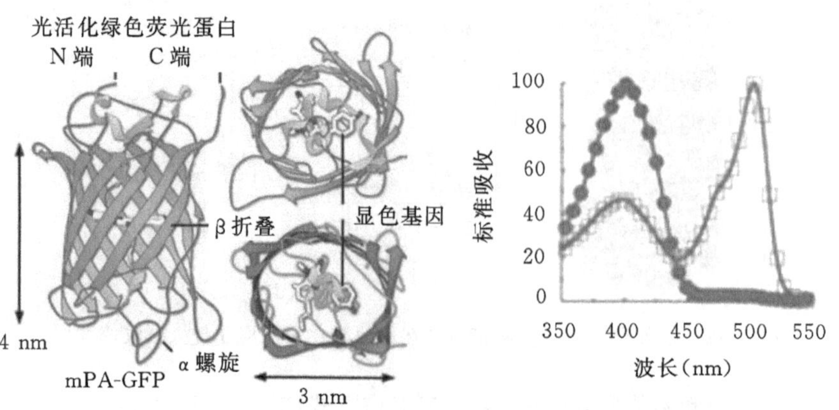

图 4-20 PA-GFP 的结构及其光激活特性

(2)光开关型荧光蛋白。该类荧光物质的开关状态转换具有可逆性。其光开关是由质子转移或荧光基团可逆性的顺反异构引起的。如荧光蛋白 Dronpa(22Gm3),在关状态下存在 400 nm 左右的吸收峰;当以短波长激光照射后,蛋白被置为开状态,产生 490 nm 左右的荧光吸收峰,当吸收该波段的激光后又被置为关状态。其转换过程如图 4-21 所示。

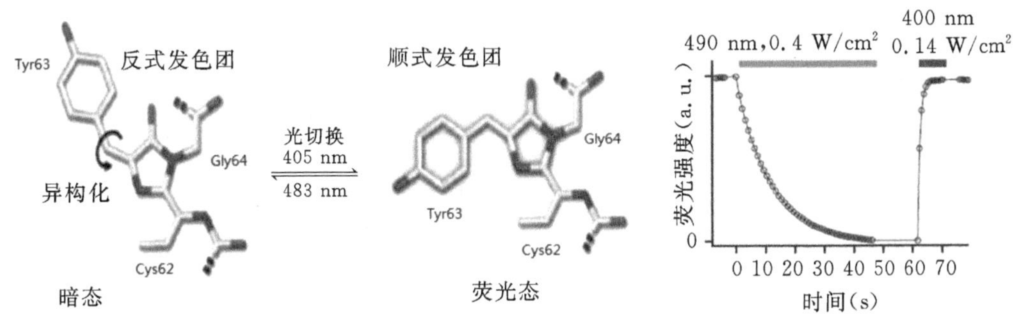

图 4-21 Dronpa 的结构及其光开关特性

除荧光蛋白外,部分有机分子也具有光开关特性。庄小威研究组以 Cy3-Cy5 有机合成分子作为探针进行超分辨成像,其中 Cy3 作为激发物质(activator)Cy5 作为报告物质(reporter),二者配合实现光开关效果。Markus Sauer 组发现,大多数的 Alexa Fluor 和 ATTO 染料在 MEA 或 GSH 以及抗氧化剂存在的情况下,同样具有光开关特性而无需人工合成,这使得基于标准荧光染料的单分子定位超分辨成像成为了可能。

2. 单分子定位技术

单分子定位技术或纳米精度荧光成像(fluorescence imaging with one nanometer accuracy,FIONA)是单分子定位超分辨成像的另一基础。单分子定位技术早在 20 世纪 80 年代末就已经有所应用,其首次应用于成像是由 Moerner 等人在冷冻条件下完成的。90 年代初,Betzig 等人在近场光学的研究中首次在室温下采用了单分子技术。2005 年,Almet Yildiz 等人利用单分子定位技术实现了纳米精度的荧光成像[27]。

由于贝塞尔函数比较复杂,单分子技术采用高斯函数拟合荧光点强度分布,利用概率方法获得荧光点的中心位置。单荧光分子的定位精度可用式(4-13)描述:

$$\sigma_{\mu_i} = \sqrt{\left(\frac{S_i}{N} + \frac{a^2}{12N} + \frac{8\pi S_i b^2}{a^2 N^2}\right)} \tag{4-13}$$

式中,σ_{μ_i} 为 i 方向的平均标准误差;S_i 为高斯函数在 i 方向上的标准差;N 为采集的光子数量;a 为探测器有效像素大小;b 为背景噪声的不确定度(标准差)[34]。上述方程可简化如下:

$$\sigma_\mu = \frac{\sigma}{\sqrt{N}} \tag{4-14}$$

式中,N 为所采集的光子数目;σ 为点扩散函数 PSF 的标准差。

3. 实验装置

单分子定位显微镜通常是以全内反射显微镜为基础搭建的,一般要求至少具有两路激光分别作为激活和激发光源。由于需要进行激发激光与激活激光的切换,通常采用声光可调滤波器(AOTF)实现该功能。基本实验装置如图 4-22 所示。

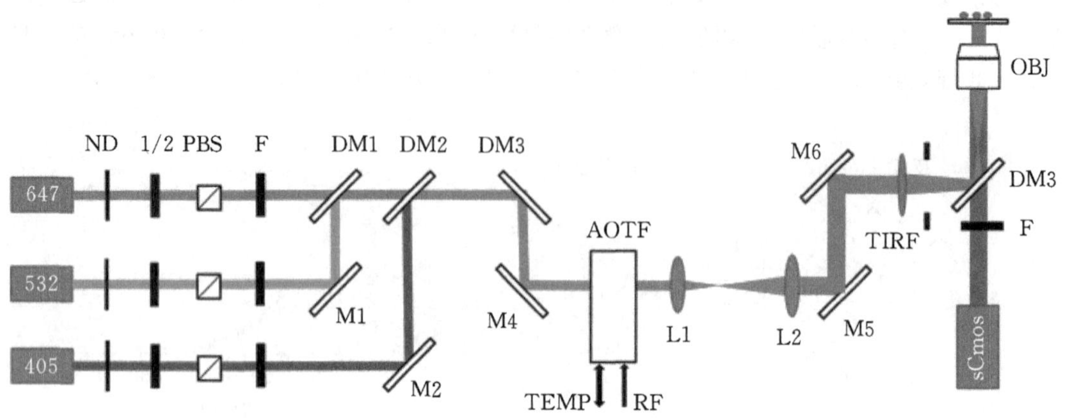

图 4-22 STORM 实验装置图

在 AOTF 晶体的一端加入射频信号,射频信号经过晶体后被吸收材料吸收,并在晶体中建立超声场;超声场的作用使得晶体中产生随时间和空间周期性变化的应力场,根据弹光效应,机械应力的周期性作用会引起晶体内晶体折射率的周期性变化。因而,AOTF 类似于一种光栅常数可调的光栅。当外加不同频率的射频信号时,可选择对应波长的激光通过。

在 3D 成像方面,可以在 Tube lens 和相机之间加入长焦距的柱透镜(焦距约 1 m)。当处于焦面上下不同深度的荧光标记物发射荧光时,由于柱透镜的调制作用,将在相机靶面上形成椭圆率不同的椭圆形光斑,经标定后可反推出样品在 z 方向的位置。

4. 算法

基于单分子定位的超分辨显微技术的一个重要基础是单分子技术,而单分子技术能够实现纳米级的定位依赖于其拟合定位算法,因此该类超分辨成像技术的核心便是中心定位算法。对于荧光分子所成荧光图像的拟合算法,有质心法、高斯拟合法和最大似然估计法等。

质心法的原理为加权平均求中心。由于荧光分子所发射荧光成像到相机上为圆对称分布艾里斑,计算光斑中心位置时可对光强加权,从而得出荧光点的中心位置。这种算法的定位精度不如高斯拟合法和最大似然估计法,但优点是算法简洁,对图像的处理速度快。基于 ImageJ 的 QuickPalm 插件便是采用质心法编写。

通过高斯拟合求解荧光点的中心位置是较常用的一种定位方法。荧光分子所发出的荧光分布为一阶第一种类型的贝塞尔函数,但通常情况下采用二维高斯函数进行拟合,其拟合误差也在允许范围内。拟合方式可通过最小二乘法实现,若在 MATLAB 中编写,可调用 MATLAB 自带的 CurveFit 工具箱直接进行二维曲线拟合。

极大似然估计是对参数进行的一种概率估计,其前提是对概率密度函数的形式已知,所估计的参数为概率密度函数中的参数。设 X 为连续型随机变量,其密度函数为

$$X \sim f(x;\theta) \tag{4-15}$$

其中 θ 为待估计参数,记似然函数 $L(\theta)$ 为

$$L(\theta) = f(x_1;\theta)f(x_2;\theta)\cdots f(x_n;\theta) = \prod_{i=1}^{n} f(x_i;\theta) \tag{4-16}$$

若 $L(\theta)$ 在 $\hat{\theta}$ 处取得最大值，则称 $\hat{\theta}$ 为参数 θ 的极大似然估计值，相应的估计量 $\hat{\theta}(X_1, X_2, \cdots, X_n)$ 称为 θ 的极大似然估计量，统称为 θ 的极大似然估计。在对荧光分子的荧光图像进行参数估计时，可假定光子分布服从二维高斯分布。将中心坐标值设定为待估计参数，通过极大似然估计法最终确定荧光分子的中心位置。

在算法的具体实现上一般要经过滤波、整像素的粗定位、亚像素的拟合定位、定位点筛选和重建等步骤。此外，由于实验过程中图像采集时间一般在 10 min 以上，因此样品的漂移对实验结果存在很大影响。为消除漂移，通常采用在实验样品中加入密度较低的荧光小球的方法进行漂移校正。

5. 典型应用

单分子定位超分辨率显微成像技术已经广泛用于研究细胞线粒体与骨架结构[28]、网格蛋白 Clathrin 介导的细胞内吞过程[29]，以及神经突触结构[30]等生物医学基础问题。2011 年，Jones 等人[31]用高亮度的 Alexa647 有机荧光分子修饰，实现了 1 s 时间分辨率、20 nm 横向分辨率、50 nm 轴向分辨率的三维活细胞成像。超分辨率的图像结果显示网格蛋白 Clathrin 包围在 50 nm 的转铁蛋白 Transferrin 周围，形成 100～200 nm 的半球壳结构。Xu 等人[32]通过具有更高分辨能力的双物镜 STORM 系统成功分辨出了神经轴突的骨架结构，发现肌动蛋白 Actin 形成周期性的环状结构，而树突中的肌动蛋白形成贯穿的长纤维结构，对研究细胞移动机理提供了数据支持。

黄波等人在对全细胞进行 STORM 成像时，发现线粒体具有球状和管状两种类型，并测出这两种线粒体的尺寸范围。该组还通过 3D-STORM 方法分辨出了猴子肾脏 BS-C-1 细胞线粒体外膜的中空结构，并观察了线粒体与细胞微管的相互作用，这对细胞生物学的研究具有重要意义。

4.3.2 结构光照明显微镜

1. 原理

结构光照明显微镜(structured illumination microscopy，SIM)是在宽场荧光显微镜的基础上对样品进行结构光照明(一般采用正弦条纹)。正弦条纹可以采用空间光调制器[33]、光栅[34]或 DMD[35]等方式产生。改变投射到样品上的条纹位相和旋转方向获得一组结构光照明图像，最终通过特定算法获得突破衍射极限的超分辨图像。SIM 突破衍射极限的原理如图 4-23 所示。图中 4-23(a)为两个正弦条纹相互叠加所产生的莫尔条纹；图 4-23(b)中圆环代表传统光学显微镜在傅里叶域中能够分辨的区域；图 4-23(c)为正弦条纹在傅里叶域中的表达，当正弦条纹投射到样品上时，在傅里叶域中表现为图 4-23(d)的卷积形式。改变所投射的正弦条纹的位相和方向，使原先处于显微镜分辨能力以外的高频信息回到了显微镜的可分辨区域。之后将此信息重新提取便可重建得到超分辨图像。

SIM 的原理决定了其最多能够将传统光学显微镜的分辨能力提高 1 倍(横向分辨率最高约为 100 nm，轴向分辨率最高约为 250 nm)，但 SIM 技术的一个重要优点就是对样品没有特殊要求，普通荧光显微镜所用的样品都能应用于结构光照明显微镜上。此外，其成像速

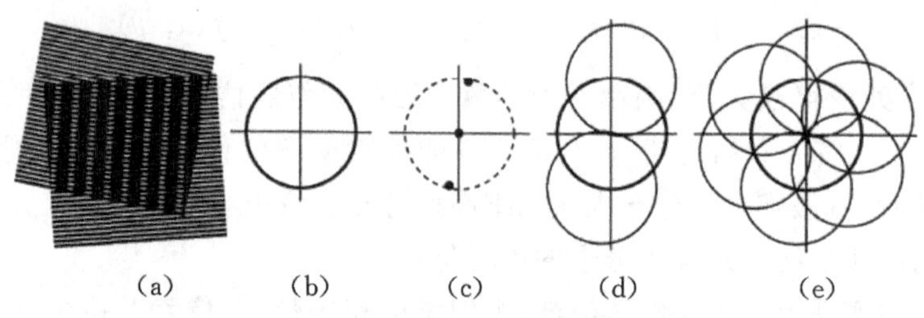

图 4-23 SIM 突破衍射极限的原理图

度较快也是它的一大特点。SIM 具有优良的层析功能，因此它能够很好地应用在 3D 成像上。此外，由于 SIM 具有很好的时间分辨率，不需要进行逐点扫描，对样品的损耗较小，允许在体成像，这些特点使得 SIM 在研究生物样品如细胞骨架的结构与组装机制上有独特的优势。

2. 实验装置

结构光照明利用激光干涉或条纹图案投影成像照明实现。基于激光干涉的典型实验装置如图 4-24 所示。激光经 AOTF 后由 L1、L2 两透镜进行扩束，小孔用于空间滤波。激光光束照射到空间光调制器上进行强度调制，衍射后的±1 级光束经通过位相延迟实现偏振方式与条纹照射方向匹配后，进入倒置荧光显微镜，在样品表面进行干涉产生正弦条纹。

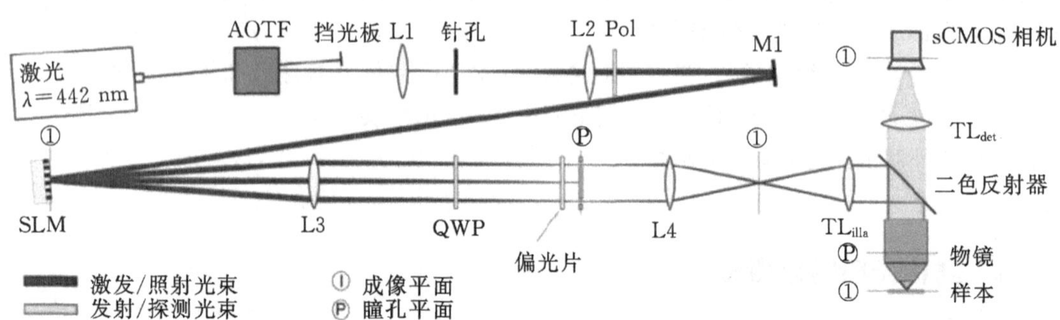

图 4-24 激光干涉的结构光照明显微镜实验装置图

在基于条纹图案成像的光路中，照明光经柯拉照明系统后以 24°角均匀照射到数字微镜元件(digital micromirror device，DMD)靶面。在 DMD 上加载不同方向和位相的周期性条纹，并经显微镜系统将其成像到样品表面，如图 4-25 所示。

3. 图像算法

图像重建算法是结构光照明超分辨显微镜的核心，SIM 超分辨图像重构算法通常基于对采集的原始荧光图像的傅里叶变换进行分析。当考虑 N 阶频谱分量时，由图像探测器直接采集的原始图像用其频谱可表示为

$$\widetilde{D}_{\mathrm{d}}(\boldsymbol{k}) = \sum_{n=-N}^{N} A_n S(\boldsymbol{k} - n\boldsymbol{k}_{\mathrm{d}}) e^{jn\phi_{\mathrm{d}}} \cdot \mathrm{OTF}(\boldsymbol{k}) \tag{4-17}$$

其中，$\boldsymbol{k}_{\mathrm{d}}$ 表示由结构照明光场引入的频移波矢。对线性结构光照明荧光显微镜系统而

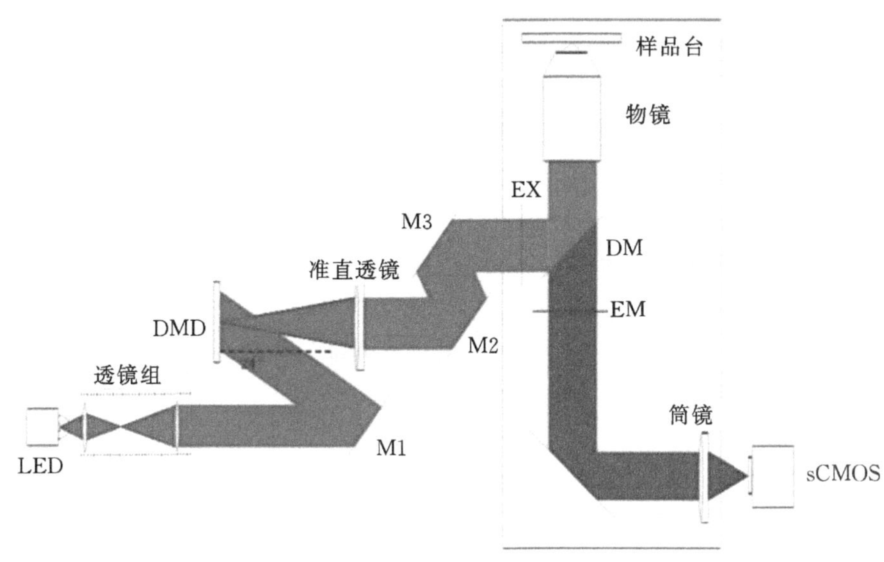

图 4-25 DMD 条纹投影的结构光照明显微镜光路图

言，考虑保留 0 阶、±1 阶频谱分量，上式可简化为

$$\widetilde{D}_{\mathrm{d}}(\boldsymbol{k}) = \left[\widetilde{S}(\boldsymbol{k}) + \frac{m}{2}\widetilde{S}(\boldsymbol{k}+\boldsymbol{k}_{\mathrm{d}})\mathrm{e}^{\mathrm{i}\phi_{\mathrm{d}}} + \frac{m}{2}\widetilde{S}(\boldsymbol{k}-\boldsymbol{k}_{\mathrm{d}})\mathrm{e}^{-\mathrm{i}\phi_{\mathrm{d}}}\right]\cdot \mathrm{OTF}(\boldsymbol{k}) \tag{4-18}$$

根据照明光场光栅取向的不同，原始图像可分为三组，各组图像的数值处理方式相同。每三帧图像一组，分别对应在同一光栅取向下不同光栅初始位相照明时采集的原始图像。由式(4-18)可知，虽然光学传递函数 OTF($\boldsymbol{k}$)限制了探测器所能收集的图像频谱范围，但是通过使用结构光照明激发荧光引入附加波矢，使得 $\widetilde{S}(\boldsymbol{k}\pm\boldsymbol{k}_{\mathrm{d}})$ 等高频分量移动到 OTF($\boldsymbol{k}$) 截止带宽之内，可以被探测器采集。为了利用这些高频分量提高图像分辨率，需要将这些高频分量相互分离，再将其移动到频移前的位置，并与其他各个分量融合在一起构成超分辨图像频谱。

1)频谱分离

对于光栅方向 d，将式(4-18)改写为矩阵形式：

$$\widetilde{D}(\boldsymbol{k}) = \boldsymbol{M}\cdot \widetilde{S}(\boldsymbol{k}) \tag{4-19}$$

其中，矢量 $\widetilde{D}(\boldsymbol{k})=[\widetilde{D}_1(\boldsymbol{k}),\widetilde{D}_2(\boldsymbol{k}),\widetilde{D}_3(\boldsymbol{k})]$表示原始图像傅里叶频谱。

矢量 $\widetilde{S}(\boldsymbol{k})=[\widetilde{S}(\boldsymbol{k}),\widetilde{S}(\boldsymbol{k}-\boldsymbol{k}_0),\widetilde{S}(\boldsymbol{k}+\boldsymbol{k}_0)]\cdot \mathrm{OTF}(\boldsymbol{k})$表示原始图像的各个高阶频谱分量。关系矩阵 $\boldsymbol{M}$ 的具体形式如下：

$$\boldsymbol{M} = \begin{bmatrix} 1 & \frac{m}{2}\mathrm{e}^{\mathrm{i}\phi_1} & \frac{m}{2}\mathrm{e}^{-\mathrm{i}\phi_1} \\ 1 & \frac{m}{2}\mathrm{e}^{\mathrm{i}\phi_2} & \frac{m}{2}\mathrm{e}^{-\mathrm{i}\phi_2} \\ 1 & \frac{m}{2}\mathrm{e}^{\mathrm{i}\phi_2} & \frac{m}{2}\mathrm{e}^{-\mathrm{i}\phi_2} \end{bmatrix} \tag{4-20}$$

通过求解方程组(4-19)可得：

$$\widetilde{S}(\boldsymbol{k}) = \boldsymbol{M}^{-1}\cdot \widetilde{D}(\boldsymbol{k}) \tag{4-21}$$

其中 $\boldsymbol{M}^{-1}$ 表示关系矩阵 $\boldsymbol{M}$ 的逆。在式(4-21)的推导中假设关系矩阵 $\boldsymbol{M}$ 为 $N\times N$ 的方阵，如果 $\boldsymbol{M}$ 不是方阵，同样可以通过求矩阵的伪逆进行求解，实现各频谱分量的解耦。

2)频谱配准

为了使用分离出的各个分量重构真实的频谱图，需要对各个频谱分量进行配准。注意到在 $\widetilde{S}(\boldsymbol{k})$ 中，第 n 个元素 $\widetilde{S}_n(\boldsymbol{k})=\widetilde{S}(\boldsymbol{k}+n\boldsymbol{k}_0)\mathrm{OTF}(\boldsymbol{k})$，因而实现图像配准仅需将每个分量在频域相应地平移 $-n\boldsymbol{k}_0$。根据傅里叶理论，在频移的坐标平移 $-n\boldsymbol{k}_0$ 等效于在实域乘以附加位相 $\exp[-\mathrm{j}n\boldsymbol{k}_0]$，因而频移后的各个分量可以表示为

$$\widetilde{S}_n(\boldsymbol{k})=\widetilde{S}(\boldsymbol{k})\cdot\mathrm{OTF}(\boldsymbol{k}-n\boldsymbol{k}_0) \tag{4-22}$$

从式(4-22)可知，各个分量分别表示样品频谱分量的一部分，通过将各部分频谱分量叠加在一起即可获得完整的样品频谱。

3)频谱融合

在理想情况下，将式(4-22)所表示的各个频率分量叠加在一起，即可获得样品在 SIM 系统中成像所能采集的频谱图：

$$\begin{aligned}\widetilde{S}_{\mathrm{SIM}}(\boldsymbol{k})&=\sum_n^N\widetilde{S}_n(\boldsymbol{k})\\&=\widetilde{S}(\boldsymbol{k})\sum_n^N\mathrm{OTF}(\boldsymbol{k}+n\boldsymbol{k}_0)\\&=\widetilde{S}(\boldsymbol{k})\cdot\mathrm{OTF}_{\mathrm{SIM}}\end{aligned} \tag{4-23}$$

注意到，$\widetilde{S}_{\mathrm{SIM}}(\boldsymbol{k})$ 事实上仍只是样品完整频谱 $\widetilde{S}(\boldsymbol{k})$ 的一部分。与普通宽场成像相比，光学传递函数从 $\mathrm{OTF}(\boldsymbol{k})$ 变为 $\mathrm{OTF}_{\mathrm{SIM}}(\boldsymbol{k})$，当 $\boldsymbol{k}_0=\boldsymbol{k}_c$ 时，有效频率范围扩展 n 倍，其中 $\boldsymbol{k}_c$ 表示宽场荧光成像时的截止频率。

$$\mathrm{OTF}_{\mathrm{SIM}}=\sum_n^N\mathrm{OTF}(\boldsymbol{k}+n\boldsymbol{k}_0) \tag{4-24}$$

在实验中发现，使用直接加权平均法融合各频谱分量会引入较大的噪声。这是因为在相同噪声水平下，高频分量信号较弱，为了使各分量的信号水平相同，对高频分量赋以较大的权重因子，在增强信号的同时也提高了噪声水平，最终导致图像整体信噪比降低。因此在频谱融合过程中，需引入降噪算法来抑制高频噪声。

目前，在 SIM 重构中应用较多的降噪算法主要包括基于稀疏矩阵的正则化算法、全变分算法以及广义维纳滤波法。其中 M. Gustafsson 和 R. Heintzmann 课题组系统地研究了基于广义维纳滤波法的 SIM 重建算法，并将其应用到 GE 公司和蔡司公司的商业化 SIM 产品中。广义维纳滤波算法进行频谱融合的表达式(4-25)为

$$\widetilde{S}_{\mathrm{SIM}}(\boldsymbol{k})=\frac{\sum\limits_{d,m}\mathrm{OTF}_m^*(\boldsymbol{k}+m\boldsymbol{k}_d)C_{d,m}(\boldsymbol{k}+m\boldsymbol{k}_d)}{\sum\limits_{d,m}|\mathrm{OTF}_m(\boldsymbol{k}+m\boldsymbol{k}_d)|^2+w}A(\boldsymbol{k}) \tag{4-25}$$

其中，$*$ 表示去复共轭；d 代表照明结构光方向角；m 代表荧光激发阶次；$\widetilde{S}_{\mathrm{SIM}}(\boldsymbol{k})$ 为 SIM 成像系统获得的对真实样品信息 $\widetilde{S}(\boldsymbol{k})$ 的估计值；$\boldsymbol{k}_d$ 为 d 方向角加载的照明结构光空间频率；w 代表维纳常数；$A(\boldsymbol{k})$ 为切趾函数。SIM 系统超分辨图像重构算法流程图如图 4-26所示。

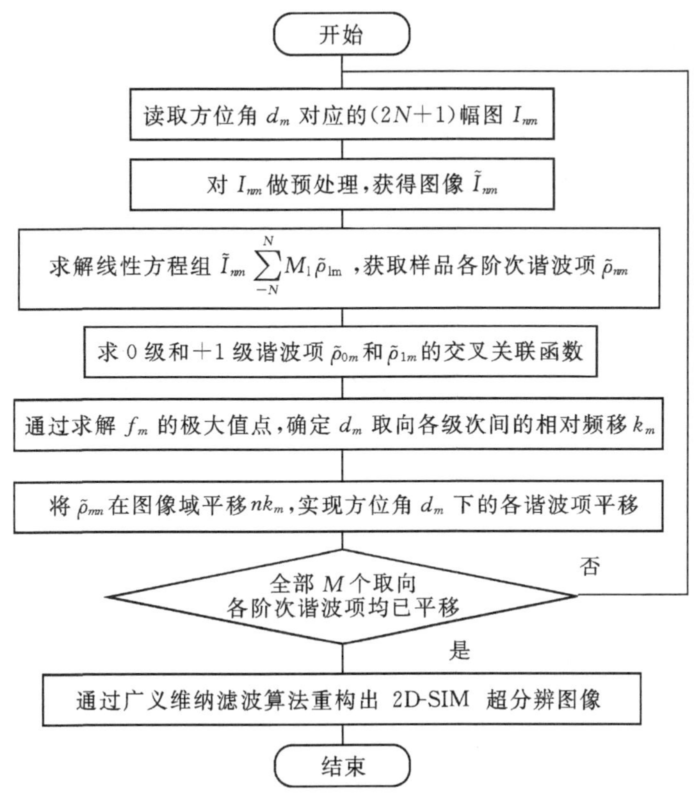

图 4-26 SIM 超分辨图像重构算法流程图

4. 典型应用

利用结构光照明荧光显微镜可以获得生物样品中常规荧光显微镜无法获得的结构信息。Fitzgibbon 等人[36]利用三维结构光照明荧光显微镜,借助烟草中绿色荧光蛋白标记的病毒运动蛋白获得胞间连丝的超分辨率图。Schermelleh 等人[37]利用多色 3D-SIM 研究哺乳动物的细胞核,对核染色质、核纤层、核孔复合物同时成像,观察到常规荧光显微镜无法观察到的细节信息,为哺乳动物亚细胞结构的观察提供了一种新的方式。在人体组织的研究中也应用到了结构光照明荧光显微镜。Rahman 等人[38]将光学造影剂与结构光照明荧光显微镜结合,从而可以在完整的组织中将肿瘤细胞与正常细胞区分开来,为宫颈癌细胞的检测提供了一种强有力且便宜的检测方法。另外,Best 等人[39]利用多激发波长的结构光照明荧光显微镜研究视网膜色素上皮细胞。为了进一步提高结构光照明荧光显微镜的分辨率,非线性结构光照明荧光显微镜也在生命科学研究中得到应用。Rego 等人[40]将只需要较低能量就能产生非线性效应的可逆光开关荧光蛋白运用于非线性结构光照明荧光显微镜,并用它观察哺乳动物的核膜孔和肌动蛋白细胞骨架,分辨率达到 60 nm。

在研究生物学动态特性的学科中,结构光照明荧光显微镜同样有着重要的应用。在细胞学上,Sonnen 等人[41]利用 3D-SIM 分析了不同细胞周期状态下人体细胞中心体的中心粒与中心粒周围基质之间的空间关系,这种研究人体细胞中心体体系结构的新方法揭示了中心粒与其周围基质之间以前所无法观察的细节。在神经生物学上,Xu 等人[42]利用 DMD 与

sCMOS搭建高速结构光照明荧光显微镜,并对老鼠的大脑切片进行研究,通过较短时间内获得的大量层析图像可以揭示神经元细胞的结构,并绘制出神经元信息传递图。在遗传学上,Carlton人[43]对利用3D-SIM进行染色体结构的研究做了小结,阐述了在中等距离和减速分裂中染色体的结构,并用秀丽隐杆线虫和玉米的染色体为例做了说明,更好地揭示了染色体在不同分裂时期的结构。动态成像是结构光照明荧光显微镜区别于其他超分辨荧光显微镜的一个重要特点,了解了生物样品的动态过程才能更好地了解整个生命过程。

4.3.3 STED超分辨显微成像

本节介绍点扫描的受激辐射损耗荧光显微术(stimulated emission depletion,STED)。STED超分辨显微成像是当今科学仪器领域的研究热点,是一种可以突破光学衍射极限的远场光学显微术,可探测小于衍射极限的区域的荧光信号来获取高分辨率图像。

1. 基本原理

共聚焦荧光显微镜中,使用聚焦光斑进行成像,其成像分辨率已经逼近光学的衍射极限。在STED显微术中,在原共聚焦成像的荧光激发光路的基础上增加了一路受激耗散光,称为SETD光。SETD光是一个相位调制光束,经过螺旋相位板的调制,在物镜焦平面形成与激发光共心的面包圈状中空光斑,其光斑的中心光强趋近与0。在实际工作时,激发光作用于荧光样品,使荧光分子从基态跃迁到荧光激发态。STED光具有较强的光功率密度,可以在极短的时间内引起荧光分子的受激辐射,迫使激发态的粒子回到基态,并发出与STED光同波长的光信号。当STED光的强度足够高,可以使得荧光分子中所有的激发态电子都跃迁到基态,从而使得荧光分子失去发射荧光光子的能力,这个过程也被称为受激辐射耗散。因此,在实际的成像过程中,STED光斑具有极高光强的位置,荧光分子无法产生荧光,只有在STED光斑的中间位置,由于STED光的强度极弱,不会产生受激荧光耗散的现象,因此获得一个小于衍射极限的荧光发光点。典型的STED光路系统如图4-27所示。

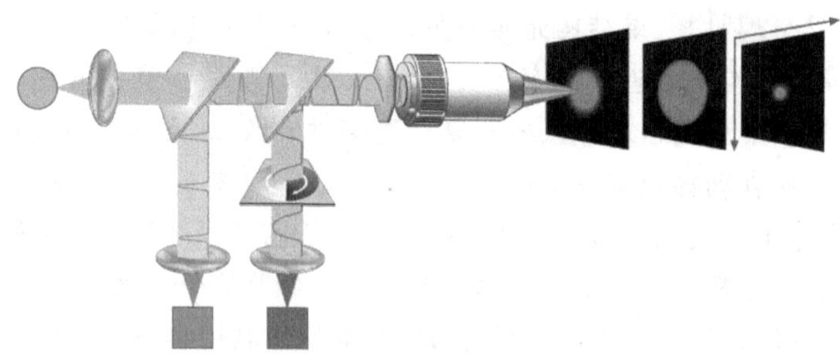

图4-27 STED显微术的光学示意图。其中,绿色短脉冲光路为荧光激发光路;红色宽脉冲光路代表STED光路,黄色光路代表荧光光路,其中样品发出的受激荧光被二色镜以及带通滤光片滤除(见彩色插图)

2. STED光束的调制

在STED成像中,分辨率提高的核心是采用二维中空光场(面包圈分布)使有效点扩散函数极大地压缩,因而极小尺寸的中空光场是提高成像分辨率的关键点。目前文献中报道的中空光场的生成方法根据使用的核心器件可分为三类:模式转换器法、计算全息光栅法和螺旋位相板法。其中,前两种方法常用于需要调节中空光场的拓扑结构且对转换效率要求不高的应用场合。螺旋位相板是一种厚度随角向坐标变化的器件,通过控制厚度随角向坐标 φ 的关系,可以引入螺旋位相 $\exp(\mathrm{i}\varphi)$,其相位从 $0\sim2\pi$ 涡旋式改变。携带螺旋位相的光场(涡旋光场)在极点处的位相是完全不确定的,因而光子出现在极点处的概率为零,这是形成中空光场的物理基础。一个螺旋位相板一旦加工出来,其位相调制特性就确定了,只能产生单一波长单一拓扑荷的中空光场,但其转换效率高,光路简洁,如图 4-28 所示。

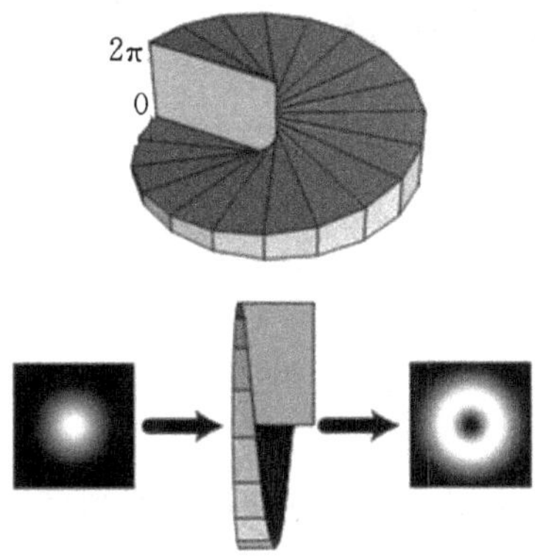

图 4-28 采用 VPP-1a 型螺旋位相板生成二维中空光场

涡旋光场通过大数值孔径物镜聚焦在样品表面产生近衍射极限的二维中空光场。在大数值孔径物镜聚焦(紧聚焦)的情况下,常用的旁轴近似条件不再满足,需要用全矢量衍射理论才能准确描述聚焦场的特征。根据 Youngworth 于 2000 年发展的矢量 Richard-Wolf 衍射积分理论,在紧聚焦条件下,焦点附近三维光场电矢量振幅分布可以表示为

$$\boldsymbol{E}(r,\varphi,z)=\frac{-\mathrm{i}kf}{2\pi}\int_0^{\alpha}\mathrm{d}\theta\int_0^{\alpha}P(\theta)\begin{bmatrix}(E_\rho\cos\theta\cos\phi-E_\phi\sin\phi)\hat{\boldsymbol{e}}_x\\(E_\rho\cos\theta\sin\phi+E_\phi\cos\phi)\hat{\boldsymbol{e}}_y\\E_\rho\sin\theta\hat{\boldsymbol{e}}_z\end{bmatrix}\times\exp[\mathrm{i}k(z\cos\theta+r\sin\theta\cos(\varphi-\phi))]\sin\theta\mathrm{d}\phi \tag{4-26}$$

图 4-29 给出了当入射光场为水平线偏振和圆偏振时,在 NA=1.0 的理想透镜焦面处光强分布,坐标单位为波长。可见入射光的偏振态对中空光场的强度分布具有重要影响,选择圆偏振光可以保证在样品表面产生圆对称的中空光场。

3. 受激荧光耗散

图 4-30 给出了一个简化自发辐射与受激辐射的能级跃迁模型。在图 4-30(a)中,荧光分子先吸收光子,从基态跃迁激发态 S_1。在皮秒量级的时间内,该荧光分子可以从激发态的高振动能级弛豫低振动能级,到它可以放松从较高振动状态下的振动状态的非放射性在几个皮秒,并在纳秒时间量级内自发跃迁回到基态,释放荧光光子。图 4-30(b)说明了受激辐射的产生过程,与荧光的产生不同,在引入耗散光后,处于激发态的荧光分子可以吸收一个耗散光的光子,回到基态并同时释放两个与耗散光波长相同的光子。通过改变耗散光的波长,可以精确地控制受激辐射输出的波长,这与典型的荧光波长有明显的不同。为了避免吸收和发射的干扰,耗散光的波长被选择为在荧光光谱的尾部。在成像过程中,具有极

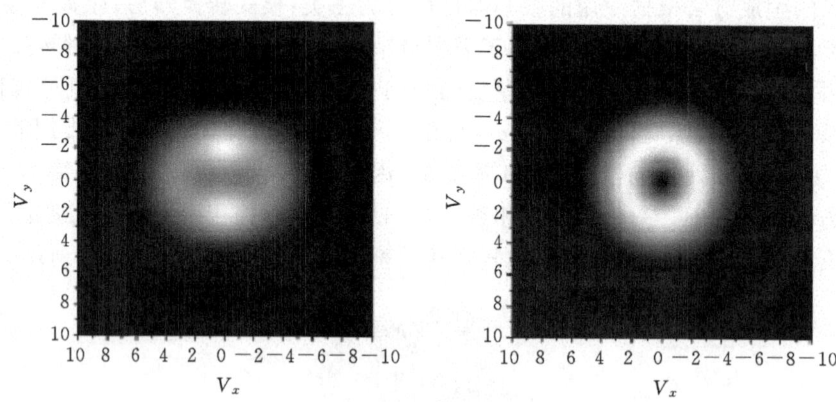

图 4-29　入射光场为水平线偏振(左图)和圆偏振(右图)时，
在 NA=1.0 的理想透镜焦面处 STED 光强分布

强光功率密度的耗散光束的引入，将会在除中央暗斑位置以外的部位产生受激荧光，可以在探测器前放置一个带通滤光片，以滤除耗散波长的光，通过绝大部分的荧光。因为耗散光束是中空形状的，所以只有中间一个很小的区域能产生荧光信号，从而实现了小于衍射极限的荧光信号的检测。

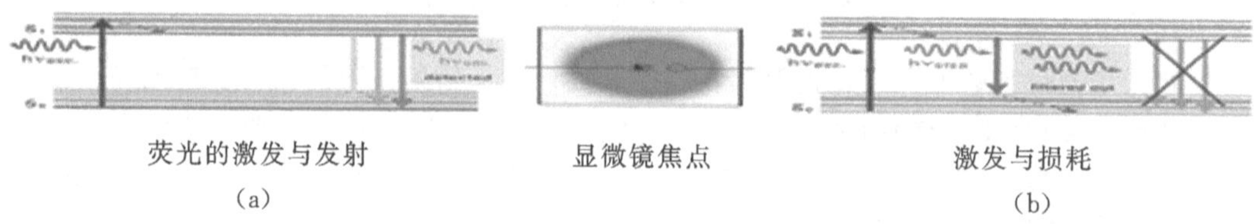

荧光的激发与发射　　显微镜焦点　　激发与损耗

(a)　　(b)

图 4-30　受激荧光耗散过程示意图(见彩色插图)

4.4　非标记光学显微成像

在生物医学光学成像中，科技工作者普遍采用荧光标记的光学成像方法。其优点是特异性高、成像系统复杂度低。针对不同的应用，生化学家们开发了各式各样的荧光蛋白/荧光染料，对生物医学光学成像的研究有着举足轻重的作用。其中，钱永健发明的绿色荧光蛋白最具有代表性，他也因此成果而获得了诺贝尔化学奖。

然而，无论使用何种荧光标记物，均为外源式标记成像方法，这在一定程度上会影响生物体内在的生化过程。另一方面，随着成像分辨率的不断提高，研究对象的尺度也不断降低。那么，当外源标记物的尺寸与研究对象的尺寸可以比拟时，标记式成像就显得不合时宜。

1961 年红宝石激光器发明不久，Franken 等人用红宝石激光器输出波长为 694 nm 激光穿过一个石英晶体时产生了 347 nm 的紫外光。这是最早观察到的光学二次谐波(second harmonic generation，SHG)现象，标志着非线性光学的诞生。非线性光学成为光学工作者打开非标记式光学成像的大门。目前，常见的非标记式光学成像技术包括谐波成像[44]、基于相干反斯托克斯拉曼[45,46]以及受激拉曼技术[45,47]的拉曼光谱成像技术。非标记光学成像技术相对复杂，目前主要在光学实验室中应用。但随着技术的发展以及非标记光学成像在生物医学领域中做出新的突破，我们有理由相信，非标记光学成像会逐步地进入生物医学实验室以及临床应用。

此外，光声成像和光学相干层析成像也属于非标记光学成像范畴，此处不做细述。

4.4.1 二次/三次谐波成像

二次谐波产生(second harmonic generation，SHG)的成像光路与双光子荧光成像类似，均采用长波长的激光激发样品，收集信号光的波长为激发光波长的一半。不同点是，SHG是一个二阶非线性过程，它一般为非共振参量过程，不伴随电子能带跃迁，光子在生物样品中只发生非线性散射，不被吸收，可减小对生物样品的损伤。SHG 信号与激发光信号的强度关系是 $I_{SHG}(2w)\in I_{pump}(w)^2$，类似于双光子荧光与激发光的强度关系，因此在相同的激发条件下，具有更好的分辨率以及三维成像的能力。SHG 信号的前向性很强，激光激发出的 SHG 信号将沿着激发光的传播方向出射。因此，当我们对细胞样品进行成像时，将尽可能使用前向探测方式，如图 4-31 所示。当我们的研究对象为活体样品时，由于样品存在大量的弹性散射，因此 SHG 光可以通过后向检测的方式进行收集。

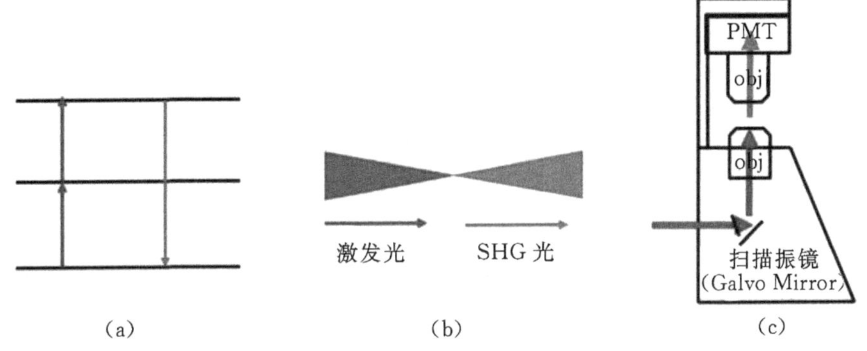

图 4-31 (a)SHG 过程的能级图；(b)简化的激发光 SHG 光的行进方向图；(c)SHG 成像系统光路图，其中 obj 表示物镜，PMT 表示光电倍增管探测器

SHG 还必须满足相位匹配条件。当传播中的倍频光波和不断产生的倍频极化波间保持了相位的一致性，相互干涉，我们称激发光满足了相位匹配的激发条件。然而，在光学成像领域，生物样品通常是无规则分布的，我们无法对每一个样品都开展相位匹配的光路设置。因此人们通常使用高数值孔径的物镜，聚焦激发光于样品上。在高度聚焦的光束中，包含了各种可能的光线角度的组合，因此可以“自发”地满足相位匹配条件。

产生 SHG 的一个主要条件是需要没有反演对称的介质。在中心对称的样品中，SHG 产生的电极化强度方向相反且大小相等，因此相互抵消，二阶电极化率张量为零，即没有 SHG。所以，二次谐波信号的产生与物质的内在分子结构有着密切的关系。具有非中心对称的物质以及两种中心对称物质介质的界面位置，都能产生较强的 SHG 信号[48]。

二次谐波信号的强度还与物质的二次非线性效率相关。在生物光学成像的应用中，

SHG主要来源于胶原蛋白，如结缔组织和肌肉组织。另外，细胞分裂中纺锤体中的微管也是较好的产生SHG的生物物质[48,49]。

生物组织发生病变时一般都会伴随着组织结构、细胞形态及分子结构的变化，SHG对组织微观结构变化高度敏感，所以有望将该方法用于某些疾病（如一些视网膜疾病）的早期检测和诊断。

同时，SHG信号是一种“上转换”激发方式，利用长波长的激发光获取短波长的SHG信号，可以避免生物样品的自发荧光，提高成像的对比度和信噪比，在一些精细分析中有着重要的用途。如图4-32所示，在子宫内膜的切片中，如利用普通的共聚焦成像，图像中存在着强烈的自发荧光（图(b)中的绿色通道）。使用SHG开展成像，可以精确获得在切片中的图像中的胶原原纤维的分布（图(b)中的红色通道），避免背景光的影响。该方法可用于研究女性月经周期中的微量的胶原原纤维的变化。

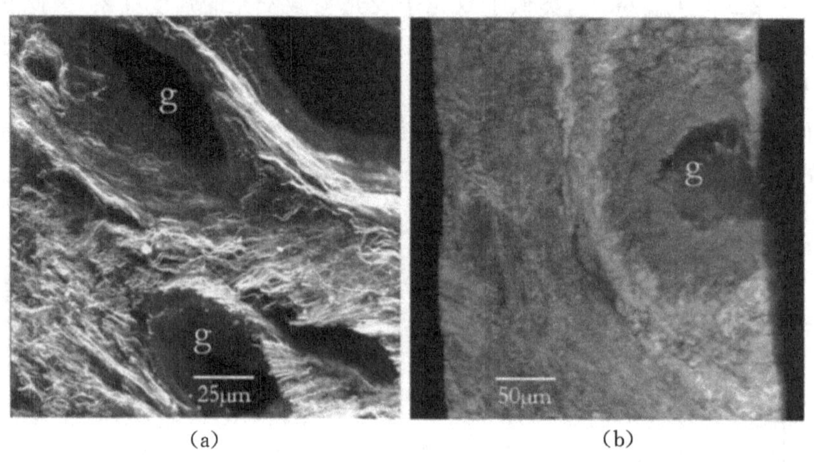

(a) (b)

图4-32 (a)子宫内膜的光学图像，其中在粘液腺区域（g区域）周围有胶原原纤维；(b)子宫内膜的SHG图像，其中红色通道为胶原原纤维的SHG图像，绿色通道为自发荧光（见彩色插图）

在谐波成像发展的早期，由于缺少长波长的光源，使得三次谐波（three harmonic generation，THG）成像的信号光谱在短波长范围，这不利于生物成像。因此，SHG是发展的最成熟的成像技术。随着激光技术的发展，波长大于1200 nm的脉冲激光器逐渐进入成像实验室。该类激光器可以激发出波长大于400 nm的THG，而大于400 nm的光信号是生物兼容的。这意味着THG成像技术在生物光学成像中开始成熟。理论上，THG属于三阶非线性效应。它也是非共振的参量过程，对样品的损害较小。在三次谐波产生中，THG信号与激发光信号的强度关系是$I_{\mathrm{THG}}(3w)\in I_{\mathrm{pump}}(w)^3$。三次谐波是在反演对称的介质中产生，因此，三次谐波通常在较均匀的物质内产生[50]。生物体内部的脂类是较好的三次谐波产生源[51]。图4-33展示了在同一个样品区域SHG与THG成像的主要区别。可以看到，SHG成像区域主要在不同物质的介质交界面，而THG成像在介质内部较均匀的区域。

从光学系统的角度出发，THG成像与SHG成像基本类似，不同之处在于滤光片的选择。SHG光信号的波长是激发波长的1/2，而SHG光信号的波长是激发波长的1/3。三次

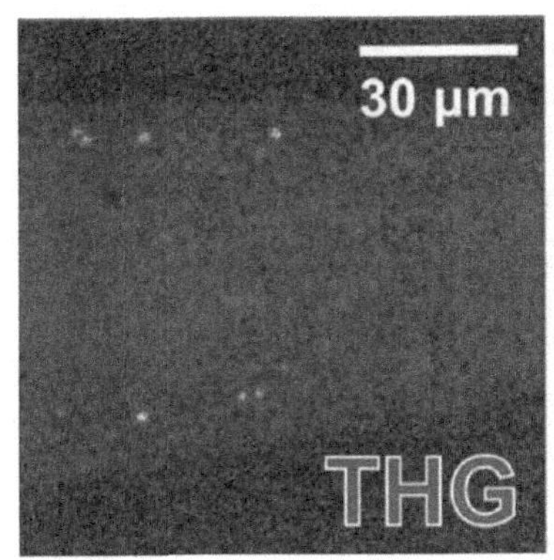

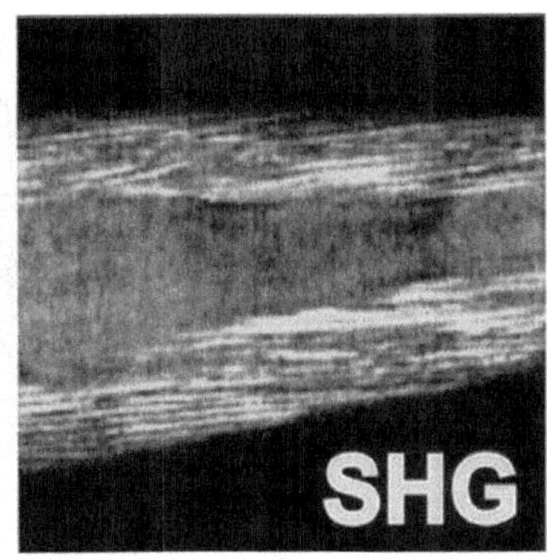

图 4-33 SHG 与 THG 的成像结果对比。THG 通常发生于物体内部的均匀对称区域，此处 THG 信号由脂质囊泡提供；SHG 发生于两种不同物质的介质交界面，此处 SHG 为肌肉纤维的胶原蛋白提供[51]

谐波可以使用更长波长的激光器，根据米散射公式，长波长的激光能到达更深的组织位置。THG 技术可以应用到生物组织成像中。尽管 THG 信号的前向性很强，然而因为 THG 信号会有较强的散射，能够以后向散射的方式从组织内部出射，并使用非解扫描式的探测方式，利用大面阵的探测器提高 THG 信号的收集效率[51]。

利用图 4-34 的光路系统，Witte 等人对小鼠脑部的前额皮质(prefrontal cortex)进行成像[50]。在大脑中，树突和轴突可以产生较明显的 THG，而神经细胞无明显的 THG 产生。图 4-35 展示了前额皮质的 THG 图像，其中(a)～(c)的成像深度分别为 100 μm、200 μm 和 300 μm，(d)图中的斑点为利用细胞识别算法，从 THG 图像中提取的细胞位置信息。

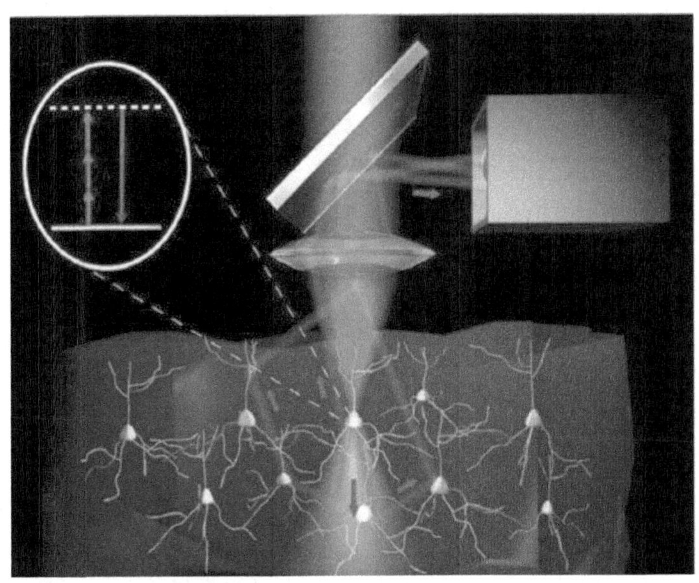

图 4-34 THG 成像示意图长波长激光聚焦到样品内部，激发 THG 信号，利用一个靠近物镜的二相色镜将 THG 信号反射到大探测面阵的探测器上[50]

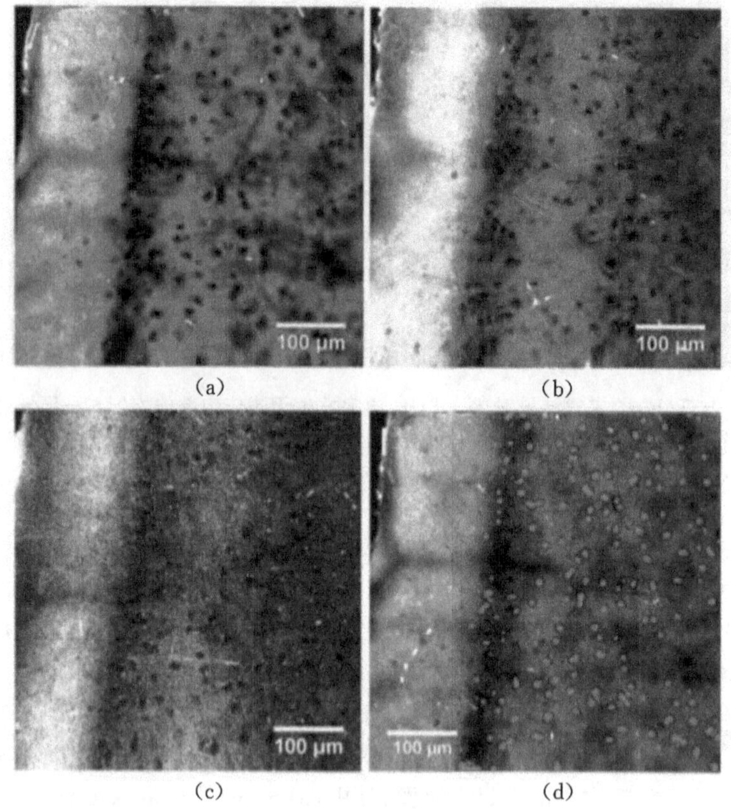

(a) (b) (c) (d)

图 4-35 小鼠脑部的前额皮质的 THG 图像。(a)～(c)分别为深度 100 μm、200 μm 和 300 μm 的 THG 图像;(d)图中的斑点为从 THG 图像中提取的细胞位置信息

然而,相比于标记成像,谐波成像技术的一个缺陷是没有特异性。在成像过程中,信号光的波长仅与激发光的波长有关,而与物质的种类、结构无关。因此,生物医学工作者无法很好地通过成像结果做出准确的生化过程的分析。因此,谢晓亮课题组使用相对简易的光学系统,开展了三维的相干反斯托克斯拉曼成像以及受激拉曼成像。

4.4.2 相干反斯托克斯拉曼

拉曼光谱由于可以用于甄别不同的分子振动,而被称为"指纹谱"。以拉曼频移为横坐标的拉曼光谱,可以特异地判断产生该信号的分子键结构,该光谱与入射波长无关。因此,拉曼光谱成像是具有特异性的无标记成像方法。

然而,拉曼散射截面极小,只有 10^{-30} cm^2/分子,而荧光截面能有 10^{-16} cm^2/分子。因此,拉曼信号的产生效率相比于荧光信号弱了将近 10^{14} 倍。目前,最直接的拉曼增强方法是表面增强拉曼技术(surface-enhanced Raman scattering,SERS)。理论上讲,其增强效果能高于 10^{10} 倍,可以将拉曼信号放大到与荧光信号可比拟的量级。然而,SERS 技术通常是基于纳米金属颗粒的近场光学放大效应来实现的,其化学制备方法复杂,并且引入纳米金属颗粒后,将失去无标记成像的优点。

人们将非线性光学的相干反斯托克斯拉曼引入了生物成像系统中,借助非线性光学的放大效应，一定程度地增强了拉曼信号的产生效率。CARS 过程的能级如图 4-36(a)所示，通过两个泵浦光子与一个斯托克斯光子与分子相互作用后，产生了 CARS 信号。CARS 信号与泵浦光以及斯托克斯光的强度关系是 $I(w_{as}) \in I(w_p)^2 I(w_s)$。因此，提高泵浦光的强度是获得较高 CARS 信号的关键。泵浦光子、斯托克斯光子与反斯托克斯光子的频率关系如图 4-36(b)所示。CARS 是一个三阶非线性光学过程，其产生需要满足相位匹配条件，泵浦光与斯托克斯光的入射方向需满足如图 4-36(c)所示的取向，因此，CARS 信号的激发需要一个非共线的光路系统。在实际的生物光学中，使用非共线式的激发样品显然是相对复杂而不实用的。1999 年，谢晓亮研究组提出使用高数值孔径的物镜将 CARS 显微镜的装置布局从非共线转变为共线[45]，CARS 显微术才进入快速发展阶段。如上一节所述，在高数值孔径物镜的聚焦光束中，光线的传输方向丰富，满足相位匹配条件的要求就能相对降低。

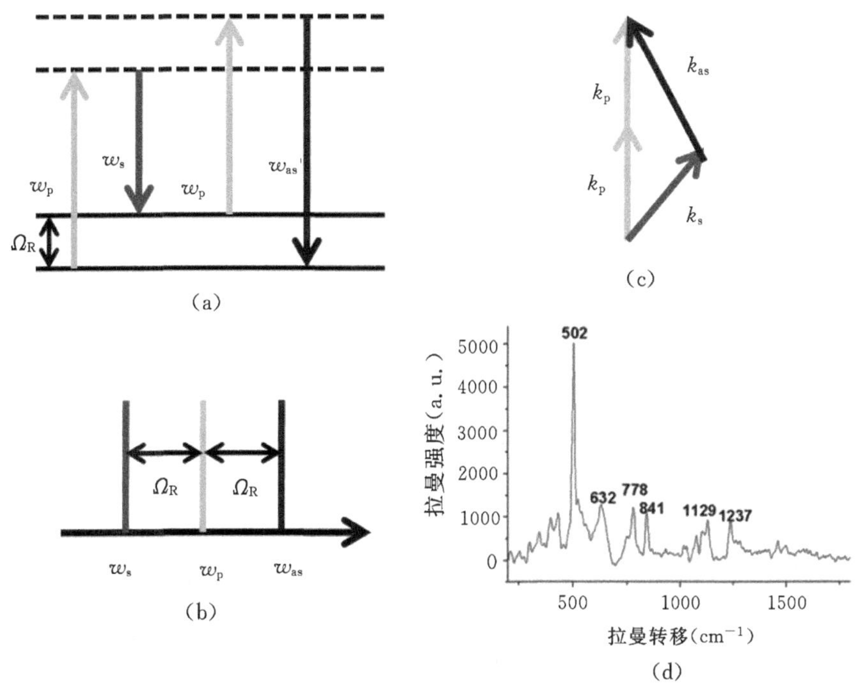

图 4-36 (a)CARS 过程的能级图；(b)泵浦光子、斯托克斯光与反斯托克斯光的频率关系；(c)CARS 过程中满足的相位匹配条件 $k_{as}=2k_p-k_s$；(d)典型的拉曼光谱图

接下来我们介绍 CARS 成像的光路系统。CARS 成像属于泵浦-探测成像系统。其中，从 CARS 的计算公式中可以看出，泵浦光的强度与 CARS 信号成二次方的关系，对信号强度影响较大，因此，通常要保证泵浦光有较强的功率。其次，由于 CARS 属于拉曼成像范畴，其光谱相对尖锐，宽度在 10 cm^{-1} 的量级，所以对泵浦光以及斯托克斯光的波长分辨率要求较高，兼顾脉冲光的峰值功率以及脉冲光的频谱宽度，我们通常选择频谱宽度在 1 nm 以下的皮秒激光器振荡级作为泵浦光。对于斯托克斯光，早期常使用光学参量振荡器(optical parametric oscillator，OPO)，为了测得完整的反斯托克斯拉曼光谱，需要调谐 OPO 的光谱范围。该方法的成像速度非常慢。近年来，人们使用超连续谱激光作为斯托克斯光。

超连续谱通常由高强度的脉冲激光激发非线性晶体或者掺杂了非线性物质的光子晶体光纤(photonic crystal fibers,PCF),经过复杂的非线性光学过程,获得了频谱信息成分极为丰富[52,53],可覆盖CARS中常用的700～1300 nm,其发光的空间相干性也较好,不会影响成像质量。其光斑如图4-37中的照片图所示。利用超连续谱作为斯托克斯光,可以一次性地在光谱仪获得宽范围的反斯托克斯拉曼光谱,有助于提高成像速度[54]。

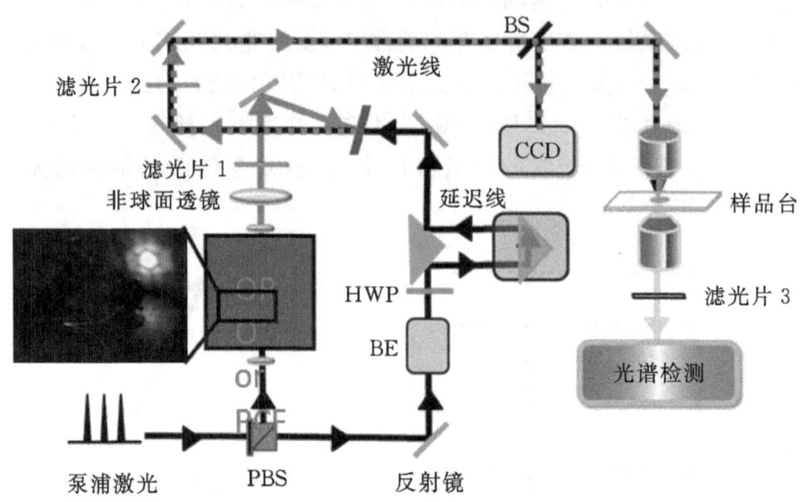

图4-37 相干反斯托克斯拉曼成像的光路示意图。其中,PBS代表偏振分光棱镜,BE表示光束扩束器,HWP表示半波片,BS表示分光器,延迟线具体为装载在一个步进电机上的后向反射镜。照片图为超连续谱发射的光斑,其中间亮斑包含了丰富的光谱成分

CARS技术可以很好地应用于具有碳氢键与氧氢键等化学键的分子进行成像,其中最具有代表性的是对脂类进行非标记式的成像[55]。Yen等人使用CARS技术对线虫体内的脂肪贮存进行CARS非标记式以及荧光标记式的成像研究。他们发现,CARS显微技术比起原有的荧光染色方法能够更加准确地反映模式动物体内真实的脂肪贮存和分布,具有巨大的优势,如图4-38所示。因为CARS成像是对物质内在的分子振动信号进行收集,其成像具有极高的特异性,其成像效果的准确性可以利用光谱分析进一步地进行确认。基于拉曼信号的脂类成像还被扩展到了人类生理疾病的研究中。

CARS技术的引入极大地提高了拉曼成像速度,使得拉曼成像成为非标记成像的重要组成部分。然而,目前较好的先进的CARS成像需要经过光谱仪,成像速度相对较慢。并且,由于物质普遍存在非共振的四波混频等背景信号,从波长的角度出发,四波混频与CARS的发光光谱是完全重叠的,区别之处仅在于CARS是由光与分子振动相互作用产生的。因此,将CARS从四波混频的背景中区别出来,还需要相对复杂的光学技术[56]。有鉴于此,谢晓亮课题组首次提出了完善的受激拉曼成像技术在生物学中的应用,很好地克服了CARS成像中的非共振背景信号的问题。

4.4.3 受激拉曼散射成像

受激拉曼散射成像(stimulated Raman scattering,SRS)与CARS成像类似,需要使用

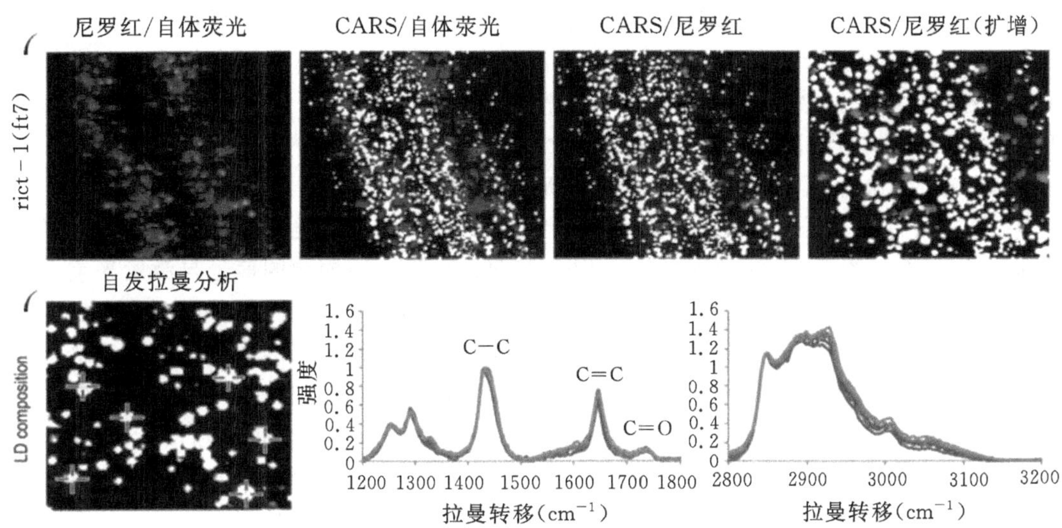

图 4-38 CARS 成像在线虫体内的脂类分布的研究应用[55]。(a)线虫图内脂类的尼罗红标记成像、自发荧光成像、CARS 成像以及 gut granules 的双光子发光;(b)样品的自发拉曼的成像对比图,通过拉曼指纹谱分析,可以判断图像中的样品是否为脂类,从而确定 CARS 图像对脂类的分布的显示是准确的

两束高度重合的脉冲光与物质共同作用,部分泵浦光借助分子振动能级的跃迁而转换为斯托克斯光,泵浦光的能量减弱,定义为受激拉曼损失(stimulated Raman loss,SRL),而斯托克斯光增强定义为受激拉曼增益(stimulated Raman gain,SRG),如图 4-39 所示。SRS 信号与泵浦光以及斯托克斯光的强度关系是 $I_{SR} \in I_p I_s$。

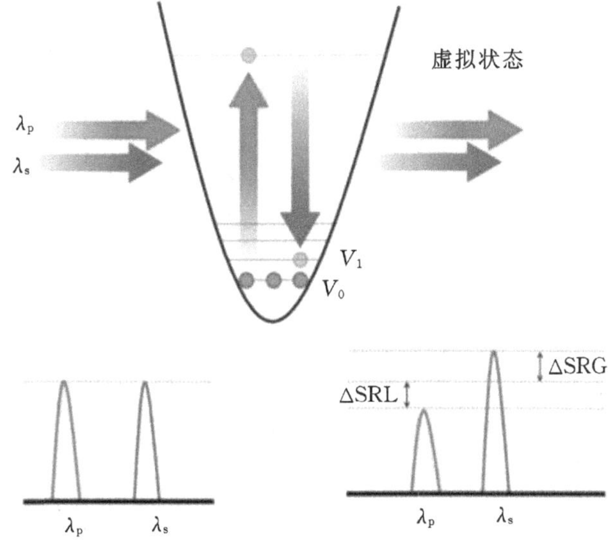

图 4-39 受激拉曼散射的能级图以及光强变化图[56]。当泵浦光与斯托克斯光共同作用于分子时,部分泵浦光借助分子振动能级的跃迁而转换为斯托克斯光,泵浦光的能量减弱,定义为受激拉曼损失,而斯托克斯光增强,定义为受激拉曼增益

然而，无论是SRL还是SRG，其光谱分别与激发光或者斯托克斯光相同，空间以及时间维度上也高度地重合在一起。为了能够从信号光中提取SRL，人们对斯托克斯光进行了强度调制[47,57]。在生物光学检测中，调制频率通常需要在10M以上，才能获得更好的信噪比。图4-40展示了SRS系统以及调制光检测的基本方法。光路使用AOM以频率MHz调制斯托克斯光的强度，当泵浦光与斯托克斯光共同作用到分子上并前向性出射后，我们利用带通滤光片滤除斯托克斯光，使用探测器检测光强。此时的光电信号在一个背景光强的基础上，将具有一个以MHz频率变化的SRL信号。由于我们探测的信号与激发光重合在一起，通常具有毫瓦以上的平均功率，因此我们可以使用光电二极管来探测光强，降低了探测器的成本以及使用要求。在获得了光强信号后，可以将AOM的调制信号以及光电二极管探测的光强接入锁相放大器中。锁相放大器将根据AOM的调制信号的频率，有选择地去放大与该频率同步的光电信号，该信号即SRL信号。通过上述方法，我们可以快速地获得具有高信噪比的SRL信号。在文献[15]中，激光的点扫描速度是170 μs，锁相放大器的时间常数设置为300 μs。SRG信号也可以根据类似的方法获取，此时AOM应用于泵浦光路上。

综上所述，SRS的成像系统与CARS系统类似，不同之处在于，在泵浦光（或斯托克斯

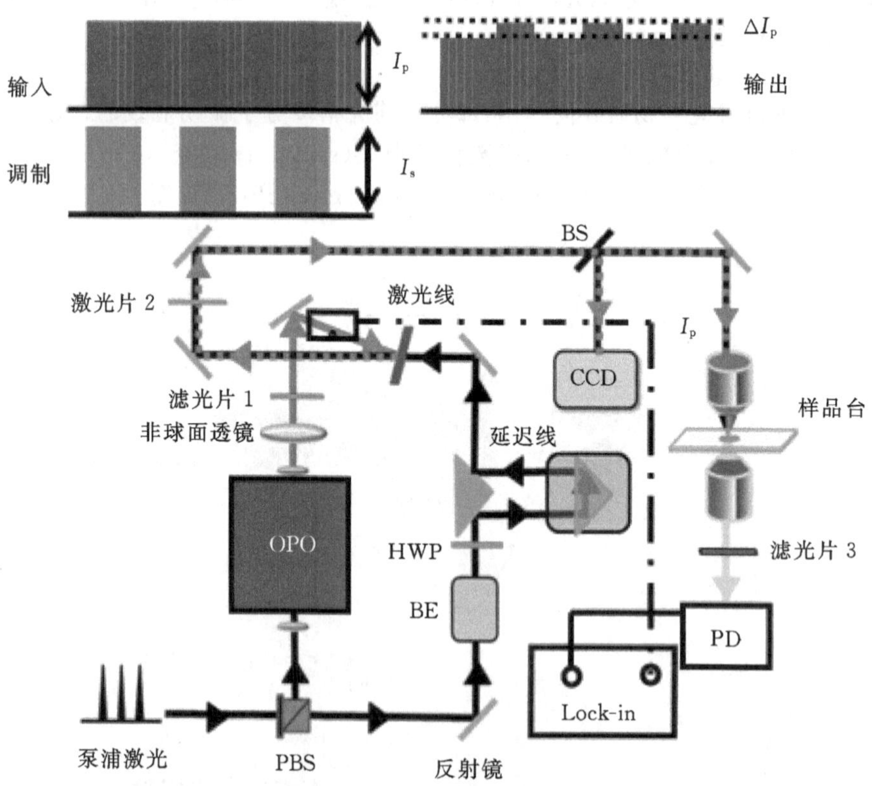

图4-40 受激拉曼成像光路示意图。区别于相干反斯托克斯拉曼成像系统，该光路中使用AOM对光强进行了强度调制，一个80M重复频率的脉冲激光可以视为(quasi-CW光)。受激拉曼损失与受激拉曼增益可以由一个普通的光电二极管收集，并通过锁相放大器提取出光强中与AOM的频率相同的部分，即可以获得受激拉曼的信号

光)上增加了一个 AOM 调制光强,在探测模块处,使用一个普通的光电二极管取代光谱仪。另外,需要增加一个锁相放大器来鉴别光电二极管中的 SRG 或者 SRL 信号。需要说明的是,受激拉曼散射是一个共振的过程,只有当条件 $\Omega_R = w_p - w_s$ 满足时才会产生,没有 CARS 成像中诸如四波混频之类的非共振的背景信号。由于没有背景信号的干扰,其光谱信号与自发拉曼基本一致。

同样地,SRS 技术可以对生物体进行无标记的成像。Cheng 课题组使用 SRS 技术研究了前列腺癌与细胞代谢胆固醇时生成的胆固醇酯(Cholesteryl Ester)的累积的关联,部分结果如图 4-41 所示[57]。通过 SRL 信号成像,可以观察到随着组织发生癌症病变,其胆固醇酯的累积也随之增加。通过拉曼光谱分析,也可以确定在癌变组织中存在有胆固醇酯。需要注意到,此处胆固醇酯的 SRS 光谱相对较弱,如果使用 CARS 成像技术去研究该问题,可能无法明确该现象的机制,因为 CARS 光谱通常有一定的背景非共振信号,干扰了光谱分析。在该文献中,通过耗尽胆固醇酯,可以有效地减少前列腺癌症细胞的增殖。

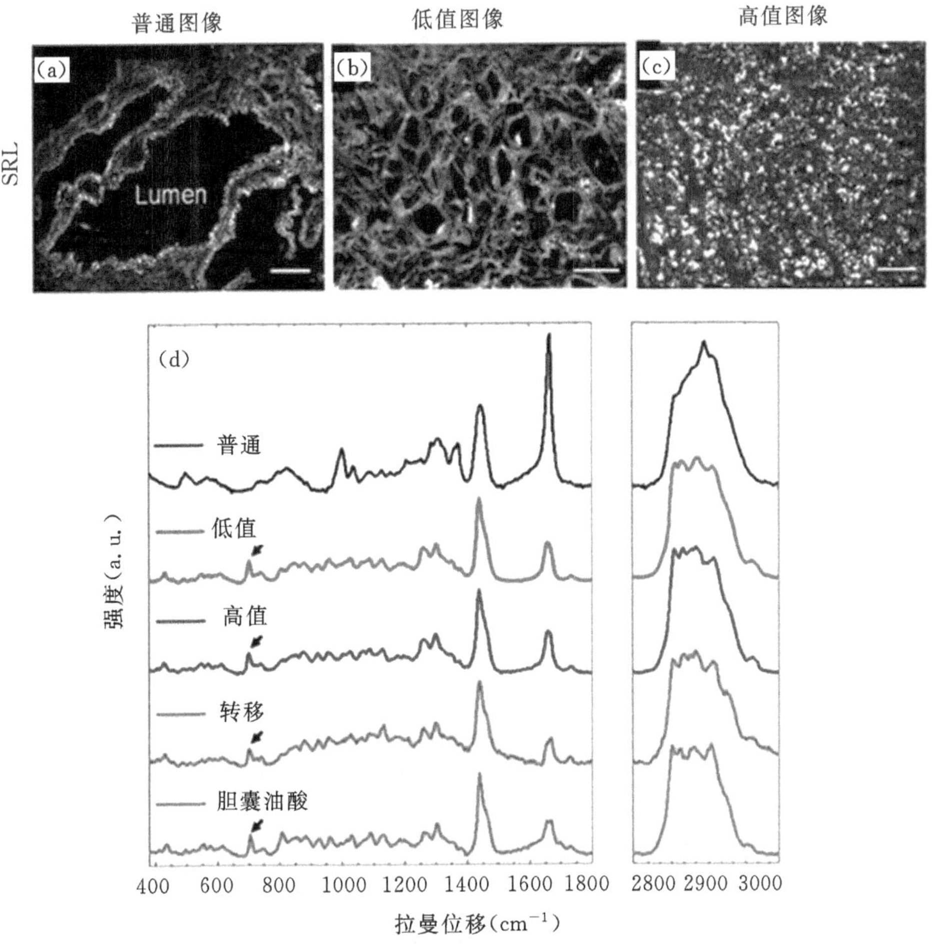

图 4-41 (a)~(c)分别为良性前列腺细胞,格里森 3 级(Gleason grade 3)前列腺癌变细胞,格里森 4 级前列腺癌变细胞的 SRL 成像;(d)正常组织中的细胞以及癌变组织中的细胞的拉曼光谱图以及胆固醇酯的对比[57]

参考文献

[1] Ishiwata H, Nagano C. Phase contrast microscope for inspecting living tissues and bacteria | has phase plate that gives images at different phase differences that are picked up separately and stored, from which phase contrast image can be derived, US5751475-A;JP3540352-B2 [P/OL].

[2] 肖海勇. 基于相差显微镜像的脑细胞活性无损检测方法的研究 [D]. 东北师范大学, 2011.

[3] Zernike F. How I Discovered Phase Contrast [J]. Science, 1955, 121(3141): 345 - 349.

[4] Saar B G, Freudiger C W, Xu X, et al. Coherent Raman tissue imaging in the brain [J]. Cold Spring Harbor Protocols, 2014, 2014(5): 32 - 41.

[5] Ziv N E, Schiller J. Differential Interference Contrast (DIC) Imaging of Living Cells [J]. Cold Spring Harbor Protocols, 2007(8): 47 - 87.

[6] Heilemann M, Dedecker P, Hofkens J, et al. Photoswitches: Key molecules for subdiffraction-resolution fluorescence imaging and molecular quantification [J]. Laser & Photonics Reviews, 2009, 3(1 - 2): 180 - 202.

[7] Axelrod D. Cell-substrate Contacts Illuminated by Total Internal-reflection Flurescence [J]. Journal of Cell Biology, 1981, 89(1): 141 - 145.

[8] Betzig E, Patterson G H, Sougrat R, et al. Imaging intracellular fluorescent proteins at nanometer resolution [J]. Science, 2006, 313(5793): 1642 - 1645.

[9] Dicon A, Benham G S. Confocal Microscopes for 3-D Imaging [J]. Photonics Spectra, 1987, 21(10): 145 - 158.

[10] Hur S S, Zhao Y, Li Y S, et al. Live Cells Exert 3-Dimensional Traction Forces on Their Substrata [J]. Cellular and Molecular Bioengineering, 2009, 2(3): 425 - 436.

[11] 张旭, 徐维奇. 激光扫描共聚焦显微镜技术的发展及应用 [J]. 现代科学仪器, 2001, (2): 21 - 23.

[12] Zhang Y, Yang H, Kong C. Spectral imaging system on laser scanning confocal microscopy [J]. Optics and Precision Engineering, 2014, 22(6): 1446 - 1453.

[13] Sanderson M J, Parker I. Video-rate confocal microscopy [J]. Biophotonics, Part A, 2003, 360: 447 - 481.

[14] 沈建新, 王世强, 程和平. 自发钙火花与诱发钙火花的形态特征比较 [J]. 中山大学学报(医学科学版), 2004, (5): 390 - 394.

[15] 冯靳秋. 激光扫描共聚焦显微镜在口腔医学中的应用 [J]. 复旦学报(医学版), 2003, (3): 293 - 294.

[16] 肖艳梅, 付道林, 李安生. 激光扫描共聚焦显微镜(LSCM)及其生物学应用 [J]. 激光生物学报, 1999, (4): 305 - 311.

[17] 王成, 刘勇, 任秋实. 内窥式激光共聚焦显微镜 [J]. 激光生物学报, 2005, (5): 72 - 76.

[18] Renninger S L, Orger M B. Two-photon imaging of neural population activity in zebrafish [J]. Methods, 2013, 62(3): 255 - 267.

[19] 王盛满. 双光子荧光显微镜的研究 [D]. 浙江大学出版社，2006.

[20] Padilha L A, Webster S, Przhonska O V, et al. Efficient two-photon absorbing acceptor-pi-acceptor polymethine dyes [J]. Journal of Physical Chemistry A, 2010, 114(23): 6493-6501.

[21] Combs C A. Fluorescence microscopy: A concise guide to current imaging methods [J]. Current protocols in neuroscience, 2010(2. 1): 14.

[22] Diaspro A, Bianchini P, Vicidomini G, et al. Multi-photon excitation microscopy [J]. Biomedical Engineering Online, 2006, 5.

[23] Betzig E, Patterson G H, Sougrat R, et al. Imaging intracellular fluorescent proteins at nanometer resolution [J]. Science, 2006, 313(5793): 1642-1645.

[24] Hess S T, Girirajan T P, Mason M D. Ultra-high resolution imaging by fluorescence photoactivation localization microscopy [J]. Biophys J, 2006, 91(11): 4258-4272.

[25] Rust M J, Bates M, Zhuang X. Sub-diffraction-limit imaging by stochastic optical reconstruction microscopy (STORM) [J]. Nature Methods, 2006, 3(10): 793-795.

[26] Van De Linde S, Loeschberger A, Klein T, et al. Direct stochastic optical reconstruction microscopy with standard fluorescent probes [J]. Nature Protocols, 2011, 6(7): 991-1009.

[27] Yildiz A, Selvin P R. Fluorescence imaging with one nanometer accuracy: application to molecular motors [J]. Accounts of chemical research, 2005, 38(7): 574-582.

[28] Huang B, Jones S A, Brandenburg B, et al. Whole-cell 3D STORM reveals interactions between cellular structures with nanometer-scale resolution [J]. Nature Methods, 2008, 5(12): 1047-1052.

[29] Wu M, Huang B, Graham M, et al. Coupling between clathrin-dependent endocytic budding and F-BAR-dependent tubulation in a cell-free system (vol 12, pg 902, 2010) [J]. Nature Cell Biology, 2010, 12(10): 1021-1021.

[30] Dani A, Huang B, Bergan J, et al. Superresolution Imaging of Chemical Synapses in the Brain [J]. Neuron, 2010, 68(5): 843-856.

[31] Biteen J S, Goley E D, Shapiro L, et al. Three-dimensional super-resolution imaging of the midplane protein FtsZ in live caulobacter crescentus cells using astigmatism [J]. Chemphyschem, 2012, 13(4): 1007-1012.

[32] Xu K, Babcock H P, Zhuang X. Dual-objective STORM reveals three-dimensional filament organization in the actin cytoskeleton [J]. Nature Methods, 2012, 9(2): 185-188.

[33] Chang B J, Chou L J, Chang Y C, et al. Isotropic image in structured illumination microscopy patterned with a spatial light modulator [J]. Optics Express, 2009, 17(17): 14710-14721.

[34] Gustafsson M G. Surpassing the lateral resolution limit by a factor of two using structured illumination microscopy [J]. Journal of microscopy, 2000: 82-87.

[35] Dan D, Lei M, Yao B, et al. DMD-based LED-illumination super-resolution and optical sectioning microscopy [J]. Scientific Reports, 2013, 3: 11-16.

[36] Fitzgibbon J, Bell K, King E, et al. Super-resolution imaging of plasmodesmata using

three-dimensional structured illumination microscopy [J]. Plant Physiology, 2010, 153(4): 1453 - 1463.

[37] Schermelleh L, Carlton P M, Haase S, et al. Subdiffraction multicolor imaging of the nuclear periphery with 3D structured illumination microscopy [J]. Science, 2008, 320(5881): 1332 - 1336.

[38] Rahman M, Abd-El-Barr M, Mack V, et al. Optical imaging of cervical pre-cancers with structured illumination: an integrated approach [J]. Gynecologic Oncology, 2005, 99(3): S112 - S115.

[39] Best G, Amberger, Baddeley D, et al. Structured illumination microscopy of autofluorescent aggregations in human tissue [J]. Micron, 2011, 42(4): 330 - 335.

[40] Rego E H, Shao L, Macklin J J, et al. Nonlinear structured-illumination microscopy with a photoswitchable protein reveals cellular structures at 50-nm resolution [J]. Proceedings of the National Academy of Sciences of the United States of America, 2012, 109(3): E135 - E143.

[41] Sonnen K F, Schermelleh L, Leonhardt H, et al. 3D-structured illumination microscopy provides novel insight into architecture of human centrosomes [J]. Biology Open, 2012, 1(10): 965 - 976.

[42] Xu D, Jiang T, Li A, et al. Fast optical sectioning obtained by structured illumination microscopy using a digital mirror device [J]. Journal of Biomedical Optics, 2013, 18(6):

[43] Carlton P M. Three-dimensional structured illumination microscopy and its application to chromosome structure [J]. Chromosome Research, 2008, 16(3): 351 - 365.

[44] Campagnola P J, Loew L M. Second-harmonic imaging microscopy for visualizing biomolecular arrays in cells, tissues and organisms [J]. Nature Biotechnology, 2003, 21(11): 1356 - 1360.

[45] Chen T, Yu Z, Zhang X, et al. Coherent raman scattering microscopy [J]. Scientia Sinica Chimica, 2012, 42(1): 1 - 16.

[46] Zumbusch A, Holtom G R, Xie X S. Three-dimensional vibrational imaging by coherent anti-Stokes Raman scattering [J]. Physical Review Letters, 1999, 82(20): 4142 - 4145.

[47] Freudiger C W, Min W, Saar B G, et al. Label-free biomedical imaging with high sensitivity by stimulated raman scattering microscopy [J]. Science, 2008, 322(5909): 1857 - 1861.

[48] Junle Q U, Danni C, Jianjun Y, et al. Second harmonic generation imaging and its applications in biomedicine [J]. Journal of Shenzhen University, 2006, 23(1): 1 - 9.

[49] Cox G, Kable E, Jones A, et al. 3-dimensional imaging of collagen using second harmonic generation [J]. Journal of Structural Biology, 2003, 141(1): 53 - 62.

[50] Witte S, Negrean A, Lodder J C, et al. Label-free live brain imaging and targeted patching with third-harmonic generation microscopy [J]. Proceedings of the National Academy of Sciences of the United States of America, 2011, 108(15): 5970 - 5975.

[51] Selm R, Krauss G, Leitenstorfer A, et al. Simultaneous second-harmonic generation, third-harmonic generation, and four-wave mixing microscopy with single sub-8 fs laser pul-

ses [J]. Applied Physics Letters, 2011, 99(18):

[52] Husakou A V, Herrmann J. Supercontinuum generation of higher-order solitons by fission in photonic crystal fibers [J]. Physical Review Letters, 2001, 87(20):

[53] Hu M L, Wang C Y, Li Y F, et al. Multiplex frequency conversion of unamplified 30-fs Ti: sapphire laser pulses by an array of waveguiding wires in a random-hole microstructure fiber [J]. Optics Express, 2004, 12(25): 6129 - 6134.

[54] Freudiger C W, Pfannl R, Orringer D A, et al. Multicolored stain-free histopathology with coherent Raman imaging [J]. Laboratory Investigation, 2012, 92(10): 1492 - 1502.

[55] Yen K, Le T T, Bansal A, et al. A comparative study of fat storage quantitation in nematode caenorhabditis elegans using label and label-free methods [J]. PloS One, 2010, 5(9):

[56] Potma E O, Evans C L, Xie X S. Heterodyne coherent anti-Stokes Raman scattering (CARS) imaging [J]. Optics Letters, 2006, 31(2): 241 - 243.

[57] Yue S, Li J, Lee S Y, et al. Cholesteryl ester accumulation induced by PTEN loss and PI3K/AKT activation underlies human prostate cancer aggressiveness [J]. Cell Metabolism, 2014, 19(3): 393 - 406.

第三部分

光子技术在医学治疗中的应用

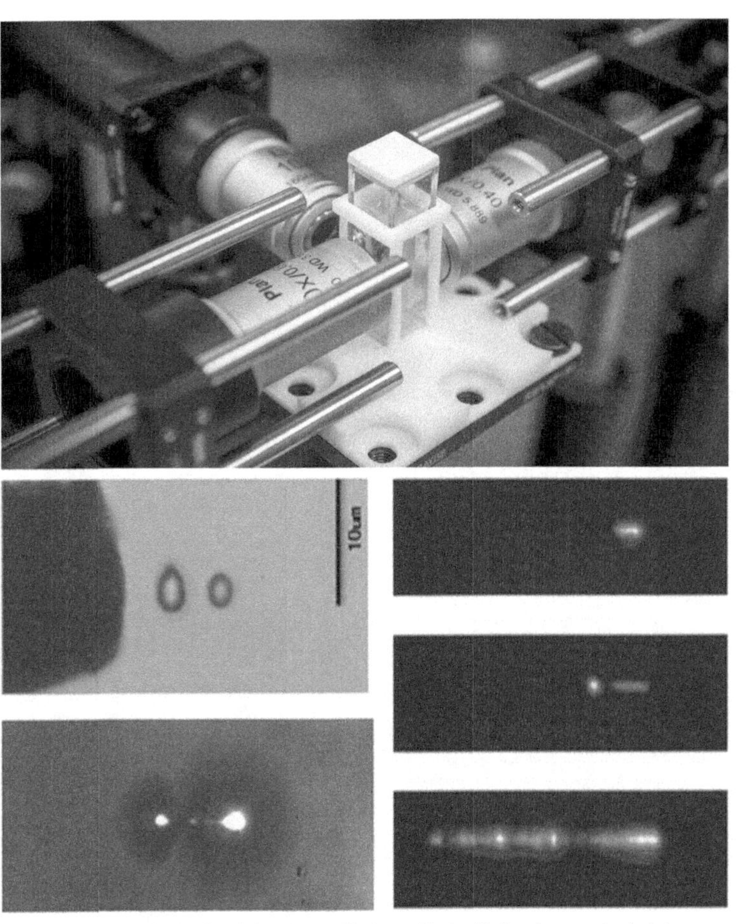

激光紧聚焦光穿孔技术及其产生的空化气泡（王森豪摄于西安交大生物医学光学影像与光谱分析技术实验室）

荧光成像介导恶性肿瘤切除术

5

手术边缘区域(surgical margin)是否存在剩余的肿瘤细胞通常被视为影响癌症复发的最主要因素,所以癌症手术治疗的成功与否取决于能否将所有的癌细胞切除干净。在大多数肿瘤细胞未被完全剔除的情况下,即使再做追加手术或术后放化疗,复发或转移的发生率也不会显著降低。另外,明确肿瘤细胞的边缘区域在减少手术对神经、血管、输尿管和胆管等的损伤以及患者的预后两方面同样有重要作用。传统肿瘤切除手术的切除范围主要依赖外科医生对不同组织的颜色、形状的经验性判断,但由于缺乏客观的评价标准,受制于医生的经验丰富程度以及病人个体组织之间的颜色差异,手术边缘判定往往会出现偏差。近年来,在多种恶性肿瘤的切除手术中,为了增强组织之间的视觉差异,并提供区分不同组织的客观判断标准,荧光成像介导恶性肿瘤切除术的应用越来越广泛。这是一项基于组织结构或病理,用荧光探针对组织进行颜色编码,通过荧光来增强癌症组织与周围正常组织的视觉对比度的荧光成像介导技术。这种技术的优点包括:高信号灵敏度,特别是在加入多点荧光测量的时候;相对于大部分放射技术(体积成像),荧光技术更能反映组织表面的特性;配合光纤探头的小型化设计,可以得到复杂的组织结构中不同位置的组织特性以减少术中活检的需求。使用荧光来增强癌症组织与周围正常组织的视觉对比度的另一显著特点是能让手术医生通过荧光信号识别覆盖在正常组织下的残留癌组织或避开埋在表面之下的神经组织。与其他手术介导术相比,荧光介导的费用相对较低[1]。虽然注射荧光探针可能带来副作用及毒性,但大量的临床研究结果证明 FDA 批准的 5 种探针的副作用在可控范围内。

本章重点讨论了用于手术介导的荧光探针和荧光介导颅内肿瘤的切除术以及其他器官肿瘤的切除手术。介绍了近红外荧光介导的微创手术及其在胆道手术、胃癌切除手术中的应用。讨论了光介导在器官移植手术中的应用以及荧光介导手术的局限与挑战。

5.1 用于手术介导的荧光探针

基于荧光产生源的不同,荧光成像可以分为自发荧光而导致的内源性荧光成像,以及利用外加荧光探针(造影剂)有选择地对组织进行着色后导致的外源性荧光成像。内源荧光成像包括自体荧光(autofluorescence)、拉曼散射、红外反射和微解剖细胞结构。内源性荧光来源于组织的自然代谢、组织结构和体内氨基酸,所以不用担心外加毒性。但问题是作为成像标志物,癌组织与正常组织之间的光谱差异相对来说比较小,所以高分辨率荧光成像仅限于很小的区域而不能提供全面实时的手术视野。此外,如何严格地将癌组织与正常组织之间的光谱差异与特定的分子或机制相联系并作出合理的生物化学解释也始终没有得到彻底的解决。

相对于内源性荧光成像，目前用于荧光手术导航临床试验的主流是外源性荧光成像。由于采用外加的荧光探针，研发成本的增加及外加探针的副作用换来了图像质量和诊断准确率的显著提高。虽然针对各种不同的靶向组织有多种不同的荧光探针处于研究的各种不同阶段，经美国食品及药物管理局(FDA)批准用于临床试验的仅有 ICG、Fluorescein sodium(FS)、Methylene blue(MB)、5-ALA and its esters 和 Technetium-99m tilmanocept(Tc-99m)。表 5-1 列出了各种探针的激发和发射波长及临床试验的典型用量(dose)。

表 5-1 美国 FDA 批准用于临床试验的各种荧光探针的激发、波长、发射波长及临床试验的典型用量

探针	激发波长(nm)	发射波长(nm)	典型用量(mg/kg)
ICG	780	820	0.03～0.5
荧光素钠(FLS)	460	520	7.5～10
Methylene Blue(MB)	665	680	1～2
5-ALA and its esters	405	635	20
Technetium-99m	—	Varies	Varies

ICG 是除脑肿瘤手术以外，在荧光介导手术中应用最广的荧光探针。ICG 原本用于眼科的脉络膜和视网膜造影，其可用于手术导航的机理是 ICG 注入血管后，能与血浆蛋白紧密结合并慢慢地渗出血管，最后滞留在周围的组织中。此机理使得 ICG 可以较长时间地驻留在血管内并随血流流动，从而使术中血管造影变为可能。ICG 通过肝脏代谢，半衰期为 3～4 min[2]，主要用于术中心血管、肝功能、肝血流造影，也可以用于术中监控血液、淋巴液、脑脊髓液或尿的流通。ICG 的吸收峰值在 800 nm 左右，应用于手术介导的荧光峰值为 830 nm。近红外的激发光与受激荧光使得 ICG 可以显示大约 1 cm 脂肪层覆盖下的血管、胆管、淋巴管或肿瘤。ICG 荧光在常规的手术显微镜或内窥镜中为不可见光，需要用特殊的近红外检测装置进行检测并用相应的分析软件进行图像显示[3]。

5-氨基酮戊酸(5-ALA)为自然的血铁前驱物质，经由血色素的代谢过程，细胞会将它代谢成 PpIX(Protoporphyrin)。PpIX 是一种光感应物质，在 405 nm 左右的紫蓝光激发下，会发出波长为 610～720 nm 的红色荧光。虽然恶性胶质瘤细胞能够摄取外源性 ALA 并将其转为 PpIX 的机制还尚未完全明了，但很多实验和临床研究证实恶性神经胶质瘤在 5-ALA 给药后的 3 h 左右后显现出比周围组织更多的 PpIX 积聚[2]。利用恶性神经胶质瘤的这一性质，经由蓝光手术显微镜产生的蓝光照射后，肿瘤区域会呈现一红色荧光，以此来介导肿瘤的切除。但是手术室内往往存在其他红光光源，产生的红光透过荧光显微镜的滤光器使本应呈蓝色背景的正常脑组织显红色，从而与病灶产生的红色荧光发生混叠，导致无法区分正常组织与病变组织。因此，在进行 5-ALA 介导荧光显微镜手术时应尽量避免其他红光源直接射向手术区域。

与 ICG 类似，荧光素钠也是一种主要用于眼科的恶性肿瘤和血管病变造影剂。它是一种能发出绿色荧光的水溶性盐。主要的蓝色激发波长峰值在蓝色的 465～490 nm 区域。荧光波长峰值为绿色的 510～530 nm 区域。经静脉给药进入活体后通过被破坏的血脑屏障进入肿瘤组织，其并不与肿瘤细胞结合，而是积聚于肿瘤细胞外间质中，使肿瘤组织呈黄绿色或黄色，而正常脑组织无荧光染色，术者可清楚地通过绿黄色荧光强度的变化来辨别病变组织的边界。恶性肿瘤、血管渗漏或汇集的缺陷，以及血管异常或新生血管的增生都能造成荧光的局部增强。同时，血管阻塞、血流不畅以及正常的血脑屏障(normal blood brain barrier)会造成荧光的局部降低。自然产生的荧光在手术中可以用带有滤光器的手术显微镜观察到。荧光素钠荧光介导的问题在于：荧光素钠的分子尺寸较小，又可以和白蛋白和红血细胞可逆结合(reversible binding)，所以容易泄漏到血管外而导致肿瘤周围的正常组织区域也产生荧光。克服这一问题的方法之一是将荧光素缀合于白蛋白(fluorescein-albumin)。这种新型荧光探针最近已被用于胶质瘤介导手术的小型临床试验中，并表现出比 5-ALA 更好的介导效应[2]。

5.2 荧光介导颅内肿瘤切除

患者的治疗效果与颅内肿瘤切除的完全程度息息相关。即使是极少量的肿瘤残余也会直接影响随后辅助治疗的功效，并降低病人的生存率[4]。相反，过度的切除也会直接影响病人的生存质量。为了最大限度地切除肿瘤，同时尽量减少对正常脑组织的损害，目前最常用的方法是根据术前磁共振图像(MRI)确定肿瘤的位置与大小制定手术计划。在手术进行中，外科医生根据患者的头部与术前磁共振图像三维配准来推断肿瘤位置。这种方法的主要缺陷是，手术过程中特别是切开硬膜囊前后，大脑组织的位置偏移可能多达 20 mm。为了克服这一缺陷，近年来可以为颅内肿瘤切除提供实时介导的荧光介导颅内肿瘤切除术获得了极大的关注。在此类手术中，病人通常在开始麻醉的 2～4 小时前口服 5-ALA。剂量为每 1 kg 体重服用 20 mg。

如图 5－1 所示，荧光介导神经外科手术系统通常都是在传统的神经外科手术手术显微

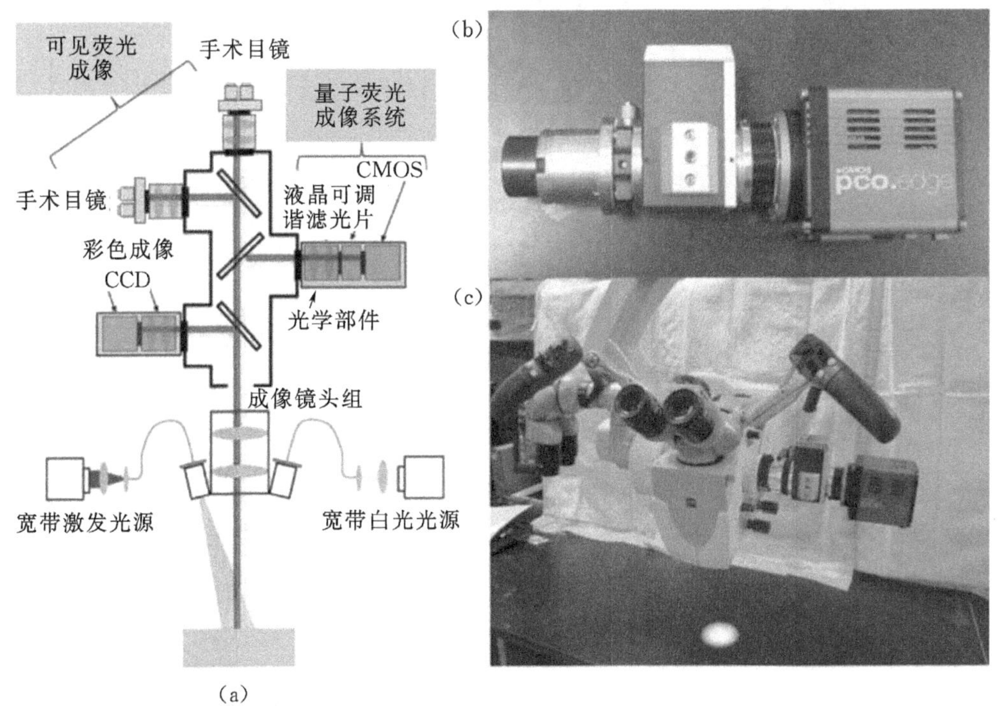

图 5－1 德国蔡司生产的荧光介导神经外科手术系统

(a)系统构成；(b)荧光检出系统；(c)系统的全图

镜中(Zeiss OPMI,德国)加入波长在400 nm左右的光源以及波长为620～710 nm的滤光器[5]。荧光图像由高灵敏度CCD检出并与手术视野同步显示(coregistered)。手术中,外科医生根据需要切换传统的白色氙灯与紫蓝色激发光照明以达到最优化的肿瘤切除。虽然5-ALA介导手术已被证明对优化颅内胶质肿瘤切除有很大的帮助,但由于肿瘤区域特别是边缘地带的界定取决于手术医生对荧光(颜色)的主观判定。在由于内在代谢及结构的组织变化引起的荧光含糊不清的肿瘤边缘区域,这种主观判断会使荧光的实际强度与看到的荧光的相关性显著降低从而直接影响肿瘤切除手术的质量。为了解决这一难题,美国达特茅斯大学与加拿大多伦多大学的研究组开发了能够定量检测PpIX浓度的荧光介导手术系统。在显示整个手术视野的荧光图像的同时,手术医生可以任意选择感兴趣的区域进行定量的荧光强度检测。临床试验的结果证明,此系统显著提高了胶质瘤切除的准确率[6]。图5-2显示荧光介导颅内肿瘤切除手术的荧光图像及不同种类组织的测量光谱。左边为术中的荧光图像,箭头所指为定量检出的位置。右边为原始及拟合的荧光光谱。在$\lambda=635$ nm的为激发光峰,$\lambda=710$ nm的为荧光峰。从上到下的各行分别对应正常大脑皮层((a)-(b))、低级别胶质瘤((c)-(d))和高级别胶质瘤((e)-(f))。高级别胶质瘤部分的荧光在图像及光谱上都清晰可见,而低级别胶质瘤部分只能通过定量检出的光谱识别[7]。

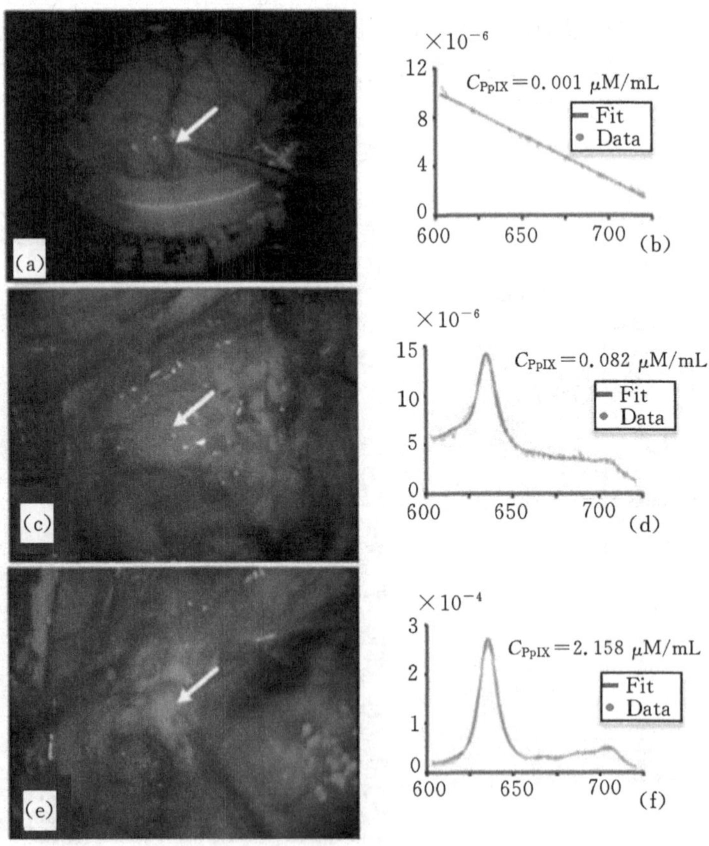

图5-2 荧光诱导颅内肿瘤切除手术的荧光图像及不同种类组织的测量光谱

5.3 荧光介导其他器官肿瘤的切除手术

除了荧光介导颅内肿瘤切除，荧光介导其他器官恶性肿瘤切除的临床研究也在不间断地尝试中。因为其他器官的肿瘤大都比颅内肿瘤在组织中的位置更深，临床试验几乎都采用有相对较强组织穿透能力及较高安全性的 ICG。比较成功的有 ICG 介导咽旁间隙肿瘤切除[8]、肝癌切除[9]以及乳腺癌切除[10]。

在咽旁间隙剥离肿瘤时最常见的并发症是由于手术造成吞咽困难或颈动脉破裂。ICG 荧光图像介导可以相对准确地判定肿瘤的边界从而有助于在狭窄的咽旁间隙里安全地切除肿瘤。0.5 mg/kg 的 ICG 荧光探针经由头静脉注射。注射 30～60 min 后在荧光图像的介导下首先在咽部黏膜上标记出肿瘤的位置并切开该处的咽黏膜，然后在荧光介导下切除筋膜下(或颈动脉后面)隐藏的肿瘤。因为下组颅神经也在荧光图像中得到了清晰显示，因而可在手术时得到最大限度的保存。荧光介导咽旁间隙肿瘤切除手术前的核磁共振图像及术中的白光和荧光图像如图 5-3 所示[8]。所用的荧光成像系统为日本 MIZUHO 公司的 HyperEye 荧光成像系统(图 5-4)。系统的光源为白光及波长为 760～780 nm 的发光二极管(LED)，光检测器是 CCD。通过选择不同的光滤波器，可以在白光和荧光模式间自由切换。图像处理使彩色的荧光图像与白光图像重叠显示，这使得淋巴结、肿瘤的辨认和血液循环的确认更加简单。

荧光介导肝癌的切除与咽旁间隙肿瘤切除基本类似，差别在于 ICG 是在手术的 3 天前而不是 30～60 分钟前由静脉注入[9]。

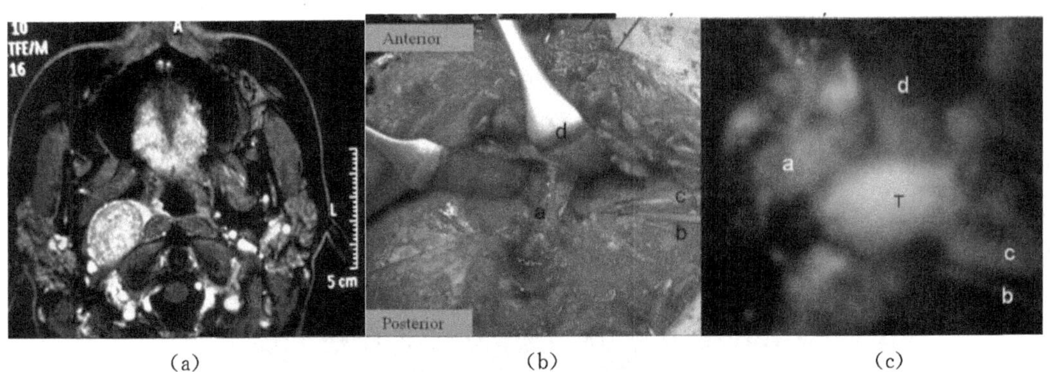

(a) (b) (c)

图 5-3 咽旁间隙肿瘤(恶性副神经节瘤)的荧光诱导手术。(a)术前 MRI；(b)术中白光及(c)荧光图像。a：面神经，b：副神经，c：颈内静脉，d：手术器件，T：肿瘤

诊断并去除已有癌细胞转移的腋窝淋巴结在早期乳腺癌手术中至关重要。它直接关系到病人的癌症复发率及总生存年限。不同于在以上肿瘤切除手术中的应用，荧光介导在乳腺癌手术中的应用集中在前哨淋巴结的识别与切除上。前哨淋巴结是乳腺癌淋巴转移的第一站，从一系列的淋巴结中准确地判断出前哨淋巴结可以在最大限度地阻断癌转移的同时避免不必要的淋巴结损失。传统的前哨淋巴结手术导航使用放射性同位素(Tc-99m)结合蓝色着色剂(Sulfan blue)。此方法的缺点是对人体有一定的辐射作用，同时会对环境造成污染；同位素示踪剂和伽玛探测器的成本较高，放射性示踪剂到达前哨淋巴结也需要较长的

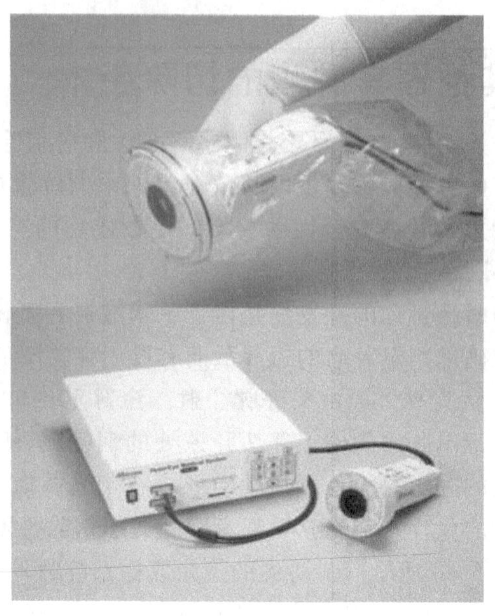

图 5－4 日本 MIZUHO 公司的 HyperEye 荧光成像系统

时间。另一方面，如果只用蓝染料，手术医生需要经过很多的专门训练才能达到可以接受的前哨淋巴结识别率。相比以上的传统方法，使用荧光介导，没有辐射的伤害，探针在注射后的 1～2 min 内就可以到达淋巴管。ICG 作为这一应用的荧光探针，单独使用或和蓝色着色剂配合使用都已被证明具有 95％以上的前哨淋巴结辨识率[11]。作为例子，图 5－5 显示 ICG＋蓝色着色剂介导乳腺癌手术的荧光图像[10]。在乳晕区域直接注射 1 mL 蓝色着色剂后，再注入 1 mL 0.5％的 ICG。几秒钟后，就可以在皮肤表面实时观察到图 5－5(a)所示的荧光淋巴流。依据荧光显示的皮下淋巴途径的终点(荧光线消失点)，手术医生可以很容易地找到邻近腋窝的淋巴结点的位置。切开后，根据荧光(图 5－5(b))发现前哨淋巴结并切除。此例所用的荧光成像系统是日本滨松光子公司的 PDE-2 系统。光源为中心波长 760 nm 的发光二极管。光检出器为带有高通光滤波器(截止波长 820 nm)的 CCD。荧光波长的峰值为 840 nm。

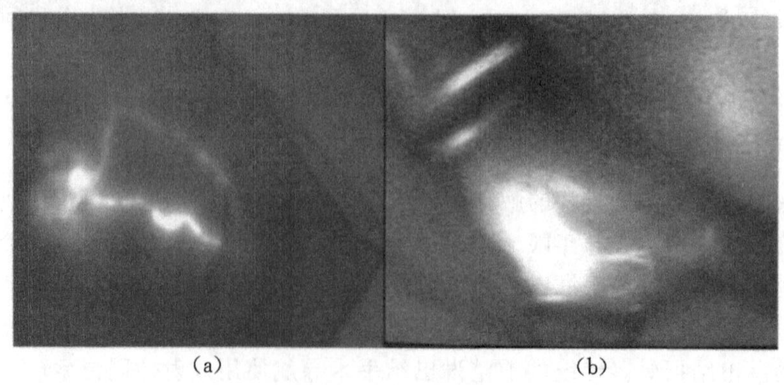

(a) (b)

图 5－5 荧光诱导乳腺癌前哨淋巴结切除。(a)切开前皮下淋巴管的 ICG 荧光图像；(b)皮肤切开后显示器上的癌化淋巴结荧光图像

5.4 近红外荧光介导微创手术

荧光手术介导的一个重要的应用领域是众多的微创(腹腔镜)手术。能够有效地减少创伤面积从而大幅度提高手术安全系数、缩短术后康复时间及费用的微创手术在现代临床医学实践中正发挥着越来越重要的作用。然而,在有效地减少创伤面积的同时,与传统的手术方式相比,该技术本身的局限性也非常突出。如有限的视野范围,只能参照二维(平面)图像,需要习惯特殊的手眼协调方式,以及缺乏触觉反馈等等[12]。为了帮助微创手术突破这些局限,近年来用新光学成像技术如荧光成像、光学相干断层扫描(optical coherence tomography)、近红外光谱成像(diffuse optical spectroscopy)、超光谱成像(hyperspectral imaging)和光声成像(optoacoustic imaging)等技术来增强手术中生体组织结构的视觉效应的研究层出不穷。但综合这些研究的结果,得出的结论是相对于其他光学技术,穿透深度达1 cm且能够有效地显现组织具体的解剖结构的近红外荧光成像是目前最有希望广泛应用于临床的技术[13]。近红外荧光成像的优点在于荧光探针可以通过管腔内传递从而实时标识脂肪组织覆盖下的胆管、输尿管、血管等重要的解剖结构。另外探针也可以通过神经血管束来间接标识神经组织。表 5-2 列出了近年来比较成功的近红外荧光腹腔镜的手术类型、生体组织、所用的荧光探针以及介导原理。尽管手术的类型、针对的组织以及采用的荧光探针有所不同,荧光介导微创手术都是基于同样的原理:(1)首先通过静脉或直接到粘膜层下注射荧光探针;(2)用激光照射手术创面使探针产生近红外荧光;(3)手术医生使用专用的带有近红外滤波器的照相机系统捕捉到实时的靶向组织的荧光图像;(4)由于非靶向组织不产生荧光(或非常少),医生能够相对容易地在荧光介导下完成手术。

表 5-2 近红外荧光腹腔镜手术的类型、生体组织、所用的荧光探针以及介导原理

手术类型	增强组织	荧光探针	探针注入方式	介导原理
胆道	肝外胆管、动脉(囊性动脉及肝右动脉)	ICG,MB	静脉注射	胆道、动脉造影增强
结肠癌切除	输尿管, 大肠动脉血供 Sentinel lymph notes	MB,ICG	静脉注射	输尿管可视化 肠缝合后的灌注评价 检测结肠系膜前哨淋巴结
胃癌切除	前哨淋巴结	ICG	黏膜下层注入	定位前哨淋巴结
前列腺癌切除	前哨淋巴结	ICG+Tc-99m	前列腺外周带注入	定位前哨淋巴结, 术前术中采用同种造影
器官移植	动脉血管缝合处	ICG,MB	静脉注射	评估血管的缝合

1. 胆道手术[14]

在患者进入手术室前 30 min 将 2.5 mg 的 ICG 由静脉注射到患者体内。微创手术用介导系统由腹腔镜、氙光源及 CCD 光检出器组成。氙光源中波长高于 800 nm 的光由低通光滤波器滤除。CCD 检出器前装有 810 nm 的高通光滤波器以滤除波长低于 810 nm 的背景及激励光。手术的目的是剥离胆囊三角区组织，荧光用来勾画胆道以避免在手术中受损。如图 5-6 所示[14]，剥离前胆囊三角区组织的荧光造影（左图）与相应的白光图像（右图）。从图中可以清楚地看出在白光图像中很难辨识的胆囊管和副肝管在荧光图像中得到了清晰的显示。

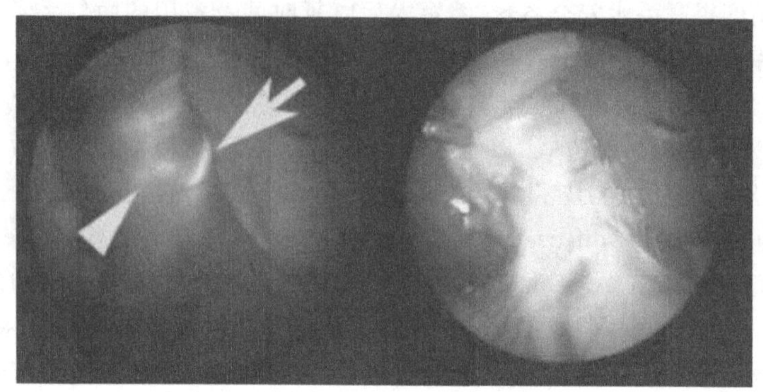

图 5-6 剥离前胆囊三角区组织的荧光造影（左图）清晰地显示了胆囊管（箭头）和副肝管（箭头）。右图为白光图像

2. 胃癌切除[15]

荧光探针 ICG 的注入方式有两种，由负责手术的外科医生选择。一种是将 0.5%ICG 溶液在手术前 1 至 3 天经由内窥镜注射到粘膜下层；另一种是在手术中将各 0.5 mL 的 ICG 注射到浆膜下肿瘤周围的四个站点。荧光成像系统选用的也是日本滨松光子公司的 PDE-2 系统。如图 5-7 所示，普通的腹腔镜下不可分辨的恶性肿瘤及癌化淋巴结(a)在荧光图像(b)中变得清晰可见。

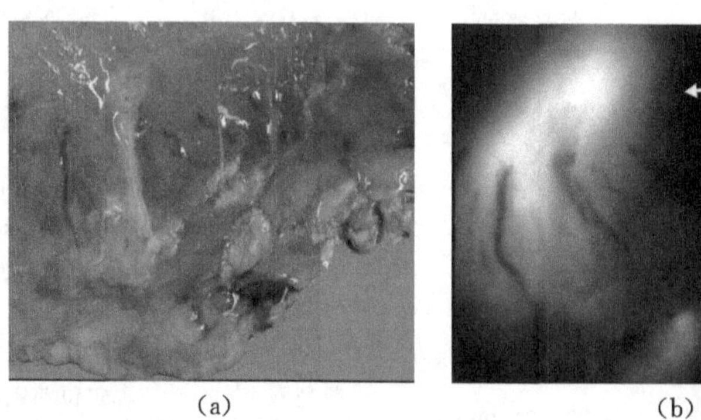

(a) (b)

图 5-7 胃癌手术中的腹腔镜图像。(a)白光图像，肿瘤及淋巴结不可分辨；(b)ICG 荧光图像，原发肿瘤（长箭头）和淋巴结（短箭头）明显地有别于周围组织

5.5 光介导在器官移植手术中的应用

肝胆的移植手术主要并发症之一是由于在手术过程中看不清局部的解剖结构而造成胆管及肝动脉血管的损伤。手术移植后肝动脉、门静脉的血液是否流通及肝功能的评估是移

植是否成功的重要因素。日本千叶大学研究组的研究结果表明，用荧光导航的移植手术可以帮助进行手术的医生更好地了解手术中局部解剖结构，避免肝动脉、门静脉及胆管的损伤[16]。手术中所选用的荧光成像系统是日本滨松光子公司的 PDE-2 系统。活体肝移植的受体在静脉灌注 1 mL 的 ICG 10 s 后获取的荧光图像与手术前的 CT 图像如图 5-8 所示。如图 5-8(a)和(b)所示，缝合后的肝动脉及门静脉血流畅通，没有扭结或吻合不当的现象。由于该患者所进行的手术是右叶肝移植，如术前预计(图 5-8(c))，静脉血流的左侧部分段被削弱造成移植后的肝脏有不成规律的区域缺乏荧光(图 5-8(d))。

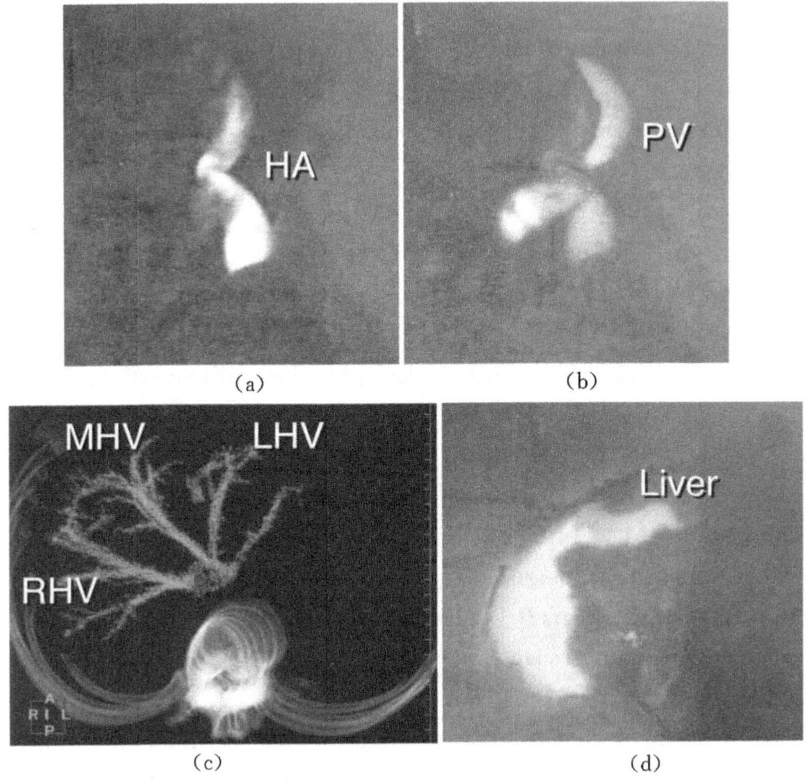

图 5-8 移植肝的荧光及 CT 图像。(a)肝动脉；(b)门静脉(PV)；(c)供体肝术前 CT。RHV：肝右静脉；MHV：肝中静脉；LHV：左肝静脉；(d)肝组织

5.6 荧光介导手术的局限与挑战

虽然荧光介导手术在识别解剖结构和评估组织灌流的临床标准方面具有巨大潜力，然而，投入真正的临床应用还是有一定的局限性，主要有以下几点需要突破。第一方面的局限性来自于现有的荧光成像系统。现有的成像系统要求医生必须在几乎全黑的状态下才能看到荧光，因此要不停地切换荧光及白光模式才能区分出没有荧光产生的周围组织和发出荧光的病患组织，从而确定进行手术的部位，这一局限性大大影响了手术的进程。第二方面是现有荧光成像系统及探针的组织穿透深度所造成的局限性。虽然现有最大脂肪组织的成像深度为1 cm，但对于许多手术来说，脂肪覆盖层的厚度远大于 1 cm。这就使得很多部位的

手术不能运用荧光来介导，从而大大降低了很多手术的成功率。第三方面的局限性来自于探针注射时机的把握。比如胆道手术中的荧光探针，手术前 24 小时的注射效果远好于术前 2 小时注射。但如果是门诊手术病人，就不能采用前者。另外，开发具有更高的粘合能力、消光系数(extinction coefficient)、量子效率(quantum yield)、更短起效时间并且能够更长时间成像的荧光探针也将是荧光介导微创手术的一个巨大的挑战。

参考文献

[1] Dip F D, Asbun D, Rosales-Velderrain A, et al. Cost analysis and effectiveness comparing the routine use of intraoperative fluorescent cholangiography with fluoroscopic cholangiogram in patients undergoing laparoscopic cholecystectomy [J]. Surgical Endoscopy, 2014, 28: 1838 - 1843.

[2] Li Y, Rey-Dios R, Roberts D W, et al. Intraoperative fluorescence-guided resection of high-grade gliomas: a comparison of the present techniques and evolution of future strategies [J]. World Neurosurgary, 2014, 82(1 - 2): 175 - 185.

[3] Reinhart M B, Huntington C R, Blair L J, et al. Indocyanine Green: historical context, current applications, and future considerations [J]. Surgical Innovation, 2016, 23(2): 166 - 175.

[4] Stummer W, Kamp M A. The importance of surgical resection in malignant glioma [J]. Current Opinion in Neurology 2009, 22(6): 645 - 649.

[5] Valdes P A, Jacobs V L, Wilson B C, et al. System and methods for wide-field quantitative fluorescence imaging during neurosurgery [J]. Optics Letters, 2013, 38(15): 2786 - 2788.

[6] Valdes P A, Bekelis K, Harris B T, et al. 5-Aminolevulinic acid-induced protoporphyrin IX fluorescence in meningioma: qualitative and quantitative measurements in vivo [J]. Neurosurgery, 2014, 10(1): 74 - 82.

[7] Valdés P A, Leblond F, Kim A, et al. Quantitative fluorescence in intracranial tumor: implications for ALA-induced PpIX as an intraoperative biomarker [J]. Journal of Neurosurgery, 2011, 115(1): 11 - 17.

[8] Yokoyama J, Ooba S, Fujimaki M, et al. Impact of indocyanine green fluorescent image-guided surgery for parapharyngeal space tumours [J]. Journal of Cranio-Maxillofacial Surgery, 2014, 42(6): 835 - 838.

[9] Kawaguchi Y, Ishizawa T, Masuda K, et al. Hepatobiliary surgery guided by a novel fluorescent imaging technique for visualizing hepatic arteries, bile ducts, and liver cancers on color images [J]. Journal of the American College of Surgeons, 2011, 212(6): e33 - e39.

[10] Tomoharu S, Kassim A, Takeuchi M, et al. A novel method for sentinel lymph node biopsy by indocyanine green fluorescence technique in breast cancer [J]. Cancers, 2010, 2: 713 - 720.

[11] Hirano A, Kamimura M, Ogura K, et al. A comparison of indocyanine green fluorescence imaging plus blue dye and blue dye alone for sentinel node navigation surgery in breast cancer patients [J]. Annals of Surgical Oncology, 2012, 19: 4112 - 4116.

[12] Schols R M, Connell N J, Stassen L P S. Near-Infrared fluorescence imaging for real-time intraoperative anatomical guidance in minimally invasive surgery: A systematic review of the literature [J]. World Journal of Surgery, 2015, 39: 1069 - 1079.

[13] Schols R M, Bouvy N D, van Dam R M, et al. Advanced intraoperative imaging methods for laparoscopic anatomy navigation: an overview [J]. Surgical Endoscopy, 2013, 27: 1851 - 1859.

[14] Ishizawa T, Bandai Y, Ijichi M, et al. Fluorescent cholangiography illuminating the biliary tree during laparoscopic cholecystectomy [J]. British Journal of Surgery, 2010, 97: 1369 - 1377.

[15] Tajima Y, Murakami M, Yamazaki K, et al. Sentinel node mapping guided by indocyanine green fluorescence imaging during laparoscopic surgery in gastric cancer [J]. Annals of Surgical Oncology, 2010, 17: 1787 - 1793.

[16] Nmitsuhashi O, Kimura F, Shimizu H, et al. Usefulness of intraoperative fluorescence imaging to evaluate local anatomy in hepatobiliary surgery [J]. Journal of Hepato-Biliary-Pancreatic Surgery, 2008, 15(5): 508 - 514.

光动力疗法

6

光动力疗法(photodynamic therapy,PDT)是一种联合利用光敏剂、光和氧分子,通过光动力反应选择性地治疗恶性病变(如实体肿瘤和癌前病变)和良性病变(如湿性老年性黄斑变性(age-related macular degeneration,AMD)、鲜红斑痣(port-wine stain,PWS)和感染等疾病的新型疗法[1~4]。

本章简要回顾光动力疗法(PDT)的发展历程,介绍其基本原理和作用机制,并对光源、光敏剂、氧这三个关键要素的研究进展进行全面总结。同时,推介 PDT 中光化学内化的原理及其应用。重点阐述 PDT 剂量学,特别是单态氧计量学的基础研究与临床应用。最后,介绍了 PDT 的临床应用和推广,并对其未来发展趋势作了展望。

6.1 光动力疗法的发展历程及现状

对光动力效应的研究始于 19 世纪末期,1897—1898 年间,德国慕尼黑大学药理学院 H. Von Tappeiner 教授的学生 O. Raab 偶然间观察到,荧光染料(吖啶、奎宁、曙红等)对草履虫具有毒性,杀伤效果与外界的光照有关,并且只有光而没有染料也观察不到这个现象。1900 年,O. Raab 和 H. Von Tappeiner 发表了这些观察结果并对荧光染料在医学中的应用进行了展望[5,6]。1903 年,H. Von Tappeiner 和皮肤科医生 A. Jesionek 报道了用曙红治疗疱疹、牛皮癣、皮肤癌和其他疾病的临床应用结果[7]。随后,H. Von Tappeiner 与 A. Jodlbauer 共同提出这种光敏化反应不仅需要染料和光照,还需要氧的参与[8]。1907 年,H. Von Tappeiner 提议用"光动力学反应"来描述这种光敏化现象[9]。不久,F. Meyer-Betz 开展了第一例人体的光动力试验[10]。20 世纪 60 年代之前,由于光敏剂如血卟啉(Hematoporphyrin,Hp)在肿瘤中的潴留量较少,光动力治疗时需要注入大量的光敏剂药物,这将导致严重的皮肤光毒反应。此时,人们主要利用光敏药物的荧光特性对肿瘤进行定位诊断[11,12]。通过对 Hp 的有效光敏成分进行分析,S. K. Schwartz 等人制备得到一种复杂的混合卟啉制剂,称为血卟啉衍生物(Hematoporphyrin derivative,HpD)[13]。R. L. Liposn 等人在动物实验中证明了 HpD 在肿瘤中的潴留量明显高于 Hp[14]。20 世纪 70 年代,美国 Roswell Park Cancer Center 的 T. J. Dougherty 等人首次利用光敏剂 HpD 实现了肿瘤的完全治愈[15]。这项成果成为利用光动力效应治疗疾病的标志性事件,并引起了世界各国医学、生物、化学和物理等领域科学家们的浓厚兴趣。

1993 年,加拿大正式批准将 QLT Phototherapeutics Inc 生产的光敏剂 Photofrin® 应用于膀

胱癌的 PDT 治疗；1995 年，美国也相继批准了 Photofrin 作为食道癌姑息疗法的光敏剂药物[16,17]。此后，日本、荷兰、挪威、德国和英国等国家的卫生部门都相继认可了 PDT 这一肿瘤新疗法的合法性，成千上万的癌症患者接受了 PDT 治疗，疗效显著。1981 年，北京同仁医院利用国产激光器对患有下眼睑基底细胞癌的病人进行了治疗，开创了国内 PDT 应用的先例。随后，国家科学技术委员会大力提倡国产抗癌光敏剂的研制，于 1984 年制定了 PDT 临床试行标准，在鼻咽癌、肝癌、鲜红斑痣和尿道尖锐湿疣的 PDT 治疗上取得了重要结果。PDT 发展至今已有一百多年的历史，它已经成为激光医学和生物医学光子学领域的重要组成部分之一。

图 6-1 统计了近 5 年来美国 Web of Science SCI 数据库中收录与 PDT 相关的学术论文数量。无论是全球还是我国，每年所发表的 PDT 相关的论文数量都呈逐年递增的趋势。如图 6-2 所示，学术论文所涵盖的主要的 PDT 研究集中在新型光敏剂、生物作用机制、剂量监测、临床应用以及其他相关内容的研究等，这些也是近年来国内外以 PDT 为主题学术会议的报告和讨论主要内容。

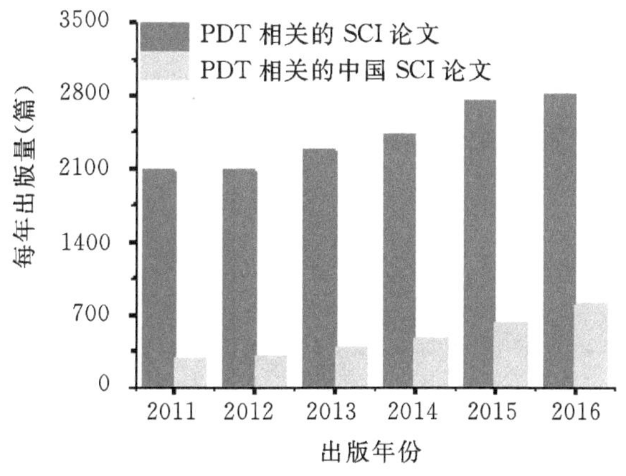

图 6-1 PDT 相关的学术论文数量

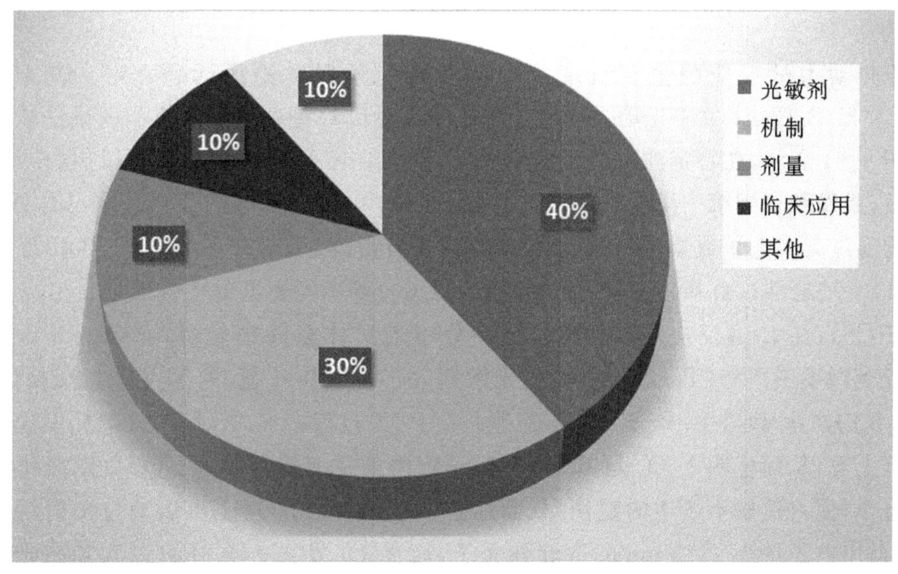

图 6-2 PDT 的主要研究内容及所占比例

在基础研究方面，光敏剂作为 PDT 的关键要素之一，如何进一步提高光敏剂的选择性和特异性，并合成具有不同细胞器靶向的功能型光敏剂是未来的一个重要研究课题。其次，研究和开发性能稳定、价格低廉和易于临床操控的新型光源，特别是以发光二极管(LED)为代表的新型光源在 PDT 应用推广中具有十分重要的意义。此外，利用新呈现的各种技术，特别是利用光学无损检测技术，如单线态氧(singlet oxygen，$^1O_2$)发光检测与成像、光学相干层析成像、激光散斑成像、光声成像、激光多普勒血流成像、荧光光谱与成像等揭示 PDT 的生物作用机制，将有利于针对不同的患者和病种优化个性化的治疗方案，进而提高 PDT 疗效。最后，还要开展 PDT 疗效的长期评估和随访研究，以期建立更为可靠的量效评估标准。PDT 作为一种日趋成熟的靶向新型疗法，它的临床应用已被逐渐认可和推广。随着纳米、生物、光子和医学等前沿技术的发展，PDT 有望在多种良性和恶性疾病治疗中发挥越来越重要的作用。同时，PDT 的发展也将推动光电和生物制药等相关产业的发展。

6.2 光动力疗法的基本原理和作用机制

PDT 治疗前需预先给患者注射或局部涂抹光敏剂，经过一定时间代谢之后，光敏剂被选择性地潴留在肿瘤或病变组织中，如图 6-3 所示。这时，用特定波长的光源直接辐照病灶进行治疗[18]。

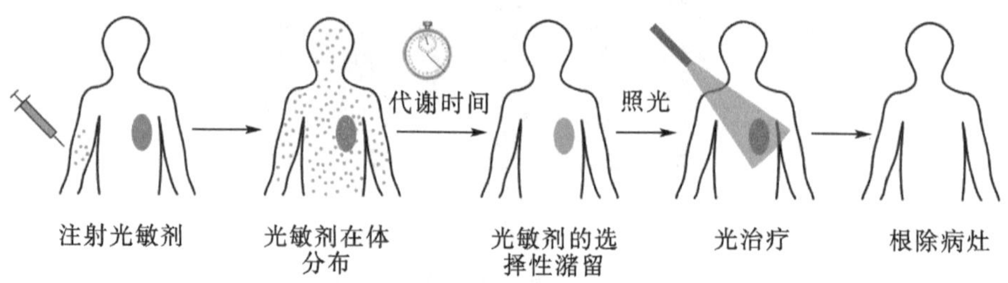

图 6-3 PDT 治疗过程示意图

关于光动力学反应的主要机理成为科学家们激烈讨论的话题之一。其中 G. O. Schenck 和 C. S. Foote 关于光动力学反应是基于 I 型和 II 型两种反应机制的说法被普遍接受。如图 6-4 所示，在特定波长光源的辐照下，潴留在靶组织中的基态光敏剂(S_0)吸收光子的能量，激发跃迁到第一激发态(S_1)。在 I 型反应中，S_1 的光敏剂分子直接与周围的生物分子底物通过交换电子或质子生成底物自由基或自由离子，与基态氧分子($^3O_2$)反应生成阳离子($O_2^{\cdot -}$)、羟基自由基($\cdot OH$)、过氧化氢(H_2O_2)等不同类型的活性氧(reactive oxygen species，ROS)；在 II 型反应中，S^1 的光敏剂分子通过体系间窜越(intersystem crossing，ISC)跃迁到激发三重态(T_1)，处在 T_1 的光敏剂分子可以和基态$^3O_2$ 发生能量交换(energy transfer，ET)产生$^1O_2$。K. R. Wesihaupt 等人在 PDT 过程中加入$^1O_2$ 淬灭剂后发现细胞存活率显著上升，从而证明了$^1O_2$ 是 II 型 PDT 过程中的主要毒性物质。$^1O_2$ 可以氧化其周围的生物分子，使之造成不可逆的损伤，从而达到治疗的目的；$^1O_2$ 也可以通过辐射跃迁返回基态，发射出波长约为 1270 nm 的近红外光子，简称$^1O_2$ 发光；$^1O_2$ 还可以和基态光敏剂分子发生氧化反应，导致光敏剂的光漂白，并产生光致产物(photoproduct，PP)[19]。

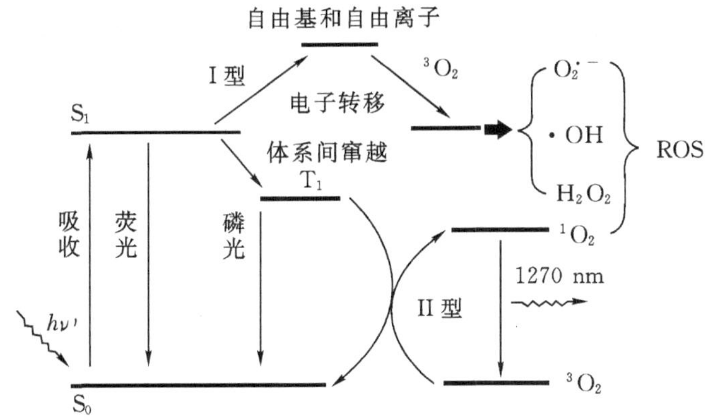

图 6-4 I 型和 II 型 PDT 的贾布朗斯基能级示意图

根据作用靶位不同，PDT 作用机制大致可分为破坏血管、杀伤肿瘤组织和细胞，以及诱发机体免疫应答等 3 种不同的类型，如图 6-5 所示。如果在光敏剂还主要潴留于血管内时照光，光化学反应所产生的$^1O_2$ 能够破坏血管，引起病灶血供不足，间接引起细胞死亡；当光敏剂到达细胞时，PDT 以细胞为治疗靶标，$^1O_2$ 可能导致细胞的凋亡、坏死和自体吞噬，细胞的死亡路径主要取决于治疗过程中所产生的$^1O_2$ 浓度和分布。此外，许多研究还表明，PDT 过程中局部诱发的非特异性应急炎性反应以及后期的一系列免疫反应对于抑制和破坏肿瘤还具有持续性的系统效应。PDT 诱导免疫反应的强弱及其抗肿瘤效应已成为当前的一个研究热点。

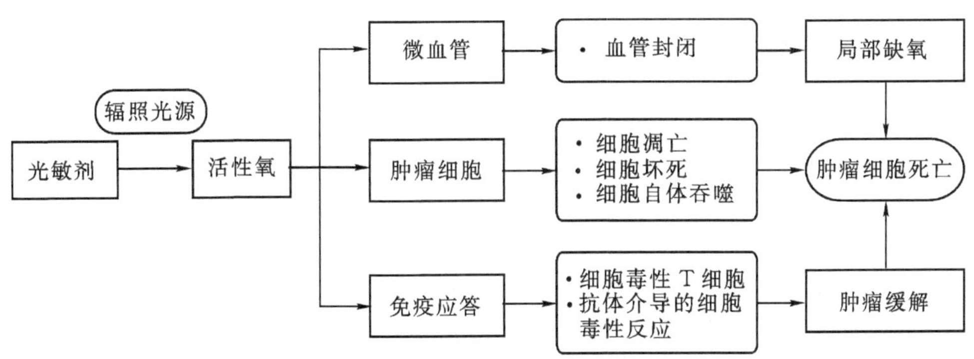

图 6-5 PDT 的生物作用机制[18]

6.3 光源

选择 PDT 理想光源的考虑因素有：(1)波长是否能和光敏剂的吸收峰值相对应，最好是在吸收的最长波段，以满足光源辐射时在病变组织中有较大的穿透深度；(2)有足够高的输出功率；(3)拥有与之相配套的高效光学传输系统，能把光传输到治疗的靶组织，以及(4)体积小、稳定性好、性价比高等特点。在 PDT 早期应用阶段，通常采用白炽灯和各种高压弧形灯等作为辐射光源，这些光源在光谱结构、功率密度、传输系统，以及精确控制等方面都存在着明显的不足。随着激光技术的产生和快速发展，激光已经成为 PDT 的首选光源。常用的激光有：He-Ne 激光、染料激光、半导体激光、KTP/YAG 激光等，如表 6－1 所示。对于面积较大的治疗部位，需要设计专门的光学系统对激光进行扩束，这给临床应用带来诸多不便。

表 6－1　PDT 治疗光源

光源	波长(nm)	适应症
氩离子激光	514.5	PWS
氩泵浦染料激光	630	膀胱癌、胃癌、口腔癌、皮肤癌
铜溴化物激光	511,578	膀胱癌
铜蒸气激光	511,578	膀胱癌、GI、口腔癌、皮肤癌、PWS
二极管激光器	630	胃癌、肺癌、口腔癌、眼科 PDT、脑瘤
双频 YAG 激光器，染料泵浦脉冲激光	630	脑瘤
金蒸气激光	630	胃癌
氦氖激光	630	胃癌、口腔癌、皮肤癌
氪激光	413	PWS
KTP 激光	532	PWS
非相干光	600～700	PWS、皮肤癌

利用 LED 阵列光源替代传统光源，不仅能够保证光照质量，而且还能极大地降低照射成本，同时通过调节 LED 的电流大小可以方便地调制其发光强弱。陈德福等人利用红光 LED 开发了用于 PDT 细胞实验的灯箱，如图 6－6 所示[20]。2015 年 Mordon 等人利用侧面发光光纤开发了具有均匀辐照特性的柔性光源，如图 6－7 所示，并完成了 PDT 治疗光化角质的临床试验研究[21]。

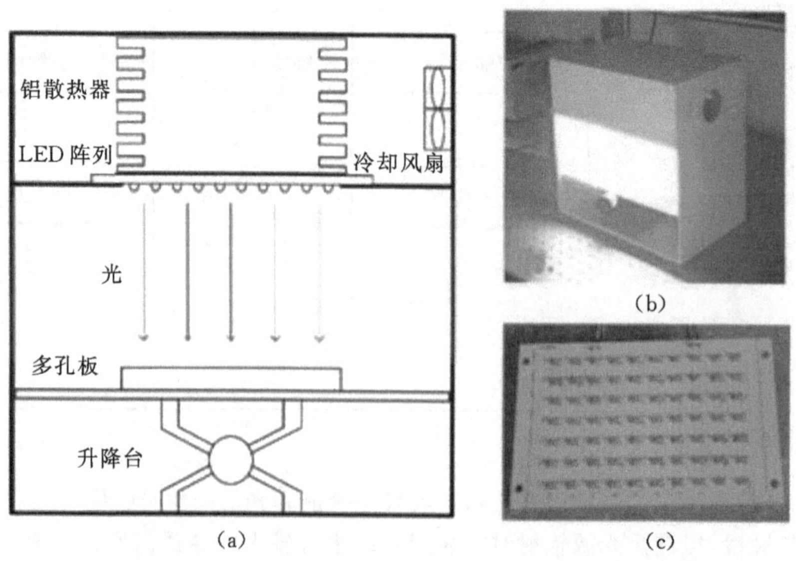

图 6－6　(a)红光 LED 面阵辐照光源结构图；(b)用于 PDT 离体细胞研究的 LED 辐照光源图；(c)10×7 LED 阵列图

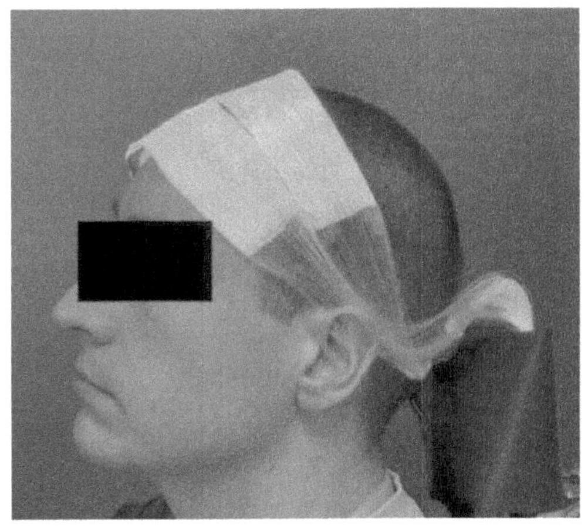

图 6-7 用于 PDT 的柔性发光织物

6.4 光敏剂

光敏剂作为 PDT 的三大关键要素之一，其性能在很大程度上直接决定了 PDT 的疗效和该疗法在临床的应用和推广。近年来，研究和开发具有主动靶向传输、肿瘤的诊断（如 MRI 和分子荧光成像等）、治疗（高热治疗和 PDT）、剂量监测（$^1O_2$ 探针和氧分子探针等），以及疗效评估（细胞凋亡探针、MRI 和生物化学发光等）等组合功能为一体的“功能型光敏剂”已成为 PDT 中的一个研究热点[22]。

6.4.1 光敏剂的分类

光敏剂根据其化学结构和组成可分为[23,24]：(1) 卟啉类，如 Photofrin、ALA/PpIX、BPD-MA 等；(2) 叶绿素类，如 Chlorins、Purpurins、Bacteriochlorins 等；(3) 染料类，如 Phtalocyanine、Napthalocyanine 等。按时间年限来划分，通常把第一代光敏剂界定在 20 世纪 70 年代和 80 年代初，而在 80 年代末出现的光敏剂为第二代光敏剂。接着，以解决了生物相容性，特别是选择适合于光敏剂传输的药物传输系统（drug delivery systems，DDSs）为目标的称为第三代光敏剂。表 6-2 列举出了获得临床许可应用或试用的光敏剂。

表 6-2 临床 PDT 应用的光敏剂[22]

光敏剂	商品名	治疗的病种	治疗波长(nm)
Porfimer Sodium	Photofrin	子宫、呼吸道、食道、膀胱、胃癌，脑部肿瘤	630
BPD-MA	Verteporfin Visudyne	基底癌细胞	689
m-THPC	Foscan	头颈部和胰腺肿瘤	652
5-ALA	Levulan	基底癌细胞、头颈部肿瘤、妇科肿瘤， 诊断脑部、头颈部和膀胱肿瘤	635 375～400

续表

光敏剂	商品名	治疗的病种	治疗波长(nm)
5-ALA-methylesther	Metvix	基底癌细胞	635
5-ALA-benzylesther	Benzvix	胃肠道肿瘤	635
5-ALA-hexylesther	Hexvix	膀胱癌	375～400
SnET2	Purlytin	皮肤转移性乳腺癌、基底癌细胞、Kaposi 性肉瘤、前列腺癌	664
Boronated protoporphyrin, N-Aspartyl-chlorin e6(Npe6)	BOPP	脑部肿瘤	630
2-[1-hexyloxyethyl]-2-devinyl pyropheopho-rbide-a,HPPH	Photochlor	基底癌细胞	665
Hypericin	VIMRxyn	皮肤、牛皮癣	600
Lutetium texaphyrin	Lutex	子宫、前列腺和脑部肿瘤	732
Phthalocyanine-4Pc4	Photosense	来源于不同实体肿瘤的皮肤和皮下转移病灶	670
Taporfin sodium	Talaporfin	来源于不同部位的实体肿瘤	664

6.4.2 理想光敏剂的基本特征

理想的 PDT 光敏剂应具备以下 10 个基本特征[25,26]:(1)组分明确;(2)材料来源广泛,且易于化学合成;(3)在没有光照射的条件下毒性小;(4)肿瘤细胞对其具有选择性吸收,即特异性高;(5)$^1O_2$ 量子产率高;(6)经人体新陈代谢快速排出体外,药物副作用小;(7)在人体内没有药物聚集现象;(8)具有很好的光稳定性,光漂白效应不显著;(9)最大吸收峰位于近红外,能获得足够的光学穿透深度;(10)具有诊断和疗效评估等功能。

6.4.3 肿瘤组织对光敏剂的选择性吸收

肿瘤组织对光敏剂的选择性吸收并不是肿瘤细胞具有某种特殊的特性,而仅是因为肿瘤组织与正常组织之间在生理学方面存在一定的差异[7]。与正常组织相比,肿瘤组织(1)内部具有较大的组织间隙;(2)含有更高比例的巨噬细胞;(3)含有受损的微血管;(4)淋巴引流能力较差;(5)细胞外围的 pH 较低;(6)新合成的胶原质浓度较高;(7)含有许多脂蛋白受体;(8)肿瘤细胞与光敏剂由于电荷、大小以及光敏剂自身结构等而引起它们之间的相互作用。了解肿瘤组织对光敏剂的选择性吸收特性对于研究和开发肿瘤组织对光敏剂特异性吸收更强的功能光敏剂具有重要指导意义。

6.4.4 功能型光敏剂

1. 具有主动靶向功能的光敏剂

由于肿瘤组织对光敏剂只是相对的选择性吸收,并不具备特异性,所以正常组织中不可避免地潴留有少量的光敏剂，可能产生光毒副作用。当难以把光源局限在靶位组织，如腹腔和胸腔肿瘤时，为了减少对周围正常组织的毒副作用，开发靶向型的光敏剂就显得尤为重要[27,28]。为了增强光敏剂的靶向作用，许多研究组纷纷开展了光敏剂的药物传输系统(DDSs)研究，变早期的被动靶向(passive targeting)为现有的主动靶向(active targeting)输送方式，目前采用的主要方法有[22]：

(1)免疫靶向光敏剂：将光敏剂与特定肿瘤细胞的单克隆抗体(MAbs)结合起来，使之对肿瘤细胞表面的抗原具有靶向作用。

(2)表皮生长因子受体(EGFR)靶向光敏剂：EGFR 的异常高表达常见于头颈部的口腔癌和早期肿瘤，并与肿瘤细胞的恶性生物学行为以及肿瘤患者的不良预后密切相关，EGFR 已成为阳性表达肿瘤的重要治疗靶标。因此与 EGFR 单克隆抗体结合起来，光敏剂可以被特异性地靶向癌细胞。

(3)低密度脂(LDL)蛋白靶向光敏剂：将光敏剂和血清蛋白，如 LDL 结合以提高光敏剂的靶向，这种方法较适合于输送疏水性光敏剂。

(4)多肽(peptide)靶向光敏剂：包括把光敏剂与胰岛素和转铁蛋白(transferrin)等多肽结合起来，提高肿瘤细胞对光敏剂的特异性吸收。

(5)光敏剂分子信标：Zheng 等人借用了分子信标(molecular beacon)的概念和模型，用光敏剂取代分子信标中的荧光基团后，构建一种由光敏剂、肿瘤基因的反义基因片断(如反义寡核苷酸，即 antisense oligonucleotide)，以及光敏剂猝灭分子组成的新型光敏剂。如图 6-8所示，通过反义寡核苷酸和 mRNA 的特异性结合，达到提高光敏剂对肿瘤细胞的靶向性和 PDT 的特异性。

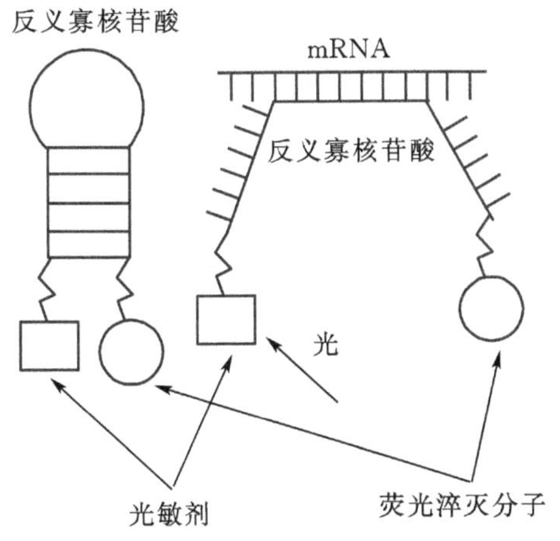

图 6-8 含 mRNA 靶向的光敏剂

卟啉类光敏剂由于$^1O_2$ 量子产率高，具有良好的亲水性，常被用于光敏剂分子信标的设计中。Juan 等人选用 Pyropheophorbide(Pyro)作为光敏剂，将 Pyro、Caspase-3 和 Matrix-metalloproteinase-7(MMP-7)等特异性肽链结合成具有靶向功能的 PMB，并在细胞和活体动物实验中验证其可行性。Pyrophephrbide-a 在近红外区域也有着较强的吸收，将 Pyrophephrbide-a 分别与凝血酶(Thrombin)和基质金属蛋白酶(MMP)等特异性肽链链接，能够合成具有不同靶向功能的光敏剂分子信标。

光敏剂分子信标可以通过抗体和核酸适体等靶向载体输送到靶标细胞，又可被蛋白酶、核酸等肿瘤靶向物特异性激活，从而杀死肿瘤细胞，而对正常细胞不产生损伤。光敏剂分子信标在发展的同时，也还存在一些亟待解决的问题：(1)微环境变化对信号的影响。已有实验结果表明周围环境 pH 值的变化会影响光敏剂分子信标中酶的活性。当周围环境中 pH 值过高时，茎干区碱基对之间的稳定结合被破坏，光敏剂分子信标发生变性，光敏剂与淬灭基团将自动分开。(2)光敏剂和荧光淬灭物质的优化设计。如何匹配两者之间的吸收光谱特性，特别是要求荧光淬灭分子有高的淬灭效率。(3)特异性肽链切断光敏剂分子信标所需要的时间。这涉及能否实现对反应动力学过程进行的信号实时监测，如果时间过长，有可能使得无法记录前期发生的事件。近年来，随着纳米技术和相关交叉学科的日趋成熟，纳米技术在医学中的应用已初露端倪。许多分别用于诊断学(Diagnostics)与治疗学(Therapeutics)的分子标记物被集成于一体，形成了治疗诊断学(Theranostics)，基于光子技术在医学诊断与治疗中多扮演重要的角色，一个崭新的研究方向——光子治疗诊断学(Photonic Theranostics)正在逐渐形成，光敏剂分子信标就是其中的一个重要研究和应用领域。随着各种肿瘤标记新物质、新型光敏剂和荧光淬灭物质的出现，同时具备靶向传输和诊治功能的光敏剂分子信标将在 PDT 中发挥着举足轻重的作用。

2. 具有磁性导向和热治疗功能的光敏剂

超磁性四氧化三铁(Fe_3O_4)纳米粒子在直流磁场的作用下被广泛应用于肿瘤组织的高热疗法(hyperthermia，HPT)，其优点是在磁场的作用下易于控制磁性粒子的定向运行(磁性导向)。Kim 和 Macaroff 等人先后提出了将光敏剂(如 Hematoporhhyrin、5-ALA、ZnPc 和 Chlorine e6 等)和 Fe_3O_4 纳米粒子结合起来对肿瘤进行 HPT 和 PDT 协同治疗的新方法。如图 6-9 所示，这种新型光敏剂不仅能通过 PDT 和 HPT 最大程度地杀伤肿瘤组织，而且还可以借助药物传输载体的磁性粒子，提高 PDT 的特异性。

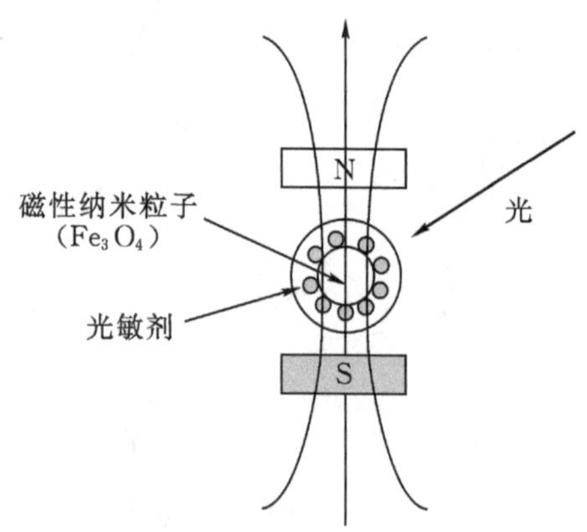

图 6-9 含铁磁流体的光敏剂

与此同时，组织体中的氧分子浓度直接决定了 PDT 的疗效，但是肿瘤组织在 PDT 过程中往往处在缺氧状态，造成 PDT 疗效下降。因此，如何通过改善组织体的供氧，进一步提高 PDT 的疗效也是当前的研究内容之一。其中通过高热疗法(HPT)来促进组织对分子氧的吸收，提高 $^1O_2$ 产率和 PDT 的疗效被认为是一种行之有效的方法。Hirschberg 等人在脑胶质瘤的 ALA-PDT 中发现 HT 和 PDT 的结合能显著提高疗效。Liggett 研究组为提高 PDT 疗效，把瞳孔透热疗法(transpupillary thermotherapy)和利用脉络膜吲哚青绿血管造影(ICG)进行的 PDT 结合起来，在治疗中、小型的脉络膜黑素瘤中也取得了很好的疗效。如图 6-10 所示，Gu 等人将超磁性四氧化三铁(Fe_3O_4)纳米粒子和血卟啉衍生物(HpD)结合起来，不仅验证了该功能型光敏剂能被 HeLa 细胞吸收，而且具有很好的热学稳定性。

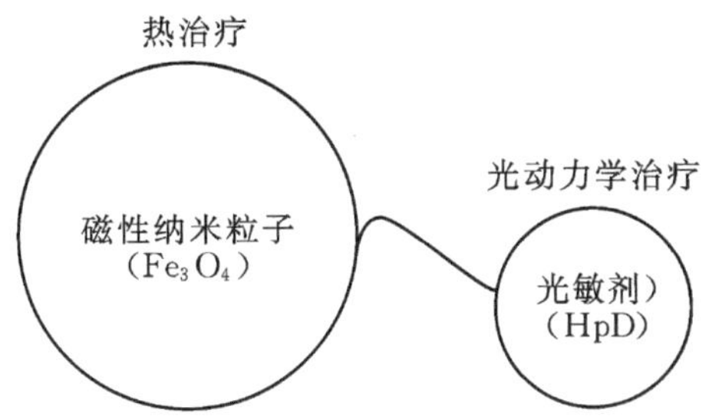

图 6-10　具有热疗功能的光敏剂

最近，Prasad 研究组采用 PE-PEG 聚合物作为载体，将 HPPH 和 Fe_3O_4 合成了水溶性的胶粒。如图 6-11 所示，通过控制磁场的方向，可以实现对光敏剂的磁性导向。

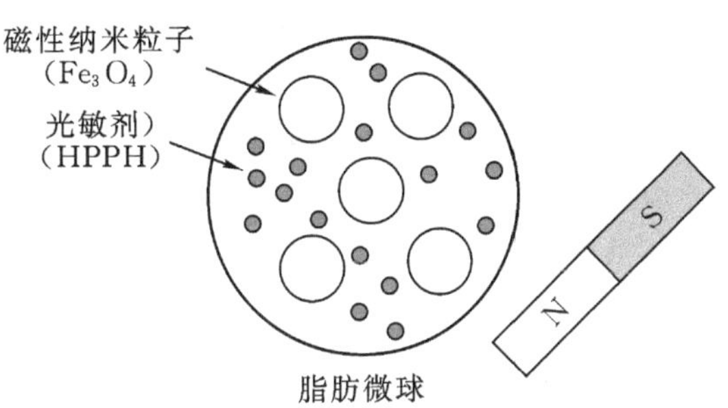

图 6-11　含 HPPH 和 Fe_3O_4 的光敏剂

3. 有辐射治疗功能的光敏剂

其基本原理是通过将具有特定发光性质的纳米粒子和光敏剂，如 HpD 结合起来，并将其输送到肿瘤组织中去。在进行传统 X 射线进行肿瘤辐射治疗时，这种纳米粒子被 X 射线激发后能够连续、稳定地发出一定波长的光，作为光源激发与它相结合在一起的 HpD，产生单态氧等对肿瘤细胞具有毒性的物质，即达到 PDT 的效果。使用这种光敏剂能够增强 X 射线治疗的效果，从而可以降低 X 射线的辐射剂量。另一个优点是在实施 PDT 过程中不再需要其他光源。

4. 具有细胞凋亡表征功能的光敏剂

如图 6-12 所示，这种光敏剂间接通过中间的 caspase-3 释放型多肽和荧光淬灭分子结合在一起。在多肽链断开之前，因为荧光淬灭分子的存在，即便有光激发，光敏剂也不会发射荧光。但是当药物进入细胞内后，在光的辐照下，吸附在线粒体表面的光敏剂(Pyropheophorbide α)产生单态氧诱发细胞凋亡并产生 caspase-3，这时多肽链被释放，荧光淬灭分子和光敏剂分离，从而使光敏剂可以发射出荧光，间接地表征细胞在 PDT 过程中的凋亡。

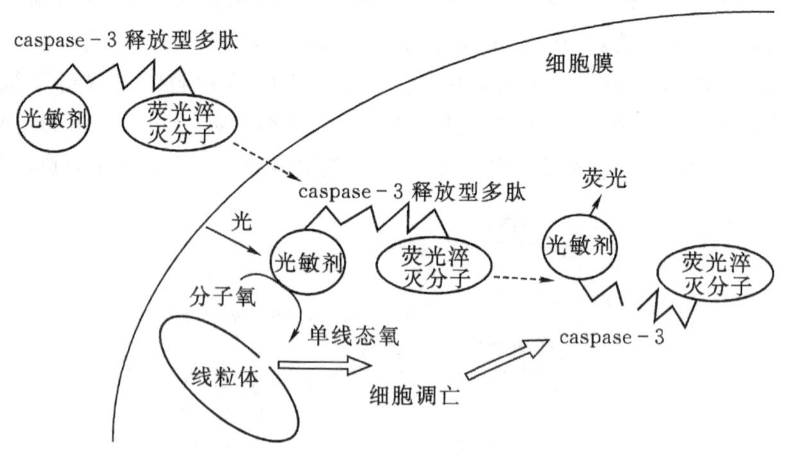

图 6－12 含细胞凋亡探针的光敏剂

5. 具有分子成像功能的光敏剂

这种功能型光敏剂把近红外荧光染料（花青 IR820）或 PET 造影剂和光敏剂（HPPH）结合起来，在实现荧光成像或 PET 诊断的同时，还可以进行有效的 PDT 治疗。与单纯采用 HPPH 作为光敏剂相比，肿瘤细胞对这种新型光敏剂具有更高的吸收效率，实验结果还表明，在满足诊断和治疗的剂量条件下，皮肤几乎没有光毒反应。这种光敏剂在开展荧光成像引导下的 PDT 具时有重要应用。

此外，量子点作为一种新型的荧光探针，可与光敏剂或其他能够产生$^1O_2$ 的物质结合。如图 6－13 所示，Hsieh 等人将 CdSe/ZnS 量子点和金属铱结合起来，合成了还具有分子成像功能的新型 PDT 光敏剂，其中荧光成像功能可用于对光敏剂的动态分布研究和 PDT 疗效的实时评估。

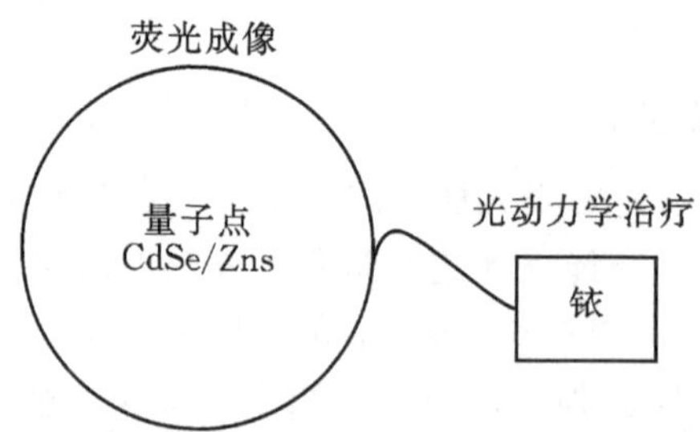

图 6－13 由量子点和铱组成的光敏剂

6. 具有 MRI 成像功能的光敏剂

Vaidya 和 Li 等人分别利用多聚物将现有光敏剂（Mesochlorin e6，HPPH）和对比度增强 MRI 造影剂（Gd-DO3A，DTPA）聚合起来，通过 MRI 来更加精确地定位肿瘤的解剖位置和评估 PDT 疗效。同时，聚合物还可作为光敏剂和 MRI 造影剂的药物传输的载体。

7. 具有多功能的光敏剂纳米粒子平台

近年来，随着纳米技术的日渐成熟，以及各种化学合成材料生物相容性的不断突破，研究和开发含有 PDT 光敏剂的多功能纳米粒子平台是今后最具发展前景的一种功能型光敏剂。如图 6 - 14 所示，这种以聚丙烯酰胺(PAA)为核心的纳米粒子平台上包括的主要载体物质有：(1)用于肿瘤 PDT 的光敏剂；(2)控制纳米粒子在血浆中滞留时间的聚乙二醇(PEG)涂层；(3)实时检测 PDT 中$^1O_2$ 的探针；(4)分子靶向物质，如利用上述提及的单克隆抗体、RGD 肽或上皮生长因子抗体等；(5)用于检测 PDT 过程的核磁共振成像造影剂。

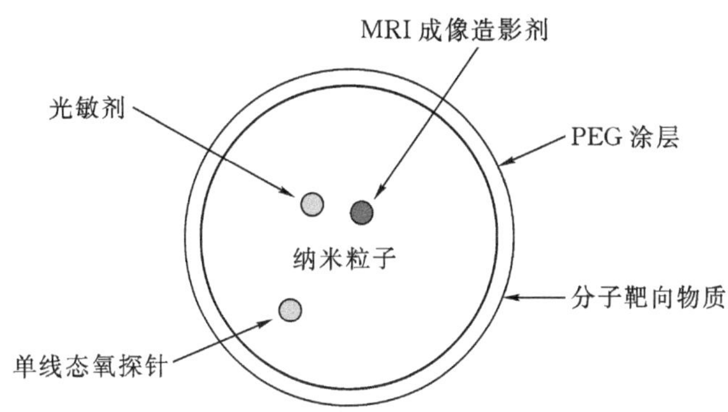

图 6 - 14　含光敏剂的多功能纳米平台

更为关键的是，该纳米粒子设计成了直接吸附在细胞表面而达到治疗效果，可以防止肿瘤治疗中可能引起多重药物耐受(multi-drug resistance, MDR)。Kopelman 研究组已先后完成了含 Photofrin(Axcan Pharma Inc.)和亚甲基蓝(methylene bule)多功能纳米粒子的细胞和活体动物实验，实验结果证实了设计这种纳米粒子的可行性和它所具备的多功能性。

这种以光敏剂为核心的纳米量级平台不仅使肿瘤组织对光敏剂的吸收具有特异性，而且还能实现 PDT 和剂量的实时检测，以及治疗过程中与治疗后的疗效评估，是一种十分理想的多功能光敏剂。它也成为了纳米技术在医学应用中的一个研究热点。

6.4.5 其他新型光敏剂

另外一个值得关注的是，许多研究还纷纷利用原理上能够产生$^1O_2$ 的纳米材料，如量子点(quantum dots)、富勒烯(Fullerenes)、TiO_2、ZnO、硅纳米晶体(silicon nanocrystals)、纳米反应堆(Nanoreators)等作为新一代光敏剂的材料来源，研究这些特殊材料的生物相容性和在 PDT 中作为新型光敏剂应用的可能性。

以量子点为例，它是一种由 II-VI 或 III-V 族元素组成的半导体纳米晶体(semiconductor nanocrystals)，由于它的物理尺寸小于激子的玻尔半径，从而导致了一种量子限制效应，使量子点具有独特的光学和电学性质。自 1998 年 Bruchez 和 Chan 等解决量子点作为生物探针的生物相容性问题，并首次利用量子点分别成功标记活体 3T3 纤维细胞和 HeLa 细胞以来，量子点作为细胞标记的新技术在生物医学中的应用引起了国际学术界的高度重视。Samia 等人于 2003 年首次探索了量子点在 PDT 中的应用可能性。如图 6 - 15 所示，量子点可以通过荧光共振能量转移(fluorescence resonance energy transfer, FRET)将能量转移给与光敏剂 Pc4，使之激发到三重态，再与单重态氧分子通过三重态能量转移(triplet energy transfer, TET)产生$^1O_2$。另一种可行机制是量子点在被激发到三重态后直接通过 TET

与氧分子发生能量转移，产生具有毒性反应的ROS，或者被氧化后产生对细胞具有毒性的金属镉离子，而从实现PDT。

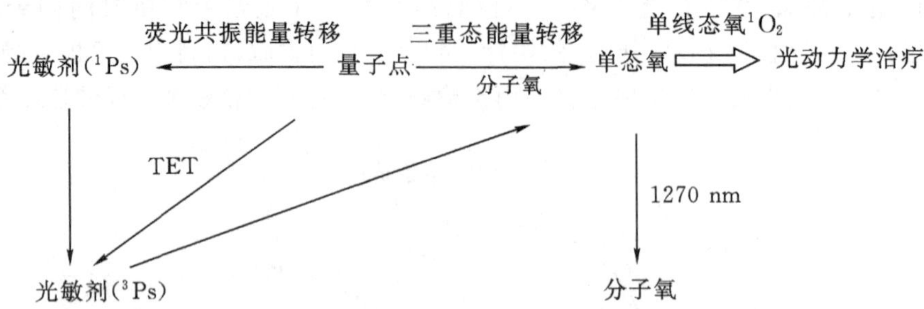

图6-15 量子点在PDT应用中的能量转移示意图

Samia等人证实了平均直径为5 nm的CdSe量子点在甲苯溶液中能产生对细胞具有毒性的$^1O_2$。虽然$^1O_2$的量子产率仅为5%，而酞菁类光敏剂高达40%～60%，但量子点的光漂白速率比酞菁类光敏剂小得多。因此，量子点同样也能产生足够的$^1O_2$达到PDT的预期效果。Bakalova等人利用CdSe量子点与白血病细胞的特异性抗体(anti-CD90)结合，首次实验验证了与传统光敏剂三氟啦嗪(trifluoperazine)和磺化铝酞菁染料(sulfonated aluminum phthalocyanine)相比，量子点能够提高PDT的效果。在不久的将来，量子点可望能直接用于替代传统光敏剂，或者作为传统光敏剂的能量和传输载体被应用于改善光敏剂的性能和提高PDT疗效。

随着纳米技术和相关交叉学科的日趋成熟，纳米技术在医学中的应用已初露端倪。虽然本文所讨论的功能型光敏剂大多只是作为一个新的设想被提出来，但这些设想已为将来开发功能型PDT光敏剂提供了基本功能的定位和发展方向。特别是开发以光敏剂为核心的纳米粒子平台，它集主动靶向传输、肿瘤的诊断(如MRI和分子荧光成像等)、治疗(高热治疗和PDT)、剂量监测($^1O_2$探针和氧分子探针等)，以及疗效评估(细胞凋亡探针、MRI和生物化学发光等)为一体，充分体现了现代纳米医学的基本特征。具体而言，在研究和开发功能型光敏剂的过程中，涉及的研究内容主要包括：(1)新型光敏剂的功能定位和化学合成；(2)药物传输系统的选择，涉及如何提高光敏剂的主动靶向和控制光敏剂的滞留时间；(3)光物理特性研究，包括光敏剂的吸收特性、荧光特性、$^1O_2$的产率和寿命、光敏剂的稳定性和光漂白特性等；(4)生物物理和药理特性研究，即光敏剂在特定细胞和组织中随代谢时间的浓度分布，其中最为关注的是光敏剂在细胞内不同细胞器中的分布；同时，还要评估光敏剂的毒副作用等；(5)剂量学研究，包括光敏剂的药物剂量、光剂量、氧分子浓度和治疗时间等；(6)PDT疗效评估：细胞凋亡或坏死的机制，还包括对组织中微血管的损坏机制；离体细胞实验，活体动物实验；(7)临床前试用研究。

综上所述，功能型光敏剂在PDT中具有十分明朗的应用前景，它的研发成功必将引起一场PDT技术革命，使PDT在临床医学上发挥更大的作用。

6.5 氧

光动力反应不仅是一个耗氧的反应，而且还可能封闭组织中供氧的微血管，从而造成组织体局部乏氧(hypoxia)和缺氧(anoxia)。组织体缺氧将减少光动力反应过程中所产生$^1O_2$和其他活性氧(ROS)的产量,进而降低 PDT 的疗效。与此同时,血液的含氧量还决定了组织体对光吸收,从而影响 PDT 的治疗深度。因此,实时监测 PDT 过程中组织体的含氧量对于优化治疗方案和评估疗效都具有十分重要的意义[29]。

描述含氧量的主要参量包括氧分压(pO_2)、氧浓度和血红蛋白氧饱和度(HbSat)等。根据测量参量的不同,测量氧的技术可分为直接测量和间接测量两大类。直接测量技术是通过检测组织体中的 pO_2,直接反映所检测区域的含氧量。间接测量法则是分别通过测量血液中的含氧血红蛋白(HbO)和脱氧血红蛋白(Hb)的光谱特性,通过计算 HbSat 间接得到组织中的含氧量。

在 PDT 过程中因组织体中含氧量的不同,其作用机制可表现为 I 型和 II 型两种完全不同反应路径的光化学反应。在含氧量充足的体系中,II 型光化学反应占主导地位;而当组织体中的含氧量降低到一定水平时,特别是当 $pO_2<2$ mmHg 时,将抑制$^1O_2$ 的生成,此时 I 型光化学反应则占主导作用。与此同时,光动力反应还可能导致微血管的损伤和封闭,从而限制了组织氧的后续供给。如图 6 - 16 所示,实体肿瘤在 PDT 治疗时,组织体内因为局部含氧量不同,疗效存在显著的差异。

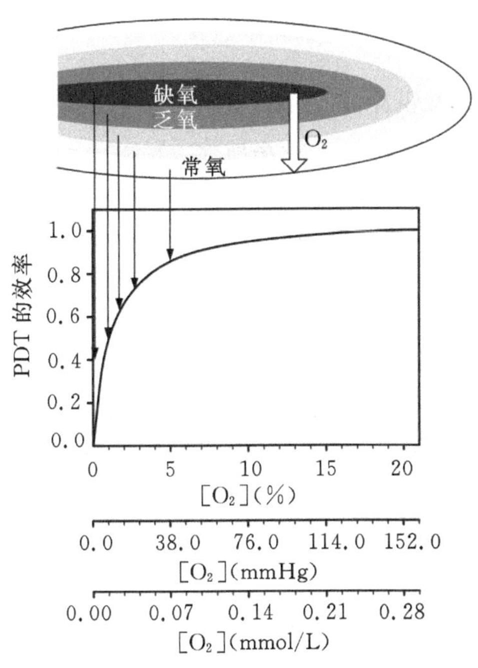

图 6 - 16 肿瘤 PDT 效率与组织氧浓度之间的关系

此外,在 II 型光化学反应中,测量$^1O_2$ 在 1270 nm 的时间分辨发光光谱是获得三重态光敏剂和$^1O_2$ 寿命的重要技术手段。如图 6 - 17 所示,含氧量的高低还将引起$^1O_2$ 发光信号的动力学改变。当组织氧含量较高时,时间分辨$^1O_2$ 发光信号的上升部分代表三重态光敏剂的寿命,信号的衰减部分则表示的$^1O_2$ 寿命;而当氧含量较低时,基态氧对三重态光敏剂分子的淬灭概率降低,导致三重态光敏剂寿命的上升,这时组成细胞器的蛋白质、氨基酸等生物大分子也能够淬灭$^1O_2$,导致$^1O_2$ 寿命下降。此时,时间分辨$^1O_2$ 发光信号将发生"动力

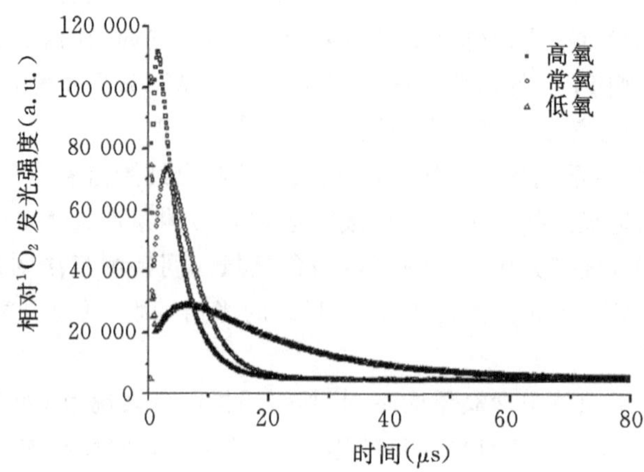

图 6-17 不同氧浓度条件下$^1O_2$发光时间分辨光谱

学倒置”，发光信号的上升部分反映的则是$^1O_2$的寿命，而持续时间较长的信号衰减部分代表三重态光敏剂的寿命。因此，组织氧不仅影响着 PDT 的疗效，而且对于揭示 PDT 中$^1O_2$与生物分子之间的作用机制也具有重要的科学意义。

6.5.1 PDT中改善组织氧供给的方法

当采用高通量密度的光辐照时，组织氧的消耗远远大于氧从周围血管通过扩散补给的速率，从而可能降低 PDT 的疗效。为了保证治疗过程中有充足的氧供给，一方面可以通过优化或改变 PDT 治疗方案，另一方面则可通过外加辅助药物或利用呼吸高压纯氧法等方法来改善组织中的供氧。相对传统的照光方式，间断性和节律性 PDT 等两种新的治疗模式已获得成功的应用。在保持相同光剂量的情况下，间断性 PDT 采用间断的光照方式避免组织体中氧的快速耗竭，而节律性 PDT 则通过降低光通量密度和延长治疗时间来维持组织体中的含氧量。此外，利用具有热疗和磁性调制功能的新型光敏剂，或者是在光敏剂给药时分别加入烟酰胺、碳氟化合物、抗凝剂肝素(Heparin)和双氧水(H_2O_2)等辅助药物，以及治疗过程中呼吸高压纯氧(HBO)和卡波金(Carbogen)气体等方法都可以在不同程度上改善组织体中的供氧，以提高 PDT 的疗效。

6.5.2 组织氧的直接测量技术

直接测量技术测量的是 pO_2 的绝对值，目前应用较为广泛的技术包括极谱氧微电极技术、荧光淬灭技术、磷光光谱技术、电子顺磁共振成像技术和延迟荧光淬灭技术等。

1. 极谱氧微电极技术

极谱氧微电极技术是基于 Clark 工作原理，通常由一个气体渗透膜(通常是聚乙烯、聚丙烯、聚四氟乙烯和聚酯薄膜)、两个电极和氯化钾电解液共同组成，其中两个电极分别为氯化银参考电极和玻璃外层包裹的铂电极。氧可以通过渗透膜扩散到含有氯化钾电解液的容器中，当两个电极之间被－650 mV 电压极化，溶解的氧会发生电化学还原反应产生氢氧离子，从而构成回路，形成电流。流过电极的电流和 pO_2 成正比，因此可以通过检测两电极之间的电流，实现体系中 pO_2 的测量。但是在利用极谱氧电极测量 pO_2 时，由于电化学还原反应中的自身氧消耗也会造成电流信号衰减，从而使得测量值偏离真实值。

Reed 等人用 Clark 微电极在小鼠皮下软骨肉瘤中测量光敏素(Photofrin)介导 PDT 前后的 pO_2。在 PDT 治疗前，肿瘤表面 50～650 μm 的 pO_2 随着深度的增加从 45 mmHg 下降到 10 mmHg，而经过 1 h 的 PDT 治疗后，不同深度的 pO_2 值都降为 3～5 mmHg，这充分表明 PDT 治疗过程是一个耗氧的光动力反应过程。Chen 等人在 PDT 治疗过程中给移植有皮下乳腺癌的 C3H 小鼠供给不同气压(常压和 3 atm①)的纯氧，用 Clark 微电极测量肿瘤中缺氧部位的 pO_2，结果表明当小鼠在高压氧呼吸的情况下，缺氧部位的氧供给得到了显著的提高，测得 pO_2 值大于 50 mmHg。实验进一步研究了不同供氧条件下小鼠中肿瘤的治愈率。当肿瘤大小相同的情况下，60 天后的肿瘤的治愈率存在显著差异，分别为 20%(空气)、60%(纯氧，3 atm)和 80%(纯氧，常压)，结果表明肿瘤中的含氧量直接决定着 PDT 的疗效。

2. 荧光淬灭技术

荧光淬灭技术利用短脉冲光沿着一根光纤探针传输至位于探针端部硅胶聚合物内的钌或芘荧光团，通过激发荧光团后检测其荧光寿命。由于荧光团的寿命和探针端部周围的含氧量成反比，因此可以通过荧光团寿命的变化来反映组织体含氧量的情况。需要特别说明的是，在含氧量较高时，由于 Stern-Volmer 曲线接近水平状态，从而使荧光寿命比含氧量低时的测量误差更大，所以这种方法更适合于测量低氧水平时的 pO_2。通常当 pO_2 介于 0～15 mmHg 时，荧光探针的检测灵敏度更高且更稳定，与之相反，极谱氧电极在 pO_2 低于 5 mmHg时有较大的测量误差。由于荧光探针不会消耗氧，可以在组织体中进行长时间实时连续的测量，目前已广泛应用于组织体中 pO_2 的监测。这种技术的局限性在于在测量过程中荧光探针中的荧光物质受光照后容易产生光漂白和淬灭现象，同时温度的变化也会使信号产生漂移，从而影响测量的准确性。Chen 等人利用 OxyLite 的 pO_2 系统(Oxford Optronics，Oxford，UK)分别在金丝桃蒽酮(Hypericin)介导的 PDT 之前、过程中以及之后(5 h 和 24 h)测量小鼠皮下 RIF-1 肿瘤中的 pO_2。结果表明当用 100 mW/cm^2 的光照射时，PDT 过程后 pO_2 迅速下降。实验结果再次表明，肿瘤 PDT 会造成组织体的缺氧。Huang 等人将乳腺癌经皮下移植到 C3H 小鼠的后肢中，在不同的氧供给条件下(空气、卡波金、常压氧和高压氧)，用 OxyLite 氧探针测量 Photofrin 介导的 PDT 过程中的 pO_2。实验发现在充足供氧条件下，肿瘤中的缺氧状况得到了改善，并且细胞的死亡率比在空气中有显著的提高。

3. 磷光光谱技术

基于氧对探针化合物磷光寿命的淬灭原理，Wilson 等人于 1987 年提出了用于定量的测量组织氧的磷光光谱技术。这种测量技术适用于对浅表组织体的测量，一般取样深度不超过 1 mm。Mellroy 等人用磷光淬灭技术测量了正常大鼠肝脏中 5-ALA 介导的 PDT 过程中的含氧量，测量时把光纤头紧靠在大鼠肝脏表面，通过增加光纤与肝脏表面的距离测量磷光寿命，实验发现在最接近光纤的部位的氧消耗最多。这种技术的局限性在于需要向组

---

① 注：1 atm=1.01325×10^5 Pa。

织中注入磷光探针化合物，难以在临床上获得应用。

4. 电子顺磁共振成像技术

电子顺磁共振(EPR)血氧定量法通过利用氧分子中的两个未配对电子的顺磁特性淬灭注入组织体中的顺磁性物质测量 pO_2，是一种用于测量动物模型中 pO_2 的新技术，已在临床中得到广泛的应用。EPR 就是在静磁场中用至少一对未配对的自旋电子，给出顺磁离子或分子微波辐射共振吸收的过程，顺磁性物质通常是氮氧自由基或其他稳定的自由基。这些顺磁性物质可以很好地和组织体相容，与大多数氧化剂和还原剂不会发生反应，而对于肿瘤中缺氧状态非常敏感，因此可以通过电子顺磁共振光谱仪在特定的位置测量肿瘤中的 pO_2，测量之后磁性物质通过新陈代谢从组织体中清除。Pogue 等人在维替泊芬(Verteporfin)介导的 PDT 研究中发现，当光照间隔为 15 min 时，小鼠皮下 RIF-1 肿瘤中的 pO_2 发生了减少，并且组织中的血流量只有初始值的 50%；然而采用 3 h 长间隔的光照射时，pO_2 出现了显著的升高。结果表明，在特定的条件下 PDT 会造成组织的 pO_2 增加，他们认为这是由于细胞损伤导致组织体中局部血流量增加或者是氧消耗降低所造成的。

5. 延迟荧光淬灭技术

近年来，为了克服组织氧测量技术的有损和介入式等局限性，基于检测光敏剂延时荧光的实时和无损组织氧测量技术得到了长足的发展。因为它的持续时间要延缓很多，可以和磷光相比，但与电子从 S_1 立刻返回 S_0 的“瞬时荧光”(prompt fluorescence)相比，荧光信号在时间上出现了明显的延迟。研究表明，在 PDT 中光敏剂的延迟荧光寿命与它所在微环境的 pO_2 呈正相关。利用这种技术，荷兰的 Mik 等人首次成功通过测量线粒体中 5-ALA 诱导 PpIX 的延迟荧光得到线粒体中的 pO_2，之后他们又分别获得了小鼠和人体皮肤在 ALA-PDT 过程中的 pO_2。2011 年，瑞士的 Piffaretti 等人也开发了基于光纤的延迟荧光测量系统，并准确得到了活体鸡胚模型(CAM)中的 pO_2。这项技术的最大优点在于易于实现在体的无损检测；其次，由于测量的是荧光寿命，因此能够克服信号收集和组织特性差异等对实验结果的影响，在临床医学中具有广泛的应用前景。

6.5.3 组织氧的间接测量技术

间接测量技术通过测量血液中含氧血红蛋白(HbO)和脱氧血红蛋白(Hb)在可见波段、红外或近红外波段的不同光谱特性，通过计算 HbSat 间接得到组织中的含氧量。通用的测量技术包括核磁共振技术、反射光谱技术、频域光子迁移光谱技术和傅里叶变换光谱成像技术等。

1. 核磁共振技术

核磁共振(NMR)技术通过利用血氧水平依赖(BOLD)成像测量 HbSat，而 BOLD 是磁共振成像(MRI)常用的检测方法。BOLD 成像对 Hb 很敏感，并且已广泛用于测量局部氧合的变化。由于 HbO 是抗磁性的，Hb 是顺磁性的，可以在血管周边及内部产生微观磁场梯度，减小横向弛豫时间(T_2)，从而降低磁共振信号。当局部含氧血红蛋白浓度增加、HbO-Hb 的比值增加，或者 Hb 含量减少时，T_2 缩短效应减弱，磁共振信号增强，经处理得到相应的增强信号图像。这项技术的优点在于它对于 Hb 氧合的变化很敏感，但需要利用其他辅助的检测技术来确定总血红蛋白(HbT)的含量。Gross 等人在实体 M_2R 小鼠黑色素瘤中监测钯-细菌脱镁叶绿素酸(TOOKAD)介导的 PDT 过程中氧的消耗。PDT 治疗的总时间是 10 min,在光照的第一个 5 min 内,肿瘤中的磁共振信号强度从初始值的 100%降低到 75%,之后始终维持在初始值的 60%～70%,在随后的 20 min 内信号没有得到恢复。经过 PDT 治疗后,64%小鼠的肿瘤在 90 天内没有复发。这种方法不仅能够监测肿瘤在 PDT 中的含氧量变化,而且还能对肿瘤中的血管分布进行成像。

2. 反射光谱技术

反射光谱技术(LRS)是利用血液中 HbO 与 Hb 的反射光谱差异来间接反映组织中的含氧量,它具有无创、快速和可重复等的优点。此外,反射光谱的测量装置相对简单,价格便宜,结果可靠,因此已获得初步的临床应用。Wang 等人利用漫反射光谱测量了 C3H 小鼠中 RIF 肿瘤的含氧量,并完成了测量结果与 PDT 疗效之间的相关性研究,同时,他们还评估不同小鼠之间测量结果的差异性。Woodhams 等人利用可见光反射光谱(VLRS)测量酞箐二磺酸铝(AlS_2Pc)介导 PDT 过程中正常大鼠肝脏中的含氧量。他们首次研究了组织坏死程度与 HbSat 的关联性,在保证相同的治疗光剂量条件下,辐照光通量密度低时,HbSat 下降得非常缓慢,而且数值越低,被测组织中的含氧量变化量越小,但组织的坏死程度越高。王颖等人利用漫反射光谱监测了鲜红斑痣(PWS)PDT 过程中含氧量的变化,结果显示在治疗过程中,PWS 的含氧量变化存在显著的个体差异,这主要与 PWS 的病变类型有密切关系。最近,Tyrrell 等人发现不同患者在甲酯氨基酮戊酸(MAL)介导 PDT 治疗过程中 HbSat 都出现了显著降低,同时还首次研究了 HbSat 测量结果与光敏剂光漂白之间的相关性。Middelburg 等人利用差分路径反射光谱研究了光化性角化病在 ALA-PDT 后组织中的 HbSat 变化情况,结果表明不同患者的治疗效果与血容量和 HbSat 密切相关。

3. 频域光子迁移光谱技术

频域光子迁移(DPM)技术是利用强度可调谐的近红外光定量测量组织体的光学参数,即吸收系数(μ_a)和约化散射系数(μ_s),以及组织体的生理学参数,如 HbO、Hb 和 HbT 等。Pham 等人将大鼠卵巢癌细胞注入到大鼠背部皮下组织体,利用 DPM 装置测量苯并卟啉衍生物(BPD)单环酸 A 介导的 PDT 中的生理学参数,他们发现肿瘤的坏死程度和 HbSat 改变量密切相关,HbSat 改变量和 PDT 疗效之间的相关系数为 0.953,HbSat 降低越明显,PDT 疗效越显著。

4. 傅里叶变换光谱成像技术

傅里叶变换光谱成像(FTSI)技术是利用干涉仪生成干涉图,通过对干涉图进行傅里叶变换从而获得图像上每个像元的连续光谱。FTSI 可以在一个比较大的面积范围内测量得到 Hb 和 HbO 在光照时的吸收和反射特性,从而实现对 HbSat 的监测。Kostenich 等人将 C26 结肠癌细胞皮下注入到小鼠背部组织体中,在二氢卟吩 e6 介导的 PDT 中,他们发现刚开始照光时,HbSat 很快下降到 PDT 之前基准值的 50%,但 1 h 后,又上升到基准值之上的 15%。这一现象可能是 PDT 过程中组织体出现急性乏氧,但后来又得到了氧的补给。值得注意的是,光学成像提供的信息受到光在组织中的穿透深度的限制。在 514～660 nm 波段光的穿透深度为 0.5～2 mm,然而在这个波段范围内利用 FTSI 对 HbSat 成像的信息仅仅在 0.5 mm 深度以内。尽管受到这样的限制,FTSI 仍然能够从正常组织中区分出肿瘤组织。

氧作为 II 型 PDT 的关键要素之一,直接决定了光动力反应过程中所产生毒性物质$^1O_2$

的产量和治疗效果。因此,测量靶组织中的含氧量对于揭示 PDT 过程中的光动力反应机制,特别是$^1O_2$ 的产生和作用机制具有十分重要的意义。其次,测量结果可用于实时调整和优化 PDT 治疗方案以提高疗效。最后,组织氧作为一个重要的测量参量,可以与辐照光通量密度、光敏剂荧光和$^1O_2$ 发光累积光子数等参量结合,用于综合评价和预测 PDT 疗效。目前,尽管各种组织氧测量技术在离体细胞、活体动物或临床医学上获得了不同程度的应用,但针对不同的研究对象,它们具有各自的优点和局限性。面向 PDT 的临床应用,未来开发的组织氧检测技术应该具有高灵敏度、高分辨率、快速和无损等特点,其中基于检测光敏剂延迟荧光的时间分辨光谱技术有望得到应用和推广。众所周知,除了组织体自身的特性差异之外,PDT 治疗过程中的含氧量还取决于光敏剂的类型和浓度、辐照光通量密度、光敏剂的消光系数和$^1O_2$ 量子产率等。以 PDT 治疗实体肿瘤为例,由于肿瘤组织中含氧量潜在的非均匀性,需要通过多道和多点的同时测量才能比较全面地反映含氧量的分布情况。遗憾的是,现有测量技术都难以同时实现时空维度上组织氧的高分辨、准确和实时测量;且在实现组织氧监测后,如何建立组织氧与 PDT 疗效之间的定量关系,为 PDT 剂量学提供客观的评价标准也是将来面临的技术挑战。

6.6 光化学内化

光化学内化(photochemical internalization,PCI)是由 Berg 等人于 1999 年提出的一种源于光动力学疗法的新应用技术[30]。它和 PDT 都是基于光敏剂在特定波长光照下产生$^1O_2$ 或者活性氧簇分子的原理,而主要应用于细胞内吞药物后的药物可控释放。利用光化学内化方法可以有效地帮助那些作用于细胞胞浆中特定部位的大分子药物(如蛋白类化疗药物、基因治疗药物、短肽、聚合物分子等大于 1 kDa 的药物分子)在被细胞内吞后摆脱内涵体和溶酶体的束缚,自由而可控地释放到细胞胞浆之中[31]。目前,光化学内化技术的研究和临床应用主要由挪威奥斯陆大学 K. Berg 和 A. Høgset 等人成立的 PCI 生物技术有限公司推动,国内和国际上进行该方面研究的机构很少。本研究中主要采用此技术协助跨膜转运后大分子光敏药物的胞浆释放,在此主要介绍该技术的主要原理、作用机制以及应用进展。

6.6.1 细胞对内吞药物的束缚

哺乳动物细胞对于外源分子的吸收和内化有几种不同的方式,但其中最主要的一种方式是内吞作用(endocytosis)[32]。对细胞特别是真核细胞来说,内吞作用尤为重要而且无时无刻都在进行,通过内吞作用细胞才能吸收外界营养和进行细胞表面受体的调节。内吞作用又称入胞作用或胞吞作用,是通过质膜的变形运动将细胞外物质转运入细胞内的过程。如图 6-18 所示,根据入胞物质的不同大小和入胞机制的不同可将内吞作用分为 3 种类型:吞噬作用、吞饮作用和受体介导的内吞作用。吞噬作用主要针对于大分子物质,吞饮作用主要针对于小分子物质,而受体介导的内吞作用主要作用于那些能够被细胞膜表面受体识别和进行相互作用的分子。

在内吞作用过程中,细胞会在细胞膜表面形成一个凹陷,随后凹陷会将外源分子完全包裹形成一个小泡吞入细胞胞浆内,小泡在细胞胞浆内会转变为内涵体(endosome)。在此过

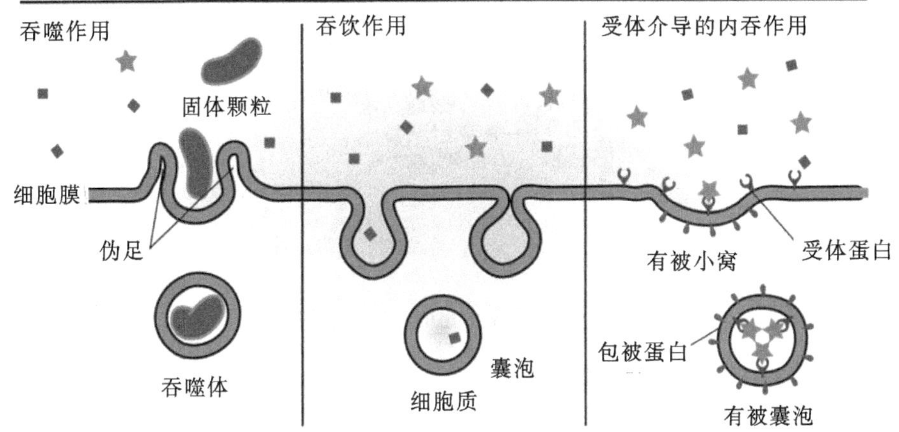

图 6-18 细胞的内吞作用示意图

程中，外源分子其实并没有真正进入细胞胞浆，而是被束缚于内涵体中。如果无法脱离内涵体，一段时间后内涵体将转化为溶酶体(lysosome)，溶酶体内 pH 值较低并且含有很多起到降解作用的酶，被吞噬的外源分子在此过程中很容易被降解失去自身活性。因此，用于治疗的外源分子必须在被内吞后能够摆脱内涵体和溶酶体的束缚从而成功到达细胞胞浆中的靶向作用部位。但是绝大部分的大分子药物，如寡核苷酸、肽链、蛋白质、聚合物分子等是不具备这种能力的。这也就导致了即使注入大量的药物分子，大部分的药物还是都会被细胞降解，而能够真正进入细胞胞浆起到作用的药物分子很少，药物的生物利用率很低，更麻烦的是为了起到药物疗效，大剂量的分子药物可能会引起一些不可预知的毒副作用[33]。为了提高药物的使用效率，需要在使用这些需要进入细胞之内的大分子药物的同时，引入一种能够帮助这些被内吞的药物分子摆脱内涵体和溶酶体束缚的方法，而光化学内化方法就是其中最有潜力的一种方法。

6.6.2 光化学内化作用原理及其光敏剂

光化学内化所用的光敏剂必须要能够在细胞中定位于内涵体/溶酶体中，以特异性的破坏内涵体/溶酶体结构，将束缚的药物释放到胞浆中。研究证明许多光敏剂特别是亲脂性的光敏剂，大都是通过细胞的胞饮作用进入细胞并最终能够靶向内涵体/溶酶体微泡[34]。但并不是所有这些光敏剂都适用于光化学内化，必须是那些能够最后聚集在内涵体/溶酶体微泡膜中的光敏剂才可以。

如图 6-19 所示，这些光敏剂与需要导入的分子药物和细胞共同孵育，它们能够通过内吞作用与分子药物一起进入内涵体和溶酶体中，并最后集中在内涵体或者溶酶体的膜中，而不是像其他光敏剂一样分散到细胞胞浆之中。通过特定波长光照激发这些富集在内涵体或者溶酶体膜上的光敏剂活性，利用产生的$^1O_2$ 或者活性氧簇分子以强氧化作用就可以打破内涵体或溶酶体膜，使得其中被束缚的药物分子能够顺利释放到细胞胞浆中。

这些应用于光化学内化的光敏剂往往具有亲脂或者两亲性特征，这是因为如图 6-20 所示亲水性的光敏剂将很难穿过在脂质为主的细胞膜和在内涵体或溶酶体膜中集中。而亲

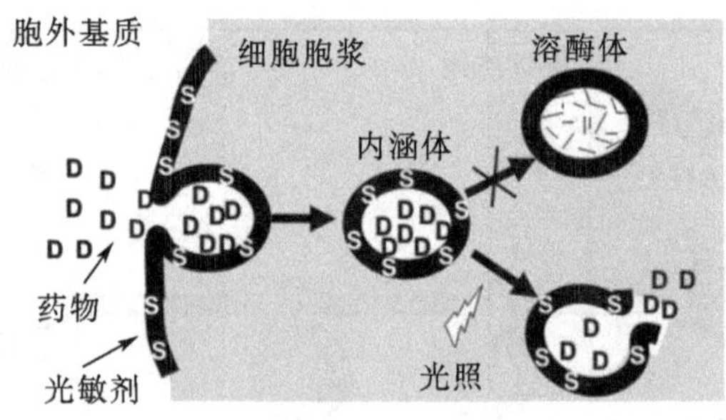

图 6－19　光化学内化的作用途径和原理

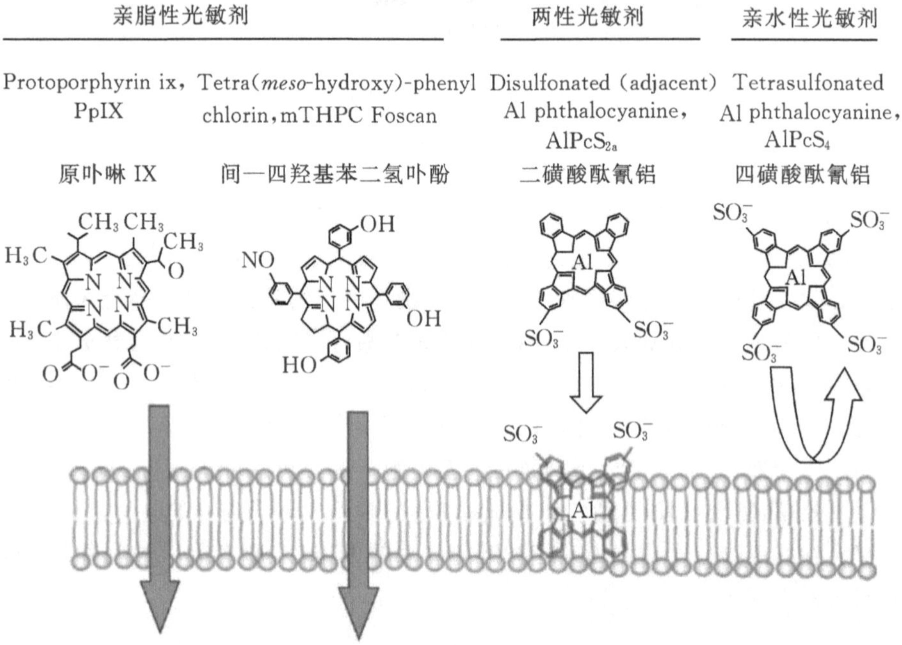

亲脂性光敏剂		两性光敏剂	亲水性光敏剂
Protoporphyrin ix, PpIX	Tetra(*meso*-hydroxy)-phenyl chlorin, mTHPC Foscan	Disulfonated (adjacent) Al phthalocyanine, $AlPcS_{2a}$	Tetrasulfonated Al phthalocyanine, $AlPcS_4$
原卟啉 IX	间—四羟基苯二氢卟酚	二磺酸酞氰铝	四磺酸酞氰铝

图 6－20　各种性质光敏剂与生物膜的相互作用

脂性的光敏剂又容易大多数富集在细胞膜中不易洗去，在光照过程中会对细胞造成结构性的损伤。图 6－21 所示为迄今用于 PCI 最有效的 3 种光敏剂：$TPPS_{2a}$(meso-tetraphenylporphine)、$AlPcS_{2a}$(aluminium phthalocyanine disulfonate)和 Amphinex(tetraphenylchlorin disulfonate, $TPCS_{2a}$)的化学结构。如图所示这 3 种光敏剂在外围的 4 个苯环中有 2 个相邻的苯基被修饰上磺酸基团使这两个基团具有亲水性的结构，而没有被修饰的另两个相邻的苯环则具有亲脂性的结构，这种两性化的结构可以帮助这些光敏剂在进入由细胞内后，有效地插入和富集在内涵体或者溶酶体的磷脂双分子结构的膜中而不进一步渗透进入细胞质中。

当然光化学内化作用还有一些缺陷就是在光敏剂的激活过程中，可能一些残留在细胞膜表面的光敏剂在光照过程中会对细胞产生一定的损伤，同时在内涵体/溶酶体微泡膜产生的单线态氧或者活性氧簇分子也可能会使得一部分被束缚的药物分子失活。这种氧化性的失活取决于药物分子的 3D 结构，例如较长的氨基酸尾链会较容易被氧化，而不同种类的细胞对于这种氧化反应的耐受能力也不相同。因此，成功的光化学内化过程不仅仅取决于光

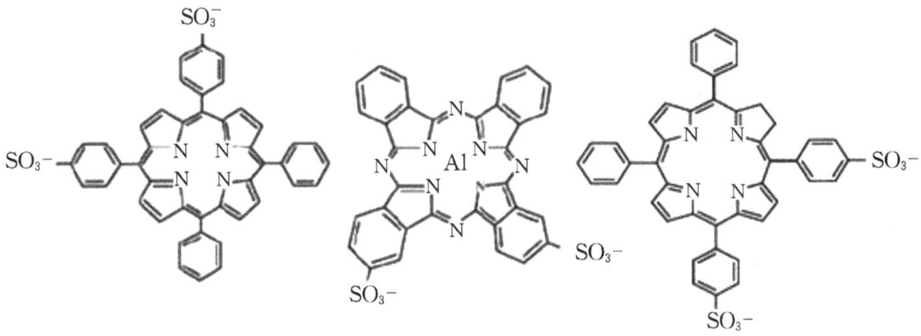

TPPS$_{2a}$
MW:775

AlPcS$_{2a}$
MW:770

Amphinex(TPCS$_{2a}$)
MW:777

图 6-21 用于 PCI 最有效的光敏剂

敏剂的种类，其所使用的药物分子和细胞的种类也都会对最后的结果有一定的影响[35]。

6.6.3 光化学内化的应用及进展

1. 蛋白质药物的胞浆释放

在分子治疗中，许多用于充当药物分子的都是蛋白质，例如在癌症和其他疾病化疗中广泛采用的核糖体失活蛋白毒素(ribosome-inactivating protein toxins，RIPs)，这是一系列能够使 28s 核糖体失活而抑制病变细胞蛋白质合成的小蛋白质(30 kDa 左右)毒素。这些蛋白质药物需要在细胞胞浆中发挥它们作用，为了能够更加有效地使这些药物蛋白发挥作用，光化学内化方法首先被用于研究提高这些药物蛋白进入细胞胞浆的效率。挪威的 Høgset 教授课题组在细胞和动物模型上进行了许多这方面的研究，光化学内化可以帮助 I 型 RIPs，包括皂草素(saporin)和白树毒素(gelonin)等，摆脱内涵体的束缚，在减少了药物用量的情况下有效提高它们的治疗效果[36]。

而随着分子医疗技术的发展，如今靶向性的药物蛋白研究越来越被重视。如 RIPs 这样的药物蛋白会和能够与病变部位靶向分子特异性结合的抗体或者信号因子结合从而实现特异性的靶向治疗作用以避免对其他正常细胞或组织的副作用。而这种修饰和结合会进一步增大药物的分子量和结构复杂度，其释放到细胞胞浆中的效率较 RIPs 自身更低。因此，在此递送过程中引入光化学内化将起到更好的效果。因为 EGFR 抗体和 MOC1 抗体能够特异性靶向癌细胞表面，并且通过受体介导的内吞作用被细胞吸收，Selbo 等人利用光化学内化方法对 EGF-Saporin、MOC1-Gelonin 等抗体复合靶向药物蛋白进行了细胞实验，结果表明无论较蛋白毒素自身还是结合了光化学内化方法的蛋白毒素对癌细胞的杀伤都有非常明显的提升[37,38]。光化学内化的方法将光敏剂和抗体 TuBB-9 结合形成的光敏免疫结合体释放到胞浆中，以实现肿瘤细胞内的靶向光动力治疗。

2. 核酸分子的胞浆释放

基因疗法是目前学界公认的具有很大治疗潜力的疗法。由于起治疗作用的核酸片段需要进入细胞胞浆或者细胞核中发挥作用，因此需要一些载体来帮助核酸的递送，这些载体包括病毒类载体和非病毒类载体(纳米颗粒、脂质体和阳离子聚合体等)。而在基因疗法中大多数输送核酸进入细胞内的载体都是通过内吞作用进行的。因此，在基因疗法中使用光化学内化方法可以提升核酸片段的输送效率。有关核酸输送的光化学内化研究表明，无论核酸输送在体为病毒类载体或者非病毒类载体，理论上利用光化学内化方法都可以有效提高基因治疗、基因沉默以及转基因的效果。目前，光化学内化主要应用在 RNA 干扰或者沉默技术中，Høgset 教授课题组就成功地采用 PCI 技术帮助 siRNA(short interfering RNA，短干扰 RNA 片段)从内涵体中释放到细胞胞浆中，在体内和体外都实现了高效的 RNA 干扰成功率和较长的持续作用时间[39]。

3. 化疗药物的胞浆释放

化疗药物一般为较小的化学分子，较易直接进入细胞胞浆中。但有些化疗药物分子因为具有较大的分子量和较高的电性，也比较容易陷入内涵体中，例如常用于癌症治疗的一种化疗药物博来霉素(Bleomycin)。不论在体外还是在体研究中，光化学内化已经被证明能够提高其对癌症细胞的杀伤，该药物结合 PCI 的肿瘤治疗的应用研究已经进入了临床二期阶段[40]。这也说明了光化学内化不仅仅适用于如蛋白质和核酸这样的生物大分子药物的递送，同样也适合那些不容易摆脱内涵体束缚的小分子物质。光化学内化能够帮助博来霉素保持较好的临床效用同时，减少博来霉素用量和由于大剂量引起的毒副作用。光化学内化还能帮助一些化疗药物减少癌细胞对其的抵抗作用。如阿霉素(Doxorubicin)尽管能够自身摆脱内涵体的束缚，但会因为较长时间暴露在内涵体和溶酶体的低 pH 值环境中而导致部分失活。利用光化学内化方法可以在其部分失活之前帮助其摆脱内涵体束缚进入细胞胞浆，从而提高用药效率[41]。同时在利用光化学内化的过程中，光敏剂产生的$^1O_2$可能会灭活或损伤部分细胞膜、溶酶体以及线粒体膜上与化疗药物多重耐药性(muti-drug resistance，MDR)有关的蛋白如 APCG2 和 Bcl-2 等，从而帮助化疗药物克服 MDR 效应，增加其作用效果[42]。

6.6.4 小结

PCI 是一种能够帮助多种类型药物(包括蛋白抗体药物、化疗药物、siRNA 等)实现内涵体逃逸和胞浆释放的广谱可行技术。在 PCI 中观察到的与多种药物间的强协同作用表明其显著的临床潜力。已经批准用于癌症治疗的几种化疗药物如阿霉素和博来霉素等的治疗效率可以通过 PCI 来改善。此外，对于大量的膜不可透且显示出较好抗癌效果的化合物、生物大分子和蛋白抗体药物等，当涉及细胞内递送时，PCI 也能有效地帮助这些药物的胞浆释放，从而扩展其临床应用的可能和范围。

但是，目前 PCI 的具体分子机制还不明晰，对于不同的细胞系种类，采用的光敏剂种类及其用量都不尽相同。在临床治疗上的应用也还在推进之中，随着此方面的研究有了进展和突破，也许未来能在对癌症的药物治疗中得到广泛的使用。

6.7 剂量学

在以 II 型光动力学反应为基础的 PDT 中，最低剂量阈值可以表示为[43]

$$R_{\mathrm{th}} = EK_{\mathrm{s}}Tb\varepsilon D\Phi f \qquad (6-1)$$

式中，R_{th}表示损害细胞所需要的$^1O_2$浓度(mol/L)；E是受照组织表面的辐照度(W/cm^2)；K_s是光从组织中反射的后向散射因子；T是光源辐照的治疗时间(s)；b是转化系数(λ/hc)；ε是光敏剂的消光系数(cm^{-1}·L/mol)；D是光敏剂的浓度(mol/L)；Φ是光敏剂被激发后转化为$^1O_2$的量子产率，它与组织或细胞中的氧分压密切相关；f是对细胞具有杀伤作用$^1O_2$与所产生$^1O_2$总量的百分比。由式(6-1)的定义可知，PDT剂量可分为3部分：药物剂量(D)、光剂量(E，K_s，T，b，ε)和光生物学剂量(Φ，f)。相应地，PDT剂量学的研究内容涉及了如何精确测量和计算治疗所需的光敏剂剂量、光剂量和光生物学剂量，并根据临床疗效建立相应的剂量学评估标准。

根据上述对PDT剂量的定义，Wilson和Patterson首次把PDT剂量学的研究方法划分为4种类型：显式(explicit)剂量法、隐式(implicit)剂量法、生物学剂量法，以及直接剂量法，如表6-3所示，这种分类方法一直被沿用至今[19,44~46]。

表6-3 临床PDT剂量学方法及其检测对象

剂量学	检测对象	剂量参数
显式剂量法	光敏剂	光敏剂吸光度 光敏剂浓度
	辐照光	能流率 能量
	氧分子	氧偏压 血氧饱和度
隐式剂量法	光敏剂光漂白	光敏剂浓度
生物学剂量法	血管损伤	血流 血管直径 血液灌注率
	细胞死亡	凋亡 坏死 自吞噬
	免疫调制	分子生物标记物
直接剂量法	单线态氧	单线态氧产量

6.7.1 显式剂量法

这种方法通过直接测量潴留在靶组织中的光敏剂浓度、光通量密度和组织氧分压，并借助一定的数学模型推算出治疗所需剂量。

1. 药物剂量

目前，临床上通常只有根据患者的体重或体表面积差异给出所需的光敏剂剂量，但研究结果却发现：在药物剂量和代谢时间完全相同的情况下，靶组织中所潴留的光敏剂会因为患者的个体差异以及不同部位的靶组织存在显著的差异。例如，在食道癌治疗时，潴留在靶组织中的光敏剂浓度的差异可能达到±50%。除了给药浓度之外，光敏剂自身的药物特性，如亲水性还是亲脂性，细胞靶向(含不同细胞器中的分布)还是血管靶向分布，药物传输系统，以及靶组织的不同特性等都直接决定着它的潴留浓度和分布，从而影响着PDT的疗效。理想的情况是能对靶组织中光敏剂的浓度及其分布进行动态监测，但这在临床上往往难以实现。如图6-22所示，对于具有荧光发射特性的光敏剂，主要通过对荧光强度的测量或成像来测定光敏剂的浓度或分布。如果光敏剂没有荧光发射特性，如TOOKAD，则通过测量它的漫反射（或吸收）光谱来定标其浓度。与荧光测量方法相比，靶组织所处的微环境对测量结果的影响较小，这种方法同时还可获得组织中氧分压等重要信息。

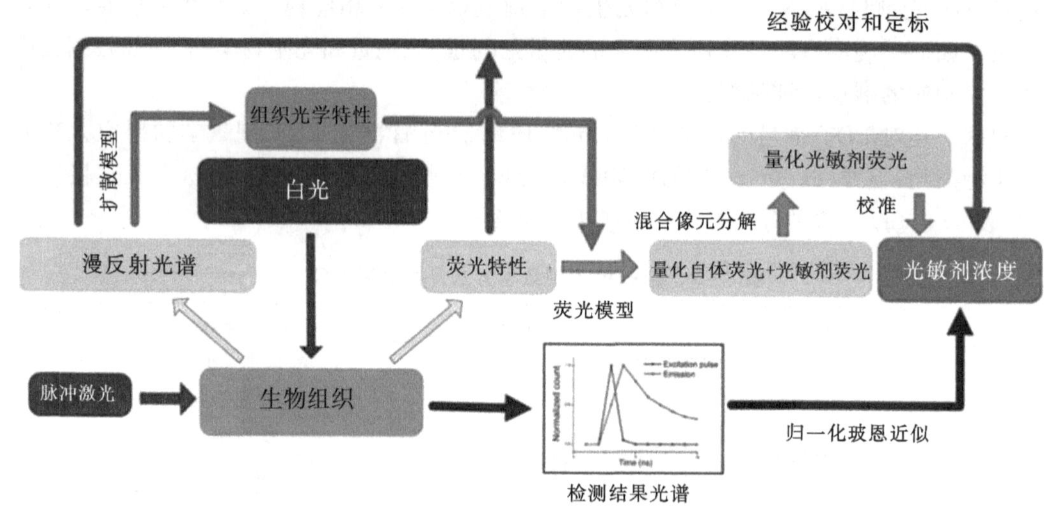

图6-22 PDT过程中光敏剂浓度定量检测示意图[47]

2. 光剂量

PDT光源的主要特性参数包括类型（激光或非激光光源，脉冲或连续输出）、光源的波长、输出功率或功率密度和光源传输方式（球头、柱状或平切光纤）等。在给定光照条件下，光在组织中的分布与组织的吸收和散射特性密切相关。更为重要的是，在PDT过程中，组织的光学特性参数还会发生变化。因此，为了能更加有效地评估PDT疗效，临床应用中需要对光通量密度进行实时测量。

随着对PDT光剂量学研究的深入，光通量密度已被广泛认为是决定PDT疗效的关键要素。Foster等人从理论上分析PDT中“光动力学氧消耗”的机制，他们认为当光通量密度较高时，靶组织中氧的消耗速率远远大于氧能从周围血管通过扩散补给的速率。由于PDT本身也是个耗氧过程，特别是在光照能流率过高时，PDT甚至还可能导致靶组织缺氧，从而限制PDT疗效。因此，降低光通量密度可以减小氧的消耗速率，保证氧的后续供给，从而提高$^1O_2$的产量和PDT疗效。如图6-23所示，Henderson等人给出了光通量密度对活体肿瘤和正常组织PDT疗效的影响，他们采用的光通量密度分别为3.5，7，14，28，56，112，224 mW/cm^2，相应的光剂量为0～128 J/cm^2。当光通量密度相同时，肿瘤的治愈率随着光剂量的增大而提高；但在相同光剂量情况下，肿瘤的治愈率随光通量密度的增大而降低。实验中还发现光通量密度存在一个最低作用阈值，不能无限制地减小。当光通量密度为3.5 mW/cm^{2}时，PDT没有显著疗效；而当其密度为7 mW/cm^{2}时，PDT疗效仅为22%。实验结果还表明：光通量密度的大小与血管的生物学响应密切相关。当光通量密度较高时，血管灌注率基本保持不变；当光通量密度较低时，容易造成血管封闭，从而影响氧的供给，降低PDT疗效。

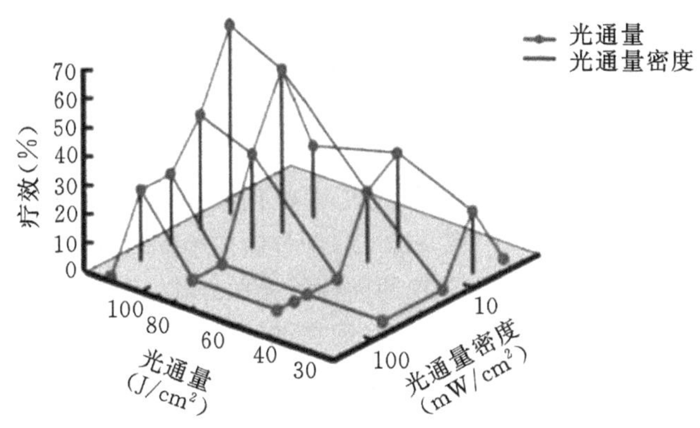

图 6－23　PDT 治疗后结肠肿瘤组织的响应

3. 组织氧分压

正常人体组织中氧的含量约为 5%，有些实体肿瘤的血管通透性差，组织氧分压可能更低，甚至有可能乏氧，从而限制了 PDT 疗效。此外，由于脱氧血红蛋白对 600～700 nm 红光的吸收比氧合血红蛋白大得多，所以在组织氧分压较高的情况下，光在组织中的穿透深度明显增大，这就是为什么要保证组织中有足够氧分压的另外一个重要原因。如表 6－4 所示，组织氧分压的检测方法主要有 3 类：(1)利用基于 Clark 原理的 Eppendorf 探针，或动态

表 6－4　PDT 中的氧分压检测技术

检测方法			是否无损	是否注射	测量对象	采集时间(s)	能否在线测量	能否重复测量
直接法	氧分压组织法	极谱法	是	否	氧分压	～1.4	能	能，不是测量相同位置
		动态荧光淬灭极棒	是	否	氧分压	～1.0	否	能
	磷光探针		否	是	氧分压	～10	能	能
	电子顺磁共振成像		是	是(局部)	氧分压	～30	能	能
间接法	核磁共振血氧水平依赖		否	否	总 Hb 变化量	<60	能	能
	反射光谱		否(除了介入式检测)	否	Hb，HbO Hb 饱和度	<1	能	能
	频域光子迁移光谱		否	否	Hb，HbO Hb 饱和度	<1	能	能
	傅里叶变换光谱成像		否	否	Hb，HbO Hb 饱和度	～30	能	能

荧光淬灭极棒，如 OxyLite 系统，直接将探针注入组织对氧分压进行测量；(2)基于含氧血红蛋白和脱氧血红蛋白的吸收特性差异而提出的各种光学光谱检测技术，如反射光谱频域、光子迁移光谱和傅里叶变换光谱成像等；(3)基于血氧水平依赖的核磁共振技术和电子自旋共振波谱学等。

为了保证 PDT 过程中氧的供给，人们先后提出了间断性 PDT(light fractionation PDT)和节律性 PDT(metronomic PDT，mPDT)两种新的治疗模式。如图 6-24 所示，在保持相同光剂量的情况下，间断性 PDT 采用间断性的光照方式，避免组织中氧的快速耗竭；节律性 PDT 通过降低光通量密度和延长治疗时间来维持组织氧分压。除此之外，高压氧(hyperbaric oxygen，HBO)呼吸、常压氧(normobaric oxygen)呼吸，以及结合低热疗法(hyperthermia)等 PDT 治疗模式也被相继提出。但是，这些 PDT 治疗模式对于不同类型光敏剂和病灶组织的有效性及其临床效果都有待于进一步研究。Robinson 等人最近在利用 methyl 5-aminolevulinate(MAL)作为光敏剂的实验中就发现，间断性 PDT 对疗效没有显著的增强效果，他们认为这是因为 ALA 和 MAL 所分别诱导的 PpIX 具有不同亚细胞分布所致。

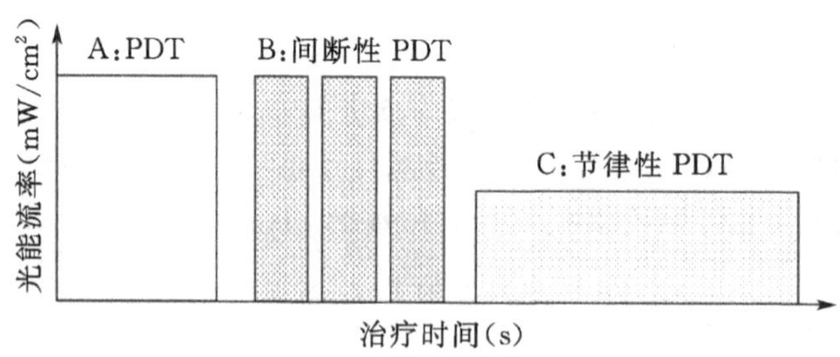

图 6-24 间断性 PDT 和节律性 PDT

在显式剂量法中，虽然测量光通量密度、光敏剂浓度和氧分压的技术比较简单，且技术也日趋成熟，但由于光敏剂、光和氧分子和组织光学特性之间的复杂相互影响关系，尚无法通过对其中某个剂量的单独测量来定量评估 PDT 剂量和预测疗效。Zhu 和 Andersson-Engels 等人先后开发出了对组织中光通量密度、光敏剂和氧分压，以及组织光学特性参数进行同时在线多点检测的 PDT 剂量监测系统，并获得了初步应用。

6.7.2 隐式剂量法

PDT 过程中所产生的$^1O_2$ 除了对靶组织产生杀伤作用外，还可能与处于基态的光敏剂分子发生自敏光氧化反应，造成其不可逆的光漂白，并产生其他的光致产物，从而导致反应体系中光敏剂浓度和$^1O_2$ 生成速率的减小。这一反应过程可以描述如下[43,48]：

$$S_0 + {}^1O_2 \rightarrow PP$$

如果上述的反应过程是由$^1O_2$ 的扩散距离所决定的，那么

$$\frac{d}{dt}[S_0] = -k_{os}[S_0][{}^1O_2] \tag{6-2}$$

式中，k_{os}是速率常数。Dysart 等人的研究表明，在计算的过程中$^1O_2$ 所产生的位置还必须足够靠近光敏剂分子，因此存在着一个与光敏剂浓度无关的有限概率。为此，在式(6-2)中需要增加一个 γ 项来表示有效反应的最低光敏剂浓度。

$$\frac{\mathrm{d}}{\mathrm{d}t}[\mathrm{S}_0] = -k_{\mathrm{os}}([\mathrm{S}_0]+\gamma)[{}^1\mathrm{O}_2] \tag{6-3}$$

式(6－3)对治疗时间 t(起始时间 $t=0$,中止时间 $t=T$)进行积分,就可以计算得到 PDT 治疗过程中所产生的 $^1O_2$ 的总量为

$$\mathrm{Dose} = \frac{1}{\tau_\Delta}\int_0^T[{}^1\mathrm{O}_2]\mathrm{d}t = \frac{1}{\tau_\Delta k_{\mathrm{os}}}\log_e\frac{[\mathrm{S}_0]_{t=0}+\gamma}{[\mathrm{S}]_{t=T}+\gamma} \tag{6-4}$$

式中,τ_Δ 为 $^1O_2$ 的寿命。这种计算方法在光通量密度和氧分压发生改变的情况下仍然有效。与显式剂量学方法相比,这种计算方法只需要确定 PDT 治疗前后的光敏剂浓度,以及 γ、τ_Δ、和 k_{os}的数值。

基于以上的假设,可以通过检测光敏剂的光漂白特性来间接评估所产生的 $^1O_2$ 量,即 PDT 对靶组织的光动力作用剂量。Dysart 等人利用这种方法对 mTHPC-PDT 进行了剂量学的研究,结果表明:对于不同的光通量密度、光敏剂浓度和氧分压,Mat-LyLu 细胞的存活率与式(6－4)计算所得到的 $^1O_2$ 剂量都呈现出很好的相关性。但是,他们之后在应用 Photofrin 和 ALA-PpIX 的实验研究中却发现,在没有 $^1O_2$ 介导的缺氧条件下,光敏剂也会产生光漂白,这时上述对 $S_0+{}^1O_2\rightarrow PP$ 的假设不再成立。Finlay 等人在 EMT6 多细胞肿瘤球体的 PDT 实验中也得到了相同的结论,即在 $^1O_2$ 或三重态光敏剂介导的不同情况下都有可能导致 Photofrin 的光漂白,不同的漂白机制主要取决于球体中的氧分压。因此,他们认为在这种情况下,检测 $^1O_2$ 介导所产生的光致产物更加适合于 PDT 剂量学研究。Dysart 等人的结果进一步表明:在 $^1O_2$ 介导的 ALA-PpIX PDT 中,可以利用光致产物 Product II(荧光发射峰 665 nm)的漂白特性对细胞存活率和剂量的关系进行评估。

在活体动物研究方面,Zeng 等人通过对 BPD 光致产物的研究首次实现了小鼠皮肤 PDT 的剂量估算。Boere 等人利用 ALA-PpIX 对 Barrett's 食管开展 PDT 实验结果表明:不同的动物体内 PpIX 的荧光漂白特性不尽相同,存在明显的差异。但是较高的光漂白速率对应于组织的消融,而当光漂白速率较低时,上皮组织没有损伤。与此同时,Sheng 和 Pogue 等人利用 ALA-PpIX PDT 诱导食道黏膜的水肿进行了实验,结果表明当组织中的氧分压较高时,PpIX 荧光的光漂白速率快,而当氧的供给受限时,PpIX 荧光没有明显的光漂白现象。随后,他们又进一步研究了光剂量对光敏剂光漂白特性的影响。当光通量密度从 50 mW/cm 减小到 25 mW/cm 时,光敏剂的光漂白速率在食道中没有显著变化,但如果采用间断(时间间隔为 1 min)照光方式,食道组织中光敏剂的光漂白速率将增大 10%,而在人体 Barrett's 食道组织中增大 25%。最近,Ascencio 等人在子宫癌的小鼠模型上研究了 HAL(Hexaminolevulinate)-PpIX 的光漂白特性研究,组织坏死与 PpIX 荧光的光漂白之间呈现出了很好的正相关性($R_2=0.89$)。总之,研究结果表明对于某些特定的光敏剂,在 $^1O_2$ 介导且氧分压足够高的情况下,可以通过测量它的光漂白特性来定量预测 PDT 的疗效。

6.7.3 生物学剂量法

如表 6－5 所示,许多无损和微创技术已被广泛应用于定性或定量评估 PDT 后组织所引起的生物学响应。这些技术大致可分为非光学技术和光学技术,它们既可以进行在线实时检测,也能完成愈后疗效评估。监测的对象包括组织坏死的范围、微血管和血流速度的变化,以及细胞的存活率等。以多普勒光学相干成像为例,它特别适合于对血管性疾病 PDT

的疗效评估。对于在线实时监测，检测结果往往只能反映 PDT 过程中的瞬时变化，而难以根据这些变化定量预测 PDT 的最终疗效。与此同时，还有可能无法检测出组织所发生的许多潜在生物学响应。

表 6-5　评估 PDT 生物学响应的监测技术

	应用技术	测量的生物物理或生物学参数
非光学技术	X 射线 CT、MRI	组织坏死的范围(利用对比试剂)、血管损伤
	正电子发射成像	细胞新陈代谢(利用 19F-deoxyglucose)
	电阻抗光谱	细胞/组织损伤
	超声成像/高频/微泡沫对比	组织坏死的范围/细胞凋亡/血流速度
光学技术	激光多普勒光谱/成像	血管内单位体积的平均血流速度
	多普勒光学相干成像	微血管和血流速度
	近红外漫射光谱	组织的血成分、氧饱和度
	生物发光成像	细胞存活率或特殊基因表达
	荧光蛋白成像	特殊基因表达
	组织自体荧光	细胞存活率
	光声成像技术	组织损伤和微血管变化

6.7.4　直接剂量法

直接剂量法通过测量具有细胞毒性的$^1O_2$来评估 PDT 的疗效。这种方法的最大优点在于可以克服其他剂量学方法中的光、光敏剂、氧分子以及组织光学特性等因素之间的相互复杂影响关系，将 PDT 的疗效与$^1O_2$的产额直接联系起来[49]。如图 6-25 所示，$^1O_2$的检测技术可分为间接法和直接法两大类。间接法主要利用吸光度探针、电子自旋共振(ESR)探针、荧光探针或化学发光探针等，通过这些物质与$^1O_2$发生化学反应后，分别检测吸收、ESR 谱信号、荧光或化学发光光谱，间接测定参与反应的$^1O_2$产量。虽然这些探针检测方法具有较高的灵敏度，但是这些探针自身都相当于是$^1O_2$的淬灭剂，会消耗 PDT 过程中的部分$^1O_2$，而且它们在不同细胞，特别是在不同组织微环境中的分布、药理代谢机制以及化学毒性等有待于进一步研究，其特异性也有待证实。更为重要的是，这些间接检测技术的临床应用还取决于如何将探针选择性地和光敏剂同时输送到治疗的靶组织，所以间接法仍限于离体试验和动物实验。直接法利用高灵敏度光电检测系统测量$^1O_2$在近红外 1270 nm 的发光，这种方法是检测$^1O_2$的金标准。近年来，随着新型高灵敏度近红外光电倍增管(NIR-PMT)和光子计数新技术的出现，基于直接检测$^1O_2$发光的 PDT 剂量学研究得到了更加广泛的关注。

1. 单线态氧直接检测技术

1)单线态氧发光光谱检测

Wilson 研究小组长期从事 PDT-$^1O_2$剂量学的研究，他们首先利用高灵敏度的锗探测器开展了活体动物的$^1O_2$剂量学研究。随着新型近红外光电倍增管的出现，他们又研发成

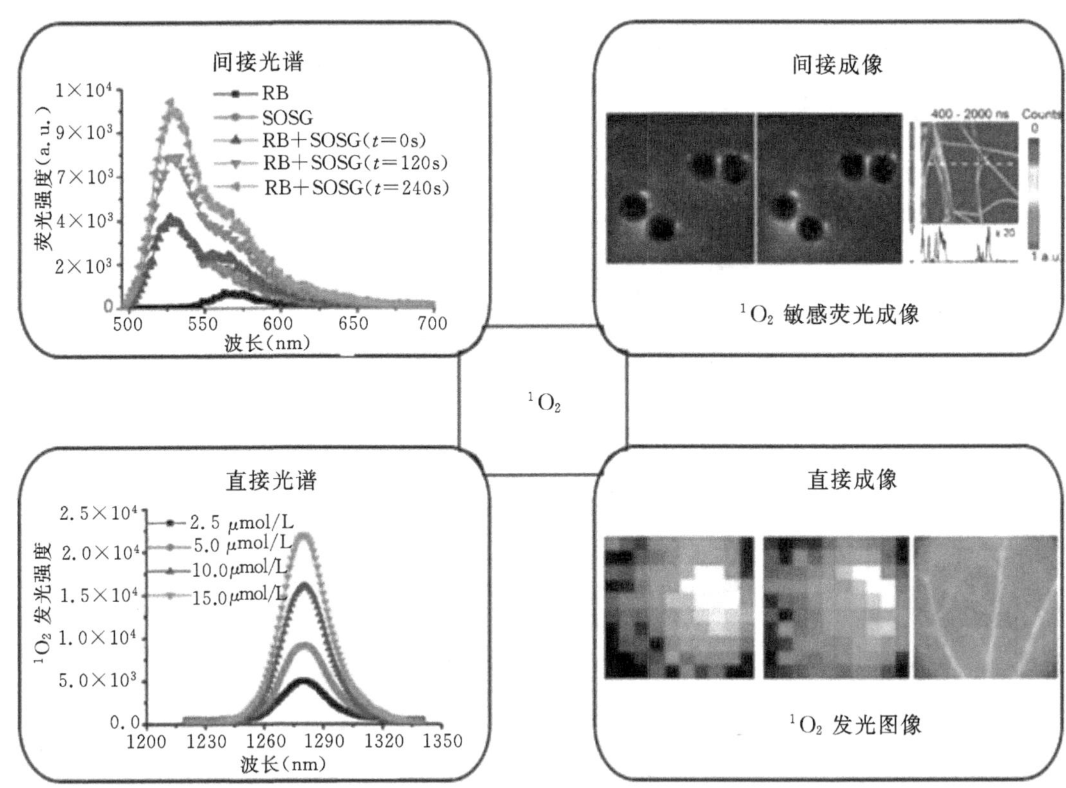

图 6-25 $^1O_2$ 的直接和间接检测技术[50]

功了一个用于 PDT-$^1O_2$ 剂量学研究的高灵敏度$^1O_2$ 发光检测系统，并先后完成了直接利用$^1O_2$ 在 1270 nm 的发光强度进行 PDT 疗效评估的细胞和活体动物实验。如图 6-26(a)所示，检测系统采用的光源是输出波长 523 nm 的 Q 开关倍频 Nd:YLF 半导体泵浦激光器(QG-523-500,Crystalaser Inc.,USA)，脉冲输出频率为 10 kHz、脉冲宽度 10 ns。输出的激光经过一个中心波长 523 nm、带宽 20 nm 的带宽滤光片后照射到盛有测试样品的 10 mm 标准石英比色皿上。PDT 过程中所产生的各种辐射发光，其中主要包括有样品的自体荧光、光敏剂的自体荧光和磷光、光学系统的背景荧光以及$^1O_2$ 在近红外的发光等，依次经过长波通滤光片(≥1000 nm)、光学传输系统和滤光轮(载有 5 个带宽约为 10 nm，中心波长分别为 1210，1240，1270，1300 和 1330 nm 的窄带滤光片)后照射到光电倍增管 H10330-45(Hamamatsu Corp.,Bridgewater,NJ,USA)的光电阴极上，经过光电信号转换、信号预放和光子计数后将数据采集并存储在计算机。测量过程中，系统可以依次采集分别通过 1210，1240，1270，1300 和 1330 nm 等 5 个滤光片的发光信号，图 6-26(b)为 HMME(15 μmol/L)水溶液时间分辨和光谱分辨近红外发光光谱，其中 1210，1240，1300 和 1330 nm 滤光片主要用于鉴别$^1O_2$ 在 1270 nm 的发光[51]。

同种光敏剂在不同溶剂以及不同光敏剂在同种溶剂中的$^1O_2$ 寿命都不尽完全相同，如表 6-6 所示，这是由于$^1O_2$ 寿命与其所处的微环境密切相关。$^1O_2$ 分子极易与溶剂分子的某些振动模的泛频发生能量共振转移，因此即使在无化学反应的溶液体系中，$^1O_2$ 也能在周围分子的物理作用下失去活性。在$^1O_2$ 检测过程中，为了获得一个完整的时间分辨$^1O_2$ 发光

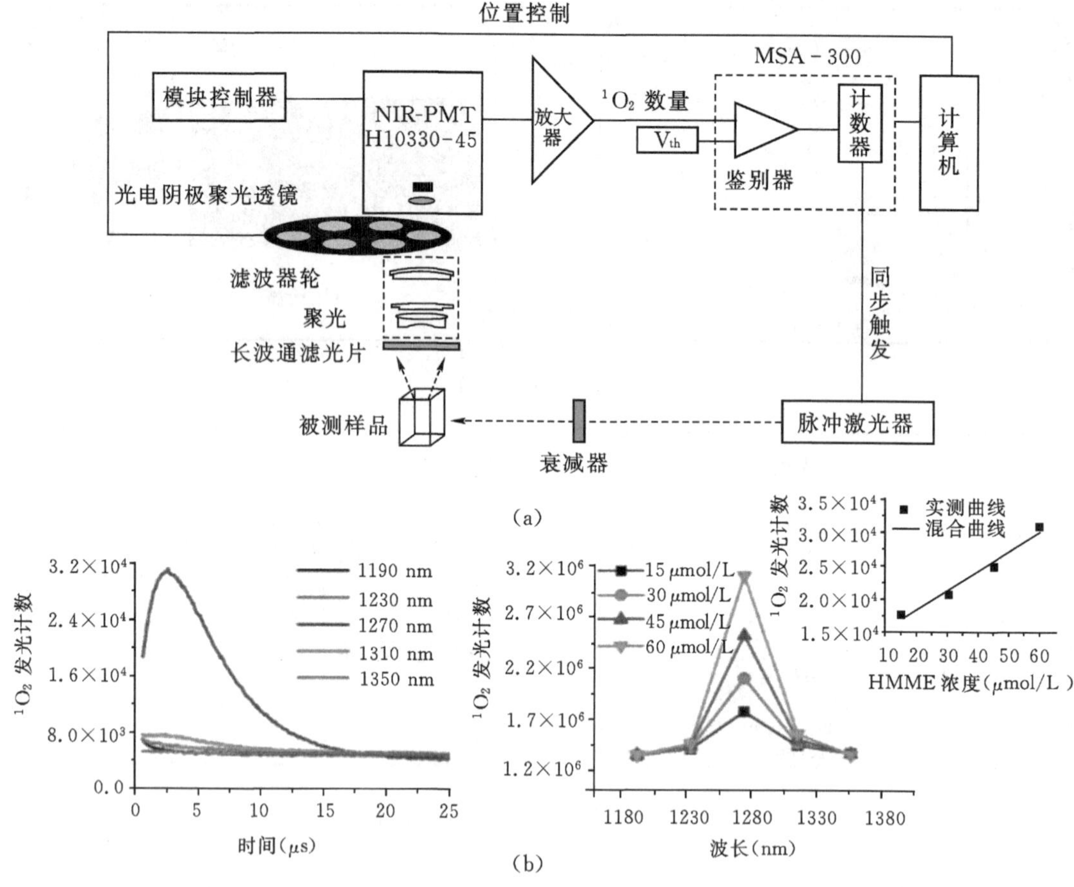

图 6 - 26 (a)$^1O_2$ 发光检测系统;(b)HMME 水溶液的时间分辨和光谱分辨近红外发光光谱

信号,激发光的脉冲间隔应为 80～100 μs,即脉冲频率为 10～12 kHz。在含有强淬灭剂或氧浓度较低的溶液系统中,对$^1O_2$ 发光曲线进行拟合是难以确定$^1O_2$ 的真实寿命的,这种情况下可以利用激光闪光光解(laser flash photolysis)技术、光敏剂磷光检测或脉冲瞬态吸收光谱等技术先确定光敏剂激发三重态的寿命,进而得到$^1O_2$ 寿命[52]。

细胞的存活率与 PDT 过程中所累积的$^1O_2$ 产量的相关性,一直是细胞 PDT 实验研究的重点。Niedre 等人首次利用 PDT-$^1O_2$ 剂量学开展了离体细胞的 PDT 疗效评估实验,系统依次采集了 3 个中心波长分别为 1240,1270 和 1300 nm 滤光片的发光信号,每个滤光片对 65 000 个连续激光脉冲激发后的信号进行累加采集,以 3 个滤光片为一组的信号采集时间大约为 2.5 min,系统自动累积每个脉冲激发后在 2.0～60.0 μs 之间的发光光子数。在细胞 PDT 治疗和系统采集$^1O_2$ 发光信号的过程中,在不同时间点分别取出少量细胞样品进行存活率评估。利用 PDT-$^1O_2$ 剂量学进行细胞存活率评估时,采用线性插值法获得其他任意时间点(细胞取样)的$^1O_2$ 数据后,将特定时刻点的细胞存活率和所对应的累积$^1O_2$ 发光光子数对应起来,研究细胞存活率和累积$^1O_2$ 发光光子数之间的关系。实验结果表明,在不同初始光敏剂浓度、辐照能流率、辐照能和氧浓度等实验条件下,细胞存活率与 PDT 过程中所累积的$^1O_2$ 发光光子数都呈现出很好的正相关。实验结果充分证实了 PDT-$^1O_2$ 剂量学作为疗效评估的优点和可行性。2006 年，Yamamoto 等人对 9L 神经胶质原细胞的 5-ALA PDT 疗效进行报道，实验研究了在相同光剂量、不同辐照时间作用下，细胞存活率与累积 $^1O_2$ 发光光子数的相关性，实验结果进一步说明了 $^1O_2$ 发光检测法是 PDT 剂量学研究的最直接的方法。2007 年，Li 等人实验研究了 ALA 和 PpIX 在 PDT 过程中的 $^1O_2$ 发光光子数与 AML 细胞 PDT 疗效之间的关系。AML 细胞分别与 ALA 和 PpIX 孵育 2 h 和 1 h，ALA 在细胞内生成的 PpIX 定位于线粒体，而孵育时间较短的外源性 PpIX 则主要定位在质膜周围。在相同辐照条件下，以 $^1O_2$ 发光光子数为变量的细胞存活率实验表明线粒体对 PDT 更加敏感，这种基于 $^1O_2$ 发光检测的技术能够用于比较不同细胞器对 PDT 的响应灵敏度，这对开发具有特定细胞器靶向的新型光敏剂具有重要的指导意义。

表 6-6 不同溶剂中的光敏剂三重态寿命和 $^1O_2$ 寿命

溶剂	光敏剂	$^1O_2$ 寿命 τ_D	光敏剂三重态寿命 τ_T
H_2O	TPPS	3.09±0.06	0.6
		3.7±0.2	1.6±0.2
	AlS_4Pc	3.0±0.3	2.4±0.3
	Photofrin	3.5±0.5[a]	1.5±0.5[b]
	Cl-e6	3.7	0.9
	T_4SP	4.4	2.7
	$AlPcS_4$	4.3	2.0
纯磷脂酰胆碱	Photofrin	14±2[a]	2.7±0.5[b]
	ATMPn	13±2[a]	2.2±0.5[b]
磷脂酰胆碱的水悬浮液	Photofrin	9±2[a]	1.6±0.5[b]
	ATMPn	10±2[a]	
脂质体	Pheo	14	1.8
丙酮	Rose Bengal	44.11±0.20	0.41±0.01
DMF		12.84±0.17	0.76±0.01
甲醇		8.15±0.09	0.40±0.01
DMSO		5.93±0.28	1.61±0.17

[a] $^1O_2$ 发光曲线衰减寿命； [b] $^1O_2$ 发光曲线上升寿命。

如图 6-27 所示，在利用具有不同亚细胞定位分布的光敏剂 ALA 诱导 PpIX 和原卟啉(Protoporphyrin IX，PpIX)时，AML5 细胞的存活率和 PDT 中所累积的 $^1O_2$ 发光光子数都呈现出很好的正相关性，细胞的存活率随着累积 $^1O_2$ 发光光子数的增大而减小。系统所累计的 $^1O_2$ 发光光子数能很好地应用于定量评估 PDT 疗效，这种方法被认为是最直接的 PDT 剂量学研究方法。不过，$^1O_2$ 发光检测系统要求光电探测器件在近红外波段有较高的响应灵敏度，同时，用于 $^1O_2$ 发光检测的光纤传输系统也正在研究和开发之中。

$^1O_2$ 在离体细胞中的寿命也是细胞 PDT 实验研究的热点。2002 年，Niedre 等人首次报道了离体小鼠白血病细胞 AML5 的细胞悬浮液与光敏剂 ALS_4Pc 孵育 24 h 之后，测得 $^1O_2$ 在离体细胞内的寿命为 0.6±0.4 μs。2005 年，Baier 等人在研究两种具有不同亚细胞定位的光敏剂 Photofrin 和 ATMPn 时发现，在含脂质较多的质膜中产生的 $^1O_2$ 寿命与卵磷脂溶液中的 $^1O_2$ 寿命基本相同。需要特别指出的是，在生物环境中溶解的氧浓度较低时，

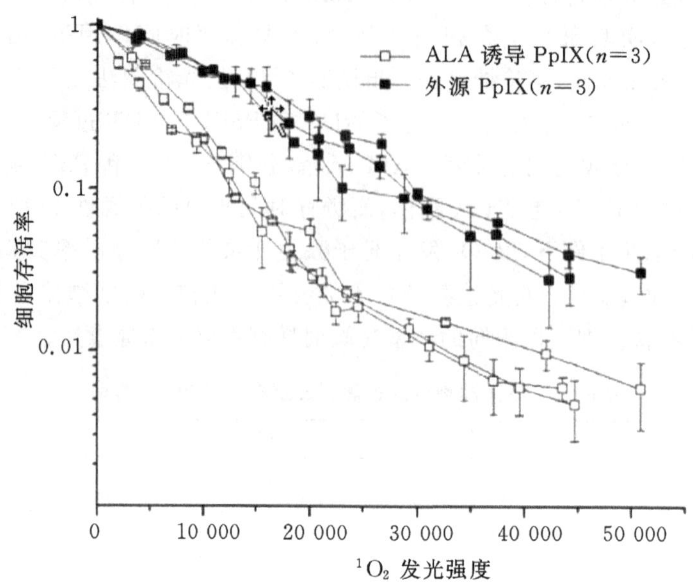

图 6-27 细胞存活率与$^1O_2$ 发光强度之间的关系

光敏剂的细胞靶向性也限制了光敏剂周围的氧分子数，导致光敏剂三重态寿命的上升，而构成细胞器的蛋白质、氨基酸等生物大分子也会淬灭$^1O_2$，导致$^1O_2$ 寿命下降。如表 6-7 所示，当 $\tau_D \ll \tau_T$，时，$^1O_2$ 发光的时间分辨信号会发生“动力学倒置”，时间较长的衰减信号代表

表 6-7 细胞中的光敏剂三重态和$^1O_2$ 寿命

细胞	光敏剂	$^1O_2$ 寿命 τ_D	光敏剂三重态寿命 τ_T
AML5	AlS_4Pc	0.6±0.4	19±3
神经元(核)	TMPyP(D_2O)	46±3	
神经元(细胞质)		37±3	
HT29	Photofrin	10±3[a]	
	ATMPn	6±2[a]	
	Endogenous photosensitizer	5±1[a]	
正常人表皮角质形成细胞		5±1[a]	
人皮肤成纤维细胞	TMPyP(D_2O-based PBS)	24±2	14±2
	TMPyP(D_2O/0.77 mM BSA)	6±2	14±2
	TMPyP	1.7±1	15±2
	TPPS(D_2O-based PBS)	14±2	20±2
	TPPS(D_2O/0.77 mM BSA)	13±2	20±1
	TPPS	1.5±1	20±2
Jurkat	Pheo	0.4±0.2	2.7±0.5

[a] $^1O_2$ 发光曲线衰减寿命。

的是光敏剂三重态寿命，而时间较短的上升信号才是真实反映$^1O_2$ 寿命。2008 年，Jiménez-Banzo 等人完成了分别富集于细胞核和溶酶体上的两种光敏剂 TMPyP 和 TPPS 在 H_2O 环境细胞悬浮液中产生的$^1O_2$ 寿命检测，测得$^1O_2$ 寿命分别为 1.7±1 μs 和 1.5±1 μs，而在 D_2O 环境细胞悬浮液中，$^1O_2$ 寿命得到显著增长。2009 年，Schlothauer 等人成功研发了一个高灵敏度的$^1O_2$ 发光检测系统，光学信号收集效率达 0.02%以上，是目前文献报道中效率最高的。他们将白血病细胞与光敏剂 Pheo 孵育 3 h 之后，研究$^1O_2$ 在离体细胞内的寿命随照光时间的动态变化，测得$^1O_2$ 寿命随着照光时间的增加从 0.5±0.2 μs 逐步变化至 1.0±0.2 μs。由于检测结果信噪比较高且误差较小，所以这个测量结果被认为是目前较可信的结果。尽管 PDT 中有关$^1O_2$ 寿命的研究结果层出不穷，但由于在生物环境中$^1O_2$ 发光极其微弱，且受到光电探测器件的限制，就$^1O_2$ 寿命而言，至今还没有得到令人信服的可靠结果。

生物组织体中的$^1O_2$ 寿命远小于溶液中的$^1O_2$ 寿命，如表 6-8 所示，这使得检测活体动物中的$^1O_2$ 发光信号更具挑战性。2005 年，Niedre 等人首次报道了老鼠皮肤的光生物损伤与$^1O_2$ 发光光子数之间的相关性。研究结果表明，PDT 过程中产生的$^1O_2$ 发光光子数与老鼠皮肤损伤成正相关。然而，由于实验动物的个体差异、组织中的光敏剂分布和氧浓度的不均匀性、皮肤损伤评价方式的主观性以及检测系统灵敏度等因素使得实验重复性不如之前细胞实验的稳定。

表 6-8 Wistar 鼠肝脏和皮肤中的光敏剂三重态和$^1O_2$ 寿命

动物模型	光敏剂	$^1O_2$ 寿命 τ_D	光敏剂三重态寿命 τ_T
大鼠肝脏	AlS_4Pc	0.03～0.17	30±5
大鼠皮肤		0.04～0.18	26

现有的基于 NIR-PMT 检测$^1O_2$ 的设备的检测效率低、成本高昂、系统尺寸大，尚不适合常规临床应用。在进一步提高现有检测系统收集效率的基础上，实现$^1O_2$ 光纤传输检测和系统的便携化是未来 PDT-$^1O_2$ 剂量计的发展趋势。2008 年，Laubach 等人首次开展了基于光纤传输的人体皮肤 PDT-$^1O_2$ 剂量学研究。以 18 名健康志愿者为研究对象，在他们的上臂内侧皮肤涂敷光敏剂药物 5-ALA，敷药时间分别为 1 h 和 3 h，PDT 治疗光源为 635 nm 的连续二极管激光器，辐照能量密度为 100 mW/cm^2，治疗光剂量为 20 J/cm^2。在 PDT 照光前，先用脉冲频率为 10 kHz 的 635 nm 脉冲二极管激光器激发产生$^1O_2$ 发光信号，系统采集了中心波长分别为 1220，1270 和 1315 nm 的发光信号，其中 1220 和 1315 nm 的平均值作为$^1O_2$ 在 1270 nm 处的背景噪声信号。PDT 照光后，分别在 15 min 以内和 24 h 时拍摄敷药区域的数码照片，并送给 4 位盲评者。评判者根据皮肤红斑和水肿程度将疗效分为 10 个等级，每个部位的评分结果取平均值。实验结果表明，3 h 敷药组的$^1O_2$ 发光信号与急性水肿有显著的相关性。1 h 组的$^1O_2$ 信号与急性水肿程度无相关性，可能是由于 1 h 敷药组急性水肿较轻，盲评者无法通过照片分辨出来。实验过程中发现，在敷药一定时间后，$^1O_2$ 发光信号下降，这可能是由于 ALA 以及含有 ALA 的细胞改变了皮肤的光学特性所致。实验结果首次证明了人体皮肤的光敏化$^1O_2$ 发光信号与 PDT 光生物效应的正相关性，初步显示$^1O_2$ 发光检测法在 PDT 剂量学中的临床应用前景。

2）$^1O_2$ 发光成像

林黎升等人利用新型热电制冷型 InGaAs 近红外相机开发了一个用于光敏化$^1O_2$发光成像的系统[53]，如图 6－28 所示。该系统已用于研究 PDT 过程中血管内的$^1O_2$发光信号进行实时成像。图 6－29(a)为在每千克体重 0，5.0，15.0 和 25.0 mg RB 尾静脉给药浓度下裸鼠鼠背皮窗模型中靶向血管的光敏化$^1O_2$发光图像。研究结果表明，靶向血管中的$^1O_2$发光强度随 RB 浓度变化呈良好的线性变化关系，如图 6－29(b)所示。在每千克体重 25.0

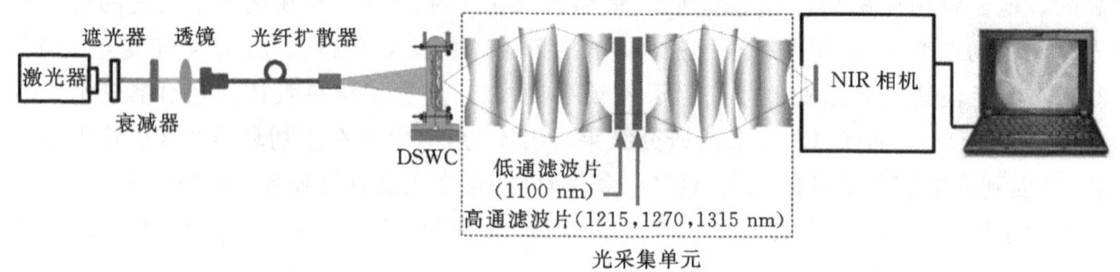

图 6－28　$^1O_2$ 发光活体成像系统

mg 光敏剂剂量下，光功率密度为 200.0 mW/cm^2 时，通过处死待测裸鼠使其体内血管中的氧和血红蛋白浓度下降，血氧饱和度降低，此时检测到裸鼠鼠背皮窗模型中靶向血管的光敏化$^1O_2$发光强度发生显著变化[54]，如图 6－30 所示。研究成果对开展具有空间分辨能力的 PDT 治疗中$^1O_2$剂量的监测具有重要现实意义。

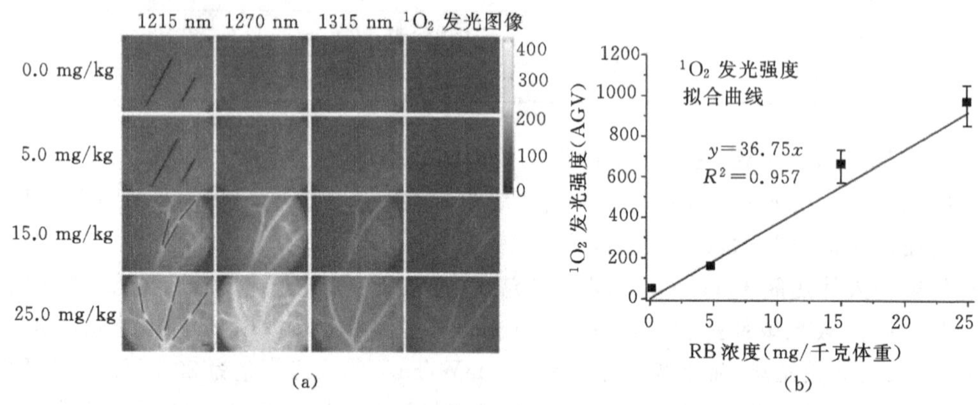

图 6－29　(a)不同 RB 剂量$^1O_2$发光成像图。黑色标线表示为量化的 ROI 区；(b)RB 药物剂量和$^1O_2$发光强度的对应关系

2. 单线态氧间接检测

$^1O_2$ 间接检测法是利用不同类型的$^1O_2$化学捕获剂，通过检测化学捕获剂与$^1O_2$反应后光物理或光化学特性的改变，间接测量$^1O_2$的产量。目前，用于检测$^1O_2$的化学探针主要有：电子自旋共振(EPR)探针、吸光度探针、化学发光探针和荧光探针。大量研究表明，EPR 探针特异性好，灵敏度高，但定量检测误差大；吸光度探针往往自身不稳定，易被光和空气中的氧所氧化而造成吸光度值的变化，并且测量吸光度值的方法灵敏度较差；化学发光探针的水溶性差，不利于生物体系中的$^1O_2$定量检测；荧光探针具有的检测时间短、灵敏度高和检

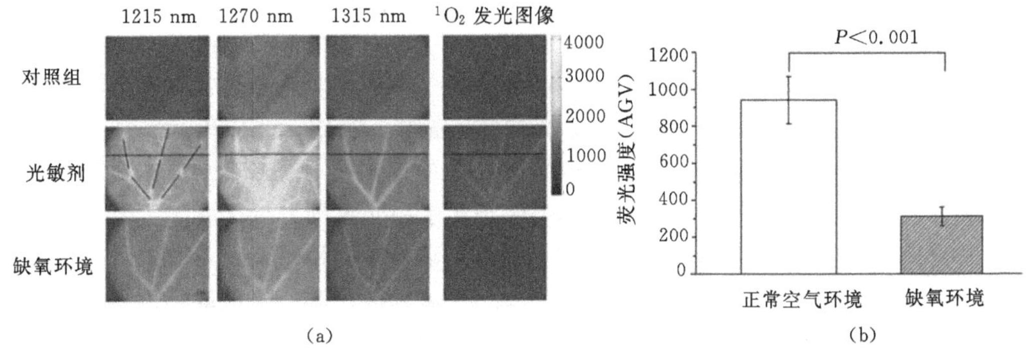

图 6-30 (a)不同氧含量下$^1O_2$ 发光图像和(b)$^1O_2$ 发光强度的定量比较

测方法易于实现等优点，越来越受到人们的关注。

2004 年，Invitrogen/Molecular Probes 公司推出了新型有机荧光探针 Singlet Oxygen Sensor Green(SOSG)。如图 6-31 所示，光敏剂吸收辐照光后跃迁至激发单重态，激发单重态的光敏剂分子十分不稳定，通过弛豫跃迁回到亚稳态—激发三重态，激发三重态的光敏剂分子与基态氧分子发生能量交换，产生$^1O_2$。由于$^1O_2$ 的辐射发光几率极低，溶液中仍存在大量的$^1O_2$ 分子，SOSG 与光敏化过程中所产生的$^1O_2$ 发生化学反应后，生成一种具有显著荧光特性的内氧化物 SOSG-endoperoxide(SOSG-EP)[55]，其分子结构见图 6-32。SOSG-EP 在 488 nm 波长激发下能够发射出较强的绿色荧光。A. Gollmer 等人已经证实 SOSG-EP 的荧光量子效率约为 SOSG 的 50 倍。该探针的特点是水溶性好，特异性强，不会

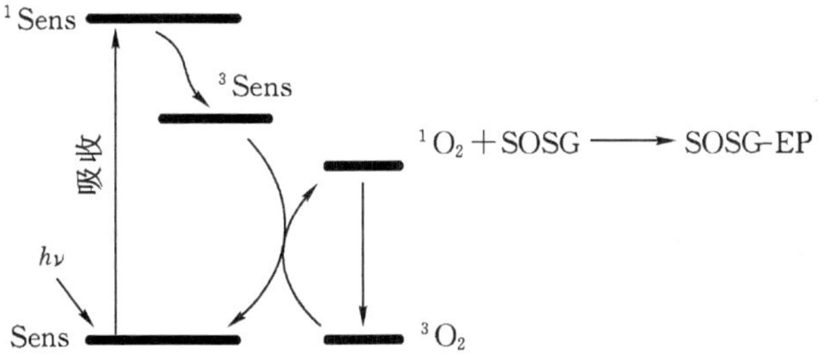

图 6-31 SOSG 与$^1O_2$ 的反应机理

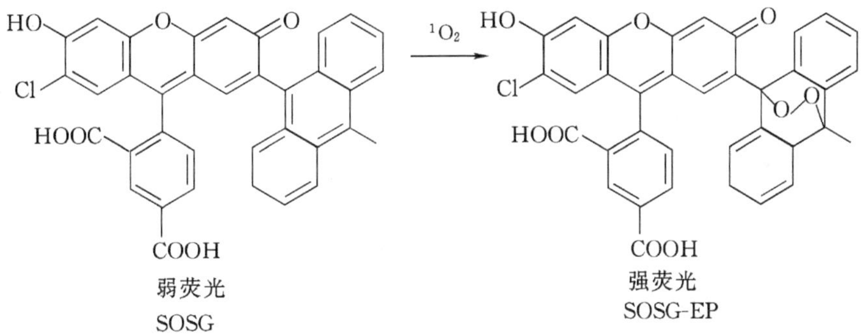

HO O O Cl HOOC COOH 弱荧光 SOSG

$^1O_2$ ⟶

HO O O Cl O O HOOC COOH 强荧光 SOSG-EP

图 6-32 SOSG 和 SOSG-EP 的分子结构[56]

与光敏化过程中产生的其他活性氧发生反应，$^1O_2$ 检测灵敏度高。

从 SOSG 问世以来，人们已经利用 SOSG 获得了一些有意义的研究成果。2005 年，H. Yamada 等人利用 SOSG 检测胰腺癌细胞中 6FP-tBu-DMF 产生的 $^1O_2$，研究表明胰腺癌细胞的死亡率随着 $^1O_2$ 的增加而上升。2006 年，C. Flora 等人利用 SOSG 检测光激发下藻类细胞和拟南芥叶子中产生的 $^1O_2$。2008 年，Y. Zhang 等人利用 SOSG 研究金属增强 $^1O_2$ 的产生机制。2009 年，T. T. Tam 等人利用 SOSG 证实了原卟啉的光氧化原因主要是由于反应过程中产生了 $^1O_2$。2011 年，D. Airado-Rodriguez 等人利用 SOSG 研究了牛奶中核黄素的光敏化效应。2012 年，林慧韫等人开展了新型 $^1O_2$ 荧光探针 SOSG 定量分析技术的实验研究。研究表明在满足零级反应的定量分析实验条件下，SOSG 与 RB 光敏化 $^1O_2$ 的初始反应速率 v_0 与 RB 浓度之间呈现较好的线性关系，如图 6-33 所示[55]。

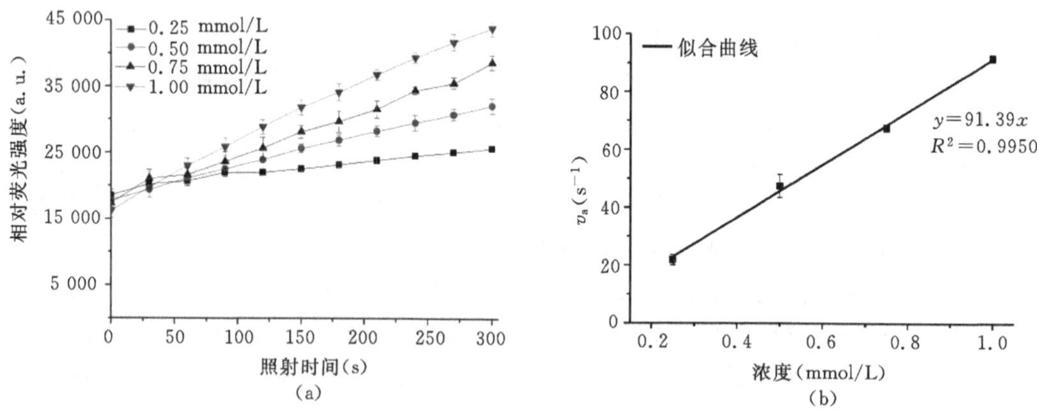

图 6-33 (a)SOSG 与不同浓度 RB 反应的动力学曲线；(b)RB 浓度与 v_0 的关系

沈毅等人利用 SOSG 开展了细胞内 $^1O_2$ 扩散距离的实验研究[58]。如图 6-34 所示，

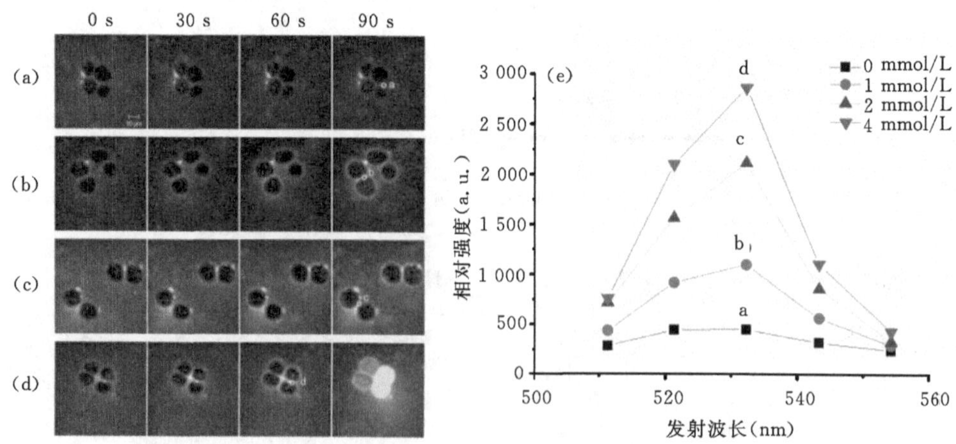

图 6-34 不同时间序列下 CNE2 细胞的荧光图像。(a)0 μmol/L PpIX；(b)1 μmol/L PpIX；(c)2 μmol/L PpIX 和(d)4 μmol/L PpIX，孵育时间 1 h，633 nm 波长的激光辐射后，于四个时间点获取 SOSG 的荧光图像(0，30，60 和 90 s)；(e)结合以成像为导向的光谱分析方法，获得每个图像指定区域内的平均强度(在图中区域标记为 a，b，c，d)

PpIX 潴留的 CNE2 细胞质膜周围 SOSG 的荧光信号不仅随着辐照时间(0,30,60 和 90 s)显著增强,而且随着孵育的 PpIX 浓度的增大,在相同的辐照时间内,SOSG 的荧光信号也随之增强,SOSG 荧光信号的增强与 CNE2 细胞所吸收的 PpIX 的浓度成正相关关系。实验结果证实了细胞质膜内生成的$^1O_2$ 能够逃逸出细胞,并且 SOSG 荧光信号的增强能够较为灵敏地反映出$^1O_2$ 的数量。

PDT 的临床应用虽然已有百年的悠久历史,但与放射治疗剂量学相比,PDT 剂量学还仅仅处于一个起步的发展阶段,它已成为 PDT 临床应用推广的瓶颈之一。鉴于现有各种剂量学研究方法的优点和局限性,同时利用多种技术进行剂量评估的新方法将是今后 PDT 剂量学研究的发展方向。剂量学研究不仅有利于揭示 PDT 的作用机制,而且在建立治疗剂量与疗效评估之间的定量关系后,PDT 将获得更为广泛的临床应用。

6.7.5 PDT-$^1O_2$ 剂量学面临的技术挑战

PDT 剂量学研究所面临的主要挑战包括:(1)如何针对患者的个体差异、治疗组织的解剖位置和病理类型设计出一个精确的治疗剂量方案。相对于浅表病变,实体肿瘤由于自身的几何形状和内部组织的非均匀性,所检测的局部信号无法反映整个治疗范围内组织的真实情况,导致 PDT 剂量难以得到精确控制。(2)在 PDT 的细胞作用机制中,如何通过调整治疗剂量方案,有效地控制细胞的坏死或凋亡等不同死亡路径,从而有利于疗效评估。(3)以微血管为靶向的治疗病种,如 AMD 和 PWS 等,尚未建立相应有效的 PDT 剂量学评估标准。(4)对于新兴的 PDT 治疗模式,如双光子激发、间断性和节律性 PDT 等,它们的剂量学方法有待于进一步研究。(5)如何在治疗过程中通过监测 PDT 所引起的各种生物学响应,实现在线剂量参数的调控,如光剂量的实时调整和优化,是得到最佳疗效的关键。

尽管$^1O_2$ 发光检测是开展 PDT-$^1O_2$ 剂量学研究的一个重要发展方向,并已取得了令人鼓舞的初步结果。但是,由于$^1O_2$ 在细胞和活体等生物微环境中的发光概率极小、寿命短、反应活性高等特点,截至目前$^1O_2$ 发光检测技术仍然面临许多亟待解决的难题。首先,$^1O_2$ 发光检测系统的灵敏度直接决定着能否获得真实、可靠的$^1O_2$ 发光信号和寿命等重要信息,这是开展 PDT-$^1O_2$ 剂量学研究和应用的前提。$^1O_2$ 发光检测系统的灵敏度主要受限于 NIR-PMT 光电阴极面积的大小,以常用 Hamamatsu 的 H10330-45 为例,光电阴极面的直径仅为 1.6 mm,极大地限制了系统所能收集的$^1O_2$ 发光信号。其次,现有报道的$^1O_2$ 发光检测系统的光学信号最高收集效率仅为 0.02%,因此如何优化光学收集和传输系统,最大限度地提高$^1O_2$ 发光的收集和传输效率是提高检测系统灵敏度的关键。与此同时,开发具有更高$^1O_2$ 量子产率的新型光敏剂以增加$^1O_2$ 发光光子数,进而提高检测系统的灵敏度。另外,在开展 PDT-$^1O_2$ 剂量学研究中,对于具有各向异性的靶组织,如实体肿瘤,通过测量组织体表面的$^1O_2$ 发光信号并不能完全真实地反映组织体内部的$^1O_2$ 产量和分布情况。因此,开发高灵敏度的$^1O_2$ 发光成像系统,对于揭示$^1O_2$ 的空间分布和作用机制具有十分重要意义。另外,截至目前,PDT-$^1O_2$ 剂量学研究的内容主要以细胞和动物实验验证 PDT 疗效与$^1O_2$ 发光光子数之间的相关性为主,在这些工作的基础上,还要深入研究光剂量、氧分压、组织体光学特性,以及光敏剂的浓度和光漂白特性等基本要素对$^1O_2$ 发光的定量影响,为优化 PDT 的临床治疗方案奠定理论基础。最后,针对不同的患者和病种,如何精确制定 PDT-$^1O_2$ 剂量学的疗效评价标准,是临床开展个性化治疗和推广这项技术应用的重要研究内容。

6.8 临床应用

自从1993年加拿大卫生部在世界上首次正式批准了卟吩姆钠(Photofrin)应用于临床以来,PDT已被广泛应用于治疗头颈肿瘤、食道癌、胰腺癌、皮肤癌、肺癌、前列腺癌、膀胱癌、脑部肿瘤、子宫颈癌、口腔癌等实体肿瘤和癌前病变。其次,PDT还在AMD和PWS等血管性疾病中得到广泛应用,如表6-9所示。PDT作为一种新型的药械联合疗法,它的临床应用得到了不断的拓展[58~61],其中包括:(1)用于细菌、真菌、寄生虫和病毒感染等感染性疾病的治疗;(2)通过术前患者给药,术中利于光敏剂的荧光特性辅助定位病灶边界,术后通过光照实施PDT,不仅有利于避免手术感染,而且还可能根除潜在的残留微小病灶,降低肿瘤的复发率;(3)用于体外骨髓和血细胞移植净化,开展白血病的治疗;(4)探索PDT在美容、伤口愈合和组织再生等新领域的应用。

表6-9 PDT临床治疗病种[62]

临床研究	临床应用
皮肤肿瘤和癌前病变	下眼睑基底细胞癌、皮肤癌、原位癌、癌前病变(如基底细胞癌、鳞状细胞癌、光化性角化病等)
头颈部肿瘤	鼻咽癌(低分化鳞癌、高分化癌、原发性和复发性癌)、喉癌(鳞癌、及其他)、舌癌(鳞癌、腺样囊性癌)
脑部肿瘤	脑胶质瘤、多行性胶质母细胞瘤、转移癌、恶性脑膜瘤
肺部肿瘤	支气管肺癌(鳞癌、腺癌、小细胞癌、未分化癌、腺鳞癌、大细胞癌、恶性黑色素瘤及其他)
消化系统肿瘤	上消化道肿瘤(食道癌、胃癌、贲门癌、食道癌、胃癌)、结直肠癌、肝癌、胆管癌、胰腺癌
膀胱癌	前列腺肥大、前列腺癌
妇科肿瘤	外阴、宫颈癌前病变,宫颈上皮内瘤变、卵巢癌、乳腺癌、乳腺佩吉特病
四肢骨与软组织恶性肿瘤	骨肉瘤
皮肤血管性疾病	鲜红斑痣
眼底血管性疾病	渗出型老年黄斑变性
尖锐湿疣	尖锐湿疣、宫颈尖锐湿疣、肛管尖锐湿疣
痤疮	炎性痤疮、囊肿性痤疮及其他
牙周病	牙龈炎、牙周炎
消化道黏膜血管病变	食道静脉曲张,显性或隐性出血的胃窦血管扩张、直肠血管畸形、放疗所致的胃肠炎

6.9 发展趋势

鉴于传统 PDT 临床应用的局限性，医务工作者和科研工作者长期致力于增强 PDT 疗效的实验研究和临床实践。近年来，随着纳米技术和相关交叉学科的日趋成熟，纳米技术在医学光子学中的应用已初露端倪。本书的第 10 章对光学纳米探针的发展技术进行了介绍。许多分别用于诊断学(diagnostics)与治疗学(therapeutics)的分子标记物被集成于一体，形成了治疗诊断学(theranostics)。基于光子技术在医学诊断与治疗中多扮演重要的角色，一个崭新的研究方向——光子治疗诊断学(photonic theranostics)正在逐渐形成，这也是将来向医疗个性化方向发展的一个趋势。以 PDT 为例，目标是开发以光敏剂分子为核心的纳米粒子平台，它集药物的主动靶向传输、肿瘤的诊断(如 MRI 和分子荧光成像等)、治疗(高热治疗和 PDT)、剂量监测(单态氧探针和氧分子探针等)，以及疗效评估(细胞凋亡探针、MRI 和生物化学发光等)为一体，充分体现了现代纳米医学的优点和潜在应用。如表 6 - 10 所示，通过提高光敏剂摄入量、$^1O_2$ 产量、光在组织的穿透深度和氧供给来增强 PDT 疗效[63,64]。

表 6 - 10 基于光敏剂纳米技术的 PDT 增强技术

增强对象	增强方法	增强机制
光敏剂	靶向性	提高光敏剂摄入量
	光化学内化	提高光敏剂摄入量
	金属增强	提高 $^1O_2$ 产量
	延长三重态寿命	提高 $^1O_2$ 产量
	直接注入	提高 $^1O_2$ 产量
	增加氧富集	提高 $^1O_2$ 产量
光源	双光子激发光敏剂	提高光穿透深度
	上转换纳米颗粒	提高光穿透深度
	近红外光敏剂	提高光穿透深度
	X 射线诱导光敏剂	提高光穿透深度
	非线性光转换	提高 $^1O_2$ 产量
氧	间断性辐照	提高氧供给
	节律性辐照	提高氧供给

与此同时，随着 PDT 临床应用的推广，近年来相继发展了以提高或增强 PDT 疗效为目标的协同治疗新策略。除了基于开发并利用功能型光敏剂的传统治疗方案之外，PDT 还可以联合外科手术、放疗、化疗、热疗、超声、基因编码和 X 射线，以及同时使用两种不同光敏剂等 PDT 协同治疗新策略。如图 6 - 35 所示，这些治疗策略已相继被应用于 PDT 实验研究和临床前试验[64]。

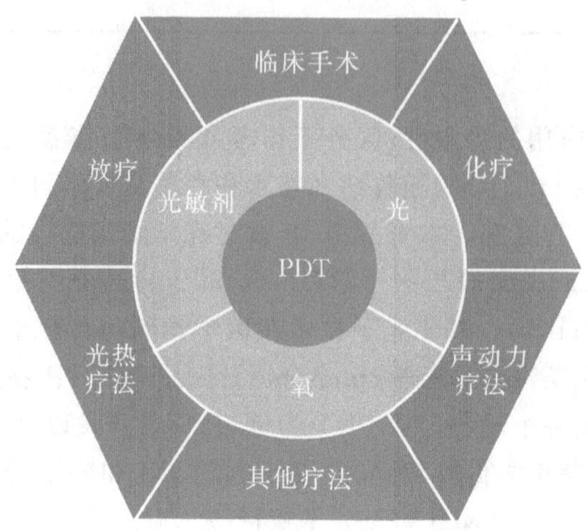

图 6-35 PDT 的协同治疗策略[64]

参考文献

[1] Dolmans D E, Fukumura D, Jain R K. Photodynamic therapy for cancer [J]. Nature Reviers Cancer, 2003, 3(5): 380-387.

[2] Huang Z. A review of progress in clinical photodynamic therapy [J]. Technol Cancer Res Treat, 2005, 4(3): 283-293.

[3] Verma S, Watt G M, Mai Z, et al. Strategies for enhanced photodynamic therapy effects [J] Photochemistry and Photobiology, 2007, 83(5): 996-1005.

[4] Hamblin M R, Pawel M. Advances in photodynamic therapy: basic translational and clinical [M]. Norwood: Artech House, 2008: 1-9.

[5] Raab O. Uber die wirkung fluoreszierender stoffe auf infusorien [J]. Zeitung Biologie, 1900, 39: 524-546.

[6] Von Tappenier H. Uber die wirkung fluorezierender stoffe auf infusrien nach versuchen von O [J]. Raab. Muench Med Wochenschr, 1900, 47: 5.

[7] Jesionek A, Von Tappenier H. Therapeutische versuche mit fluoresizerenden stiffen [J]. Muench Med Wochenschr, 1903, 47: 2042-2044.

[8] Von Tappenier H, Jodlbauer A. Uber wirkung der photodynamischen (fluorieszierenden) stoffe auf protozoan und enzyme [J]. Dtscb Arcb Klin Med, 1904, 80: 427-487.

[9] Von Tappenier H, Jodlbauer A. Die sensibilisierende wirkung fluorieszierender substanzer. Gesammte untersuchungen uber die photodynamische erscheinung [M]. Leipzig: F C W Vogel, 1907.

[10] Meyer-Betz F. Untersuchungen uber die biologische (photodynamische) wirkung des hamatoporphyrins und anderer derivative des blut-und galenfarbstoffs [J]. Dtscb Arcb Klin Med, 1931, 112: 475-503.

[11] Auler H, Banzer G. Untersuchungen uber die rolle der porphyrine bei geschwulstkranken

menschen und tieren [J]. Zeitung Krebsforsch, 1942, 53: 65 - 68.

[12] Figge F H, Weiland G S. The affinity of neoplastic embryonic and traumatized tissue for porphyrins and metalloporphyrins [J]. Anatomical Record, 1948, 100(4): 659.

[13] Schwartz S K, Absolon K, Vermund H. Some relationships of porphyrins, X-rays and tumors [J]. University of Minnesota Medical Bulletin, 1955, 27: 7 - 8.

[14] Lipson R L, Baldes E J, Olsen A M. The use of a derivative of hematoporphyrin in tumor detection [J]. Journal of the National Cancer Institute, 1961, 26: 1 - 11.

[15] Dougherty T J, Grindey G B, Fiel R, et al. Photoradiation therapy II cure of animal tumors with hematoporphyrin and light [J]. Journal of the National Cancer Institute, 1975, 55(1): 115 - 121.

[16] Mallidi S, Anbil S, Bulin A L, et al. Beyond the barriers of light penetration: strategies, perspectives and possibilities for photodynamic therapy [J]. Theranostics, 2016, 6(13): 2458 - 2487.

[17] Moan J, Peng Q. An outline of the hundred-year history of PDT [J]. Anticancer Reserch, 2003, 23: 3591 - 3600.

[18] 李步洪. 光动力学疗法的现状与未来 [J]. 光电产品与资讯, 2012.

[19] 李步洪, 谢树森, Huang Zheng, 等. 光动力学疗法剂量学的研究进展 [J]. 生物化学与生物物理进展, 2009, 36(6): 676 - 683.

[20] Chen D, Zheng H, Huang Z, et al. Light-emitting diode based illumination system for in vitro photodynamic therapy [J]. International Journal of Photoenergy. 2012, Special section p1: 920671.

[21] Mordon S, Cochrane C, Tylcz J B, et al. Light emitting fabric technologies for photodynamic therapy [J]. Photodiagn Photodynamic Therapy, 2015, 12(1): 1 - 8.

[22] 李步洪, 谢树森. 功能型光敏剂的研究进展 [J]. 中国激光医学杂志, 2007, 16(3): 179 - 185.

[23] Moan J, Peng Q. An outline of the hundred-year history of PDT [J]. Anticancer Reserch. 2003, 23(5A): 3591 - 3600.

[24] Huang Z. A review of progress in clinical photodynamic therapy [J]. Technology in Cancer Reserch & Treatment, 2005, 4: 283 - 293.

[25] Bakalova R, Ohba H, Zhelev Z, et al. Quantum dots as photosensitizers [J]. Nature Biotechnology, 2004, 22: 1360 - 1361.

[26] Castano A P, Demidova T N, Hamblin M R. Mechanisms in photodynamic therapy: part one-photosensitizers, photochemistry and cellular localization [J]. Photodiagn Photodynamic Therapy, 2004, 1(4): 279 - 293.

[27] Konan Y N, Gurny R, Allemann E. State of the art in the delivery of photosensitizers for photodynamic therapy [J]. Journal of Photochemistry and Photobiology B. 2002, 66(2): 89 - 106.

[28] Solban N, Rizvi I, Hasan T. Targeted photodynamic therapy [J]. Lasers in Surgery Medicine, 2006, 38(5): 522 - 531.

[29] 万仁亮, 林黎升, 陈德福, 等. 光动力疗法中组织氧的测量技术 [J]. 中国激光医学杂

志，2012，21(4)：246 - 252.

[30] Berg K，Selbo P K，Prasmickaite L，et al. Photochemical internalization a novel technology for delivery of macromolecules into cytosol [J]. Cancer Research，1999，59(6)：1180 - 1183.

[31] Bareford L M，Swaan P W. Endocytic mechanisms for targeted drug delivery [J]. Advanced Drug Delivery Reviews，2007，59(8)：748 - 758.

[32] Conner S D，Schmid S L. Regulated portals of entry into the cell [J]. Nature，2003，422(6927)：37 - 44.

[33] Shete H K，Prabhu R H，Patravale V B. Endosomal escape：a bottleneck in intracellular delivery [J]. Journal of Nanoscience and Nanotechnology，2014，14(1)：460 - 474.

[34] Geze M，Morliere P，Maziere J，et al. Lysosomes，a key target of hydrophobic photosensitizers proposed for photochemotherapeutic applications [J]. Journal of Photochemistry and Photobiology B：Biology，1993，20(1)：23 - 35.

[35] Høgset A，Prasmickaite L，Selbo P K，et al. Photochemical internalisation in drug and gene delivery [J]. Advanced Drug Delivery Reviews，2004，56(1)：95 - 115.

[36] Selbo P K，Weyergang A，Høgset A，et al. Photochemical internalization provides time- and space-controlled endolysosomal escape of therapeutic molecules [J]. Journal of Controlled Release，2010，148(1)：2 - 12.

[37] Selbo P K，Kaalhus O，Sivam G，et al. 5-Aminolevulinic Acid-based photochemical internalization of the immunotoxin MOC31-gelonin Generates Synergistic Cytotoxic Effects In Vitro [J]. Photochemistry and Photobiology，2001，74(2)：303 - 310.

[38] Weyergang A，Selbo P K，Berg K. Photochemically stimulated drug delivery increases the cytotoxicity and specificity of EGF-saporin [J]. Journal of Controlled Release，2006，111(1)：165 - 173.

[39] Oliveira S，Hogset A，Storm G. Delivery of siRNA to the target cell cytoplasm：photochemical internalization facilitates endosomal escape and improves silencing efficiency，in vitro and in vivo [J]. Current Pharmaceutical Design，2008，14(34)：3686 - 3697.

[40] Berg K，Nordstrand S，Selbo P K，et al. Disulfonated tetraphenyl chlorin (TPCS 2a)，a novel photosensitizer developed for clinical utilization of photochemical internalization [J]. Photochemical & Photobiological Sciences，2011，10(10)：1637 - 1651.

[41] Lai P S，Lou P J，Peng C L，et al. Doxorubicin delivery by polyamidoamine dendrimer conjugation and photochemical internalization for cancer therapy [J]. Journal of Controlled Release，2007，122(1)：39 - 46.

[42] Khdair A，Chen D，Patil Y，et al. Nanoparticle-mediated combination chemotherapy and photodynamic therapy overcomes tumor drug resistance [J]. Journal of Controlled Release，2010，141(2)：137 - 144.

[43] AAPM Report No. 88，Photodynamic therapy dosimetry，AAPM task group report of the general medical physics committee of the science council [M]. Medical Physics Publishing，2005.

[44] Wilson B C，Patterson M S，Lilge L. Implicit and explicit dosimetry in photodynamic ther-

apy: a new paradigm [J]. Lasers in Medicine Science, 1997, 12(3): 182-99.

[45] Huang Z, Xu H, Meyers A D, et al. Photodynamic therapy for treatment of solid tumors-potential and technical challenges [J]. Technology in Cancer Reserch & Treatment, 2008, 7(4): 309-19.

[46] Zhu T C, Finlay J C. The role of photodynamic therapy (PDT) physics [J]. Medical Physics, 2008, 35(7): 3127-36.

[47] Li B, Qiu Z, Huang Z. Advanced optical techniques for monitoring dosimetric parameters in photodynamic therapy [J]. Processing of SPIE, 8553: 85530F-1.

[48] Georgakoudi I, Foster T H. Singlet oxygen-versus nonsinglet oxygen-mediated mechanisms of sensitizer photobleaching and their effects on photodynamic dosimetry [J]. Photochemistry and Photobiology, 1998, 67(6): 612-625.

[49] Jarvi M T, Niedre M J, Patterson M S, et al. Singlet oxygen luminescence dosimetry (SOLD) for photodynamic therapy: current status, challenges and future prospects [J]. Photochemistry and Photobiology, 2006, 82(5): 1198-210.

[50] Li B, Lin L, Lin H, et al. Photosensitized singlet oxygen generation and detection: Recent advances and future perspectives in cancer photodynamic therapy [J]. Journal of Biophotonics, 2016, 9(11-12): 1314-25.

[51] 李步洪, Jarvi M T, Moriyama E H, 等. 光动力学疗法的单态氧剂量评估 [J]. 中国科学 G, 2007, 37(S): 153-160.

[52] 林慧韫, 陈德福, 李步洪, 等. 光动力学疗法的单态氧剂量学研究进展 [J]. 激光生物学报, 2011, 20(1): 115-123.

[53] Lin L, Lin H, Chen D, et al. Imaging of singlet oxygen luminescence in blood vessels [J]. SPIE Newsroom, 2014, 10.1117/2.12045.005511.

[54] Lin L, Lin H, Chen D, et al. Direct imaging of singlet oxygen luminescence generated in blood vessels during photodynamic therapy [J]. Processing of SPIE, 2014, 9268: 92680T.

[55] Lin H, Shen Y, Chen D, et al. Feasibility study on quantitative measurements of singlet oxygen generation using Singlet Oxygen Sensor Green [J]. Journal of Fluorescence, 2013, 23(1): 41-47.

[56] Gollmer A, Arnbjerg J, Blaikie F H, et al. Singlet oxygen sensor green @: photochemical behavior in solution and in a mammalian cell [J]. Photochemistry and Photobiology, 2011, 87: 671-679.

[57] Shen Y, Lin H, Huang Z, et al. Indirect imaging of singlet oxygen generation from a single cell [J]. Laser Physics Letters, 2011, 8(3): 232-238.

[58] Yin R, Hamblin M R. Antimicrobial photosensitizers: Drug discovery under the spotlight [J]. Currert Medical Chemistry, 2015, 22(18): 2159-2185.

[59] Sculean A, Aoki A, Romanos G, et al. Is photodynamic therapy an effective treatment for periodontal and peri-implant infections [J]. Dental Clinics of North American, 2015, 59(4): 831-858.

[60] Bhatta A K, Keyal U, Wang X, et al. A review of the mechanism of action of lasers and photodynamic therapy for onychomycosis [J]. Lasers in Medicine Science, 2017, 32(2):

469－474.

[61] Hampson L, Martin-Hirsch P, Hampson I N. An overview of early investigational drugs for the treatment of human papilloma virus infection and associated dysplasia [J]. Expert Opinion on Investigational Drugs, 2015, 24(12): 1529－1537.

[62] 李黎波，李文敏，项蕾红，等. 光动力疗法在中国的应用与临床研究 [J]. 中国激光医学杂志，2012，21(5)：278－307.

[63] 梁林，林慧韫，李步洪. 光敏剂分子信标的研究与应用进展 [J]. 中国激光医学杂志，2015，24(1)：36－42.

[64] Li B, Zhang J. Emerging strategies for enhanced photodynamic therapy [J]. Asia Communications and Photonics Conference 2016, 2016: AF1K. 1.

纳米尺度激光紧聚焦光穿孔技术

7

将膜不可透的外源性物质导入细胞膜内是细胞生物学中的一个重大课题。传统上多采用电穿孔、脂质体转染等方法作用于大量细胞来实现。本章论述了一种新型的纳米尺度激光紧聚焦光穿孔技术。按照光穿孔可能的物理机制,分四类讨论了现在主流的光穿孔技术:(1)连续激光光穿孔单细胞跨膜导入方法;(2)纳秒、皮秒经啁啾放大飞秒激光脉冲光穿孔;(3)飞秒激光振荡器发出的 MHz 脉冲序列光穿孔,该技术在多尺度、跨学科及在体研究中扮演重要角色;(4)最新出现的利用双脉冲微射流进行光穿孔,这是一种将外源物主动引入细胞内的方法。该技术具有显著的单细胞优势,因此可以预见:当激光紧聚焦技术结合了双光子荧光显微镜、微芯片实验室、膜片钳技术等各种单细胞分析技术后,将在细胞间通讯、干细胞谱系提交、癌症转移、激光基因疗法、胚胎发育学以及神经功能再生等学科领域中产生重大影响。

本章回顾了近年发展起来的细胞膜光穿孔技术。介绍了其研究背景,比较了相关技术的优劣。着重论述了目前主流的四种激光紧聚焦光穿孔技术,并且概要性地阐述了在体光穿孔研究。本章最后讨论了光穿孔技术的发展趋势。

7.1 光穿孔技术研究背景

1953 年沃森和克里克提出遗传物质 DNA 的双螺旋结构模型和 1972 年 DNA 重组技术的诞生,开辟了分子生物学和现代生物技术的新纪元[1]。自 2001 年人类基因图谱草图绘制的完成昭示着人类已经全面进入了后基因组时代。后基因组工作的深入展开将推动生物制药、农业生物技术、基因疗法等相关科学领域的发展,造福全人类。

在后基因组时代,蛋白质组学是其中的一项重要研究内容。其目的在于弄清基因的全部蛋白质产物的结构和功能。因为通过蛋白质结构的研究可以寻找到治疗癌症、艾滋病等严重威胁人类健康的重大疾病的最佳途径。在现代细胞与分子生物学中,识别未知蛋白质功能的常用方法包括:将外源性生物分子(DNA、RNA、siRNA、蛋白质等)引入到活细胞中,观察蛋白质位置或者蛋白质的生化状态变化;或利用生物分子干预蛋白质功能表达。

到目前为止,科学家们已经发展出了很多将外源性生物分子导入到细胞内的方法,包括三大类:直接转导法、载体介导转导法,以及细胞膜瞬态渗透法。这些方法在细胞存活率、转导效率、适用性和技术要求上各有优劣。表 7-1 列举了当前主流的转导方法。

表 7-1 各种转导技术及其优劣比较

方法	参考文献	优点	缺点
直接转导法			
毛细管微注射	[4]	高效率和高存活率,定量、适用性广	昂贵、技术难、处理细胞少
载体介导转导法			
蛋白质转导	[5]	与表面受体无关,同时转导大量细胞,可在体应用	受被转导分子大小限制
脂质体介导法	[6]	高效、不受生物分子大小限制,可转导各种分子	与磷脂代谢冲突
基因枪	[7]	可转导各种细胞,非常适用于在体基因疗法	主要适用于植物细胞
细胞膜瞬态渗透法			
重组系统	[8]	可以交换整个胞液、廉价,易用、可处理大量细胞	细胞是半完整的
SL-O 渗透法	[9]	廉价、易用、高效,可同时处理大量细胞	被转导分子需小于 100 kDa
电穿孔	[10]	同时处理大量细胞(包括植物细胞),适用性广	需要特殊仪器,细胞悬液佳
光穿孔	[3]	非接触、单细胞操作、高效,适用各种细胞、在体研究、无菌环境,可用于芯片实验室	处理细胞数目可能有限

在这些转导技术中,有一种在近十年间伴随激光技术迅速发展起来的新型方法叫光穿孔。光穿孔技术是一种利用激光靶向性对细胞膜进行操作达到提高膜通透性或者产生纳米尺度可逆细胞膜损伤的一种细胞膜微手术方法。在学术上它有很多术语,例如光穿孔(optoporation,photoporation)、光学转染(optical transfection,phototransfection)、光注射(optoinjection,optical injection),在本文中我们统称为光穿孔。由于激光能量的空间分布能够精确控制,以及激光本身具有非接触、无污染、无细胞毒性等优点,这使得激光技术在保证细胞完整性的条件下能够实现对细胞膜纳米级的操控。正是因为这种操控的微创性和瞬时性,使它在基因转染、药物递送等方面具有一定的科学意义[3]。比如,我们可以在不影响细胞活性的情况下将 DNA 质粒、mRNA、siRNA、重组基因或其他物质(如纳米颗粒、荧光染料、量子点等)导入到活细胞中[3]。因此,光穿孔技术已成为近年来科学家们研究的重点和热点之一,并将逐渐发展成为一种新型的生物工程手段。

7.2 激光紧聚焦光穿孔技术

就光穿孔技术而言,主要有两种方法学上的分支:(1)通过紧聚焦(tightly focused)激光束直接照射细胞膜,实现细胞膜的瞬时可逆性通透,进而让外源性生物大分子进入细胞膜内;(2)利用纳米颗粒,如纳米胶体金、金纳米棒等通过抗原抗体靶向与细胞螯合,利用激光照射螯合体，通过靶向能量沉积实现光穿孔。它能在多个抗体靶向的位点同时改变细胞膜的通透性。本章着重论述第一个分支，即在纳米尺度通过激光紧聚焦对单细胞实现光穿孔。关于第二个分支可参考国内学者所撰写的综述文章[11]。

如图 7-1 所示，激光束通过高倍物镜（数值孔径 NA≥0.8）聚焦于焦平面。在此紧聚焦条件下激光光斑大小接近光学衍射极限（≈1 μm）。这一尺寸远远小于细胞尺寸（≈10 μm）。通过调控焦点处激光脉冲能量、重复频率等，能够对细胞膜、细胞器进行微操控。这一方法学上的研究称为激光紧聚焦微手术。将之应用于细胞膜通透性的研究上，称为激光紧聚焦光穿孔技术，简称激光光穿孔或光穿孔。

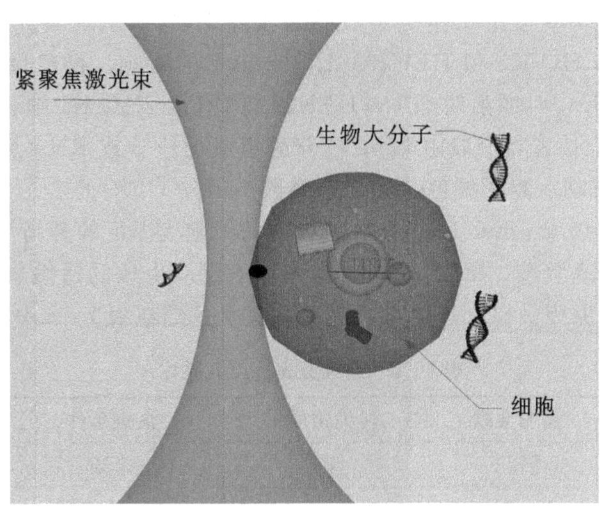

图 7-1　激光紧聚焦光穿孔方法示意图

实现该技术最关键的因素是选择合适的泵浦激光源、激光参数和聚焦条件，因为不同脉冲宽度的激光所对应的光穿孔的物理机制是非常迥异的。目前，紧聚焦光穿孔技术按照其可能的物理机制可大致分为四类：连续激光光穿孔；纳秒、皮秒激光脉冲和啁啾放大 kHz 飞秒脉冲光穿孔；飞秒激光振荡器发出的 MHz 脉冲序列光穿孔；及最新出现的一种双脉冲射流光穿孔，现分述如下。

1. 连续激光光穿孔

自莱曼 1960 年发明世界上第一台红宝石激光器后仅 3 年，Saks 等人就将该激光应用在光穿孔的研究中[12]。在 1963 年发表在《Science》上的文章中，他们利用一台脉宽 500 μs 波长 694 nm 的红宝石激光器在海藻（alga，Spirogyra）细胞壁上凿出了直径 20 μm 左右的小孔，开创了细胞微手术和光穿孔的先河。然而，他们并未能将外源性物质转入细胞内。1996 年，Palumbo 等人开始研究利用连续氩离子激光器（波长 $\lambda=488$ nm）对真核细胞进行光穿孔研究[13]。他们成功地将质粒 DNA（plasmid DNA）转染到老鼠的成纤维细胞中（murine NIH_{3T3} fibroblasts）。为了提高转染成功率，他们采取了两种措施：(1)在细胞培养液中加入酚红（phenol-red），它是一种吸收峰在 480 nm 左右的线性吸收染料；(2)让激光束通过 100 倍物镜（数值孔径 NA≈1.2）聚焦在细胞膜表面。他们认为，在酚红协助下膜表面局部温度的升高导致膜磷脂分子状态的改变是引起膜通透性增加的根本原因。紧随 Palumbo 的工作，采用同样的激光器和线性吸收染料，在紧聚焦条件下 Schneckenburger 等人将编码绿色荧光蛋白的质粒(GFP plasmid)转入到中国仓鼠卵巢细胞中(CHO-K1)[14]；Nikolskaya 将荧光染料 propidium iodide(PI)、外源性膜标记染料 FM1-43 和 GFP plasmid 成功转染到新生小鼠的心肌细胞中[15]。国内学者也在这方面对细胞微手术进行了一系列的研究[16,17]。

考虑到氩离子激光器体积相对庞大，英国 Dholakia 课题组采用非常小巧的紫外二极管激光器($\lambda=405$ nm)将质粒 DNA 和干扰 RNA 转染到 CHO-K1 细胞和人胚胎肾细胞 HEK293 中[18,19]。利用此光源的一个显著优点是紫外二极管激光器非常小巧并且成本相对低廉，很适合集成到通用显微镜中。特别值得一提的是，该课题组 2010 年发表在 *Journal of Biomedical Optics* 上的工作[18]。在这份工作中，他们系统地研究了激光参数(激光功率和照射时间)对 CHO-K1 和 HEK293 细胞转染率的影响。得出最优激光参数和转染结果为：激光功率 2.1 mW，照射时间 1 s；HEK293 细胞和 CHO-K1 细胞的最高转染率分别为 40%和 24%。他们接着将一段由 25bp 核苷酸组成的小干扰 RNA 转染到 TRex willin-GFP-HEK 细胞中，成功沉默了绿色荧光蛋白基因(willin-GFP)的表达。最后，他们通过理论计算得出：由酚红(42.2 μmol/L)线性吸收导致的细胞膜温度的升高仅为 0.02 K，不足以改变膜磷脂分子的物理状态。所以，他们认为光化学反应生成的活性氧成分(ROS)是导致膜通透性改变的根本原因。以上连续激光光穿孔技术总结在表 7-2 中。

表 7-2 连续激光光穿孔技术

激光类型	参考文献	转染物质	聚焦条件	细胞类型
红宝石激光器	[12]	无	未知	海藻细胞
连续氩离子激光 波长 $\lambda=488$ nm	[13]	质粒(plasmid)	100 倍物镜	NIH_{3T3}
	[14]	质粒	NA=0.6～0.9	CHO-K1
	[15]	PI、FM 1-43、质粒	NA=0.45	新生老鼠心肌细胞
连续紫外二极管激光 波长 $\lambda=405$ nm	[18]	质粒	NA=1.3	CHO-K1
	[19]	质粒、小干扰 RNA	NA=1.2	CHO-K1、HEK293

注：红宝石激光器脉宽为 500 μs，波长 694 nm；PI：膜不可透荧光染料；FM 1-43：外源性膜标记染料；NIH_{3T3}：老鼠成纤维细胞；CHO-K1：中国仓鼠卵巢细胞；HEK293：人胚胎肾细胞；NA：数值孔径。

2. 纳秒、皮秒或啁啾放大的飞秒激光光穿孔

与连续激光依赖线性吸收改变膜通透性不同，纳秒、皮秒或啁啾放大飞秒激光光穿孔需借助等离体形成来改变膜通透性。具体而言，这些脉冲激光峰值功率密度很大，可以在水中引起多光子电离、隧道电离和雪崩电离等现象，形成低密度等离子体，并最终导致光致击穿现象[20]。利用光致击穿所引起的机械效应可以在细胞膜表面“凿出”一个小孔，外源性物质通过扩散作用由胞外转入胞内。在纳秒、皮秒激光光穿孔领域中，使用最广的激光器是 Nd：YAG 激光[21～24]，所选用脉宽为 0.5～17 ns，波长从紫外波段 355 nm 到近红外波段 1064 nm。其他激光器包括脉宽 6 ns、波长 308 nm 的准分子激光器[25]和脉宽 3 ns、波长 337 nm 的氮气激光器[26]。被转入的细胞包括人体纤维肉瘤细胞 HT1080-6TG[21]、人乳腺癌细胞 MCF-7[22]、稻米细胞[23]、小麦细胞[25]和牛的卵子细胞[26]。被转入的外源性物质包括各种质粒[21～23]、生物小分子和牛的精子[26]，如表 7-3 所总结。

表 7-3 纳秒、皮秒或啁啾放大飞秒激光光穿孔技术

激光类型	参考文献	转染物质	聚焦条件	细胞类型
Nd:YAG,UV,10 ns	[21]	质粒	32 倍物镜	HT1080-6TG
Nd:YAG,IR,17 ns	[22]	PI、质粒等	100 倍物镜	MCF-7
Nd:YAG,UV,15 ns	[23]	质粒	未知	稻米细胞
Nd:YAG,UV~IR,0.5 ns	[24]	各种外源性物质	NA=0.25	各种类型细胞
准分子激光 308 nm,6 ns	[25]	质粒	37 倍物镜	小麦细胞
氮气激光 337 nm,3 ns	[26]	牛精子	NA=1.35	牛卵子细胞
Ti:sapphire 激光 800 nm,120 fs	[27]	纳米金	NA=1.25	NIH_{3T3}:老鼠成纤维细胞

注:UV=355 nm;VIS=532 nm;IR=1064 nm;HT1080-6TG:人纤维肉瘤细胞(human fibrosarcoma);MCF-7:人乳腺癌细胞(human breast adenocarcinoma cells)。

在这个领域中需要提到的是 Clark 等人 2006 年发表在 *Journal of Biomedical Optics* 上的工作[24],他们开发出一套能够自动进行高效转染的光穿孔系统(LEAP™)。他们宣称能够对各种细胞进行转染,所转染的外源性物质包括离子、生物小分子、右旋糖苷(dextran)、小干扰 RNA(siRNA)、质粒、蛋白质以及半导体纳米晶体。在研究中,他们对各种细胞 HeLa、NIH_{3T3}、293T、HepG2、NTERA-2、PFSK-1、SUDHL-4、CEM 和 184A1 进行了转染,并通过聚合酶链式反应技术(PCR)、蛋白质免疫印记(Western Blot)等生物技术对转染率进行了评估。

在啁啾放大的飞秒激光脉冲光穿孔技术中,Yamaguchi 等人[27]利用一台 800 nm、120 fs 的 Ti:sapphire 激光器在成纤维细胞 NIH_{3T3} 表面产生空化气泡,利用空化气泡破裂时产生的微射流将包裹有荧光染料的纳米金颗粒推入细胞内。这里需要说明的是,由于放大的飞秒激光光源价格昂贵以及重复频率过低(kHz 范围内)不适于成像,所以它在光穿孔上的应用相对较少。

3. 飞秒激光振荡器发出的 MHz 脉冲序列光穿孔

与啁啾放大的飞秒激光脉冲不同,从飞秒激光振荡器发出的脉冲序列(pulse series from femtosecond oscillator)在光穿孔技术中有着广泛的应用。飞秒激光的激光强度非常容易达到 10^{12} W/cm^2 数量级,它与水或生物介质的作用也是经过多光子电离、隧道电离和雪崩电离形成低密度等离子体。与纳秒脉冲的区别在于,飞秒激光的脉宽小于其热弛豫时间,在空化气泡形成之前可以形成一个广泛可调的低密度等离子体区域(10^{13} ~ 10^{21}/cm^3)[20]。很多激光辅助细胞微手术都依赖于此可调低密度等离子体。如图 7-2 所示,随着飞秒激光强度的增强(右侧箭头),水中等离子体密度增加(左侧箭头),所对应的物理效应和细胞微手术效应(小括号所示)也逐渐增强。从(1)到(9)这些效应分别为:(1)单个自由电子的生产;(2)双光子显微镜扫描造成细胞损伤;(3)利用 80 MHz 飞秒激光脉冲序列进行细胞器切割;(4)利用 80 MHz 飞秒脉冲序列进行光穿孔;(5)激光照射后水温度升到 100 ℃;

(6)空化气泡形成;(7)等离子体密度达到 $10^{21}\ cm^{-3}$;(8)线粒体蚀除;(9)神经轴突切割。在飞秒脉冲光穿孔技术中,人们普遍认为低密度等离子引起的活性氧成分是造成光穿孔的根本原因[20]。此外,利用飞秒激光的双光子效应,可以在穿孔前后对靶细胞进行双光荧光显微成像[29]。

在飞秒激光光穿孔中使用最为广泛的是钛宝石激光器(Ti:sapphire laser),中心波长一般为 800 nm,脉冲重复频率在 80 MHz 左右,脉冲宽度从 10 fs 到 200 fs 不等[28~34]。被转入的细胞包括人体干细胞[28]、人体各种肿瘤细胞和癌细胞[31]、来自动物的癌细胞[28,30,32,34]和神经元细胞[33]。被转入的外源性物质包括各种质粒、纳米金颗粒、生物大分子和各种膜不可透荧光染料。所使用的物镜都为高倍物镜,数值孔径从 0.8 到 1.4。表7-4总结了这些信息。

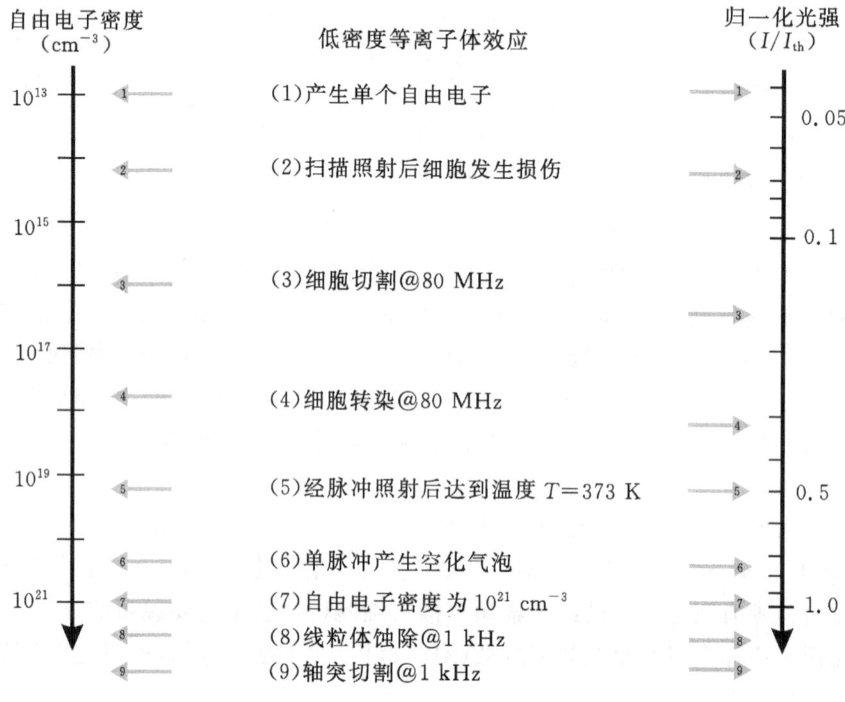

图 7-2 飞秒激光强度变化与可调低密度等离子体的对应关系

注:左侧箭头表示低密度等离子体密度,右侧箭头表示归一化后的激光强度,小括号表示在对应的激光强度下发生的物理效应和细胞微手术效应,引自文献[20]。

König 课题组在这一领域做了开创性的工作,2002 年发表在 *Nature* 上的文章中[27],他们利用飞秒激光脉冲序列将含有绿色荧光蛋白的质粒转入 CHO-K1 和 PtK2 细胞中,并宣称此方法的转染率能达到 100%。2006 年 Dholakia 课题组在基于 4000 个 CHO-K1 细胞样本的转染实验上,发现转染率为 50%±10%[32]。虽只有宣称数值的一半,但这个转染率还是大大高于化学转染法或电穿孔等传统方法。随着此技术的蓬勃发展,现在的趋势是将飞秒激光光穿孔技术与其他光学、生物技术结合起来,进行多尺度研究。这些技术包括:飞秒光穿孔与双光子高分辨率荧光显微镜的结合[29],飞秒光穿孔与膜片钳技术的结合[34],飞秒光穿孔与光镊的结合[30]等。

表 7 - 4 Ti:sapphire 飞秒激光振荡器发出的脉冲序列光穿孔技术

激光类型	参考文献	转染物质	聚焦条件	细胞类型
800 nm,80 MHz	[28]	质粒	高倍物镜	CHO-K1,PtK2
800 nm,12 fs,75 MHz	[29]	溴化乙锭、质粒	NA=1.25～1.3	人体干细胞
780 nm,100 fs,83 MHz	[30]	纳米金颗粒	NA=1.4	CHO-K1
800 nm,170 fs,90 MHz	[31]	FITC-dextran、荧光染料、质粒	NA=1.3	CHO-K1,SK-Mel28,NG108-15,T47D
800 nm,120 fs,80 MHz	[32]	质粒	NA=0.85	CHO-K1
800 nm,100 fs,80 MHz	[33]	*Elk*1mRNA	NA=0.8	大鼠神经元细胞
800 nm,140 fs,90 MHz	[34]	质粒、荧光染料	NA=0.8	MTH53a,GFSHR-17

注:PtK2:鼠袋鼠肾上皮细胞(rat-kangaroo kidney epithelial);SK-Mel28:人体黑色素瘤;NG108-15:小鼠成神经细胞瘤与大鼠神经胶质瘤杂交体;T47D:人乳腺癌细胞;FITC-dextran:平均分子质量为 500 kDa 的荧光标记的生物大分子;MTH53a:犬细胞;GFSHR-17 大鼠粒层细胞(granulosa cells of rat);*Elk*1:神经树突内的一种核转录因子。

除光穿孔外,飞秒激光紧聚焦技术还在诸如亚细胞切割[35]、细胞融合[36]、神经功能再生[37]、细胞纯化[38]、干细胞分化[29]、发育生物学[39]和基因失活[40]等领域有广阔的应用前景和很高的学术价值。

4. 双脉冲射流法

在光穿孔技术中,人们通常会避免激光能量超过光致击穿阈值。原因在于此时会产生巨大的空化气泡(直径>10 μm),这种气泡膨胀或坍缩时引起的剧烈机械效应很容易撕裂细胞。但是,Sankin 等人巧妙地利用空化气泡坍缩时产生的微射流成功地在大鼠乳腺癌细胞(rat mammary carcinoma)上凿出了直径 200 nm～2 μm 大小的孔,并将外源性荧光染料(Trypan blue)转入细胞内[41]。他们的工作发表在 2010 年的 *Physical Review Letter* 上,并被选为 Viewpoint。

如图 7 - 3(a)所示,Sankin 等人采用脉宽为 5 ns,波长分别为 1064 nm、532 nm 的两台 Nd:YAG 激光器透过一个高倍物镜(63×)聚焦在一个特制的培养皿中。两束激光焦点间距离 Δ 可调,两束激光脉冲时间间隔由一台数字延时发生器控制。如图 7 - 3(b)所示,该培养皿中液体的高度只有 25 μm,几乎相当于单个细胞的高度。内部布有铂丝(Pt wire),可以将杂乱摆放的细胞有规则地摆成一个阵列。实验装置中还有 3 部高速摄像机(速度约为 10^6 帧/s)分别记录空化气泡-空化气泡-细胞之间的相互作用和气泡动力学、荧光染料进入到细胞内的整个扩散过程,以及研究空化气泡相互作用时产生的漩涡场(microparticle image velocimetry)。综合而言,这些举措是为实验提供一个无菌的单细胞层的细胞阵列,并严密监视整个物理过程。

图 7 - 4 是高速摄像机拍摄的双脉冲产生微射流以及微射流与细胞相互作用的动态过程。当第一个空化气泡 B1 在第 4 μs 膨胀到最大尺寸≈50 μm 时,第二个空化气泡 B2 恰好产生。此时我们说这两个空化气泡是反相位耦合的,如图 7 - 4 第 4 帧图所示。结果 B1 的

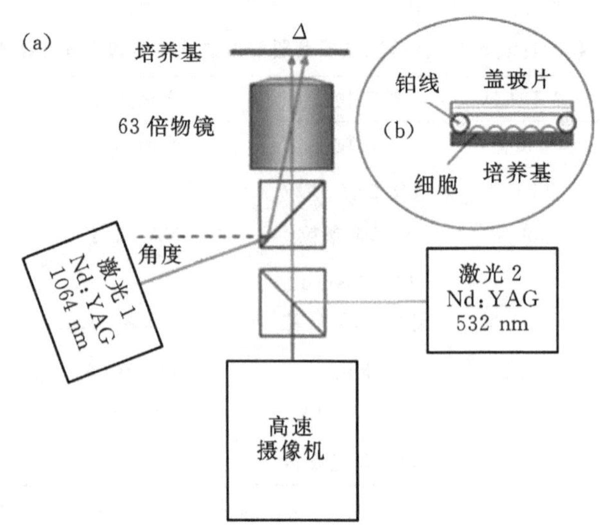

图 7-3 双脉冲射流法实验示意图

(a)Nd:YAG 激光器、高速摄像机及光路示意图;(b)装有铂丝阵列的细胞培养皿

坍缩伴随着 B2 的膨胀,这样导致空化气泡非对称的变形并形成由 B2 指向 B1 的微射流,如第 6 帧图所示。随后 B2 开始坍缩,其与 B1 接触的尖端势能最大收缩最快,这样形成了由 B1 指向 B2 的第二个微射流,如第 8~12 帧图所示。微射流最高的速度可达到 10 m/s。利用此微射流可以对细胞膜进行穿孔。

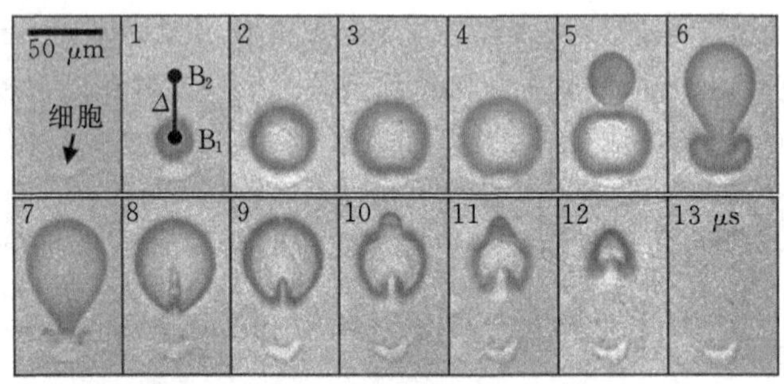

图 7-4 高速摄影拍摄的双脉冲产生微射流动态过程

图 7-5 显示了微射流在细胞膜表面所凿孔的大小以及外源性荧光染料由胞外扩散进入胞内的过程。图 7-5(a)显示了膜不可透细胞核染料 Trypan blue 逐渐将细胞核染成深色的过程。图 7-5(b)为培养皿下的标记(圆圈所示),用来标示微射流作用的细胞(方框所示)。图 7-5(c)和(d)分别显示了利用扫描电子显微镜(SEM)观察到的被凿穿的直径为 200 nm 的单个小孔和 2 μm 左右的连续两个小孔。该研究将微流控、超高速摄影、流场跟踪和分析技术、SEM 等技术综合应用在细胞膜转入这一传统生物工程学领域中,为光穿孔技术开辟了一条新的途径。

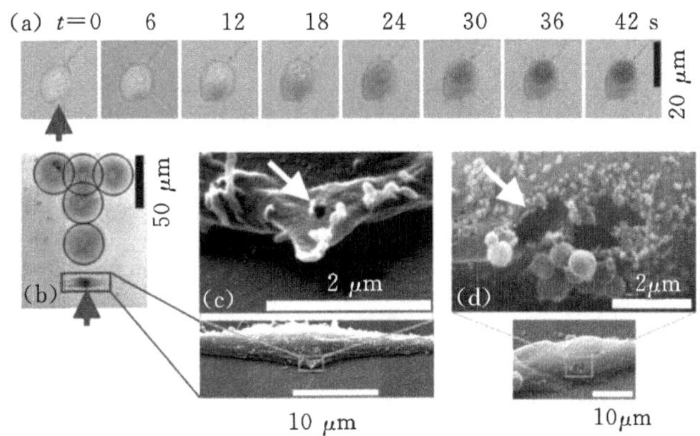

图 7-5 利用双脉冲射流法在细胞膜上凿孔的动态过程。(a)Trypan blue 逐渐扩散进入细胞内动态过程;(b)被穿孔细胞;(c)直径为 200 nm 的单个小孔;(d)直径为 2 μm 的两个连续小孔

7.3 在体光穿孔研究

以上所述的光穿孔技术几乎都是离体研究,随着工程技术手段的进步,人们越来越多地将光穿孔技术应用到在体研究中。Zeira 等人 2003 年发表在 *Molecular Therapy* 上的开创性工作在小鼠胫骨肌肉中(mouse tibial muscle)实现了稳定的光穿孔[42]。他们将 10 μg 绿色荧光蛋白(GFP)、DNA 质粒和老鼠红细胞生成素基因(mEpo gene)直接注入到小鼠胫骨肌肉中,然后在组织 2 mm 深处扫描了 95×95 μm^2 面积的肌肉细胞。他们发现,与传统的电穿孔相比,光穿孔有更高的存活率、更少的细胞凋亡和组织学上更好的形态。这为激光基因疗法(laser based gene therapy,LBGT)在临床应用提供了很好的证据。但是近红外激光在生物组织中的穿透深度仅为 2 mm,大大限制了激光基因疗法的在体应用。然而,随着基于光纤传输的光穿孔技术的进步,人们现在可以克服深层组织光穿孔的问题。Tsampoula 等人[43]展示了将一个锥透镜(axicon)通过微加工方式蚀刻到光纤的尖端,然后将近红外飞秒激光束通过光纤靶向定位到单个细胞上进行光穿孔,最后将一种表达红色荧光蛋白的质粒成功转入细胞内。

另一个在体研究的例子是 Kohli 等人发表在 2007 年的 *Biotechnology and Bioengineering*[44]上的工作,他们在斑马鱼的胚胎(embryonic zebrafish)中成功实现了光穿孔和基因转染。斑马鱼的胚胎是发育生物学中的一个经典模式,最近受到越来越多的注意是因为它们可以在受精后 24 h 内被连续荧光扫描成像。在 Kohli 等人的工作中,他们利用脉宽小于 10 fs 的 Ti:sapphire 超短飞秒激光脉冲在单个斑马鱼受精卵细胞分裂成 2、4、8、16 个细胞阶段时分别对它们进行光穿孔。实验观察到,绿色荧光蛋白质粒(GFP plasmid)被成功转入到受精卵中。在受精后 24 h 的幼虫中他们也观察到了绿色荧光蛋白的广泛分布。他们同样实现了荧光素异硫氰酸酯(fluorescein isothiocyanate)和量子点的光穿孔转染,转染率高达 78%,胚胎存活率高达 89%。他们后续的研究证实经光穿孔转染的斑马鱼在形态学上与对照组相比没有太大差异,经转染的胚胎也能发育成具有完全功能的斑马鱼。这是光穿孔技术首次应用在胚胎发育学中,显示了良好的应用前景。

表 7-5 在体光穿孔研究

激光类型	参考文献	转染物质	聚焦条件	组织或细胞类型
780 nm,76 MHz,200 fs	[42]	m*Epo* gene DNA 质粒,GFP	NA=0.5	小鼠胫骨肌肉
790 nm,80 MHz,100 fs	[43]	质粒	光纤-锥透镜	CHO-K1
800 nm,80 MHz,<10 fs	[44]	量子点、DNA、荧光报告分子	NA=1.0	斑马鱼胚胎

注:m*Epo* gene:一种能表达老鼠红细胞生成素蛋白的裸 DNA。

7.4 光穿孔技术的发展趋势

光穿孔技术未来的价值最有可能体现在单细胞分析中,特别是它与各种单细胞分析技术有机的结合起来后。现在在分子生物学和细胞生物学中有一个普遍的趋势就是化验小型化(或称为微分析)、单细胞化和自动化(lab-on-a-chip)。传统采用吸液管和 Eppendorf 试管的微升量级的实验方法正在逐渐被自动的微流控系统所取代,因为后者可以实现纳升或皮升的自动加样。很多传统上对成百上千个细胞进行大型化验的方法正逐渐应用在单细胞分析中。这些例子包括:单细胞聚合酶链式反应技术[33]、基因表达分析[33]、膜片钳技术[34]、离子化飞行时间质谱仪、毛细管电泳、电生理功能测定仪、拉曼光谱仪和微流控、微芯片实验室等。这些新技术与传统的荧光显微镜或高分辨率双光子荧光显微镜[30]结合后将在很多学科中帮助人们展开深入的研究。例如:细胞间通讯、微环境对干细胞分化时的影响、干细胞谱系提交、癌症转移、激光基因疗法[42]、胚胎发育学[43]以及神经功能再生等。

紧聚焦光穿孔技术为这种小型化的趋势提供了一种简洁、方便的转入方法,它能在显微镜观察下通过“定位一穿孔”两个步骤将外源性物质转入细胞内。飞秒激光光穿孔技术必将在未来的单细胞研究中起到关键性作用。人们甚至可以想象到一种结合了微芯片实验室、单细胞培养皿、单细胞微操控(如光镊)以及单细胞生化分析的综合方法。与此同时,生化分析终端可以在单细胞生长、新陈代谢和细胞微环境中通过检查 DNA、RNA 和蛋白质水平帮助人们揭示很多基本的细胞和疾病过程。同时,工程技术的进步也在推动光穿孔领域朝着安全、快速、高效、紧凑和便宜集成化的光穿孔系统,以及仪器化的方向发展,例如开发我们前文提到的 LEAP™ 系统。当这种成型的光穿孔系统在生物学界中广泛使用时,它的威力才会真正显现出来。

7.5 总结

本节论述了一种新型的单细胞跨膜导入方法——纳米尺度激光紧聚焦光穿孔技术。按照光穿孔可能的物理机制,分四类讨论了现在主流的光穿孔方法:(1)连续激光光穿孔;(2)纳秒、皮秒激光脉冲和啁啾放大飞秒脉冲光穿孔;(3)飞秒激光振荡器发出的 MHz 脉冲序列光穿孔;(4)利用双脉冲射流进行光穿孔的方法。在连续激光光穿孔中,最前沿的技术是紫外二极管激光光穿孔技术;在纳秒激光光穿孔技术中应用范围最广的是 Nd:YAG 激光器;在飞秒激光光穿孔中,使用最普遍的是近红外的钛宝石激光器,该技术在跨学科、多尺度、在体研究中扮演重要角色;双脉冲微射流光穿孔作为一种新出现的光穿孔方法是目前为数不多的一种将外源物主动引入细胞内的方法之一。

激光紧聚焦光穿孔现已成功将各种质粒、纳米金颗粒、mRNA、siRNA、各种荧光染料、量子点甚至精子成功转入到各种动物癌细胞、神经元细胞、干细胞、卵子细胞或植物细胞中，显示出了广泛的适用性。除了离体研究外，光穿孔技术还在在体研究中显示出了良好的应用前景。总之，激光紧聚焦光穿孔技术为生物技术中的微分析趋势提供了一种简洁、方便的转入方法，它能在显微镜观察下通过“定位—穿孔”两个步骤让外源性物质转入细胞内。该方法将在细胞间通讯、微环境与干细胞分化、干细胞谱系提交、癌症转移、激光基因疗法、胚胎发育学以及神经功能再生等学科领域产生重大影响。

参考文献

[1] Crick F. Central dogma of molecular biology [J]. Nature, 1970, 227(5258): 561 - 563.

[2] Stephens D J, Pepperkok R. The many ways to cross the plasma membrane [J]. Proceedings of the National Academy of Sciences of the United States of America, 2001, 98(8): 4295 - 4298.

[3] Stevenson D, Gunn-Moore F, Campbell P, et al. Single cell optical transfection [J]. Journal of Royal Society Interface, 2010, 7(47): 863 - 871.

[4] Pepperkok R, Saffrich R, Aansorge W. Computer automated and semicautomatol capillary microinjedin of macro molecules into living cells [M]. San Diego: Academic Press, 1998, 4: 23 - 30.

[5] Schwarze S R, Hruska K A, Dowdy S F. Protein transduction: unrestricted delivery into all cells [J]. Trends in Cell Biology, 2000, 10(7): 290 - 295.

[6] Tilkins M L, Hawley-Nelson P, Ciccarone V. Fransfection of mamatlian and in vertebrate cuos using catinoic lipids [M]. San Diego: Academic Press, 1998, 4: 145 - 154.

[7] Klein T M, Fitzpatrick-Mcelligott S. Particle bombardment: A universal approach for gene transfer to cells and tissues [J]. Current Opinion in Biotechnology, 1993, 4(5): 583 - 590.

[8] Pimplikar W S, Simons K. Regulation of apical transport in epithelial cells by a Gs class of heterotrimeric G protein [J]. Nature, 1993, 362(6419): 456 - 458.

[9] Walev I, Bhakdi S C, Hofmann F, et. al. Delivery of proteins into living cells by reversible membrane permeabilization with streptolysin-O [J]. Proceedings of the National Academy of Sciences of the United States of America, 2001, 98(6): 3185 - 3190.

[10] Knight D E, Scrutton M C. Gaining access to the cytosol-the technique and some applications of electropermeabilization [J]. Biochemical Journal, 1986, 234(3): 497 - 506.

[11] Yao C P, Zhang Z X, Rahmanzadeh R, et al. Laser-based gene transfection and gene therapy [J]. IEEE Transactions on Nanobioscience, 2008, 7(2): 111 - 119.

[12] Saks N M, Roth C A. Ruby laser as a microsurgical instrument [J]. Science, 1963, 141 (3575): 46 - 47.

[13] Palumbo G, Caruso M, Crescenzi E. Targeted gene transfer in eucaryotic cells by dye-assisted laser optoporation [J]. Journal of Photochemistry and Photobiology B: Biology, 1996, 36(1): 41 - 46.

[14] Schneckenburger H, Hendinger A, Sailer R. Laser-assisted optoporation of single cells [J]. Journal of Biomedical Optics, 2002, 7(3): 410 - 416.

[15] Nikolskaya V A, Nikolski P V, Efimov R I. Gene printer: laser-scanning targeted transfection of cultured cardiac neonatal rat cells [J]. Cell Communication and Adhesion, 2006, 13(4): 217 - 222.

[16] 张镇西，姚翠萍，王晶，等. 激光细胞微手术的发展和应用 [J]. 光学学报，2011，30(9): 0900124 - 1.

[17] 姚翠萍，李政，张镇西. 激光高精度细胞微手术机理的研究 [J]. 光学学报，2005，25(12): 1664 - 1669.

[18] Paterson L, Agate B, Comrie M, et al. Photoporation and cell transfection using a violet diode laser [J]. Optics Express, 2005, 13(2): 595 - 600.

[19] Torres-Mapa M L, Angus L, Ploschner M, et al. Transient transfection of mammalian cells using a violet diode laser [J]. Journal of Biomedical Optics, 2011, 15(4): 041506.

[20] Vogel A, Linz N, Freidank S, et al. Controlled nonlinear energy deposition in transparent materials: experiments and theory [J]. AIP Conf. Proc, 2010, 1278: 51 - 55.

[21] Tao W, Wilkinson J, Stanbridge E J, et al. Direct gene transfer into human cultured cells facilitated by laser micropuncture of the cell membrane [J]. Proceedings of the National Academy of Sciences of the United States of America, 1987, 84(12): 4180 - 4184.

[22] Mohanty K S, Sharma M, Gupta K P. Laser-assisted microinjection into targeted animal cells [J]. Biotechnology Letters, 2003, 25(11): 895 - 899.

[23] Guo Y D, Liang H, Berns M W. Laser-mediated gene transfer in rice [J]. Physiologia Plantarum, 1995, 93(1): 19 - 24.

[24] Clark B I, Hanania G E, Stevens J. Optoinjection for efficient targeted delivery of a broad range of compounds and macromolecules into diverse cell types [J]. Journal of Biomedical Optics, 2011, 11(1): 014034.

[25] Badr A Y, Kereim A M, Yehia A M, et al. Production of fertile transgenic wheat plants by laser micropuncture [J]. Photochemical and Photobiological Sciences, 2005, 4(10): 803 - 807.

[26] Clement-Sengewald A, Schutze K, Ashkin A, et al. Fertilization of bovine oocytes induced solely with combined laser microbeam and optical tweezers [J]. Journal of Assisted Reproduction and Genetics, 1996, 13(3): 259 - 265.

[27] Yamaguchi A, Hosokawa Y, Louit G, et al. Nanoparticle injection to single animal cells using femtosecond laser-induced impulsive force [J]. Applied Physics A, 2008, 93(1): 39 - 43.

[28] Tirlapur K U, König K. Targeted transfection by femtosecond laser [J]. Nature, 2002, 418(6895): 290 - 291.

[29] Uchugonova A, König K, Bueckle R, et al. Targeted transfection of stem cells with sub-20 femtosecond laser pulses [J]. Optics Express, 2008, 16(13): 9357 - 9364.

[30] Mcdougall C, Stevenson J D, Brown A T C, et al. Targeted optical injection of gold nanoparticles into single mammalian cells [J]. Journal of Biophotonics, 2009, 2(12): 736

-743.

[31] Stracke F, Riemann I, König K. Optical nanoinjection of macromolecules into vital cells [J]. Journal of Photochemistry and Photobiology, 2005, 81(3): 136-142.

[32] Stevenson D, Agate B, Tsampoula X, et al. Femtosecond optical transfection of cells: viability and efficiency [J]. Optics Express, 2006, 14(16): 7125-7133.

[33] Barrett E L, Sul J Y, Takano H, et al. Region-directed phototransfection reveals the functional significance of a dendritically synthesized transcription factor [J]. Nature Methods, 2006, 3(6): 455-460.

[34] Baumgart J, Bintig W, Ngezahayo A, et al. Quantified femtosecond laser based optoperforation of living GFSHR-17 and MTH53a cells [J]. Optics Express, 2008, 16(5): 3021-3031.

[35] Heisterkamp A, Maxwell I Z, Mazur E, et al. Pulse energy dependence of subcellular dissection by femtosecond laser pulses [J]. Optics Express, 2005, 13(10): 3690-3696.

[36] Gong J X, Zhao X M, Xing Q R, et al. Femtosecond laser-induced cell fusion [J]. Applied Physics Letters, 2008, 92(9): 093901.

[37] Yanik M F, Cinar H, Cinar H N, et al. Neurosurgery: functional regeneration after laser axotomy [J]. Nature, 2004, 432(7019): 822.

[38] Koller M R, Hanania E G, Stevens J, et al. High-throughput laser-mediated in situ cell purification with high purity and yield [J]. Cytometrry Part A, 2004, 61A(2): 153-161.

[39] Berns M W, Aist J, Edwards J, et al. Laser microsurgery in cell and developmental biology [J]. Science, 1981, 213(4507): 505-513.

[40] Berns M W, Wang Z F, Dunn A, et al. Gene inactivation by multiphoton-targeted photochemistry [J]. Proceedings of the National Academy of Sciences of the United States of America, 2000, 97(17): 9504-9507.

[41] Sankin F, Yuan F, Zhong P. Pulsating tandem microbubble for localized and directional single-cell membrane poration [J]. Physical Review Letter. 2010, 105(7): 1-4.

[42] Zeira E, Manevitch A, Khatchatouriants A, et al. Femtosecond infrared laser-An efficient and safe in vivo gene delivery system for prolonged expression [J]. Molecular Therapy, 2003, 8(2): 342-350.

[43] Tsampoula X, Taguchi K, CizmâR T, et al. Fibre based cellular transfection [J]. Optics Express, 2008, 16(21): 17007-1713.

[44] Kohli V, Robles V, Cancela M L, et al. An alternative method for delivering exogenous material into developing zebrafish embryos [J]. Biotechnology and Bioengineering, 2007, 98(6): 1230-1241.

第四部分

光子技术在功能监测中的应用

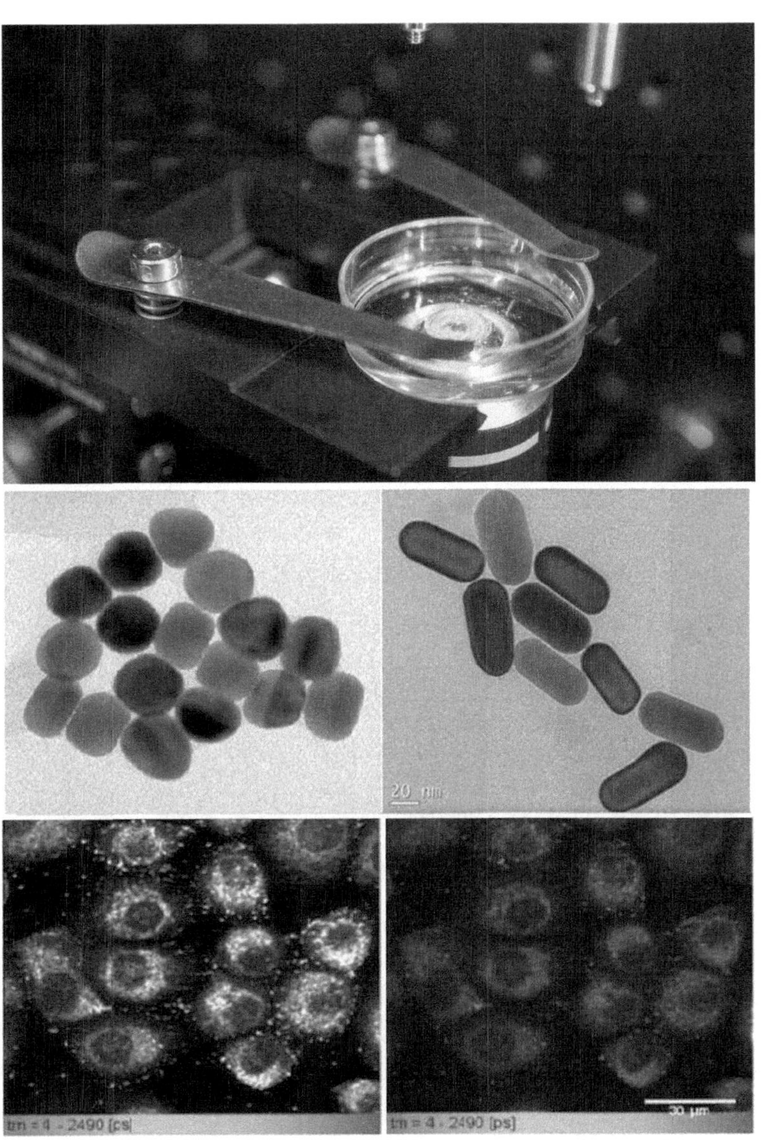

纳米金标记肿瘤细胞的双光子寿命成像(王森豪摄于西安交大生物医学光学影像与光谱分析技术实验室)

心脏光标测技术

8

自从 Mainman 在 1960 年第一次报道激光辐射以来,人们已经对许多激光潜在的应用领域进行了研究。其中激光医学外科是 20 世纪最重要的进步。如今,各种各样的激光器已成为现代医学中不可替代的工具,激光医学治疗的领域已经相当广泛。今天,许多类型的激光方法也被应用于世界各地,其中大多数属于微创手术(minimally invasive surgery,MIS)。这是近年来用以描述非接触和非流血外科手段的新术语,比如光标测技术、光动力疗法和光捕获技术等。因为在激光医学中,脉宽(pulse duration)是最重要的参数,而波长是次重要的参数。因此,有些新领域的开发是由于超快激光器的发展而产生的,比如,激光基因转染和基因治疗等。本章主要介绍近年来激光技术在生物医学领域的新发展和应用,为大家提供一种新的思路。

本章介绍了近年发展起来的电压敏感染料及电压敏感染料工作的基本原理,以及心脏光学标测技术的系统结构、在体实验的实验系统及其实验方法。重点介绍了我们实验室搭建的心脏光学标测技术在离体实验中的应用。最后阐述了光学标测技术需要突破的技术难点。

8.1 电压敏感染料

荧光探针、光学系统、光源和探测器的不断完善和发展使荧光成像技术得到快速发展,并在生物医学领域得到广泛应用。荧光成像技术是指通过荧光染料对细胞或组织进行标记,然后通过相应波长的激发光照射样品。样品被激发后,荧光分子吸收一个光子,从基态跃迁到激发态,经过能量驰豫后,发射一个长波光子回到基态,依赖这种方式就可以成像并进行测量得到所需要的信息[1]。光学标测技术是一种基于荧光的功能成像方法,实现了高分辨率下组织或细胞膜电位、Ca^{2+} 浓度等生理信息的实时检测。本章主要介绍心脏的光学标测技术。

认识和了解细胞膜电活动为生理学家从微观领域揭示生命现象的奥秘,探索疾病的发生机制,治疗诸如心脑血管、神经障碍等疾病提供了重要的依据。近年来,运用细胞内电极记录或膜片钳记录技术,尤其是结合分子生物学的方法,对心脏细胞膜离子通道的生物物理特性、通道结构与功能的关系等都有了深入的认识。但是,电极标测无法实现多位点的同步测量,并且易于收到电场干扰,单纯凭借这类研究技术,很难了解在细胞间电偶联状态下心脏电活动的整体行为。因此,传统的手段已无法满足当前研究的需要,基于电压敏感染料的膜电位光学标测方法自问世以来得到了迅速发展并在实际研究中发挥着越来越重要的作用。该技术的优势主要体现在：

(1)可以多位点同步记录细胞膜电活动，动态显示膜电位的传导过程；

(2)具有高的时间和空间分辨率，时间分辨可达几十微秒，空间分辨可达数微米；

(3)具有无创性，可有效避免接触型测量中电极对细胞膜的机械损伤；

(4)避免外部电磁场干扰，可为心脏电除颤等机理研究提供可能。

Tasaki 等人最早将一种电压敏感染料应用于乌贼巨轴突的电生理研究中，以增加光学信号的强度。实验表明，染料分子对光的吸收谱或荧光谱的变化与膜电位的变化在很大范围内是线性的关系，并且能达到微秒级的响应速度。因此，电压敏感染料信号可以忠实地记录单个动作电位。之后，人们一直在寻找更多样合适的电压敏感染料，但该领域的发展速度却并不快。其限制因素主要有两个：一是由染料作用产生的光信号相对于背景光的变化太小；二是化学染料对细胞的选择性较差。在电压敏感染料的基础上，人们又发现了钙敏感染料，相比之下，钙敏感染料的光强是静息时背景光强的 0.1 倍甚至几倍，且其特异性更高。但是，钙敏感染料的时间分辨率很低，比一般神经电活动都要慢[2]。因此，现在研究神经活动动态过程的主要工具仍是传统电压敏感染料。

电压敏感染料是一种分子探针(molecular probe)或光学探针(optical probe)，它可以感受到局部电场的变化。它们能够随着局部电场的变化改变染料自身的荧光特性或吸光特性，且这种变化与电极记录到的膜电位变化呈线性关系。但是，染料具有特异性和敏感性，不同研究对象具有不同染色效果。

目前所发现的电压敏感染料多达 2000 多种，它们可按照自身光学特性变化的类型或染料对电场变化响应的速度快慢来分类。前者分为吸光性、光折射性和荧光特性染料，后者分为快反应和慢反应染料。在对神经系统、心肌细胞的电生理研究中多使用快反应染料，其中包括产生荧光变化的 di-8-ANEPPS、di-4-ANEPPS、RH421 染料和吸光性变化的染料 RH155 等。

由于电压敏感染料具有特异性和敏感性，对不同的研究对象可能产生不同的染色效果，因此实验前要根据所准备的材料进行染料的筛选。染料的选择和使用应考虑：(1)光强的相对变化率。在记录单细胞微观特性时，被测信号一般都很小，因此应尽量选择荧光或吸光强度相对变化率($\Delta F/F$ 或 $\Delta A/A$)大的染料，以提高记录系统信噪比。(2)染料的内化(internalization)。一部分镶嵌在细胞膜表面的染料分子会逐渐进入细胞内部造成荧光信号的衰减。研究证实内化过程与染料的类型有关。烷基链(alkyl chains)长的染料内化过程慢，因此 di-8-ANEPPS(8 个碳原子)较 di-4-ANEPPS(4 个碳原子)染料性能优良。(3)染料的毒副作用。电压敏感染料对被染材料会产生药理性毒副作用。在光强较大时，除了伴有光动力学损伤和光毒性作用外，还会造成被染物质本身电活动的改变。如对心肌细胞，用 1 W/cm^2 的光强照射 1 min 将引起细胞逐步除极，动作电位幅度衰减，后除极现象甚至触发激动的产生，直至细胞的死亡。实验显示染料 RH421、di-8-ANEPPS 和 di-4-ANEPPS 会增加心肌细胞的收缩而 RH-414 则会引起血管的收缩。与吸光性染料相比，荧光染料都具有潜在的光毒性。光强越大，毒副作用越明显，且内化的染料分子会加剧这种毒副作用。

目前对染料毒副作用的机制还不十分清楚。但有资料显示电压敏感染料可能与细胞膜电压门控通道直接作用，改变了这些通道的电导和时间依从关系，从而改变了细胞正常的生理特性。因此，应尽量选择毒副作用较小的染料，且在不影响系统信噪比的情况下，注意控制染料浓度和曝光时间。

近些年来，科学家们对于组织染料和钙敏感染料的讨论十分激烈。2014 年，Lianguo Wang 及其小组对完整心脏的肌浆网 Ca^{2+} 进行了光学标测，在研究中同时使用电压敏感染料和钙敏感染料对兔子心脏进行灌注，首次使用两个 PDA 来记录同一心外膜的活动，观察心脏电活动和钙离子活动的协同作用，从而了解心脏在心律不齐等病理状况下的活动规律[3]。

8.2 基本原理

光学方法记录细胞跨膜电位是基于电压敏感性荧光染料的使用。该技术的基本原理是：将电压敏感染料(voltage-sensitive dyes，VSDs，又称分子探针)灌注于待观测的细胞或组织，即待测物内(称为染色)。然后，用激发光(excitation light)照射待测物表面(图8-1)，当细胞膜电位改变时(ΔV_m)，染料自身的荧光特性或吸光特性能够跟随局部电场的变化而改变，且这种变化与膜电位的改变呈近似线性关系。由于发射光(emission light)波长远离激发光波长，因此可利用光学滤光片，如二向色镜滤除待测物上的激发光后，将发射的荧光信号经探测器接收并重构等时图、等势图等手段分析和成像。

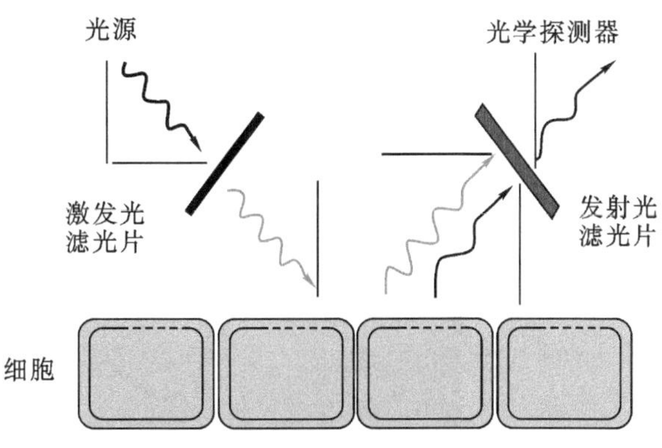

图 8-1 光标测技术原理

进行心脏光学标测的首要工作是选择合适的电压敏感染料。用于心脏电生理研究的染料应具有以下特点：(1)能够被快速吸收，并且有很强的光子发射(photon emission)效能；(2)激发光和发射光的光谱可以很好的分离；(3)光漂白过程较慢；(4)可以被反复激发(excitation)并发射(emission)荧光，便于记录。目前，在心脏的光学标测实验研究中常用 di-8-ANEPPS(8 个碳原子)和 di-4-ANEPPS(4 个碳原子)作为分子探针。这种染料对电场变化响应速度快，属快反应染料。图 8-2 所示为电压敏感染料 di-8-ANEPPS 的分子结构(图 8-2(a))及细胞除极过程中染料的光谱迁移(图 8-2(b))。由于这类染料呈两性分子结构，使其易于嵌入到细胞膜的磷脂双分子层上，含有+N 的一端朝细胞内部排列。当细胞除极化时，细胞膜与染料分子相互作用，细胞膜内侧和外侧的染料分子重新排列和旋转。于是，当膜电位由$-V_m$ 变化到$+V_m$ 时，染料的结构由于电场力的作用而改变，造成光谱向左侧的短波长区域迁移(即蓝移)(图中虚线)，从而产生荧光强度的变化。荧光光谱迁移越大，

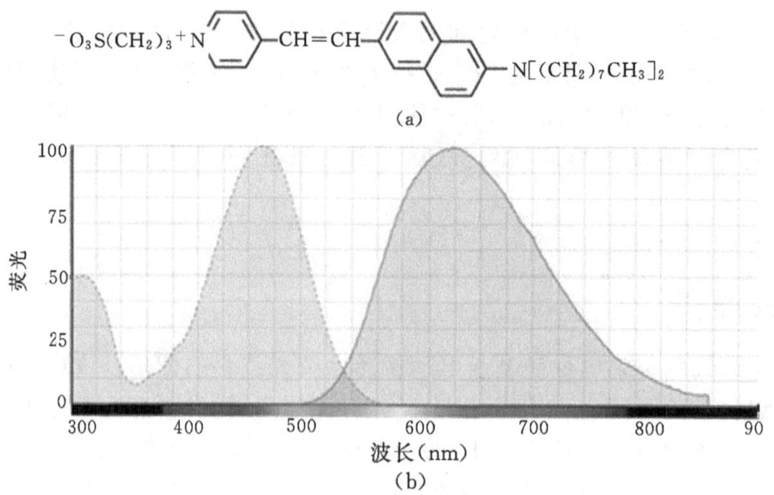

图 8-2 (a)染料 di-8-ANEPPS 的结构;(b)细胞除极过程中 di-8-ANEPPS 的光谱迁移[4]

相同膜电位下光强变化越明显。

图 8-3 为分别采用光学标测和玻璃微电极记录到的动作电位。可以看到,两者具有较好的一致性,但光标测信号由于受运动伪迹的影响,复极化时噪声相对偏大。此外,光标测记录动作电位的幅度仅为荧光强度的相对值,因此不能用电压单位 mV 来表示。

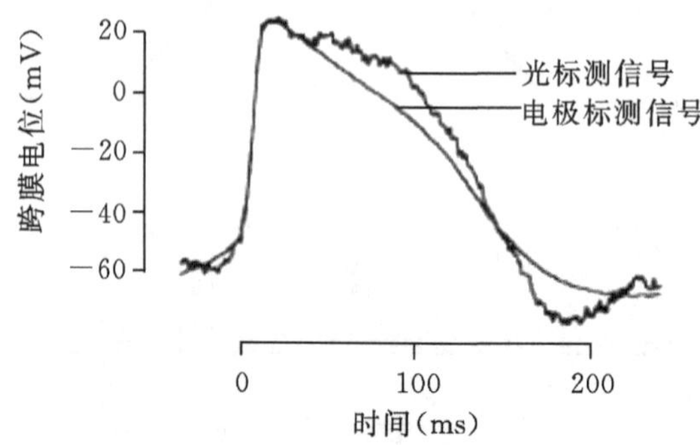

图 8-3 动作电位光学标测与电极标测的比较。光标测信号由于受运动伪迹的影响,复极化时噪声相对偏大[4]

8.3 系统结构

光标测系统主要包括光路系统、光电探测系统、电路系统和计算机处理接收系统。图 8-4为光学标测系统通常采用的结构形式。

1. 光路系统

光路系统的主要作用是获得尽量大的荧光信号。它包括光源、显微镜、滤光片和透镜等。光源和显微镜会影响被测信号的大小,同时光源的稳定性也是决定系统噪声的因素之一。钨灯、氙弧灯、激光是常用的光源。钨灯在供电电源纹波小时,可得到非常稳定的输出

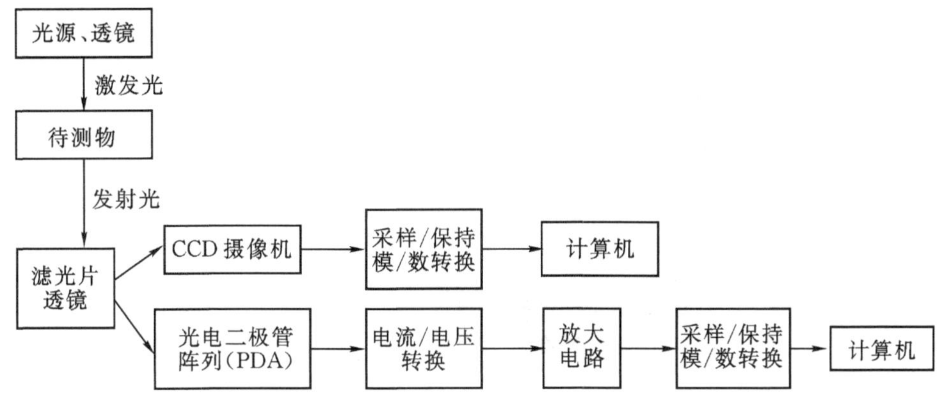

图 8-4 光学标测系统的一般结构

光。而弧光灯产生的光强大，150 W 的氙弧灯产生的光强是钨灯的 2～3 倍。因此，如果电源纹波小，100～250 W 的氙弧灯可产生足够的能量激发目前常用的电压敏感染料获得测量跨膜电位所需的信噪比。激光由于其稳定性好、质量高，在系统设计中也得到广泛使用。

2. 光电探测器

电荷耦合器件(charge coupled device，CCD)和光电二极管阵列(photodiode arrays，PDA)目前作为主要的光电探测器用于电压敏感染料的跨膜电位标测。在选择光电探测器时除关注时空分辨率外，还应特别考虑量子效率(quantum efficiency，QE)，即光子转换为电子的效率。因为系统信噪比与 QE 的平方根呈正比，QE 越大，信噪比越高。

CCD 是一种固体摄像器件，它依据时钟脉冲的电压作用，应用电荷耦合效应，利用少数载流子的注入、存贮和转移过程，在其内部实现扫描后获取图像信息。目前 CCD 和放大器常集成在一块硅片上，固定于摄像机或数码相机镜头后，具有摄像、电荷转移、前置放大和输出等功能。通常 CCD 的像素为几微米大小，具有很高的空间分辨率。并且在常见电压敏感染料激发荧光的波长范围内(600～700 nm)，QE 为 40%或更大，对背光照明(thin back-illuminated)CCD，在 600 nm 处 QE 可达 90%。但由于像素尺寸小，在微观测量时每个探测点接收到的光子数量少，因此 CCD 的信噪比并不很高。此外，CCD 数据的读出速率慢，即便是帧扫描速率为 2 kHz 的 CCD，也不足以在亚细胞水平上捕获兴奋传导特性的详细信息，因此 CCD 在微观点兴奋传导特性检测中的应用受到一定程度的限制。CCD 更适合于整个组织或器官兴奋的宏观成像，因为此时信号较大，电兴奋持续时间相对较长。

相比于 CCD，PDA 和 CMOS 相机可以提供更加高级的动态区域和时空分辨率。PDA 在常见电压敏感染料激发荧光的波长范围内，QE 可达 80%。PDA 具有很大的动态范围，可测量 10^{-13} W/cm^2 到 10^{-1} W/cm^2 范围内的光强。PDA 的响应速度非常快，可达皮秒级，对生物系统内跨膜电位的变化足以做出反应。另外，与 CCD 串行读出数据的方式不同，PDA 可采用并行数据输出，满足了微观兴奋传导特性的速度要求。目前 PDA 已有 128×128(124×464)阵列，空间分辨率也较高。PDA 的这些特性在测量细胞膜小的电压变化以检测房室结动作电位中有很重要的作用[5]。

PDA 设备目前已经有商用装置，其型号为 WuTech-469V，如图 8-5 所示。这个系统是由 WuTech 开发的光纤光电二极管阵列。共使用 469 个单个光电二级管，并用一束光导

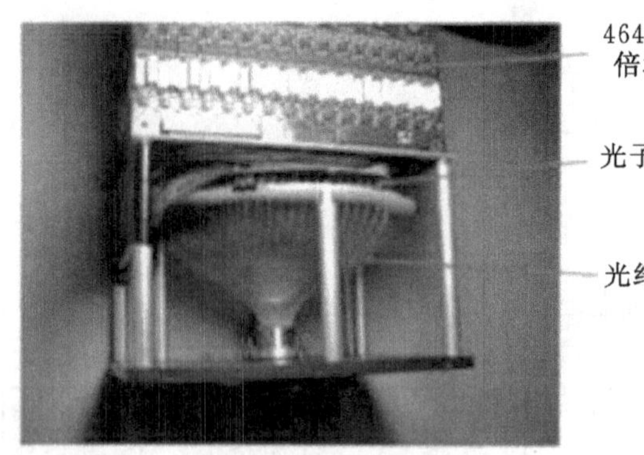

图8-5 WuTech-469V光电二极管阵列检测器

纤维把成像平面上的光信号低损耗地馈给每个二极管，还同时把464个放大器紧凑地装在同一个小盒子里，使之能稳定工作，互不干扰。这个系统是目前使用VSD成像技术研究神经元群体活动的一种实用工具，已经在全球60个左右的实验室中应用。

目前也有人提出使用双光子成像方法提高空间分辨率。这一方法在理论上是可行的，但现在还没有实际应用，因为双光子成像方法虽然可以大大减少非焦点处组织的散射光，但同时会导致成像亮度大大减小，增加由光子流不均匀产生的“散粒噪声”。要想用双光子方法记录到VSD信号，必须使用极强的激光以增加亮度，减少噪声。

3. 电路系统

利用CCD的摄像功能可直接进行荧光成像。PDA目前也已经有集成化的成像产品，PDA输出的电流信号必须经过信号调理及模/数转换电路才能变为数字信号，输入计算机进行后处理。电路系统包括信号调理及模/数转换电路。前者由电流-电压转换、运算放大器放大、低通滤波等环节组成。

4. 计算机系统

计算机系统主要用于数据存储、数据处理(数字滤波、叠加等)、实验程序控制和图形、图像显示等。其中，这几年在光学标测信号数据处理方面发展非常之快，目前用于分析和处理原始光学标测数据的方法种类非常之多，对数据的处理将影响到实验最终的结果，因此对于研究者，需要清楚掌握每一种理论方法的优缺点。

8.4 实验系统

根据光学标测技术的原理，西安交通大学生物医学光学影像与光谱分析技术实验室建立了一套光学标测实验系统。该系统主要由离体心脏灌流系统和信号测量系统两部分构成。灌流系统主要包含支架、管路系统和控温水浴槽，可实现离体心脏的Langendorff灌注。信号测量系统由激发光源、荧光信号采集、处理等部分构成。

信号测量部分的主要结构：用中心波长为515 nm的LED阵列作为激励光源照射染有电压敏感染料的待测心脏表面。由于染料的荧光信号范围为600～700 nm，为有效隔离激发光，我们采用透射波长大于600 nm的滤光片滤除激发光后，将荧光信号直接送入CCD摄像机成像，并通过数据采集卡转换为数字信号后送入计算机进行后处理。

系统采用DALSA公司的CCD摄像头、Matrox采集卡作为图像采集设备。空间分辨率128×128，12位数/模转换，250帧/秒的采集速率(主频10 MHz)。软件在Visual C++ 6.0集成开发环境下使用Matrox自带的GNL开发包设计。目前，整套系统已可自动完成从图像采集、图像批处理、实时显示，以及部分后处理等一系列工作。图8-6为建立的光学标测系统部分实物照片。图中显示了除计算机图像处理之外的心脏光学标测与图像数据采集、灌流、恒温系统。

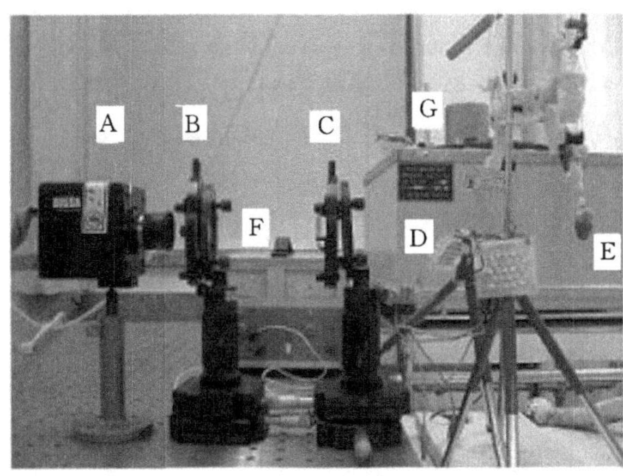

A：CCD像机
B：激发滤光片
C：透镜
D：LED阵列
E：待标测的家兔心脏
F：直流稳压电源
G：恒温水浴

图8-6 光学标测系统的实物照片

信噪比关系到光学标测系统的性能，可通过以下途径提高系统信噪比：

(1)选择荧光或吸光强度变化率大的电压敏感染料。同时注意染色方法，尽量使更多的染料分子能够嵌在细胞膜表面，同时对细胞又无伤害；

(2)通过增大光源发射光强、目镜放大倍数等手段提高光路系统输出的待测荧光信号；

(3)通过模拟或数字方法降低由光电探测器或放大器自身产生的暗噪声；

(4)采用纹波电压较小的电源或电池供电增大光源稳定性，减少工频干扰；

(5)将测试材料放在减震台上减小震动，同时采用药物减少被测对象自身收缩运动带来的伪迹，尤其当空间分辨率高且测量细胞复极化特性时，更应注意运动伪迹的影响；

(6)减少电路系统噪声。电流-电压转换电路是电信号放大的主要环节，电流噪声与带宽呈正比，与该级的反馈电阻大小呈反比。因此，在不影响对信号最大上升速率测量的情况下，通过模拟或数字滤波技术降低系统带宽，增大反馈电阻可减少电路噪声。同时，应尽量采用高性能低噪声运算放大器。

8.5 实验方法

以离体家兔心脏光标测实验为例简述实验方法。实验前，首先用10 mL左右的乌拉坦将兔子麻醉，乌拉坦的浓度为20%(2g的乌拉坦中加入10 mL的生理盐水)。在乌拉坦中同时加入肝素以防止血液凝固。之后，正中开胸，暴露心脏，游离大血管干，从主动脉弓部离断，快速地取出心脏，放入冷缓冲液中停跳，并冲洗冠脉内血液。然后，用37 ℃的Tyrode溶液进行 Langendorff 灌注。Tyrode 溶液的成份包括：125 NaCl，4.5 KCl，0.5 $MgCl_2$，24 $NaHCO_3$，1.8 NaH_2PO_4，1.8 $CaCl_2$，5.5 glucose（单位 mmol/L）和 albumin（40 mg/L）。同时，在灌注液中加入混合气体（95%的氧气和5%的二氧化碳）。滴入微量盐酸（HCl）或氢氧化钠（NaOH），将台氏液的 pH 值调节在 7.35～7.45 的范围之内。灌注压一般为 80～95 mmHg。根据实验需要，心脏可悬挂或放置于灌流小室中。

将心脏内血液冲洗干净，心脏恢复窦性心率后，加入肌松剂 2,3-butanedione monoxime（BDM）或电-机械脱偶联剂 cytochalasin D（Cyto D）以减小心脏的机械活动，降低标测时引入的运动伪迹。或者采用在灌流小室内的机械按压心脏装置，限制心脏标本活动，但是有学者认为该挤压的方式有可能造成心脏灌流不良而影响标本的状态，因此并不建议使用。之后，分次加入 0.35 mL、浓度为 1.25 mg/mL 的电压敏感染料 di-4-ANEPPS（分子探针）溶液进行染色。调节摄像头、激发光等位置，直至能够采集到清晰的图像。另外，实验中为实时地监测心脏的电活动状态，可在心脏上放置电极，用心电放大器监测离体心脏表面的心电图（ECG）。并同时将电流刺激仪的刺激电极插入适当位置，随时根据需要施加电流刺激，进行相关的实验研究。

图 8-7 给出了利用光标测系统拍摄到的心脏模型以及动作电位。图(a)中的心肌组织部分亮度高且分布均匀，血管清晰可见，说明染色效果较为理想。图 8-7(b)为心脏在正常灌流时任意五点动作电位的标测结果。图形显示，正常灌流时细胞动作电位有较明显的平台期，除极速率快，APD 基本不随时间变化。

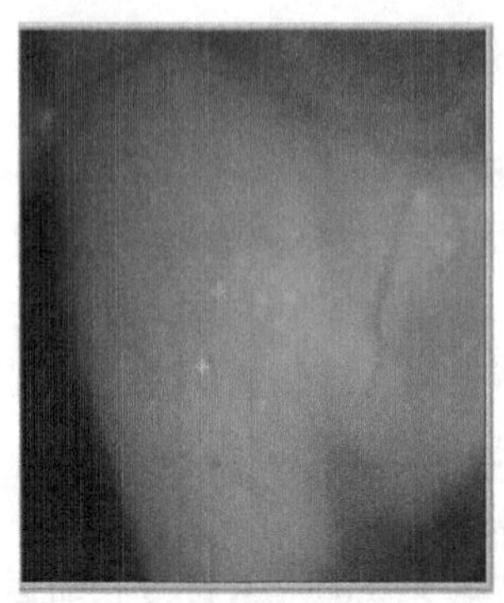

(a)心脏模型

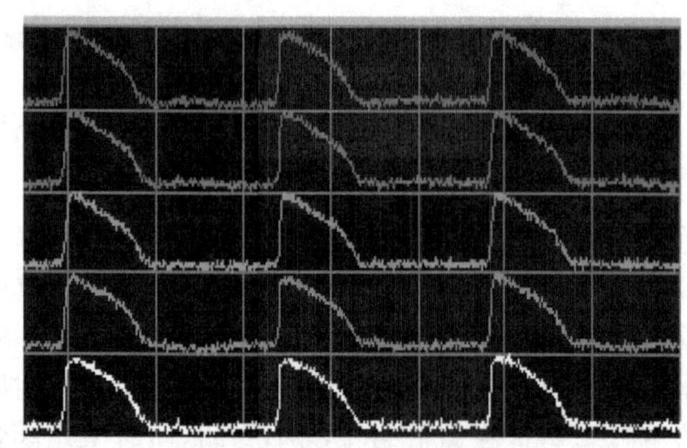

(b)正常灌流时的动作电位

图 8-7 (a)拍摄到的光标测动物心脏模型；(b)正常灌流下标测点对应的动作电位

此外，根据实验设计的要求，有些科研小组还进行双光标测（dual optical mapping），即同时对细胞膜膜电位和细胞内 Ca^{2+} 的变化进行标测。所选用电压敏感性染料为 RH237，Ca^{2+} 指示染料为 rhod-2AM。所标测的图像分别通过两个 CCD 摄像机记录。但是，Ca^{2+} 指示染料衰减很快，约每分钟衰减 1%，同时染料价格昂贵，因此增加了实验难度。

2011 年，Di Lang 将 Ca 敏感染料和电压敏感染料同时应用于心血管疾病的研究，通过监测动作电位和钙离子动态变化来检测兴奋收缩耦联信号。实验中使用老鼠心脏作为实验对象，并使用 CMOS 成像技术来记录图像，实验系统图见图 8-8。实验证明，这一方法是可行并且可靠的。

2014 年，Lianguo Wang 及其小组对完整心脏的肌浆网 Ca^{2+} 进行了光学标测，在研究中

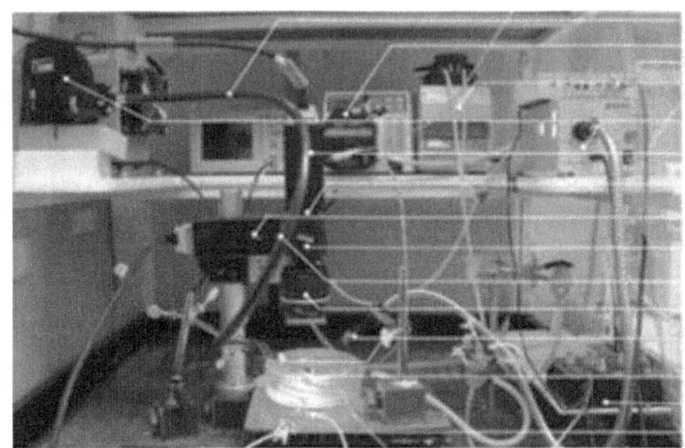

图 8-8 双光标测实验系统图

同时使用电压敏感染料和钙敏感染料对兔子心脏进行灌注，首次使用两个 PDA 来记录同一心外膜的活动，观察心脏电活动和钙离子活动的协同作用，从而了解心脏在心律不齐等病理状况下的活动规律。

8.6 心脏光学标测实验技术的应用

以往采用传统的高分辨率多电极标测方法也可有效地进行心脏表面激动顺序的分析，但却很难进行复极化的标测。曾经有学者采用单相动作电位记录的方法测量动作电位复极化和时程，但这种手段又很难进行多点标测。光标测方法具有电极标测所不具备的独特优势。目前，利用光学标测研究的热点主要集中在探讨心肌组织的电生理特征、心律失常的发生机制、电击除颤机理、电场诱导心肌电活动及机械电反馈作用等方面。

1. 观察各种条件下动作电位的变化

利用光学标测可以方便地观察和研究各种病生理或药物作用下动作电位时程、上升支斜率等电生理参数的改变。例如，图 8-9 为灌流量减小到 30%，形成全心脏急性缺血后，心肌组织中任意 5 个标测点的动作电位随时间的变化情况。图中分别给出了缺血开始后不同时间所对应的动作电位。结果说明，随着缺血时间的延长，动作电位时程(action potential duration，APD)呈逐渐缩短的趋势，且动作电位幅度减小，平台期逐步消失，除极化时波的上升支斜率明显减小，动作电位形态与三角形越来越接近。细胞除极化速率的降低意味着电兴奋扩布速度的下降，从而为折返性心律失常的产生提供了有利条件。另外，Ander 等人则将光标测和膜片钳技术相结合研究光学标测实验中所使用的电-机械脱偶联剂 cytochalasin-D 对缺血组织主要离子通道及动作电位时程的影响。

2. 观察心脏电活动异质性分布对复极离散的调节作用

选择所关注的心脏区域作为标测部位，记录该区域的动作电位，并通过相应计算确定动作电位的 0 相上升支和复极化过程，以此得到兴奋等时图(activation map)和复极等时图。心脏表面复极等时图提示心电活动的复极异质性，并表现出复极的一定顺序。期前刺激可影响并可能改变复极离散和顺序。如图 8-10 可见，随 S1 S2 间期的改变，激动顺序没有明

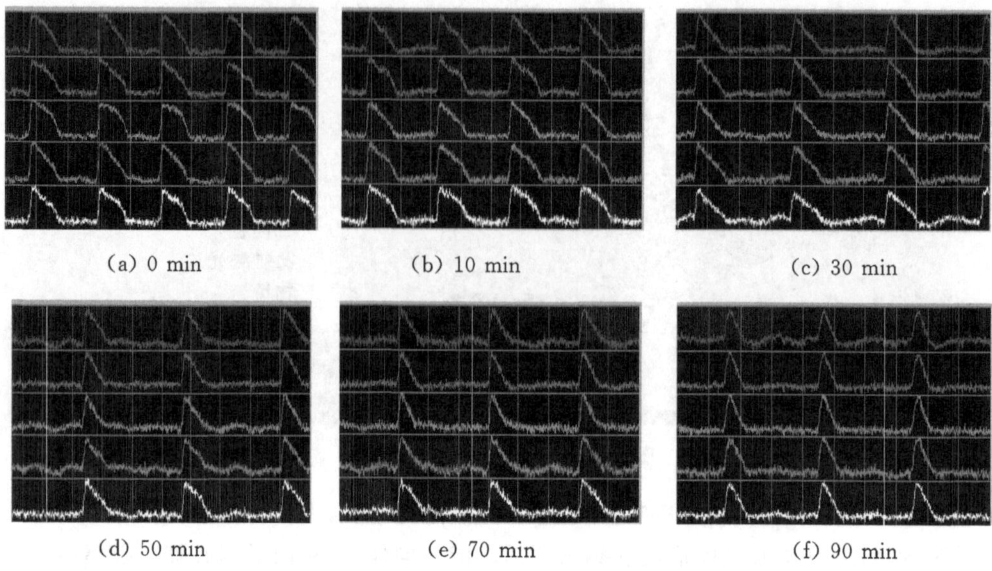

图 8-9 灌流量降低，形成全心脏缺血后，不同时刻标测点的动作电位

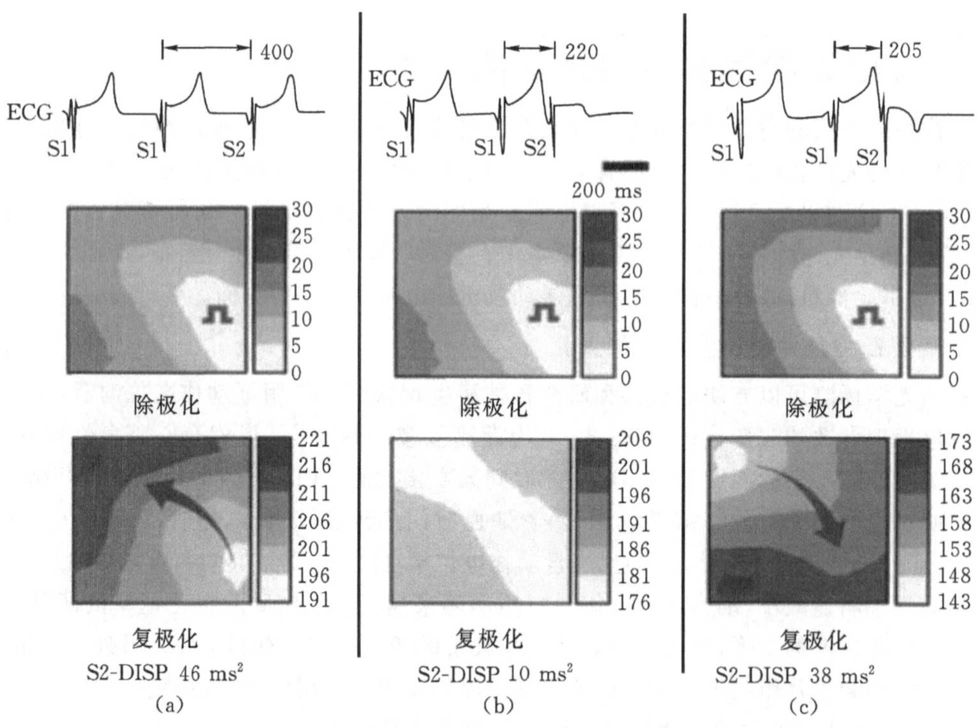

图 8-10 期前刺激引起复极离散和复极极性的改变(上图:ECG;中图:除极化等时图;下图:复极化等时图)。期前刺激可改变复极梯度和顺序[2]

显改变，但复极顺序和极性发生明显变化。图 8-10(a)中 S1 S1 间期与 S1 S2 间期相等，复极方向自右下向左上；当 S1 S2 间期为 220 ms 时，自右下向左上复极梯度减小；进一步缩短 S1 S2 间期为 205 ms 时，不仅复极梯度增大，而且极性改变。这种变化与 APD 的动力学恢复(dynamic restitution)异质性密切相关。在基础刺激下，APD 最长的部位其复极动力学

也是最快的。因此,期前刺激可使该区域的 APD 更明显缩短,导致复极离散度减小或者消失。但进一步缩短 S1 S2 间期,使最初最长的 APD 区域由于其快速恢复动力学特点而变为最短的 APD,此时复极离散度增大,而且极性发生改变。这些变化在心电图上表现为 T 波形态甚至极性的改变。

3. 用于早后除极(EAD)发生机制的研究

研究证实,遗传性长 QT 综合征、多种阻断心脏延迟整流 K^+ 通道慢成份(Iks)的药物等都可引起 QT 间期的异常延长,诱发尖端扭转型室性心动过速(Tdp)和晕厥。EAD 和复极不均一性增大可能是导致 Tdp 发生的重要因素。单细胞实验提示,APD 延长可增加平台期经 L 型 Ca^{2+} 通道内流,引起肌浆网(SR)内 Ca^{2+} 过度蓄积,进而引起 Ca^{2+} 自发性释放和胞内游离 Ca^{2+} 增多,激活 Ca^{2+} 依赖的 Cl^- 电流和 $Na^+ - Ca^{2+}$ 交换体活动,使细胞膜去极化而产生 EAD,并触发心律失常。Choi 等人采用双光标测的方法,同时标测了细胞内 Ca^{2+} 瞬变和细胞膜电位的动态变化和相互关系,标测两者的位置完全一致(图 8-11)。采用时间延迟法(time-lag)绘制标测区域的激动等时图,并且比较 EAD 发生区域、临近该区域以及

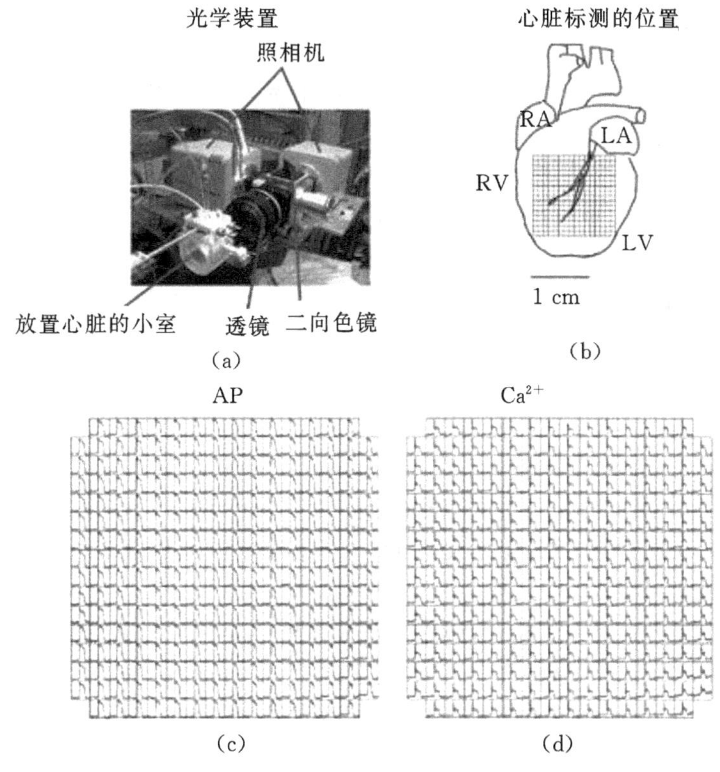

图 8-11 双光标测系统结构及结果。(a)光标测系统结构:两个 100 W 的钨卤素灯通过 520±30 nm 的滤光片照射待测心脏表面。荧光信号通过 45°的二向色镜(630 nm,Omega Optical,Brattleboro,VT,USA)反射染料 rhod-2 发出的荧光,同时透射电压敏感性染料 RH237 的荧光信号。两路荧光信号分别被两个 16×16 点阵的光电二极管阵列接收(Hamamatsu Corp.,Hamamatsu City,Japan;no. C4675-103)。之后,信号经过放大、采样并存贮。(b)标测位置示意图;(c)各标测点的动作电位;(d)各标测点 Ca^{2+} 浓度的变化[6]

远离EAD发生部位的细胞内Ca^{2+}瞬变和细胞膜电位变化的时间关系。结果可直观地看到，在EAD发生部位，细胞内Ca^{2+}的升高触发了细胞膜去极化。此时Ca^{2+}不再受膜电位的影响。在临近EAD发生区域，细胞膜电位与Ca^{2+}瞬变同时变化，而进一步远离此部位，则表现为膜电位先于Ca^{2+}瞬变的变化。

4. 光标测技术在室颤和除颤机制研究中的应用

室颤(ventricular fibrillation，VF)是非常快速但又极不规律的心电活动，是造成心脏性猝死的最主要原因，通过光标测的方法可清晰地看到VF发生过程中的一些特点。心脏兴奋能否传导与波长有关，波长等于APD与传导速度(conduction velocity，CV)的乘积。由于心脏离子通道分布种类和恢复性质的异质性，使波前和波尾的扩布速度不同。正常情况下，波前和波尾不会相遇。但是，在原已存在的心电活动异质性进一步增大，以及APD恢复曲线斜率增大等因素的影响下，引起波前和波尾相遇，这种相互作用引起了波的断裂，此断端的波尖又称为“相位奇异点”。在光标测实验中，可以通过编写计算机软件分析程序对波前和波尾用不同的颜色定义，从而可直观、动态地看到螺旋波的形成过程和波前与波尾相互作用引起波碎裂的情况。同时，还可以根据“相位奇异点”的位置来认识心脏结构和波碎裂的关系。Wu和Chen等人利用光学标测技术，通过对VF波的频谱分析，研究局部缺血兔心脏上室速/室颤波的特征，提出正常和缺血组织中室速/室颤具有不同的诱发机制，前者主要取决于动作电位时程的动力学恢复特性，后者则主要源于组织的兴奋性。另外，研究发现了全心脏缺血组织上室速/室颤在左右心室中主频的分布特征。

在除颤机制的研究中，也可借助光标测手段进行多方面的工作。置入式心脏复律除颤器使用时间的长短很大程度上与除颤器电池电量损耗有关，因此，优化除颤波形或除颤时间、设计低能量复律除颤器是许多学者的研究课题。Cheng等人利用光学标测技术研究全心脏急性缺血下电击除颤的特征，进一步证实了虚拟电极假说；KenKnight和Taneja等人先后用电极标测的方式发现VF发作时，仍有部分心肌区域可接受适时的外界刺激而引起组织兴奋，此区域被称为“可兴奋间隙”(excitable gap)。采用稍快于VF频率的起搏刺激，就可捕获(capture)可兴奋间隙，并终止VF。Pak等人利用光标测技术进行实时探测和刺激该可兴奋间隙，可以用低能量的除颤刺激终止VF。他们称这种刺激方式为同步化起搏(synchronized pacing)，并且在实验上发现同步化起搏比单纯用超速刺激(overdrive pacing)终止VF的成功率高8倍。

根据心脏电除颤实验研究的需要，西安交通大学电气学院张虹等人设计实现了一个基于光学标测原理的实验研究平台，实现了脉冲刺激和电场自动发放控制以及光标测信息的同步记录(图8-12)[4]。实验平台主要包括：细胞膜电位的探测、光动作电位的提取及处理模块以及电场刺激发放控制器模块。实验中使用di-8-ANEPPS di-4-ANEPPS和RH421等电压敏感染料，使用波长为519 nm的LED阵列作为激发光源。

该实验平台的特点在于，同时结合外部电场和电刺激脉冲发放时序的自动控制，使光标测与外部刺激有机的结合为一体，实现了脉冲刺激和电场自动发放控制以及光标测信息的同步记录，克服了以往实验平台各模块相互独立，导致无法实现标测和外部干预同步控制，从而加大实验难度，影响实验结果的弊端。

除了在心脏电生理研究方面的广泛应用外，近年来电压敏感染料膜电位光学记录技术还渗透到电生理学研究的其他领域，包括中枢神经系统、骨骼肌细胞、甚至外分泌线体等。

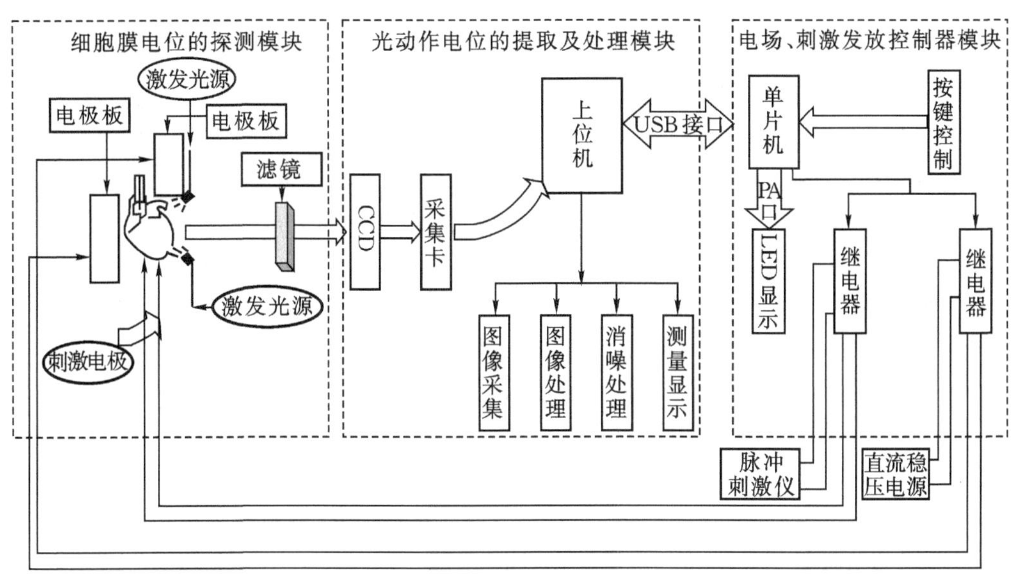

图 8-12 实验平台总体框图[4]

例如，该技术用于同步、多位点记录和分析更趋于正常生理状态下的神经细胞群或微小的神经细胞和纤细的突起的电活动；监测早期胚胎的中央神经系统的电活动，研究其机理；观测低级听觉中枢及前庭通路神经细胞群的电生理信号，为研究从末稍前庭器官到前庭中枢的信息传递过程，认识正常前庭机能和各种前庭性障碍的发病机制提供了可能[7]。

在脑神经科学的研究中，研究少数几个神经元的电信号是没有意义的，研究神经元的群体活动对了解脑的功能有重要意义。利用电压敏感染料成像技术，人们可以在神经元群体的层次上研究脑的各种活动，从而进一步解释脑的功能。实验证明，将 VSD 信号与皮层上脑电记录进行比较，两者灵敏度相当，但 VSDI 的空间分辨率远远高于多导脑电记录[8]。

8.7 光学标测技术的发展及其局限性

基于电压敏感染料的光学功能信息成像对电生理的研究起到了革命性的推动作用，是目前国际上相关研究的一个热点。自从 1988 年 Kauer 等人第一次获得器官级高分辨动态膜电位荧光图像之后，这项技术在诸如离子通道功能、细胞连接间隙电兴奋传导、运动决策、神经编码、动物行为学等领域，已经取得了非凡的成就[9~11]。在美国的先导下，日本、新西兰、澳大利亚、俄罗斯、以色列和欧洲、台湾地区也紧随其后，目前共约有 30 多所大学和研究机构利用这种功能成像技术进行电生理研究。

光学标测技术与另外一种常用的光学功能信息成像方式——钙离子成像，具有相对电极较少的损伤、更易于在长时间比如一周左右时间记录一群神经元中的某一些细胞电活动、并可通过靶向标记的方式记录某一类特殊神经元的电活动、探测神经元的范围也更大(微电极阵列一般是 200 个细胞左右，而光学成像可以同时记录 500 个以上)等优点[12]。这些优点使其成为目前神经编码研究的一个有力工具。结合一些最新发展起来的光学成像技术，光学功能信息成像未来是十分光明的。目前来看，该技术的一些可能的发展方向有如下几个方面。

(1)与双光子随机扫描成像相结合。双光子成像其空间分辨率更高,信噪比也更好,不过因为需要扫描,其时间响应一直不能完全满足电生理研究的需求。通过随机扫描成像,一方面获得更高的空间分辨率,另一方面其动态响应速度也更快,可以将多种类型的神经元图像信息的分辨率精确到单个神经元,是目前的一个发展方向。华中科技大学曾绍群教授课题组和中科院苏州医工所李辉教授课题组在此领域有很好的研究成果[13]。

(2)激光层照显微成像技术(light sheet fluorescence microscopy)。这种技术是通过将照明激光形成薄层(light sheet)来提高空间分辨率和降低光漂白的[14]。最初研究者用高斯光束产生 light-sheet,2014 年诺贝尔化学奖得主白齐格(Eric Betzig)在 2011 年用贝塞尔光束平面照明显微技术(Bessel beam plane illumination microscopy)形成 light-sheet。后来他在 2014 年进一步发展了这种技术,能够生成高分辨率的图像,光学损伤少于传统显微镜,而且可以快速记录活细胞中的动态过程[15]。用于光学功能信息成像时,为提高空间分辨率,降低贝塞尔光非焦平面光的影响,让光束以栅格模式照射样本,即采用结构照明技术。为提高速度,采用几个贝塞尔平面光一起激发,形成一个 lattice light sheet。

(3)利用基因编码的荧光蛋白技术[16]。传统的电压敏感染料或者钙离子染料都是化学小分子,靶向性不好,有一定的光毒性,且容易被漂白。利用基因编码的荧光蛋白,可以对目标细胞甚至目标离子通道进行很好的靶向,结合其他光学技术比如前述激光层照显微成像技术,可以实现单分子成像。与光遗传技术(optogenetic)相结合,对神经回路进行研究。

(4)与其他技术的进一步融合:比如和微电极(MEAs)、经颅电刺激技术(TES)、活体视网膜荧光成像等技术相结合,完善其在细胞电生理、神经生物学等领域的应用。

(5)在可能的应用扩展方面,有报道已经在斑马鱼上开展了眼底电生理研究[17~19]。因为斑马鱼眼部的特殊结构,存在一个视网膜神经节细胞暴露的窗口,可供研究者们直接进行观测。此外,为提高信噪比,研究者们通过使用激光层照显微成像技术[14]、光诱导电子转移[20]、基因枪染料灌注以及利用基因编码的荧光蛋白等技术,在获得区域电兴奋的同时也可以保证单细胞电兴奋的记录。

通过以上技术,结合高速动态成像和数据处理方法,以及适合的染料灌注方法,在实际中可以克服很大的光毒性及光漂白效果,实现多种刺激下的快速电压敏感染料成像,得到单细胞分辨率的电生理功能信息。相信随着技术的发展和完善,该项技术必将为人体生理、病理研究和临床医学诊断提供一种较为理想的新手段。

参考文献

[1] Laughner J I, Ng F S, Sulkin M S, et al. Processing and analysis of cardiac optical mapping data obtained with potentiometric dyes [J]. American Journal of Physiology-Heart and Circulatory Physiology, 2012, 303(7): H753 - H765.

[2] 廖文凯,吴建永,耿新玲. 电压敏感染料成像技术及其在神经科学中的应用 [J]. 生物物理学报, 2011, 27(7): 569 - 587.

[3] Wang L, Myles R C, De Jesus N M, et al. Optical Mapping of Sarcoplasmic Reticulum Ca^{2+} in the Intact Heart Ryanodine Receptor Refractoriness During Alternans and Fibrilla-

tion [J]. Circulation Research, 2014, 114(9): 1410 - 1421.

[4] 张虹，刘永波，杨昭，等. 基于光学标测的电除颤实验平台设计与实现 [J]. 仪器仪表学报，2013，34(11)：2558 - 2564.

[5] Efimov I, Salama G. The Future of Optical Mapping is Bright RE: Review on: "Optical Imaging of Voltage and Calcium in Cardiac Cells and Tissues" by Herron, Lee, and Jalife [J]. Circulation Research, 2012, 110(10): e70 - e71.

[6] 丁晓燕，方廖琼，张弘，等. 电压敏感染料 DiBAC4(3)用于检测胚胎细胞膜电位变化的研究 [J]. 中国应用生理学杂志，2012，28(1)：32 - 33.

[7] Efimov I R, Nikolski V P, Salama G. Optical imaging of the heart [J]. Circulation Research, 2004, 95(1): 21 - 33.

[8] Lang D, Sulkin M, Lou Q, et al. Optical mapping of action potentials and calcium transients in the mouse heart [J]. Journal of Visualized Experiments: JoVE, 2011(55): 16 - 21.

[9] 张镇西，王晶，徐正红，等. 基于 CCD 相机的心脏电活动光学标测系统 [J]. 中国科学(G辑)，2007，37：86 - 93.

[10] 徐正红. 心脏电活动光学标测技术及相关问题研究 [D]. 西安：西安交通大学，2006.

[11] Kauer J S. Real-time imaging of evoked activity in local circuits of the salamander olfactory bulb [J]. Nature, 1988, 331: 166 - 168.

[12] Knöpfel T. Genetically encoded optical indicators for the analysis of neuronal circuits [J]. Nature Review Neuroscience, 2012, 13: 687 - 700.

[13] Quan T, Zhou H, Li J, et al. NeuroGPS-Tree: automatic reconstruction of large-scale neuronal populations with dense neurites [J]. Nature ethods, 2016, 13(1): 51.

[14] Keller P, Ahrens M. Visualizing whole-brain activity and development at the single-cell level using light-sheet microscopy [J]. Neuron, 2015, 85: 462 - 483.

[15] Chen B C, Legant W, Wang K, et al. Lattice light-sheet microscopy: Imaging molecules to embryos at high spatiotemporal resolution [J]. Science, 2014, 346: 1257998.

[16] Lin M Z, Schnitzer M. Genetically encoded indicators of neuronal activity [J]. Nature Neuroscience, 2016, 19: 1142 - 1153.

[17] Field G D, Sher A, Gauthier J L, et al. Spatial properties and functional organization of small bistratified ganglion cells in primate retina[J]. Journal of Neuroscience, 2007, 27(48): 13261 - 13272.

[18] Dhande O S, Huberman A D. Retinal ganglion cell maps in the brain: implications for visual processing[J]. Current opinion in neurobiology, 2014, 24: 133 - 142.

[19] Flamarique I N, Wachowiak M. Functional segregation of retinal ganglion cell projections to the optic tectum of rainbow trout[J]. Journal of neurophysiology, 2015, 114(5): 2703 - 2717.

[20] Kulkarni R U, Yin H, Pourmandi N J, et al. A rationally designed, general strategy for membrane orientation of photoinduced electron transfer-based voltage-sensitive dyes[J]. ACS Chemical Biology, 2017, 12: 407 - 413.

荧光共振能量转移技术

9

荧光共振能量转移(fluorescence resonance energy transfer,FRET)已经被广泛应用于荧光应用领域:包括医学诊断、DNA 分析和光学成像。正是由于两个分子间的共振能量转移(resonance energy transfer,RET)速率对于分子间空间距离的高度依赖关系使得 FRET 技术被广泛用于研究分子构象变化和分子间相互作用。另外,荧光寿命、强度和光谱检测技术的发展使得 FRET 定量检测更加简便,这也是 FRET 被广泛应用的重要原因。

FRET 是处于激发态的供体分子(donor,D)将其能量通过非辐射方式传递给邻近受体分子(acceptor,A)的偶极子-偶极子共振能量转移过程。如果受体分子不能发射荧光,那么当选择性激发供体时,受体就会淬灭供体荧光。如果受体分子是能够发射荧光的荧光基团,那么当选择性激发供体时,供体会通过 FRET 方式将能量传递给受体,从而导致受体发射荧光。根据偶极子-偶极子共振能量转移的要求,供体分子的荧光发射光谱必须与受体分子的吸收光谱高度重叠,而且供体分子和受体分子之间的空间距离一般小于 10 nm,这是发生 FRET 的两个基本前提条件。

本章重点介绍了荧光共振能量转移(FRET)的荧光发射过程及特性,特别是供体-受体之间荧光共振能量转移技术的理论研究及相应过程的类型。从材料方面介绍了荧光共振能量转移技术的荧光基团以及荧光共振能量转移技术信号的定性及定量检测分析,特别是从仪器方面介绍了荧光共振能量转移技术的检测分析仪器。本章还重点介绍了荧光共振能量转移技术在生物医学中的应用。

9.1 荧光发射过程

9.1.1 荧光与磷光

荧光是处于激发单重态最低振动能级上的电子跃迁至与其自旋多重度相同的单重基态时以辐射的方式发射的光子,而磷光是受激后经系间跨越、内转换以及弛豫形成的处于激发三重态最低振动能级上的电子跃迁至与其自旋多重度不同的单重基态时以辐射的方式发射的光子(图 9-1)。由于荧光的发光机制是被量子跃迁选择定则所允许的,电子在激发态停留的时间($<10^{-8}$ s,称为荧光寿命 τ)较短,因此激发停止后发光立即消失即余辉时间短[1]。

处于激发三线态的粒子跃迁回到基态并将能量以光子的形式释放出来,这种辐射光被称为磷光。一般而言,磷光的发光机制是被量子跃迁选择定则所禁止的,所以一般磷光的余辉时间较长(10^{-4}～10 s)[1]。

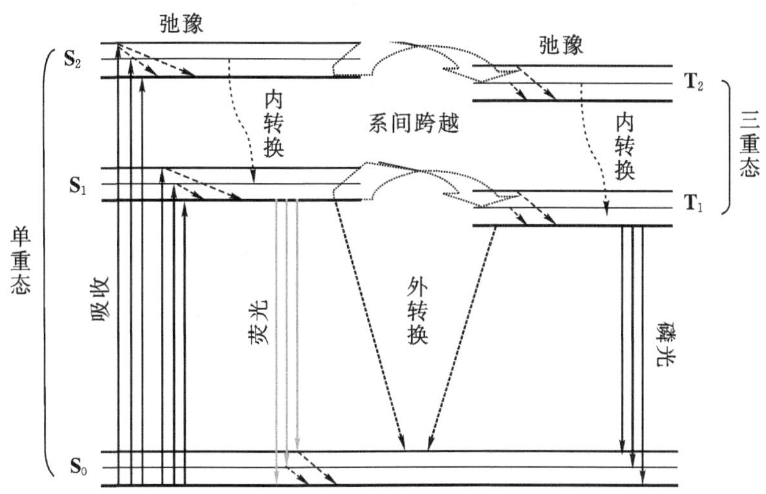

图 9-1 分子吸收和发射过程的 Jablonski 能级图[2]

为了清晰地展示荧光的产生机制，图 9-1 给出了一个典型的 Jablonski 图[2]。图中实线表示的是辐射跃迁过程，即该过程的发生会伴随电磁波的辐射(或称为光子的发射)。图中虚线表示的是非辐射的跃迁过程，即该过程的发生不伴随光子的发射而能量一般是通过热能的形式散发出去。由 Jablonski 图清晰可见，荧光的产生过程需经历以下四个过程：光子的吸收—振动弛豫—内转换—荧光的发射。

光子的吸收(absorption)：指处于单重态基态的电子吸收激发光的光子后跃迁到激发单重态的不同的振动能级上的过程。

振动弛豫(vibrational relaxation)：指由于和周围环境的碰撞、分子内各振动模之间的耦合以及能量再分配而发生的能量转移使分子丧失振动激发能的非辐射过程。该过程会使得各激发态的电子都回到各电子激发态的最低振动能级上。

内转换(internal conversion，IC)：指电子在相同多重度(单重态或三重态)的最低振动能级之间的一种非辐射的跃迁过程。该过程的发生使得同一多重度的所有电子都回到该多重度的第一激发态的最低振动能级上。内转换过程所需的时间 10^{-12} s 远远小于荧光和磷光寿命。因此，内转换一般优先于荧光和磷光的发射。

荧光的发射(fluorescence)：单重态第一激发态的最低振动能级上的电子跃迁至基态各不同振动能级上而伴随释放的不同波长光子发射的过程[1]。

9.1.2 消光系数

根据朗勃特-比尔定律：当用一束波长为 λ 强度为 I_0 的单色光照射某一溶液时，只有部分强度(I)的光通过溶液，而另一部分光则被该溶液吸收了。这种吸收的吸光度 A 是与溶液中物质的浓度 C 和液层的厚度 L 成正比的。可用数学式表达为

$$A = -\log\left(\frac{I}{I_0}\right) = \varepsilon(\lambda)\cdot CL \tag{9-1}$$

从而，比例常数即摩尔消光系数可表示为

$$\varepsilon(\lambda) = \frac{A}{CL} \tag{9-2}$$

摩尔消光系数的意义是即单位厚度的1摩尔某物质的溶液在某一波长处的消光值即光密度，或称为光吸收[1]，其大小反映吸光物质对该波长光的吸收能力。物质的单光子吸收能力大小用消光系数表示，而物质对于双光子的吸收能力大小却采用吸收截面系数表示。

9.1.3 量子产额

从图9-1中的Jablonski图可以看出，并不是所有吸收光子后被激发的电子最终都以辐射的形式发出荧光，还有系间跨越和外转换等非辐射过程与荧光发射过程相竞争来去活化处于单重态第一激发态最低振动能级上的电子。因此，一般发射的荧光光子数都小于所吸收的激发光的光子数。也就是说，光子有一定的转换效率，为了表征这个效率，引入荧光量子产额(fluorescence quantum yield)，定义为荧光物质吸光后所发射的荧光的光子数与所吸收的激发光的光子数之比，用Q来表示，它的数值在通常情况下总是小于1，无量纲[1]。另外，也有将量子产额定义为物质释放荧光能量占其吸收能量的比率，通常称为能量量子产额。

Q值越大则荧光基团发射的荧光越强，而无荧光的物质的荧光量子产率则等于或非常接近于零。Q的大小取决于荧光跃迁和非辐射跃迁过程(系间跨越、外转移等)的相对速率，是荧光发射的速率常数与系间跨越等非辐射跃迁过程的速率常数之和的比值。通常荧光发射的速率常数主要取决于分子的化学结构，非辐射跃迁过程的速率常数主要取决于化学环境，同时也与化学结构有关。

9.1.4 激发谱和发射谱

荧光光谱包括激发光谱(或称吸收谱)和发射光谱两种。激发光谱是物质对不同波长的激发光的吸收的相对效率的反映，即荧光物质在各激发波长下消光系数$\varepsilon(\lambda)$的相对大小。发射谱是荧光能量按照波长的分布，也就是某一波长的激发光作用下荧光强度在不同波长处的分布情况。发射光谱与激发光波长和激发光强度无关，即不同的激发只影响荧光强度，不影响各发射波长下荧光强度的相对大小。

某种荧光基团的激发光谱可通过在不同激发波长的作用下测量同一波长处的荧光强度来获得[1]，而发射谱可在任一个特定波长(一般选择该荧光物质的吸收峰对应的波长)的光作用下测量不同波长下的荧光强度来获得[1]。

物质对激发光的吸收使电子从基态的最低振动能级跃迁到激发态的各不同的振动能级上，而荧光的发射使电子从第一激发态的最低振动能级回到基态的各不同的振动能级上。通常情况下，由于激发态和基态有相似的振动能级分布，而且电子从基态的最低振动能级跃迁到第一激发态各振动能级的概率与其从第一电子激发态的最低振动能级跃迁到基态各振动能级的几率也相近，因此一个荧光基团的激发光谱与发射光谱往往呈近似镜像对称关系。图9-2给出了青色荧光蛋白CFP的激发光谱和发射光谱，图9-3给出了黄色荧光蛋白YFP的激发光谱和发射光谱。

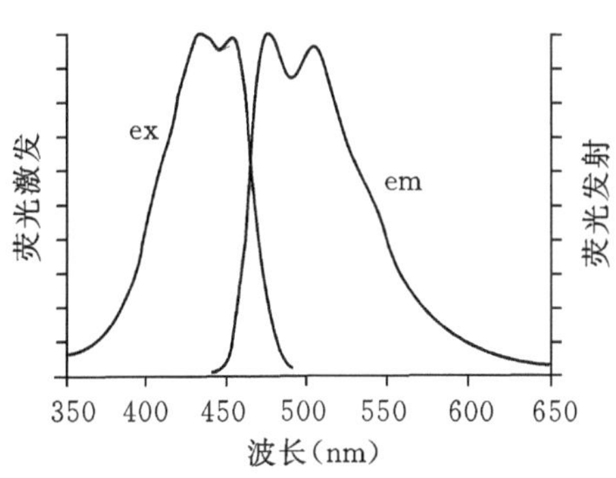

图 9-2 CFP 的激发吸收谱(ex)和荧光发射谱(em)

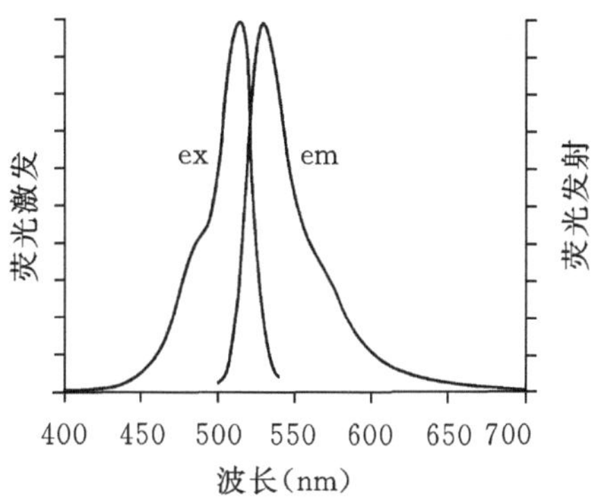

图 9-3 YFP 的激发吸收谱(ex)和荧光发射谱(em)

9.2 FRET 特性

Förster 于 1948 年将 FRET 效率为 50%时供体分子与受体分子间的空间距离为定义为 R_0,通常被称为 Förster 距离[3]。R_0 的范围一般在 2～6 nm 之间。供体分子传递给受体分子的能量转移速率 $k_T(r)$ 为[1]

$$k_T(r) = \frac{1}{\tau_D}\left(\frac{R_0}{r}\right)^6 \tag{9-3}$$

式中,τ_D 为不存在受体分子时供体分子的荧光寿命;r 为供体受体分子间的空间距离。由式(9-3)可见,当 $r=R_0$ 时,$k_T(r)=1/D$,也就是等于没有受体存在时供体发射荧光衰减到初始值一半所需时间的倒数。另外,$k_T(r)$ 依赖于供体受体分子间空间距离 6 次方的倒数,因此其对供体受体分子间的空间距离极其敏感。正是由于能量转移几率与供受体分子间空间距离的高度依赖关系,所以 FRET 通常也被称为"光谱尺"。例如可以通过测量供体受体分子间的能量转移来测量分子间的空间距离或者大分子不同位点之间的空间距离。

FRET 过程常用如图 9-4 所示的供体和受体的简要能级图表示。激发光将处于基态的供体分子激发到激发态,处于激发态的供体分子将能量转移给受体分子导致其从受体的基态跃迁到激发态,然后处于激发态的供体分子从激发态回到基态。RET 过程具体指的就是处于激发态的供体分子将其能量转移给受体分子的过程,这个过程是一个无辐射过程,也就是没有辐射光子的过程,它是通过供体分子和受体分子之间的非辐射偶极子共振过程进行能量转移的。

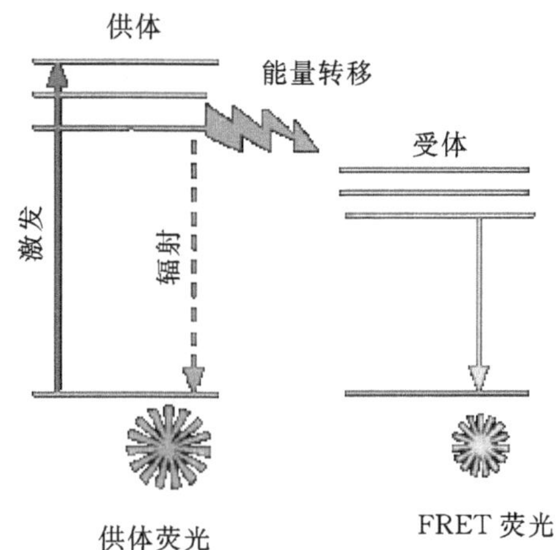

图 9-4 荧光共振能量转移能级图

特别说明:式(9-3)适合单个供体受体

分子将其能量转移给邻近的单个受体分子的情况下(D-A 对)。实验研究表明,利用式(9-3)的理论无法描述单个供体分子将其能量同时转移给邻近的多个受体分子时(D-nA 对)的FRET 过程[4~6]。

9.3 供体-受体对(D-A 对)的 FRET 理论[1]

Förster 半径的理论计算公式为[3]

$$R_0^6 = \frac{9000 \cdot (\ln 10) \cdot \kappa^2 \cdot Q_D}{128 \cdot \pi^5 \cdot N \cdot n^4}\int_0^\infty f_D(\lambda) \cdot \varepsilon_A(\lambda) \cdot \lambda^4 d\lambda \tag{9-4}$$

式中,Q_D 为没有受体时供体的量子产率;n 为介质的折射率;κ 为供体和受体之间的方向系数;N 为阿伏伽德罗常数;$\varepsilon_A(\lambda)$为受体在波长 λ 处的摩尔消光系数。则 $f_D(\lambda)$为

$$f_D(\lambda) = \frac{F_D(\lambda)}{\int_0^\infty F_D(\lambda) d\lambda} \tag{9-5}$$

它表示供体在 λ 至 $\lambda + d\lambda$ 间隔内的按照面积归一化荧光光谱。令 $J(\lambda)$为

$$J(\lambda) = \frac{\int_0^\infty F_D(\lambda) \cdot \varepsilon_A(\lambda) \cdot \lambda^4 d\lambda}{\int_0^\infty F_D(\lambda) d\lambda} \tag{9-6}$$

该式表示供体发射光谱和受体吸收光谱的重叠程度。式(9-6)可简化为

$$R_0 = 0.211 \times \left[\frac{\kappa^2 \cdot Q_D}{n^4} J(\lambda)\right]^{\frac{1}{6}} \text{Å} \tag{9-7}$$

对于给定的供体和受体分子对,Q_D、n、κ、N 为常量,$f_D(\lambda)$、$\varepsilon_A(\lambda)$是随 λ 变化的函数。方向因子 κ^2(一般在自由状态下取 $\kappa^2 = 2/3$)表示供、受体偶极子的相对方向(图 9-5):

$$\kappa^2 = (\sin\theta_D \sin\theta_A \cos\Phi - 2\cos\theta_D \cos\theta_A)^2 \tag{9-8}$$

供体分子和受体分子之间的能量转移程度一般采用 FRET 效率(E)来定量描述。E 定

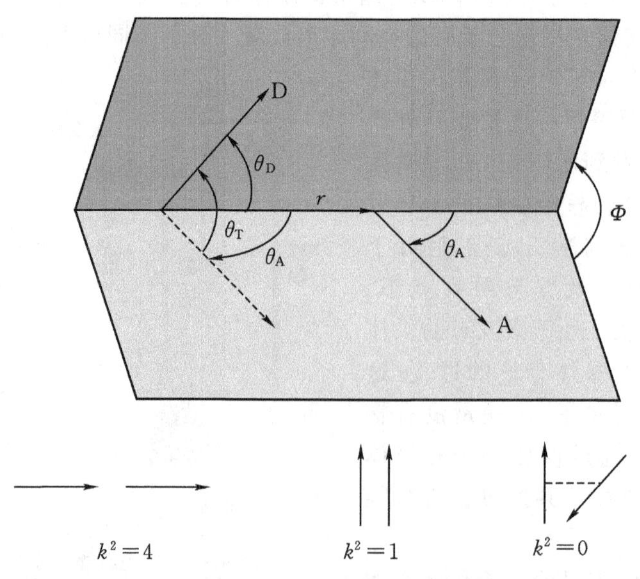

图 9-5 供体的发射偶极子与受体的吸收偶极子间相对方向示意图

义为供体转移给受体的能量占供体总能量的比例，表示供体能量的转移程度，其计算式可表达为

$$E=\frac{k_T(r)}{k_T(r)+\tau_D^{-1}} \tag{9-9}$$

将式(9－3)带入其中，可以得出 FRET 效率与 r 成 6 次方反比的关系：

$$E=\frac{R_0^6}{R_0^6+r^6}=\frac{1}{1+\left(\frac{r}{R_0}\right)^6} \tag{9-10}$$

根据式(9－10)，图 9－6 给出了 FRET 效率与供、受体分子间距 r 的依赖关系。当 $r=R_0$ 时，$E=50\%$；$0.5R<r<2R_0$ 时，E 对 r 的变化非常敏感；$r<0.5R_0$ 或 $r>2R_0$ 时，E 几乎不随 r 的变化而变化。

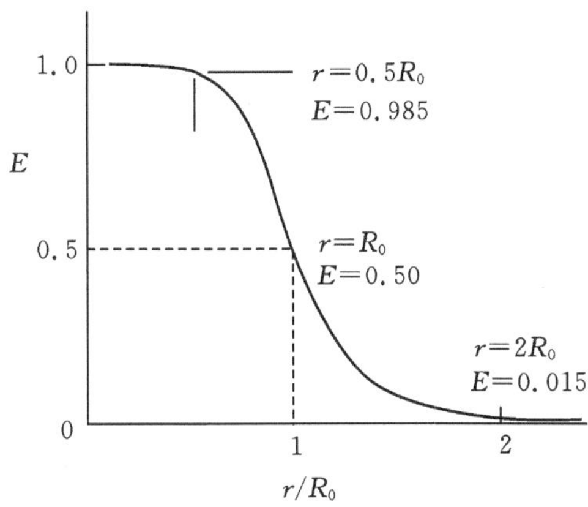

图 9－6　FRET 效率对供受体间距的依赖关系

从式(9－9)可见，当 R_0 越大，则供体和受体分子之间发生 FRET 的空间距离就越大。如果需要探测大范围的分子间相互作用就必须选择具有较大的 R_0 供体受体对。由式(9－6)可知 R_0 的大小主要取决于如下 3 个因素：k^2 因子、供体的量子产额 Q_D 和供受体之间的 $J(\lambda)$。而 $J(\lambda)$ 主要由供体发射谱与受体激发谱的重叠程度决定。因此，供体受体分子间的 FRET 效应的发生($k_T(\lambda)\neq 0$)需满足三个条件：(1)r 的数值在 R_0 附近；(2)供体的发射谱与受体的吸收谱有较大的重叠(至少有 30％的重叠)；(3)供、受体偶极子方向不互相垂直。

9.4　FRET 过程的类型

FRET 技术的应用主要有两大类型：分子内的 FRET 过程和分子间的 FRET 过程[5,6]。

分子内的 FRET 过程一般是将供体荧光基团和受体荧光基团分别连接在一个分子的两个不同位点上，如图 9－7 所示。当分子构象发生改变时，供体受体分子间的空间距离就会随之发生变化，从而影响供受体之间的 FRET 效率。基于这种原理设计的 FRET 探针已经被广泛应用于活细胞中钙离子浓度、蛋白质磷酸化、蛋白质甲基化以及蛋白激酶活化等生化动态时空过程的实时监测(具体参见 FRET 应用实例)。

分子间 FRET 过程是分别标记在不同靶标对象上供体分子和受体分子之间的能量转

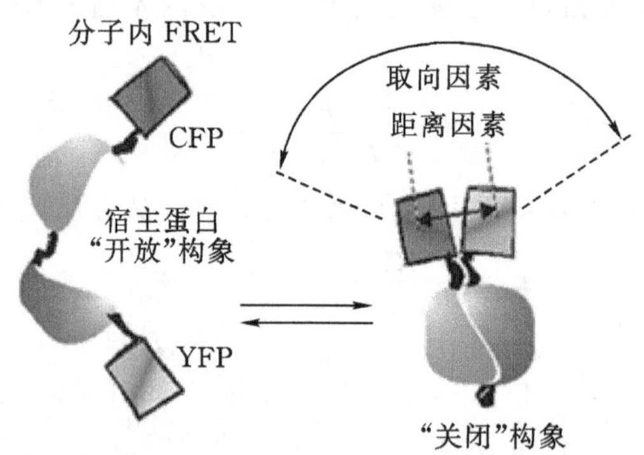

图 9-7 FRET 反应分子构象的变化

移过程。如图 9-8 所示,当两个靶标分子相互作用时,供体和受体之间的距离靠近,从而导致 FRET 过程。这种类型的 FRET 技术主要用于研究分子间的相互作用,特别适合用于研究活细胞中未明作用机制蛋白之间的调控机理。需要特别注意的是,这种情况下供体和受体的标记率以及供体和受体靶标分子的相对浓度信息都会影响供体受体之间的 FRET 效率。因此,除了检测供受体之间的 FRET 效率以外,还必须同时检测供受体之间的相对浓度,才能够解释 FRET 信号的准确内涵。

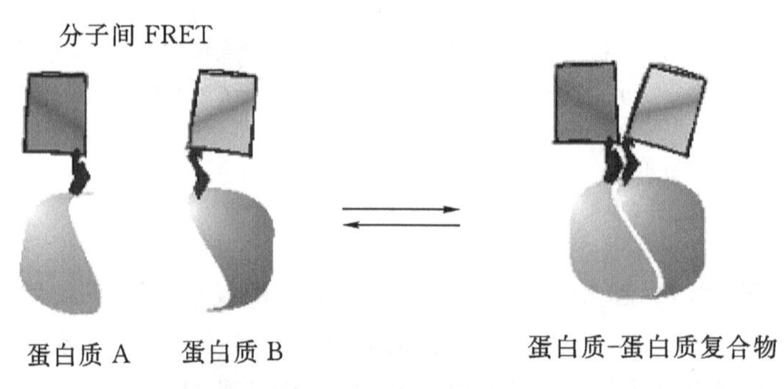

图 9-8 FRET 反应分子间相互作用

9.5 常用的 FRET 荧光基团

根据 FRET 原理,作为理想的 FRET 供体荧光基团应该具备以下条件:(1)具备较大的激发吸收能力和较大的荧光量子产率;(2)供体发射谱与受体激发吸收谱有较大的重叠;(3)高的光稳定性,其光学性质不会随着环境条件的变化而改变;(4)不影响目标物分子的构象和功能。目前常使用的荧光探针包括了有机荧光分子、基因编码的荧光蛋白和无机纳米粒子 3 大类。

9.5.1 化学荧光探针

化学荧光染料不仅种类繁多,光谱范围很宽,而且可以通过化学连接技术标记亚细胞器、DAN 分子和蛋白质分子。目前很多已经非常成熟稳定的商业化化学荧光探针分子可以满足 FRET 技术的要求。最常用的 FRET 荧光染料分子有 Cy3、Cy5、Cy7 和 Alexa 系列染料分子。详细的化学荧光染料种类及其光学性质可以查阅分子探针(molecular probe)的网站。有机荧光分子由于体积较小、种类多,并且已经商业化,标记蛋白等生物大分子后不会影响生物分子的构象和生物活性,因此获得了广泛的应用。但其在使用时,需要预先对生物分子进行标记,因此不适合活细胞研究。表 9-1 和表 9-2 列出部分常用 FFET 的供体受体荧光对及其 Förster 距离 R_0[1]。

表 9-1 常用 FRET 化学荧光染料对及其 Förster 距离[1]

供体	受体	R_0(Å)*
Naphthalene[14]	Dansyl	22
Dansyl[95]	FITC	33～41
Dansyl[14]	ODR	43
ε-A[14]	NBD	38
IAF[14]	TMR	37～50
Pyrene[14]	Coumarin	39
FITC[14]	TMR	49～54
IAEDANS[14]	FITC	49
IAEDANS[14]	IAF	46～56
IAF[14]	EIA	46
CF	TR	51
Bodipy[25]	Bodipy	57
BPE[14]	Cy5	72
Terbium[96]	Rhodamine	65
Europium[94]	Cy5	70
Europium[97]	APC	90

* 注:1 Å=10^{-10} m。

9.5.2 基因荧光蛋白

基因编码的荧光蛋白(fluorescent proteins,FPs)的发现及其发展为在活细胞中原位长时间检测动态生活事件提供重要的技术保障。很多 FPs 的突变体已经被合成或者从自然界中被分离出来,包括蓝色荧光蛋白(blue fluorescent protein,BFP)、青色荧光蛋白(cyan fluorescent protein,CFP)、绿色荧光蛋白(green fluorescent protein,GFP)、黄色荧光蛋白(yellow fluorescent protein,YFP)和红色荧光蛋白(red fluorescent protein,RFP)。而且通过基因突变和编码获得了性能更加稳定 FPs 突变体,例如 CFP 的突变体 ECFP 蛋白、Cerulean 蛋白和 mCerulean 蛋白;GFP 的突变体 mEGFP 蛋白和 copGFP 蛋白;YFP 的突变体 EYFP 蛋白、Citene 蛋白、Venus 蛋白、mVenus 蛋白和 phiYFP 蛋白。

表 9-2 trypotaphan-受体的 Förster 距离[1]

供体	受体[b]	R_0(Å)
Trp	Nitrobenzoyl	16
Trp	Dansyl	21～24
Trp	IAEDANS	22
Trp	Anthroyloxyl	24
Trp	TNB	24
Trp	Anthroyl	25
Trp	Tyr-NO_2	26
Trp	Pyrene	28
Trp	Heme	29
Trp	NBS	30
Trp	DNBS	33
Trp	DPH	

多种 FPs 不仅使得在单个细胞、组织和动物中基因标记多种靶蛋白成为了可能，而且也为利用 FP-FRET 技术研究活细胞中动态分子事件提供了技术保障。FRET 技术被公认为目前唯一可以用于在单个活细胞中原位实时检测细胞分子动态行为的技术，特别是基于 FPs 的 FRET 显微成像技术已经成为研究活细胞内细胞信号转导过程生化事件的主要技术之一。表 9-3 给出了常用于 FRET 标记的 FPs 对及其 Förster 距离[7]。

FPs 具有较大的分子量(大约 27 kDa)和体积(大约长 4.2 nm，径向 2.4 nm)。有时由于空间位阻或者其他因素，FPs 标记可能会影响一些生物大分子的构象或者生物活性，限制了其应用。另外，FPs 的光谱重叠很严重，这虽然有利于用 FRET，但是对于 FRET 的定量检测却是很大的障碍。不论如何，FPs 在目前还是研究活细胞中蛋白结构及其生物学功能的最有力工具。

表 9-3 常用 FRET FPs 对及其 Förster 距离[7]

供体	受体						
	EYFP	mVenus	mCitrene	phiYFPm	mEGFP	copGFP	mCerulean
ECFP	4.89	4.95					
mCerulean	5.33	5.40	5.36	5.49	5.03	4.99	3.52
mEGFP		5.71	5.65	5.84	4.53	3.96	1.69
copGFP		5.61	5.57	5.72	4.80	4.34	1.95
phiYFPm		3.91	3.83	4.46	2.27	1.87	0.83
mCitrene		5.15	5.05	5.67	3.09	2.51	1.33
mVenus		4.95	4.85	5.48	2.84	2.20	1.09

9.5.3 量子点

量子点(quantum dot,QD)具有很多优良的光学性质,如高效的光吸收能力、高量子产额、高光稳定性和窄光谱。量子点比一般的有机荧光染料更亮,并且具有更长的荧光寿命,更能抵抗光漂白能力。因此,从光学性质方面分析,量子点更适合作为 FRET 的供受体对。目前,在细胞研究的领域中,用量子点作活细胞成像或者标记的应用正在迅速地增加。但是,量子点的大体积及其生物学毒性限制了其作为 FRET 供受体在活细胞标记中的应用。

9.6 FRET 影响供体受体的光学性质

FRET 过程会直接影响供体受体对的如下光学性质:供体荧光寿命、供体发射荧光光强、受体发射荧光光强、供体受体对的整体荧光光谱以及供体受体对发射荧光偏振性质。

(1)供体荧光寿命(τ_D):由于 FRET 效应,处于激发态的供体分子就多了一个通过无辐射过程跃迁回到基态的途径,因此 FRET 效应会导致 τ_D 变小。FRET 效应越强,τ_D 就越小。

(2)供体受体发射荧光光强:由于 FRET 效应,供体将自己的能量转移给了受体,因而供体发射的荧光强度会降低,而受体的荧光强度会升高。FRET 效应越强,供体荧光降低越多,受体荧光强度升高越多。

(3)供体受体对的整体荧光光谱:FRET 效应会导致供体受体对的能量向长波长方向转移,因而 FRET 效应越强,供受体对的短波长(供体波长范围)相对强度会降低,而长波长(受体发射波长范围)会相对升高。

由于供受体发射荧光的偏振特性不仅与 FRET 效应有关,而且还与供受体对所在的环境因素有关。FRET 效应对供受体发射荧光偏振性质的影响比较复杂,需要根据具体环境条件对供体和受体发射荧光性质的影响而确定,因此本文对此问题不详细讨论。

9.7 FRET 信号的定性检测分析

FRET 信号的定性检测一般有通道荧光强度比值法和部分受体光漂白法两种。

(1)通道荧光强度比值法:一般选择一个供体通道主要用于收集探测供体发射的荧光,另外选择一个受体通道主要用于收集探测受体发射的荧光。然后利用两个探测通道的荧光强度比值 ratio 来定性衡量 FRET 效应的强弱。例如,Miyawaki 等人以 CFP 为供体,以 YFP 为受体,构建了一个钙离子基因编码 FRET 探针 Camelon[8]。钙离子浓度越高,CFP 和 YFP 越近,因而二者之间的 FRET 效率越高;选择 470/30 nm 通道主要收集探测 CFP 的发射荧光,选择 530/40 nm 通道主要收集探测受体 YFP 的发射荧光;将 camelon 转染细胞后,选择 436 nm 激发光激发 CFP,然后比较受体探测通道与供体探测通道探测到的荧光强度之比,由此判断细胞内的钙离子的空间分布及其变化(图 9-9)。

(2)部分受体光漂白法:光漂白受体会导致受体分子的结构发生改变,从而使得受体无法与供体之间产生偶极子共振,因此供体与受体分子之间的 FRET 效应消失。当光漂白供体受体样本中的部分受体分子时,则供体产生的荧光会上升。该方法需要选择一个供体探

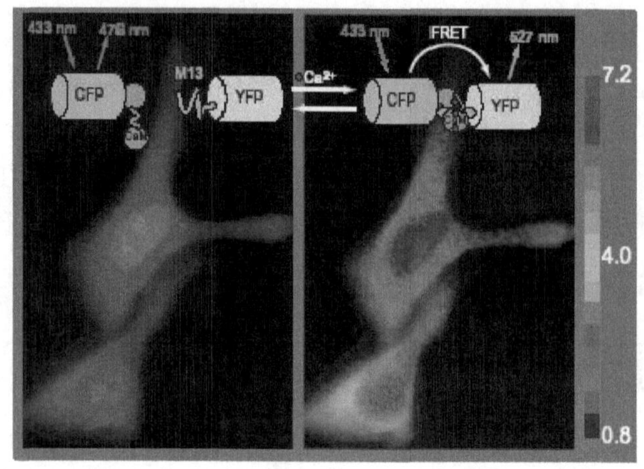

图 9-9 通道比值成像法检测分析细胞内钙离子浓度的变化[8]

测通道主要用于受体探测供体的发射荧光，同时还必须选择一个很强的受体激发光选择性地光漂白受体。Wang 等人 2009 年利用一个探测 caspase-3 活性的 FRET 基因编码探针(SCAT3)在活细胞中检测细胞凋亡过程中的 caspase-3 活化情况[9,10]。SCAT3 由一个包含 caspase-3 切割底物的肽链连接供体 CFP 和受体 Venus[9]。将 SCAT3 转染细胞后，利用最强的 514 nm 光光漂白受体 Venus，受体通道荧光下降，而供体通道荧光上升，表明 SCAT 的供体和受体之间存在 FRET 效应[10]。

9.8 FRET 信号的定量检测分析

定性的 FRET 信号不仅依赖于 FRET 效应程度，而且还依赖于检测系统以及系统的状态，包括激发光波长、系统光谱响应、探测器的曝光时间和增益系数以及背景等因素。因此，FRET 信号的定性检测一般只能判断 FRET 效应是否存在以及 FRET 效率的相对变化，而且不同研究小组探测的 FRET 信号是不能相互比较的，甚至同一个研究组和同一次试验中不同的样本获得的 FRET 信号往往都没有可比较性。这种定性或半定量的测量只能从一定程度上揭示问题，不同实验室、不同方法甚至不同测量环境下的结果不能进行很好的交流与比较，这大大限制了 FRET 技术的推广应用。为了实现不同实验室之间的交流与合作，必须对 FRET 进行定量检测[11]。

9.8.1 FRET 定量检测的困扰：光谱串扰

FRET 效应要求供体的发射光谱与受体的激发光谱有较大的重叠，但是从 FRET 定量检测的角度，希望实现选择性地激发供体，同时也分别选择性地探测供体和受体发射荧光。可是由于荧光基团发射光谱的拖尾效应，供体的发射荧光光谱一般都会与受体的荧光光谱重叠，而且供体激发光也往往会同时激发受体。特别是对于 FPs 而言，它们的激发光谱和发射光谱的重叠度都非常大(图 9-10)[12]，当把它们选作供受体的时候，很难选择性地激发其中一种荧光蛋白，也很难只收集其中一种荧光蛋白的发射[13]，即光谱间的串扰很难避免。为了方便分析，将 FRET 定量检测中的光谱串扰分为以下 4 种[11]：

- 供体激发串扰(donor excitation crosstalk):激发受体的激发光激发了供体。
- 受体激发串扰(acceptor excitation crosstalk):激发供体的激发光激发了受体。
- 供体发射串扰(donor emission bleedthrough):收集受体荧光的通道收集到了少部分供体荧光,即供体的发射光串进受体的收集通道。
- 受体发射串扰(acceptor emission bleedthrough):收集供体荧光的通道收集到了少部分受体的荧光,即受体的发射光串进供体的收集通道。

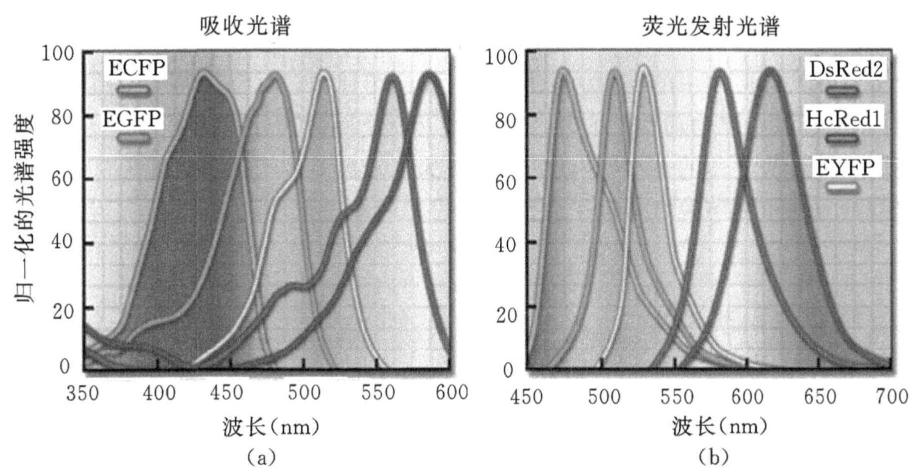

图 9-10 常见荧光蛋白的(a)吸收光和(b)荧光发射光谱

虽然 FRET 的产生条件中就有一条是要供体的发射光谱和受体的激发光谱有较大部分的重叠,而且 R_0 与 $J(\lambda)$ 成正比(公式),那么用光谱靠得越近的两种荧光蛋白组成 FRET 对时产生的 FRET 现象更明显。例如 GFP-YFP 对要比 CFP-YFP 对的 FRET 现象更明显。但是,由于 GFP 和 YFP 的光谱靠得太近,以上介绍的 4 种串扰在实验过程中几乎都不可能避免。所以综合考虑,光谱有一定程度分离的 CFP-YFP 对才是实际应用中最为广泛和最为常见的搭配。

从图 9-10(a)中可以看出,荧光蛋白的激发谱都在短波有个很长的拖尾,而在长波段的拖尾很短。因此,实验中做不到选择性激发处于较短波范围的供体荧光蛋白而可以较容易做到选择性激发处于较长波范围的受体。也就是说,供体激发串扰是可以通过合适的激发光波长的选择从实验上避免的,所以,一般将不可避免的受体激发串扰简称为激发串扰(crosstalk)。

同理,从图 9-10(b)中可以看出,荧光蛋白的发射谱都在短波有个很短的拖尾,而在长波段的拖尾很长。因此,受体发射串扰是可以通过合适的收集通道的波段选择从实验上避免的,所以一般将不可避免的供体发射串扰简称为发射串扰(bleedthrough)。

9.8.2 荧光寿命测量法

FRET 分子在发生 FRET 时,供体荧光分子处于激发态的时间会缩短,荧光寿命会减小。荧光寿命方法是通过测量受体分子存在和不存在的情况下的供体分子的荧光寿命 τ_D 和 τ_{DA} 来得到 FRET 效率 E[1]:

$$E = 1 - \frac{\tau_{DA}}{\tau_D} \tag{9-11}$$

在实际的应用中，一般是通过测量大量供体分子的荧光强度的指数衰减来确定荧光寿命的。由于供体的荧光强度的衰减曲线呈现的是多指数衰减，因此 FRET 的效率 E 一般用供体的平均寿命来计算[14]。

荧光寿命方法测量的结果准确，一般作为其他的 FRET 定量检测方法的标准[15,16]。但是，荧光寿命方法要求探测通道选择性地收集供体的荧光，并且所用的仪器昂贵、结构复杂，需要专业的操作人员进行操作[14]。同时荧光寿命方法测量的速度较慢，这些因素都制约了荧光寿命方法在实际应用中的使用。不仅如此，单光子计数(TCSPC)的精确拟合也可能带来一系列的复杂问题，光物理性质的复杂性增加了荧光寿命法分析的困难[17,18]。为了得出更加精确的供体荧光分子的寿命，这就需要大量的光子数[19~21]，并造成成像时间过长，从而使得荧光寿命方法不能够很好地运用到活细胞的实时动态监测的研究中，产生了很大的局限性[1,22]。

9.8.3 受体光漂白测量法

光漂白方法(Pb-FRET)是通过检测光漂白受体前后供体的荧光强度来获得 FRET 效率，光漂白受体会导致供体的荧光强度上升，光漂白方法是最为直接的 FRET 定量检测方法。光漂白方法分为完全受体光漂白方法和部分受体光漂白方法。

1. 完全受体光漂白方法

供体和受体发生 FRET 时，供体的荧光减少，即供体荧光会产生淬灭，而受体的荧光增加。一般采用最大的受体激发光来完全漂白掉受体，供体就不再把能量传递给受体，从而导致供体的荧光增加。通过测量完全光漂白受体前后供体的荧光强度 I_{DD}^{B} 和 I_{DD}^{A} 就可以得出 FRET 效率：

$$E = 1 - \frac{I_{DD}^{B}}{I_{DD}^{A}} \tag{9-12}$$

但是完全光漂白受体很难实现，尤其是对于活细胞 FRET 定量检测，而且随着光漂白程度的加深对细胞的损伤就越大，并可能引起细胞的凋亡。所以完全受体光漂白定量 FRET 检测方法一般只适合没有分子移动和扩散的固定样本。

2. 部分受体光漂白方法

为了减小对细胞的损伤，Elder 等人[22]提出了一种通过检测部分受体光漂白前后供体的荧光强度和受体光漂白程度来测量 E 的部分受体光漂白方法：

$$E = \frac{1 - \dfrac{I_{DD}^{B}}{I_{DD}^{A}}}{1 - \dfrac{I_{DD}^{B}}{I_{DD}^{A}}(1 - P_B)} \tag{9-13}$$

式中，I_{DD}^{B}是光漂白前在供体激发光下供体通道上的荧光强度；I_{DD}^{A}是漂白后供体激发下供体通道的荧光强度；P_B 是漂白程度因子。

式(9-12)只能测量供体受体对浓度比为 1∶1的情况。陈同生研究小组发展了测量多受体结构的部分受体光漂白方法，提出了一个可以计算 1 个供体同时与 n 个受体相互作用时 FRET 效率的经验公式[23]：

$$E = \frac{1 - \frac{I_{DD}^{A}}{I_{DD}^{B}}}{1 - \frac{I_{DD}^{A}}{I_{DD}^{B}}\left(1 - \frac{P_B}{n}\right)} \tag{9-14}$$

式中，I_{DD}^{A}是光漂白前在供体激发光下供体通道上的荧光强度；I_{DD}^{B}是漂白后供体激发下供体通道的荧光强度；P_B 是光漂白程度因子。

式(9－12)和(9－13)必须满足如下两个条件：供体探测通道必须选择性探测供体荧光和受体激发光只能选择性激发受体。因此，这些受体光漂白方法不适用于由 GFP 作为供体、以 YFP 作为受体的 FRET 效率定量检测。陈同生研究小组于 2012 年发展了一种可以完全克服发射光谱串扰和激发光谱串扰的方法，命名为 B/C-PbFRET 方法[24]。

9.8.4 B/C-PbFRET 方法

CH1 和 CH2 分别代表供体通道和受体通道。C_{A-CH1} 和 C_{A-CH2} 表示 CH1 和 CH2 上收集到的受体荧光占总的受体荧光的比例，C_{D-CH1} 和 C_{D-CH2} 表示 CH1 和 CH2 上收集到的供体荧光占总的供体荧光的比例。因此，

$$C_{A-CH1} = \frac{I_{A(CH1)}}{I_{Atotal}} = \frac{\int_{\lambda_1}^{\lambda_2} Fil1(\lambda)SP_a(\lambda)d\lambda}{\int_0^{\infty} SP_a(\lambda)d\lambda} \tag{9-15}$$

$$C_{A-CH2} = \frac{I_{A(CH2)}}{I_{Atotal}} = \frac{\int_{\lambda_3}^{\lambda_4} Fil2(\lambda)SP_a(\lambda)d\lambda}{\int_0^{\infty} SP_a(\lambda)d\lambda} \tag{9-16}$$

$$C_{D-CH1} = \frac{I_{D(CH1)}}{I_{Dtotal}} = \frac{\int_{\lambda_1}^{\lambda_2} Fil1(\lambda)SP_d(\lambda)d\lambda}{\int_0^{\infty} SP_d(\lambda)d\lambda} \tag{9-17}$$

$$C_{D-CH2} = \frac{I_{D(CH2)}}{I_{Dtotal}} = \frac{\int_{\lambda_3}^{\lambda_4} Fil2(\lambda)SP_d(\lambda)d\lambda}{\int_0^{\infty} SP_d(\lambda)d\lambda} \tag{9-18}$$

式中，$Fil1(\lambda)$和 $Fil2(\lambda)$代表光学系统包括 CH1 和 CH2 探测通道的传送和相机的光谱响应；$SP_d(\lambda)$和 $SP_a(\lambda)$分别是供体和受体归一化的发射光谱。我们先前的报道表明对于我们的系统，$Fil1(\lambda)$和 $Fil2(\lambda)$能够被近似地认为是一个常数。

光漂白受体前，在 CH1 上的荧光包括两部分：直接激发供体的荧光和受体发射串扰的荧光，其中受体发射的荧光包括直接激发受体受体发射的荧光和由于 FRET 受体的敏化发射荧光。CH2 上的荧光通常包括 3 个部分：直接激发受体受体的发射荧光、由于 FRET 受体的发射荧光和供体发射串扰的荧光。因此，在供体激发光激发下，CH1 上的荧光强度(I_D)和 CH2 上的荧光强度(I_A)能够被表示为

$$I_D = I_{D(CH1)} + (I_{A(CH1)} + I_{FRET(CH1)}) = [I_{ex}\varepsilon_D(\lambda_{ex})[D](1-E)\phi_D C_{D-CH1} + (I_{ex}\varepsilon_A(\lambda_{ex})[D] + I_{ex}\varepsilon_D(\lambda_{ex})[D]E)\phi_A C_{A-CH1}]S_D \tag{9-19}$$

$$I_A = I_{A(CH2)} + I_{FRET(CH2)} + I_{D(CH2)} = [(I_{ex}\varepsilon_A(\lambda_{ex})[D] + (I_{ex}\varepsilon_D(\lambda_{ex})[D]E)\phi_A C_{A-CH2} + I_{ex}\varepsilon_D(\lambda_{ex})[D](1-E)\phi_D C_{D-CH2}]S_A \tag{9-20}$$

式中，E 是待测供受体对的 FRET 效率；I_{ex} 激发光的激光强度；$\varepsilon_D(\lambda_{ex})$ 和 $\varepsilon_A(\lambda_{ex})$ 分别是在供体激发波长下供体和受体的消光系数；ϕ_D 和 ϕ_A 是供体和受体的量子产率；S_D 和 S_A 是供体通道 CH1 和受体通道 CH2 的信号收集率。我们将起始漂白点的 I_D 和 I_A 归一化到 100。联立方程(9-19)和(9-20)，我们可以得到：

$$\frac{S_D}{S_A} = \frac{R_{ex} + E)\phi_A C_{A-CH2} + (1-E)\phi_D C_{D-CH2}}{(1-E)\phi_D C_{D-CH1} + (R_{ex} + E)\phi_A C_{A-CH1}} \tag{9-21}$$

式中，R_{ex} 是 $\varepsilon_A(\lambda_{ex})$ 和 $\varepsilon_D(\lambda_{ex})$ 的比值，叫做激发串扰系数。

用最大强度的光漂白激光线选择性地并且部分地光漂白受体会导致受体通道 CH2 上荧光强度的下降，相应的供体通道 CH1 荧光强度的增加。我们用参数 x 来代表漂白的受体百分数。那么部分受体光漂白后，在供体激发光激发下，CH1 上的荧光强度(I_{DP})和 CH2 上的荧光强度(I_{AP})能够被表示为

$$I_{DP} = \{[I_{ex}\varepsilon_D(\lambda_{ex})[D] - I_{ex}\varepsilon_D(\lambda_{ex})([D]-[D]x)E]\phi_D C_{D-CH1} + [I_{ex}\varepsilon_A(\lambda_{ex})([D]-[D]x) + I_{ex}\varepsilon_D(\lambda_{ex})([D]-[D]x)]\phi_A C_{A-CH1}]S_D \tag{9-22}$$

$$I_{AP} = \{[I_{ex}\varepsilon_A(\lambda_{ex})([D]-[D]x) + I_{ex}\varepsilon_D(\lambda_{ex})([D]-[D]x)E]\phi_A C_{A-CH2} + [I_{ex}\varepsilon_D(\lambda_{ex})[D] - I_{ex}\varepsilon_D(\lambda_{ex})([D]-[D]x)E]\phi_D C_{D-CH2}\}S_A \tag{9-23}$$

联立方程(9-19)，(9-20)，(9-22)和(9-23)得到：

$$\Delta I_D = I_{DP} - I_D = [I_{ex}\varepsilon_D(\lambda_{ex})[D]xE\phi_D C_{D-CH1} - (I_{ex}\varepsilon_A(\lambda_{ex})[D]x + I_{ex}\varepsilon_D(\lambda_{ex})[D]xE)\phi_A C_{A-CH1}]S_D \tag{9-24}$$

$$\Delta I_A = I_A - I_{AP} = [(I_{ex}\varepsilon_A(\lambda_{ex})[D]x + I_{ex}\varepsilon_D(\lambda_{ex})[D]xE)\phi_A C_{A-CH2} - I_{ex}\varepsilon_D(\lambda_{ex})[D]xE\phi_D C_{D-CH2}]S_A \tag{9-25}$$

联立方程(9-24)和(9-25)我们得到

$$\frac{S_D}{S_A} = \frac{\Delta I_D}{\Delta I_A}\frac{(R_{ex}+E)\phi_A C_{C-CH2} - \phi_D C_{D-CH2}E}{\phi_D C_{D-CH1}E - (R_{ex}+E)\phi_A C_{A-CH1}} \tag{9-26}$$

联立方程(9-21)和(9-26)，我们推导出一般的 B-PbFRET 公式如下：

$$E = \frac{-b + \sqrt{b^2 - 4ac}}{2a} \tag{9-27}$$

在此，

$$a = (1+\frac{\Delta I_A}{\Delta I_D})(\frac{\phi_D}{\phi_A} + \frac{\phi_D}{\phi_A}r_{ch2}r_{ch1} - r_{ch1} - \frac{\phi_D^2}{\phi_A^2}r_{ch2})$$

$$b = (1+\frac{\Delta I_A}{\Delta I_D})\frac{\phi_D^2}{\phi_A^2}r_{ch2} - [1-(1+\frac{\Delta I_A}{\Delta I_D})R_{ex}]\frac{\phi_D}{\phi_A} - 2(1+\frac{\Delta I_A}{\Delta I_D})R_{ex}r_{ch1} - [(1-R_{ex})\frac{\Delta I_A}{\Delta I_D} - R_{ex})]\frac{\phi_D}{\phi_A}r_{ch2}r_{ch1}$$

$$c = -(1+\frac{\Delta I_A}{\Delta I_D})R_{ex}^2 r_{ch1} - \frac{\phi_D}{\phi_A}R_{ex}r_{ch2}r_{ch1}\frac{\Delta I_A}{\Delta I_D} - \frac{\phi_D}{\phi_A}R_{ex}$$

式中，r_{ch1} 是 C_{A-CH1} 和 C_{D-CH1} 的比值，代表受体的发射光谱串扰程度；r_{ch2} 是 C_{D-CH2} 和

C_{A-CH2}的比值，代表供体的发射光谱串扰程度。

9.8.5 基于二项分布理论的多受体 FRET 部分受体光漂白 FRET 测量方法(Mb-PbFRET)[30]

许多基本的生物学过程，如信使 RNA 的连接及信号转导等都涉及到多蛋白复合物紧密的时空调节，而这些作用涉及到的空间尺度都大于 10 nm 即超越了常用的单受体 FRET 的线性范围。根据近年来的文献报道，增加 FRET 结构中受体的数量能延伸 FRET 的线性范围至 15～20 nm。因此，多受体 FRET 具有刻画分子尺度大于 10 nm 的多蛋白复合物的功能以及研究多聚物构象变化的潜力。

完全受体光漂白会将样本中的所有受体都漂白，使得漂白后的样本中只剩下单供体这一种结构，对受体数量不同的 FRET 结构进行部分受体光漂白产生的 FRET 结构体系完全不一样(图 9-11)，因此，多受体的部分受体光漂白法的理论应该和单受体的存在差异。陈同生研究小组以前的实验结果也证实了，适合单受体的部分受体光漂白法都不能准确地定量多受体 FRET 结构。起初，他们经过实验的不断摸索，在 E-PbFRET 理论的基础上将漂白程度 x 除以 FRET 结构中受体的数量 n 提出了一个用来定量多受体 FRET 结构效率的经验公式，称为 emp-PbFRET。实验表明，emp-PbFRET 方法只能准确地定量漂白程度低于 60%的两个或三个受体的 FRET 结构的情况[23]。针对 emp-PbFRET 的缺陷，后来陈同生研究小组又提出一个依赖于光漂白程度 x 的光漂白概率线性理论模型，进而发展出了一个基于部分受体光漂白线性修正理论的多受体 FRET 结构效率定量测量方法，称为 Ma-PbFRET[25]。首先，Ma-PbFRET 基于一个理论简化假设——供体到每个受体间的 FRET 转移速率相等，已有文献报道该假设对多受体 FRET 结构是不成立的。其次，Ma-PbFRET 是一个依赖于 x 的光漂白概率分段线性近似理论，分段的数量等于 FRET 结构中受体的数量，不同分段之间的效率计算公式都不一样，也就是说在实际操作中要先根据 x 值判断选择相应分段对应的公式，这使得 Ma-PbFRET 应用起来相当繁琐，尤其是对受体数量较大的 FRET 结构来说。而且，Ma-PbFRET 的测量结果在分段点具有跳跃性，即容易引起偏差。

部分漂白多受体 FRET 结构 1D-nA(n 个受体连接一个供体)中的受体会产生一个含有

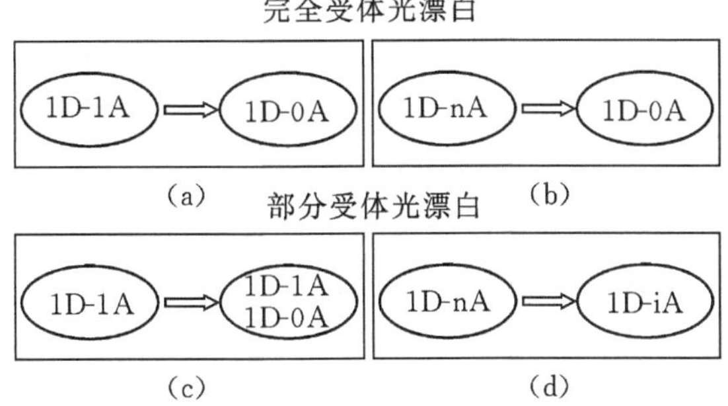

图 9-11 完全和部分漂白受体前后 FRET 体系中的 FRET 结构示意图，其中漂白后的结构中的受体数量 $i=0,1,\cdots,n-1,n$。(a)单受体完全漂白；(b)多受体完全漂白；(c)单受体部分漂白；(d)多受体部分漂白

$n+1$ 种 FRET 结构的复杂体系，且每种结构在这个复杂体系中所占的比例服从漂白程度的二项分布。

光漂白的随机性使得每个受体被漂白的概率都相等，而且等于整个样本中被漂白掉的受体所占的比例即漂白程度 x，那么每个受体不被漂白的概率就是$(1-x)$。因此，对于 1D$-n$A 结构进行部分受体光漂白将会形成一个含有 $n+1$ 种 FRET 结构的复杂体系，这些结构可以用一个通式表示为$(n-i)$T$-$1D$-i$A，其中 T 表示被漂白掉的受体 A，i 表示该结构中受体的数量，$(n-i)$表示该结构中被漂白掉的受体的数量（图 9-12）。分别用 E_i 和 $P_i(x)$表示$(n-i)$T$-$1D$-i$A 这种结构的 FRET 效率和其在漂白后的体系中所占的比例。那么，$P_i(x)$就应该等于把一个 1D$-n$A 结构漂白成$(n-i)$T$-$1D$-i$A 结构这个时间发生的概率，即要把 1D$-n$A 结构中的 n 个受体中的 i 个漂白且让另$(n-i)$个不被漂白，根据二项分布理论：

$$P_i(x) = C_n^i(1-x)^i x^{n-i}, (i = 0,1,2,\cdots,n) \tag{9-28}$$

其中 $C_n^i = n!/[(n-i)!\ i!]$，且 $\Sigma P_i(x)=1$。

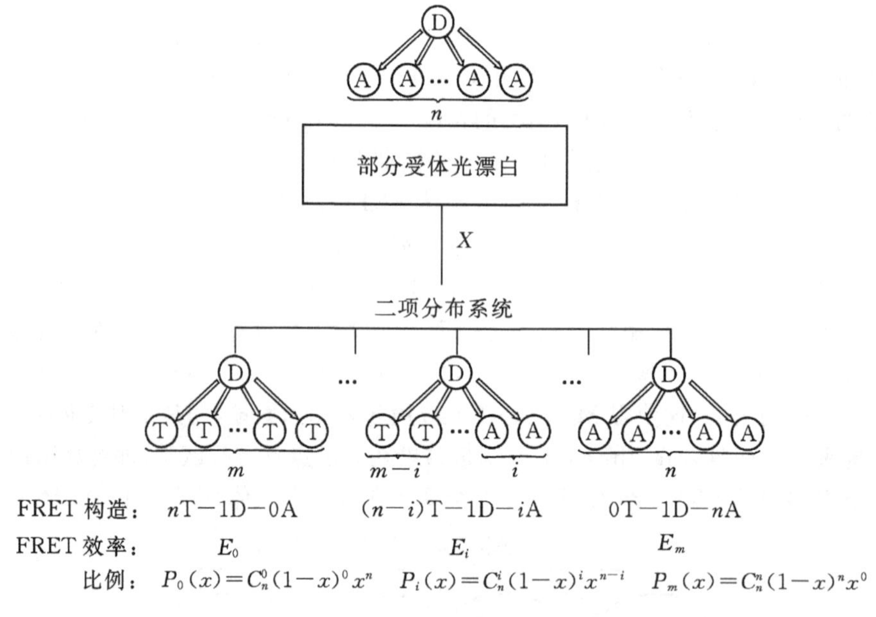

图 9-12　部分光漂白 1D$-n$A FRET 结构，其中 $i=1,2,\cdots,n-1,n$

漂白程度 x 和漂白后供体荧光强度的增加倍数 $R(x)$可由实验直接得到。另外，漂白前、后被 FRET 淬灭后剩下的供体荧光分别正比于$(1-E_n)$和 $P_i(x)(1-E_i)$，可得 $R(x)$是 $P_i(x)$的线性组合，即：

$$R(x) = \sum_{i=0}^{n} P_i(x) \cdot y_i \tag{9-29}$$

其中线性比例常数为

$$y_i = \frac{1-E_i}{1-E_n} \tag{9-30}$$

根据式(9-20)拟合 $R(x)$与 x 或解方程组即可得到比例常数 y_i。由第一个比例常数可

求得 1D－nA 结构的 FRET 效率，表达式为

$$E_n = 1 - \frac{1}{y_0} \tag{9-31}$$

受体光漂白方法(Pb-FRET)操作简单，在共聚焦显微镜上也很容易实现。Pb-FRET 方法测量 FRET 效率既不依赖于系统参数，也不依赖于供体与受体的量子产率和消光系数，只依赖于受体光漂白前后供体的荧光强度变化。但是，受体光漂白会对细胞造成损伤，不利于在单细胞中进行多次测量，也不能在细胞中进行实时动态检测。必须注意的是：受体光漂白过程中用最大的光强的受体激发光也可能漂白掉供体分子，而且最近也有发现表明，在光漂白过程中 YFP 分子可能由于光激发响应而光转换成类似 CFP 发射光谱性质的分子。

9.8.6 3-cube 受体敏化强度测量法(E-FRET)[11,26]

基于三个滤光片组合的 FRET 显微成像术(简称 3-cube FRET microscopy)成为活细胞中主流的定量 FRET 成像分析技术。Zal 等人在 2004 年提出了经典的 3-cube FRET 显微术——E-FRET 方法[11]，该方法在共聚焦显微上和宽场显微镜都可以实现。在保证仪器参数不变的条件下，E-FRET 方法通过额外单转供体和受体的样本消除各种串扰，通过固定的 FRET 结构的样本来排除仪器的影响，其公式为

$$Ef_{\mathrm{D}} = \frac{F_{\mathrm{c}}}{F_{\mathrm{c}} + G \cdot I_{\mathrm{DD}}} \tag{9-32}$$

式中，f_{D} 表示 FRET 结构体中供体分子占所有供体分子的比例；I_{DD}表示通过供体激发光激发时在供体荧光探测通道探测到的供体荧光强度；G 为敏化淬灭转化因子，与测量的系统和给定的荧光分子的种类有关；F_{c} 是 FRET 样本中敏化到受体的荧光强度。

这里，F_{c} 可以通过扣除 FRET 通道(I_{DA})中受体的激发串扰的荧光和供体发射串扰的荧光而得到：

$$F_{\mathrm{c}} = I_{\mathrm{DA}} - a(I_{\mathrm{AA}} - cI_{\mathrm{DD}}) - d(I_{\mathrm{DD}} - bI_{\mathrm{AA}}) \tag{9-33}$$

式中，I_{DA}表示通过供体激发光激发时在受体荧光探测通道探测到的荧光强度；I_{AA}表示通过受体激发光激发时在受体荧光探测通道探测到的受体荧光强度；a、b、c、d 是光谱串扰系数，可以通过测量单转供体的样本和单转受体的样本得到[20]：

$$\begin{aligned} a &= I_{\mathrm{DA}}(\mathrm{A})/I_{\mathrm{AA}}(\mathrm{A}) \\ b &= I_{\mathrm{DD}}(\mathrm{A})/I_{\mathrm{AA}}(\mathrm{A}) \\ c &= I_{\mathrm{AA}}(\mathrm{D})/I_{\mathrm{DD}}(\mathrm{D}) \\ d &= I_{\mathrm{DA}}(\mathrm{D})/I_{\mathrm{DD}}(\mathrm{D}) \end{aligned} \tag{9-34}$$

这里，小括号中表示测量的对象，D 代表单转供体的样本，A 代表单转受体的样本。

敏化到受体的荧光强度 F_{c} 并不能直接反映出发生 FRET 的程度，必须事先确定出供体分子的能量由于发生 FRET 而转化为受体的敏化淬灭转化因子 G，对特定的测量系统和给定的荧光蛋白 G 因子是个定值，根据 G 因子的定义以及性质，可以用一种与待测样本的供受体相同的参照样本通过光漂白法测量得到[11]：

$$G = \frac{F_{\mathrm{c}} - F_{\mathrm{c}}^{\mathrm{post}}}{I_{\mathrm{DD}}^{\mathrm{post}} - I_{\mathrm{DD}}} \tag{9-35}$$

其中，字母的右上标 post 表示在光漂白后对应测量的参量，即：

$$F_c^{post} = I_{DA}^{post} - a(I_{AA}^{post} - cI_{DD}^{post}) - d(I_{DD}^{post} - bI_{AA}^{post})$$

Chen 等人在 2006 年也提出了用两个供受体浓度比为 1∶1并且 FRET 效率相差较大的与待测样本供受体相同的固定 FRET 结构来获得 G 因子[26]：

$$G = \frac{F_c^1/I_{AA}^1 - F_c^2/I_{AA}^2}{I_{DD}^2/I_{AA}^2 - I_{DD}^1/I_{AA}^1} \tag{9-36}$$

其中，右上标的 1 和 2 分别对应两种不同 FRET 结构的样本。这种确定 G 因子的过程不需要漂白，也是目前最为常用的 G 因子测量方法之一。

G 因子确定后就可以很容易求出 FRET 的效率 E，为了继续确定受供体的浓度比 R^t，Chen 等人引进了一个关于供受体浓度转化的因子——k 因子[26]。k 因子表示的是在没有发生 FRET 的情况下相同物质的量浓度的供体和受体荧光强度的比值。可以用一个受供体浓度比为 1∶1的 FRET 参照样本来确定：

$$k = \frac{I_{DD} + F_c/G}{I_{AA}} \tag{9-37}$$

那么待测样本受供体的浓度比 R^t 为

$$R^t = \frac{C_A^t}{C_D^t} = \frac{kI_{AA}}{I_{DD} + F_c/G} \tag{9-38}$$

由于高灵敏性、低损伤和快速的特性，E-FRET 方法成为活细胞中主流的定量 FRET 成像分析技术[20]。但是，E-FRET 方法至少需要利用 3 个参照样本来对光学测量系统以及荧光基团的光学性质进行校正，得出的校正因子的准确性直接影响最终计算出的效率 E 和浓度比 R^t 的可靠性。由于校正因子与系统的参数有关，因此校正一旦完成，光学系统的参数不能做出任何的改变，并且每次独立的实验都要重新校正，这些都极大地提高了实验的难度和工作量，从而也限制了其在生物医学领域的推广。

9.8.7 基于发射光谱线性分离的 FRET 定量检测方法(em-spFRET)

随着光谱技术及其仪器的发展，光谱线性分离技术已经被广泛应用于 FRET 定量检测中。一个 FRET 样本的发射荧光光谱是供体发射光谱和受体发射光谱的线性叠加，而受体的发射光谱由直接受体发射光谱和 FRET 敏化受体发射的荧光光谱两部分组成。由于光谱形状的差异，供体发射光谱和受体发射光谱很容易用光谱的线性分离方法分开。可是由于直接受体发射光谱和 FRET 敏化受体发射光谱的形状完全一样，所以利用线性光谱分离方法是无法将二者分开的。因此，利用线性光谱分离方法进行 FRET 定量检测时就必须进行激发光谱串扰的修正。下面介绍 3 种基于发射光谱线性分离技术进行定量 FRET 检测的方法。

1. lux-FRET 方法

Wlodarczyk 等人于 2008 年建立了 Lux-FRET 方法[27]，提出在采用双波长激发的基础上使用单转的供体受体作为参照样本，通过光谱拟合给出了存在自由供受体时样本的 FRET 效率和供受体浓度比。对于 FRET 样本，考虑到存在自由的供体 [D]，受体[A]以及 FRET 结构[D－A]的样本光谱，它的光谱 $F^i(\lambda)$ 由 5 部分组成：自由的供体发射光谱、FRET 结构发生 FRET 作用后供体发射光谱、自由的受体发射光谱、FRET 结构由于 FRET 作用敏化的受体发射光谱，以及直接激发 FRET 结构的受体发射光谱。

$$F^i(\lambda)=I^i\eta^i(\lambda)\{\varepsilon_D^iQ_De_D(\lambda)[D]+\varepsilon_D^iQ_De_D(\lambda)[D-A](1-E)+\varepsilon_A^iQ_Ae_A(\lambda)[A]+\varepsilon_A^iQ_Ae_A(\lambda)[D-A]+\varepsilon_A^iQ_Ae_A(\lambda)[D-A]E\} \tag{9-39}$$

单供体和单受体参照样本发射光谱可以由下面的式子给出：

$$F_D^{i,\text{ref}}=I^{i,\text{ref}}\varepsilon_D^iQ_D\eta^i(\lambda)e_D(\lambda)[D^{\text{ref}}] \tag{9-40}$$

$$F_A^{i,\text{ref}}=I^{i,\text{ref}}\varepsilon_A^iQ_A\eta^i(\lambda)e_A(\lambda)[A^{\text{ref}}] \tag{9-41}$$

式中，I^i 与 $I^{i,\text{ref}}$ 为激发光强度；ε_D^i 和 ε_A^i 分别为激发波长 $\lambda^i(i=1,2)$ 处供体与受体的消光系数；Q_D 和 Q_A 分别表示供体与受体的量子产率；η^i 为仪器的探测效率；$e_A(\lambda)$ 和 $e_D(\lambda)$ 分别为按单位面积归一化的供体与受体标准光谱。则在某种激发下的供体与受体的激发比率为

$$r^{\text{ex},i}=\frac{F_D^{i,\text{ref}}(\lambda)Q_Ae_A}{F_A^{i,\text{ref}}(\lambda)Q_De_D} \tag{9-42}$$

将式(9-40)与(9-41)带入式(9-39)可得：

$$F^i(\lambda)=\frac{I^i}{I^{i,\text{ref}}}\left(\frac{[D]+(1-E)[D-A]}{[D^{\text{ref}}]}F_D^{i,\text{ref}}(\lambda)+\frac{[A]+(1+E\varepsilon_D^i/\varepsilon_A^i)[D-A]}{[A^{\text{ref}}]}F_A^{i,\text{ref}}(\lambda)\right) \tag{9-43}$$

当 FRET 样本和参考样本的成像条件相同时，根据光谱线性分离可以得到供体 δ^i 与受体 α^i 相对的表观浓度：

$$F^i(\lambda)=\delta^iF_D^{i,\text{ref}}+\alpha^iF_A^{i,\text{ref}} \tag{9-44}$$

其中

$$\delta^i=\frac{[D]+(1-E)[DA]}{[D^{\text{ref}}]} \tag{9-45}$$

$$\frac{[A]+(1+E\varepsilon_D^i/\varepsilon_A^i)[DA]}{[A^{\text{ref}}]} \tag{9-46}$$

那么 FRET 样本表观 FRET 效率以及供受体浓度比为

$$Ef_D=E\frac{[D-A]}{[D]+[D-A]}=\frac{\alpha^2-\alpha^1}{(r^{\text{ex},2}-r^{\text{ex},1})\delta^1+\alpha^2-\alpha^1} \tag{9-47}$$

$$Ef_A=E\frac{[D-A]}{[D]+[D-A]}=\frac{[D^{\text{ref}}]}{[A^{\text{ref}}]}\frac{\alpha^2-\alpha^1}{\alpha^1r^{\text{ex},2}-\alpha^2r^{\text{ex},1}} \tag{9-48}$$

$$R_C=\frac{[D-A]+[A]}{[D-A]+[D]}=\frac{[A^{\text{ref}}]}{[D^{\text{ref}}]}\frac{\alpha^1r^{\text{ex},2}-\alpha^2r_{\text{ex},1}}{(r^{\text{ex},2}-r^{\text{ex},1})\delta^1+\alpha^2-\alpha^1} \tag{9-49}$$

参照样本受体与供体浓度比$[D^{\text{ref}}]/[A^{\text{ref}}]$可以由一已知供受体浓度比的标准质粒获得：

$$R_{TC}=\frac{[D^{\text{ref}}]}{[A^{\text{ref}}]}=\frac{\alpha^1r^{\text{ex},2}-\alpha^2r^{\text{ex},1}}{(r^{\text{ex},2}-r^{\text{ex},1})\delta^1+\alpha^2-\alpha^1} \tag{9-50}$$

lux-FRET 方法使用供体和受体单独表达的样本代替，并且使用供受体浓度比为 1∶1的质粒来确定参考的供体与受体的浓度，实现活细胞的光谱 FRET 探测。但是，lux-FRET 方法使用至少 3 个参照样本，而且所用的参考样本必须保持相同成像条件，这使得 FRET 测量变得复杂和困难。

2. SpFRET 方法

Levy 等人[28]提出了基于两种不同激发光条件的发射光谱测量 FRET 效率的 SpFRET 方法。该方法能够测量很小的 FRET 效率和参与作用的供体与受体摩尔比，而且能够通过仔细的校准来消除自发荧光和背景光的影响，但是它需要增加一个额外的参照样本校正直

接激发串扰。

对待测样本，在 405 nm 激发下的光谱和 488 nm(只能选择性激发受体)下的发射光谱为

$$Em_s^{405} = \sum W_X^{405} \times X_s^{405} \quad (X = \mathrm{BG, AU, D} 和 \mathrm{A}) \tag{9-51}$$

$$Em_s^{488} = \sum W_X^{488} \times X_s^{488} \quad (X = \mathrm{BG, AU} 和 \mathrm{A}) \tag{9-52}$$

式中，Em_s^{405} 和 Em_s^{488} 分别为样本在 405 nm 与 488 nm 激发下的光谱；W_X^{405} 和 W_X^{488} 为背景光(BG)、自发荧光(AU)、供体(D)以及受体(A)占样本光谱权重因子；X_s^{405} 和 X_s^{488} 为背景光(BG)、自发荧光(AU)、供体(D)以及受体(A)按面积归一化的标准光谱。

由于直接激发受体和敏化的受体信号相同，因此不能直接得到敏化受体信号，需要增加一个单独表达受体的参考样本来确定直接激发串扰的比例。从单独表达受体的参考样本可得直接激发串扰系数 SF 为

$$SF = W_{\mathrm{A}}^{405}/W_{\mathrm{A}}^{488}$$

那么，FRET 样本中受体敏化发射信号 SE 为

$$SE = W_{\mathrm{A}}^{405} \sum W_{\mathrm{A}}^{488} \times SF \tag{9-53}$$

根据动力学方程可以得到 FRET 效率 E 为

$$E = \frac{\kappa_{\mathrm{t}}}{\kappa_{\mathrm{f}} + \kappa_{\mathrm{t}} + \kappa_{\mathrm{nr}}} \tag{9-54}$$

式中，κ_{t} 为荧光共振能量转移速率；κ_{f} 为供体荧光速率；κ_{nr} 为非辐射能量转移丢失能量的速率。

在稳态的荧光共振能量转移过程中，受激发的供体光子数(Ex_{D})的衰减主要通过 3 个路径进行：供体分子发出荧光(Em_{D})，转移到受体分子上并产生荧光(ret)和非辐射式的能量丢失(nr)：

$$Ex_{\mathrm{D}} = Em_{\mathrm{D}} + ret + nr \tag{9-55}$$

那么有：

$$Em_{\mathrm{D}} = \frac{\kappa_{\mathrm{f}} \times Ex_{\mathrm{D}}}{\kappa_{\mathrm{f}} + \kappa_{\mathrm{t}} + \kappa_{\mathrm{nr}}}$$

$$ret = \frac{\kappa_{\mathrm{t}} \times Ex_{\mathrm{D}}}{\kappa_{\mathrm{f}} + \kappa_{\mathrm{t}} + \kappa_{\mathrm{nr}}}$$

$$nr = \frac{\kappa_{\mathrm{nr}} \times Ex_{\mathrm{D}}}{\kappa_{\mathrm{f}} + \kappa_{\mathrm{t}} + \kappa_{\mathrm{nr}}}$$

而 Em_{D} 与 W_{D}^{405} 呈线性关系，那么供体发射的光子数：

$$Em_{\mathrm{D}} = K \times W_{\mathrm{D}}^{405} \tag{9-56}$$

其中，K 为常数，与系统的设置、探测器的增益和荧光团有关。同样的道理可以得到能量转移的光子数：

$$ret = K \times \frac{SE}{\Phi_{\mathrm{a}}}$$

定义 R_{D} 为供体发射光子数与敏化光子数之比：

$$R_{\mathrm{D}} = \frac{ret}{Em_{\mathrm{D}}} = \frac{SE}{W_{\mathrm{D}}^{405} \times \Phi_{\mathrm{a}}}$$

则有

$$E=\frac{\kappa_f\times R_D}{\kappa_f\times(R_D+1)+\kappa_{nr}} \tag{9-57}$$

根据供体量子产率的定义，κ_{nr} 为

$$\kappa_{nr}=\frac{\kappa_f(1-\Phi_d)}{\Phi_d}$$

那么样本的 FRET 效率为

$$E=\frac{SE\times\Phi_d}{SE\times\Phi_d+W_D^{405}\times\Phi_a} \tag{9-58}$$

从前面的知识可以知道，要计算受体与供体的摩尔浓度之比需要知道供体与受体分子个数，同样可以得到受体与供体的分子数为

$$[A^t]=K_A\times(W_A^{488}/\Phi_a) \tag{9-59}$$

$$[D^t]=K_D\times\left(\frac{W_D^{405}}{\Phi_d}+\frac{SE}{\Phi_a}\right) \tag{9-60}$$

其中，K_A 和 K_D 常数。那么，受体与供体的浓度比为

$$R_C=\frac{[A^t]}{[D^t]}=P_{AD}\times\frac{W_A^{488}\times\Phi_d}{SE\times\Phi_d+W_D^{405}\times\Phi_a} \tag{9-61}$$

其中，$P_{AD}=K_A/K_D$，可以由一个供受体浓度比为 1:1的质粒来确定。

SpFRET 根据精确测量和优化的供体，受体，背景光和自发荧光光谱对待测样本样本光谱进行精确分离，并得到各组分的权重。该方法可以准确测量荧光表达较弱的细胞和分之间很弱的相互作用时的 FRET 效率。并且该方法可以消除自发荧光和背景光对定量 FRET 测量的影响。但是，SpFRET 方法需要增加一个受体单独表达的受体样本来消除光谱直接激发串扰，也要增加一个供受体浓度 1:1的样本来确定其他待测样本受体与供体的摩尔比。

3. Iem-spFRET 方法

最近，陈同生研究小组提出了一个独立的发射光谱线性分离 FRET 方法，即 Iem-spFRET，来直接测量表观的 FRET 效率 E 和供受体浓度比 R_C[29~31]。该方法只需要测量两种激发下样本发射光谱而不需要额外的参考样本。对于存在自由的供体与受体的 FRET 样本，在第 $i(i=1,2)$ 种激发下荧光光谱包括 5 个部分：自由的供体荧光、FRET 对中非淬灭的供体荧光、FRET 对中敏化受体荧光、直接激发自由受体荧光、直接激发 FRET 对中受体荧光。则样本探测到的荧光强度可表示为

$$\begin{aligned}F^i(\lambda)=I^i\eta^i(\lambda)K(\lambda)\{&\varepsilon_D^iQ_De_D(\lambda)[D]+\varepsilon_D^iQ_De_D(\lambda)[D-A](1-E)+\\&\varepsilon_A^iQ_Ae_A(\lambda)[A]+\varepsilon_A^iQ_Ae_A(\lambda)[D-A]+\varepsilon_A^iQ_Ae_A(\lambda)[D-A]E\}\end{aligned} \tag{9-62}$$

其中，$K(\lambda)$ 为系统的光谱响应曲线。

$$S^i(\lambda)=\alpha^ie_D(\lambda)+\beta^ie_A(\lambda) \tag{9-63}$$

其中

$$\alpha^i=I^i\varepsilon_D(\lambda^i)(m[mD\sim nA]+[D]-m[mD\sim nA]E) \tag{9-64}$$

$$\beta^i=I^i\varepsilon_D(\lambda^i)[m[mD\sim nA]EQ_A/Q_D+\gamma^i(n[mD\sim nA]+[A])Q_A/Q_D] \tag{9-65}$$

定义 $\delta^i=\alpha^i/\beta^i$，则有

$$\delta^i = \frac{\alpha^i}{\beta^i} = \frac{(m[mD \sim nA] + [D] - m[mD \sim nA]E)}{m[mD \sim nA]EQ_A/Q_D + \gamma^i(n[mD \sim nA] + [A])Q_A/Q_D} \tag{9-66}$$

联立式(9-64)和(9-65),可得 FRET 效率 E 和受体浓度与供体浓度之比为

$$Ef_D = E\frac{m[mD \sim nA]}{[D^t]} = \frac{\delta^2\gamma^2 - \delta^1\gamma^1}{\delta^1\delta^2[\gamma^2 - \gamma^1]Q_A/Q_D + \delta^2\gamma^2 - \delta^1\gamma^1} \tag{9-67}$$

$$R_C = \frac{[A^t]}{[D^t]} = \frac{\delta^1 - \delta^2}{\delta^1\delta^2[\gamma^2 - \gamma^1]Q_A/Q_D + \delta^2\gamma^2 - \delta^1\gamma^1} \tag{9-68}$$

其中,$\gamma(\lambda^i)$可以采用一个供体受体浓度比为 1∶1的标准 FRET 质粒来事先确定,此时 $[D]=[A]=0$,代入式(9-67)或(9-68)的表达式可得,

$$\gamma(\lambda^i) = \frac{Q_D - Q_A E\delta^i - EQ_D}{Q_A\delta^i} \tag{9-69}$$

式中,FRET 效率 E 可以通过其他的 FRET 定量方法得到。最简单的方法是用一个供体受体浓度比为 1∶1但没有 FRET 的标准 FRET 质粒来确定 $\gamma(\lambda^i)$:

$$\gamma(\lambda_{ex}^i) = \frac{Q_D}{Q_A\delta^i} \tag{9-70}$$

基于荧光发射谱线性分离原理的光谱 FRET 定量检测方法都是基于发射光谱分离的,不能完全消除直接激发串扰,因此需要增加额外的校正样本对直接激发串扰进行校正。Lux-FRET、SpFRET 和 Iem-spFRET 是目前最为代表性的 3 类基于荧光光谱线性分离的 FRET 定量检测方法。Lux-FRET 方法每次定量检测都需要准备单供体、单受体和一个固定供体-受体串联样本,而且在整个测量过程中必须保证恒定的激发光强度、波长以及系统设置,因此对于活细胞定量 FRET 检测,成功率低。SpFRET 方法一般需准备一个单受体样本和一个供体-受体固定样本,并且保证相同的激发光强度。而 Iem-spFRET 方法则相对简单,对于一个稳定的检测系统,一旦校正后,可以直接检测 FRET 样本而无需额外准备系统矫正样本,并且激发光的强度和探测器的参数可以随意调整,因此 Iem-spFRET 方法简单高效,特别是对于活细胞 FRET 定量检测。

9.9 常用的 FRET 信号检测分析仪器

9.9.1 荧光寿命检测仪

荧光寿命检测技术已经非常成熟,并被广泛用于研究材料特性和生物学问题。与显微成像技术结合的荧光寿命成像技术(FLIM)已经成为研究活细胞内环境、分子动态行为的重要技术手段[32,33]。在没有浓度淬灭的情况下,荧光基团的荧光寿命与其浓度无关。利用 FLIM 分别得到单独供体以及供受体共存时供体的荧光寿命,利用式(9-11)就可以得到供受体样本的 FRET 效率。

荧光寿命测量主要有两大类方法:时域测量法和频域测量法。时域测量方法一般采用皮秒和飞秒脉冲激发光作为激发光,探测则采用单光子计数方式技术进行探测。这种仪器硬件要求高,可以与多光子激发扫描显微成像技术结合进行高时空分辨 FLIM 成像;频域测量方法则采用调制激发光进行激发。这类仪器硬件要求相对较低,成像速度快,但往往是宽场显微 FLIM 成像,因而空间分辨率较低。

然而在供体受体同时存在时，直接测量供体的荧光寿命成像一般需要选择性探测供体的荧光。这对于发射光谱严重重叠的供体和受体(例如 GFP 和 YFP 对)而言往往会非常困难。因此需要谨慎选择合适的供体受体对。另外，FLIM 检测一般要求较强的激发光和较长的探测时间，对于活细胞可能造成一定的损伤。这些问题都需要仔细考量。

9.9.2 宽场荧光显微镜

宽场荧光显微镜是材料科学、生命科学和医学科学等研究领域的最常用仪器之一，也是进行 FRET 成像的常规仪器。最为著名的 3-cubes FRET 定量成像技术就可以在荧光显微镜上实现。3-cubes FRET 定量检测技术一般使用 3 个包括激发滤光片、二色滤光片和发射滤光片的滤光片 cube 盒，分别称为 DD cube、AA cube 和 DA cube。DD cube 主要用于激发供体并选择性探测供体荧光(IDD)；AA cube 用于选择性激发受体和探测受体荧光(IAA)；DA cube 则主要用于激发供体和探测受体的 FRET 敏化荧光(IDA)。由于宽场荧光显微镜的性能非常稳定，大量的实验研究表明其性能可以保持至少 3 个月的稳定性，所以一旦将其性能校正好，就可以在很长时间段内进行 FRET 定量检测而不必进行系统校正。

事实上，利用 3-cubes 方法也可以快速实现部分受体光漂白 FRET 定量检测[23,30]。

9.9.3 共聚焦荧光显微镜

相比于宽场荧光显微镜，激光共聚焦荧光显微镜具有空间分辨率高、自动化程度高的优点，因而可以实现高时空分辨的动态 FRET 定量成像检测。特别是与多光子激发技术结合，可以实现更高空间分辨率的 FRET 定量成像检测分析。

随着光谱型共聚焦荧光显微镜的发展和普遍应用，以及与 FLIM 技术相结合后，在该仪器上可以实现几乎所有的定量 FRET 检测方法。但是必须注意的是：共聚焦荧光显微镜在每次开机启动时其系统光谱响应函数可能会有细微的变化，所以在该系统上进行定量 FRET 检测时要对系统进行校正。

9.9.4 荧光光谱仪

由于光谱分辨率高，荧光光谱仪容易选择到选择性探测供体荧光的探测波段，因而荧光光谱仪特别适合液态 FRET 样本的定量检测。对于活细胞 FRET 样本则只能进行大量细胞平均 FRET 信号的检测。因此当基因标记细胞的转染效率很低时，光谱仪一般是不适合进行活细胞定量 FRET 检测的。但是，如果将光谱仪与荧光显微镜结合起来，则可以实现单个活细胞的定量 FRET 快速光谱检测[31,33]。

9.10 FRET 技术在生物医学中的应用

FRET 技术具有分析速度快、方法灵敏度高、选择性好、无污染或污染小等优点，已经广泛应用于生物学中生物分子的结构和动力学研究，如核酸分析、免疫分析、蛋白质分析、糖类分析以及临床相关的药物分析。

FRET 技术的应用类型一般有 3 种类型：分子间相互作用(图 9-13)、激酶活性(图 9-14)和分子构象变化(图 9-15)。

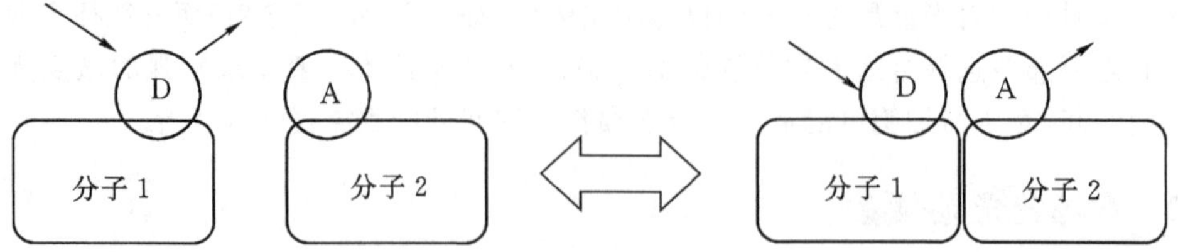

图9-13 类型1:分子间相互作用

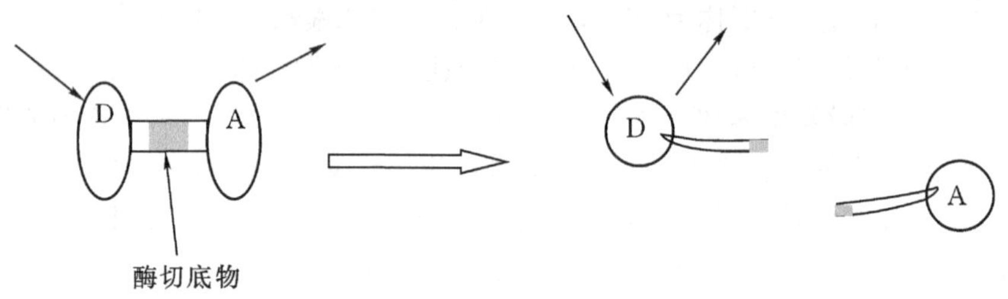

图9-14 类型2:激酶活性检测

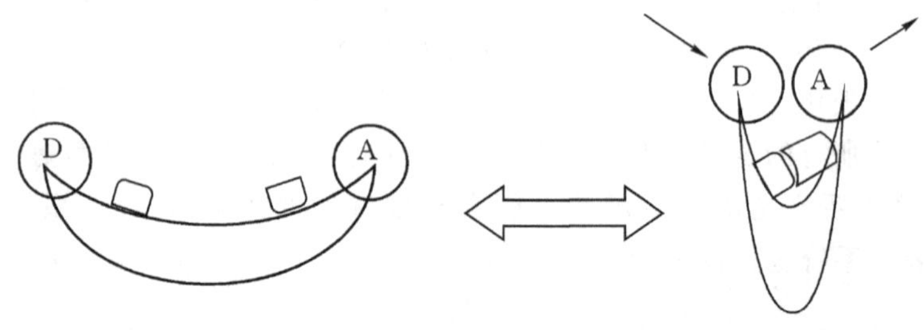

图9-15 类型3:分子构象变化

下面以荧光蛋白(FPs)作为供体和受体标记靶蛋白在单个活细胞中采用FRET技术研究细胞内分子行为的应用实例来说明这3种类型的FRET应用方法。

9.10.1 蛋白质分子间的相互作用

生命体的生长发育、遗传变异、认知与行为、进化与适应性等一切生命科学问题的奥秘,都可以而且必须从蛋白质及其与其他生物分子的相互作用中找到证据和答案。蛋白质科学是研究生物体蛋白质的时空分布、结构、功能及其相互作用方式的科学,旨在揭示生命活动的本质和规律,是理解生命现象和开启人类健康大门的金钥匙。

《国家中长期科学和技术发展规划纲要》已经明确指出:对蛋白质复杂多样的结构功能、相互作用和动态变化的深入研究,将在分子、细胞和生物体等多个层次上全面揭示生命现象的本质,是后基因组时代的主要任务。蛋白质复杂多样的结构功能、相互作用和动态变化的解析更是需要先进材料、方法和技术的跟进。在细胞的生命活动中，蛋白质与其他生物分子共同形成精密复杂的相互作用和调控网络。蛋白质-蛋白质动态相互作用制衡并构成信号通路，成为复杂生命活动的重要分子基础。研究蛋白质动态相互作用、发现不同相互作用在时空和功能上的联系、解读蛋白质调控网络和信号转导通路，对于全面揭示生命现象的本质、促进生物医药科学和相关产业的发展具有重大意义，细胞内蛋白质间的相互作用及其作用网络研究因此引起了科学家的高度重视。目前，实时、动态、高分辨地研究活细胞内蛋白质及其相互作用仍颇为困难，急需发展更为可靠、灵敏、特异而又实用的关键研究技术。

FRET 成像是活细胞和活体内研究蛋白质-蛋白质相互作用的最佳方法。基于绿色荧光蛋白(GFP)及其突变体的光学分子探针为活细胞和活体内动态研究蛋白质功能开辟了新领域。

早在 1972 年，Kerr、Wyllie 及 Gurrie 等人已发现从细胞形态、超微结构和生化变化等方面来分析，细胞有两种死亡形式，一种是早被熟知的细胞坏死(necrosis)，另一种是创新提出的程序性细胞死亡(programmed cell death，PCD)，亦称之为细胞凋亡(apoptosis)。细胞凋亡在生物发育和维持正常生理活动过程中起着十分重要的作用。细胞凋亡是一种普遍的生理现象，它是指在一定的生理或病理条件下，机体为了维持自身的稳定，各种细胞自发的程序性死亡过程。按凋亡信号来源可以将凋亡信号途径分为 3 条信号通路：死亡受体途径、线粒体途径(内源性细胞凋亡途径)和内质网应激途径。

在线粒体介导的凋亡通路中，线粒体膜间隙凋亡因子的释放以及膜电位的下降都依赖于线粒体膜上凋亡孔道的形成，其中 Bax 和 Bak 在凋亡孔道形成以及诱导细胞凋亡过程中发挥主要作用，它们的促凋亡活性受到了严格控制[34]。正常情况下，Bax 和 Bak 都以非活化的单体形式存在于细胞中，不同的是，Bax 主要分布在细胞质中，而 Bak 则分布在线粒体外膜上。当细胞受到凋亡信号刺激时，Bax 发生构象改变，通过其 C 末端膜锚结构(C-terminal membrane anchor)插入到线粒体外膜上形成其外膜蛋白，随后寡聚化形成通透性孔道介导凋亡因子的释放和膜电位下降。Bak 通过其 C 末端膜锚结构天然存在于线粒体外膜上，受到凋亡刺激时同样会寡聚化。

Bax 和 Bak 的活性被抗凋亡 Bcl-2 蛋白抑制而通过 BH3-only 蛋白活化。通常情况下 Bcl-2 和 Bcl-xL 均能抑制 Bax 的活性，而 Bak 则主要由 Bcl-xL 和 Mcl-1 来控制。BH3-only 分子 Noxa 可与 Mcl-1 和 A1 相互作用来抑制它们的抗凋亡作用，将 Bak 活化进而诱导凋亡的级联反应，而 Bid、Bim 及 Puma 对抗凋亡蛋白几乎都有抑制作用，如图 9 - 16 所示[35]。BCl-2 家族的抗/促凋亡蛋白调控 Bax 和 Bak 活化的模型比较受认可的主要有两类[36]：其一是直接活化模型(the direct activation model)，在这个模型中，BH3-only 蛋白被分为 sensitizers(包括 Bad、Noxa 等)和 activators(包括 t-Bid、Bim、Puma)两类，activators 可以直接结合并活化 Bax 和 Bak，而 sensitizers 是通过与 activators 竞争性结合抗凋亡蛋白如 Bcl-2 等来抑制抗凋亡蛋白对 activators 的抑制作用；其二是间接活化模型(the indirect activation model)，在凋亡刺激下，BH3-only 蛋白活化，然后分别与相应的抗凋亡 Bcl-2 家族蛋白相结合，释放 Bax 和 Bak，被释放的 Bax 和 Bak 活化进而介导了细胞凋亡。

Bax 在线粒体上寡聚化后才能形成凋亡孔道释放细胞凋亡因子，但是 Bax 需要寡聚化到什么程度才能形成有效的细胞凋亡孔道呢？Prehn 研究小组利用 FRET 显微成像技术在活细胞中的研究回答了这个问题[37]。他们采用 CFP 和 YFP 分别标记 Bax，并同时将 CFP-

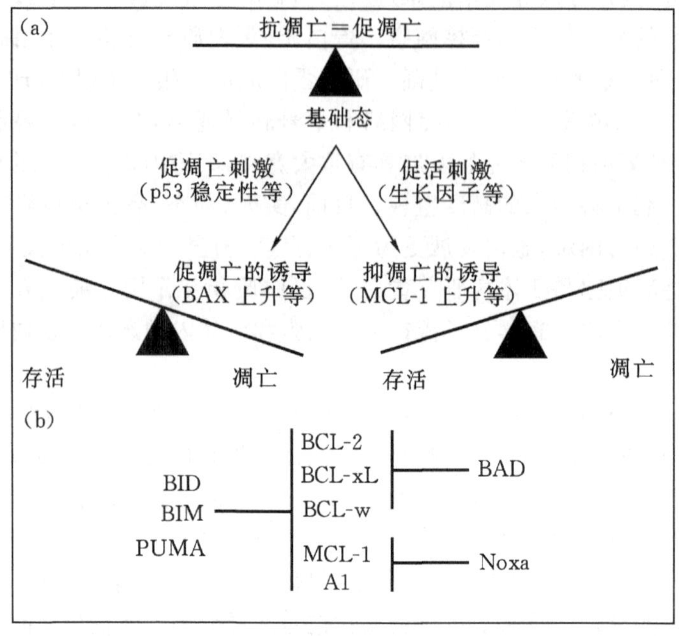

图 9-16 Bcl-2家族蛋白之间的相互作用关系及与细胞凋亡的关系[35]

Bax和YFP-Bax共同转染到确是Bax的DU-145细胞中，同时采用TMRM(红色)标记线粒体。TMRM是膜电位依赖性探针，其荧光强度随着膜电位下降而降低，所以可以通过检测细胞中TMTM的荧光强度变化实时检测线粒体膜电位的变化。然后在STS进行凋亡刺激后进行动态检测细胞中FRET效率的时间动态特性和线粒体膜电位的变化，如图9-17所示。

TMRM的荧光强度下降表征线粒体膜电位的下降，即线粒体外膜通透性增加，这是内源性细胞凋亡的典型特征。以线粒体膜电位下降为内参，STS诱导的线粒体上CFP和YFP之间的FRET效率有细微上升，大约10 min后线粒体膜电位急剧上升，大约5 min之后线粒体上CFP和YFP之间的FRET效率急剧上升(图9-17(e))。以上结果表明，线粒体上只需要极其少量的Bax寡聚化就可以导致线粒体膜通透性的改变，随后会引起线粒体上大量Bax的寡聚化。这种细微的精确分子调控机制是常用的生化方法无法揭示的。

细胞内蛋白质分子间瞬时、微弱和动态的相互作用机制是目前细胞生物学的难点，FRET技术是目前几乎唯一可以在细胞原位实时长时间检测这些分子调控机制的技术。因此，FRET技术已经被广泛用于在活细胞中探索细胞的精确分子调控机制。

9.10.2 蛋白激酶的活化与降解

蛋白激酶的活化与降解是细胞的重要活动，往往决定细胞的命运。因此，研究细胞内蛋白激酶的活化与降解也是研究细胞信号转导机制的关键。例如Caspases就是决定细胞凋亡的一类重要蛋白激酶[38~47]。Caspas半胱氨酸天门冬氨酸蛋白酶(cysteinylaspartate specific proteinase)简称，是一组具有相似的氨基酸顺序、二级结构的半胱氨酸蛋白酶，与真核

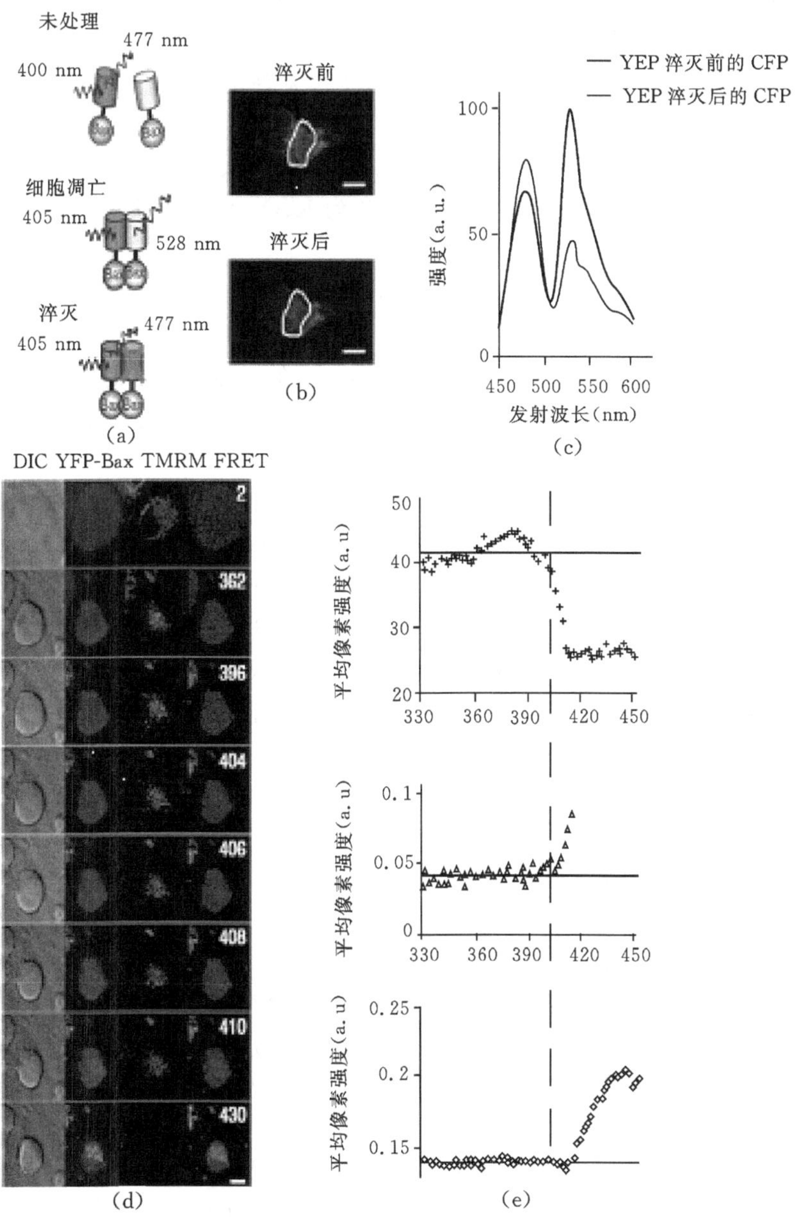

图 9-17　Bax 寡聚化的动态过程[37]。(a)CFP-Bax/YFP-Bax FRET 方案。在未处理细胞中，Bax 分子间没有寡聚化，因此没有 FRET 发生；凋亡刺激后 Bax 寡聚化，CFP 和 YFP 之间发生 FRET。光漂白表达了 CFP-Bax 和 YFP-Bax 并发生了凋亡的 DU-145 细胞中的受体 YFP 后，细胞的荧光光谱发生明显改变；(b)图为选择性光漂白受体 YFP 前后 DU-145 细胞的荧光图像；(c)为(b)图对应的荧光光谱，凋亡刺激采用 3mM STS 处理细胞，采用 514 nm 的最强激发光选择性光漂白 YFP；(d)单个活细胞中 FRET 效率和线粒体中 TMRM 荧光强度的时间动态成像；(e)对应(d)图的动力学曲线

细胞凋亡密切相关，还参与了细胞因子的成熟、细胞生长和分化。

目前认为细胞凋亡是细胞在各种死亡信号刺激后发生的一系列瀑布式激活的主动性细胞死亡过程。人类 Caspase 家族成员至少有 11 种，包括 Caspase-1～10、-13，而 Caspase-11、-12 有种族特异性，仅存在于鼠中。最近在鼠中又发现了 Caspase-14。根据其蛋白酶序列相似性可分为 3 个亚族：Caspase-1 亚族，包括 Caspase-1、-4、-5、-13；Caspase-2 亚族，包括 Caspase-2、-9；Caspase-3 亚族，包括 Caspase-3、-6、-7、-8、-10。Caspase 家族在正常情况下，均以酶原形式存在于细胞内，均含有 QACXG(X 为 R、Q 或 G)五肽序列、pro-domain 和酶作用域。

Caspase-2 有助于清除过多的卵母细胞。但与 Caspase-2 短的同分异构体 Caspase-2 在细胞内作为 Caspase-2 的抑制剂阻断了 Caspase-2 诱导的细胞凋亡，Caspase-2 长的同分异构体 Caspase-2L 则是 pro-apoptotic。因此 Caspase-2 在某种细胞内的作用，即诱发凋亡或是抑制凋亡，取决于其在该细胞内同分异构体的类型。Caspase-3 与凋亡的形态学变化如染色质凝集、细胞皱缩、线粒体肿胀和凋亡小体的形成有关，Caspase-3 参与细胞凋亡的较晚期阶段。线粒体释放的细胞色素 C 与 Caspase-9、凋亡蛋白酶激活因子-1(apoptotic protease-activating factor-1，Apaf-1)结合形成复合物后激活 Caspase-9，活化的 Caspase-9 剪切并激活 Caspase-3，促进细胞凋亡。Caspase-6 即 Mch2，最初是从人 Jurka T 淋巴细胞 cDNA 库中克隆出来的。Mch2 属于 Caspase-3 亚族，与 Caspase-3 有高度的一致性，但其活性不到 Caspase-3 的百分之一。Caspase-7 为由 303 个氨基酸组成的蛋白质，存在于多种细胞系，弥散地分布在细胞浆内和近膜结构上，这与凋亡效应物存在胞浆内而非胞核内相一致。Caspase-7 和 Caspase-3 有相似的结构和底物特异性，在凋亡过程中对 PARP 的水解可能是两者的共同作用。Caspase10 的 N 末端包含两个 FADD(fas-associating protein with dearth domain)样的 DED，提示其可能参与了 CD95 或 TNF 诱导的凋亡。Caspase-8 与 Caspae-10 结构相似，都能通过相同的配体分子如 FADD/Mort1 分子与死亡配体结合介导细胞凋亡，但 Caspase-8 主要在胚胎早期起作用，而 Caspase-10 主要作用在免疫系统，引起这种差异可能与其具有特异性的亚基不同所致。

细胞凋亡可由死亡受体途径和线粒体细胞色素 C 途径所介导。死亡受体通过与“死亡配体”特异性结合后将凋亡信号由胞外传入胞内，在连接分子的媒介下，激活 Caspase，导致细胞凋亡。FADD 是发现较早的连接分子，其参与 CD95 介导的细胞凋亡机制，研究也较为透彻。当 Apo1 被激活后，由于 DD(death domain)的趋同性形成三聚体后，通过 DD 与 FADD 结合，FADD 含有一个 DED，其与 Caspase-8 酶原结构中与 DED 类似的区域结合，而该 DED 是 CARD 的一种，多种 Caspase 均发现有 CARD。Caspase-8 自身水解而活化。激活的 Caspase-8 不仅可激活下游效应 Caspase，还可以降低线粒体内膜电位使 Bcl-2 家族成员裂解，导致细胞色素 C 的释放，起到凋亡放大作用。细胞凋亡还可通过细胞色素 C 途径。细胞色素 C 从线粒体内释放是关键的一步。在细胞凋亡信号的刺激下，细胞色素 C 从线粒体内释放到胞浆内，胞浆内的细胞色素 C 在 dATP 存在下，与信号接头分子 Apaf-1(apoptotic protease-activating factor-1)结合，募集并激活 Caspase-9，继而活化 Caspase-3，启动 Caspase 的级联反应，引起细胞凋亡。

为了在单个活细胞中对实现 Caspases 时空动态活化特性进行实时成像检测，Takemoto 和 Kuner 构建了一类基于 FPS 的 FRET 探针，其供体为 CFP，受体为 YFP(Venus)，二者之间由一段包含 Caspases 切割底物序列的肽链链接，如图 9-18 所示[9]。

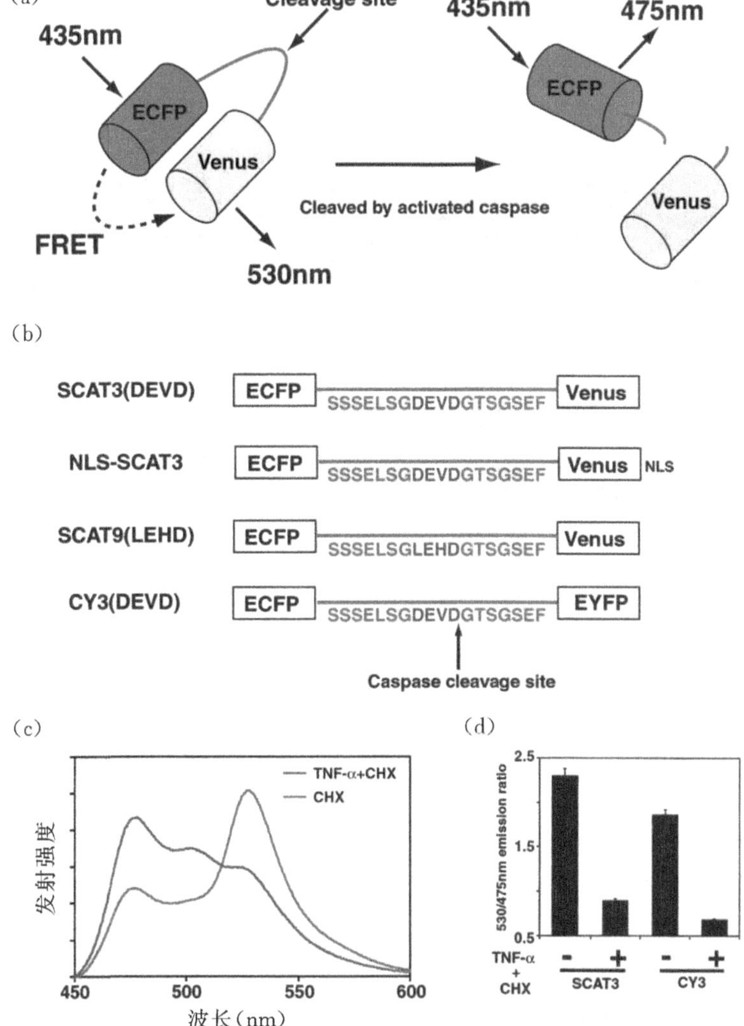

图 9-18　改进的 caspases 探针 SCAT。(a)SCAT 的结构示意图[48]；(b)SCAT 的链接序列；(c)TNF-/CHX 刺激前后活细胞中 SCAT3 的光谱分析；(d)细胞凋亡刺激前后 SCAT3 和 CY3 的发射比率(530/475 nm)

图 9-19 给出了稳定表达 SCAT3 HeLa 细胞在 TNF-/CHX 凋亡刺激后的单细胞时间动态发射比率成像结果[9]。陈同生研究小组利用 SCAT 探针在活细胞研究了 Caspases 活化与多种药物诱导细胞凋亡的分子调控机制[40,47~54]。

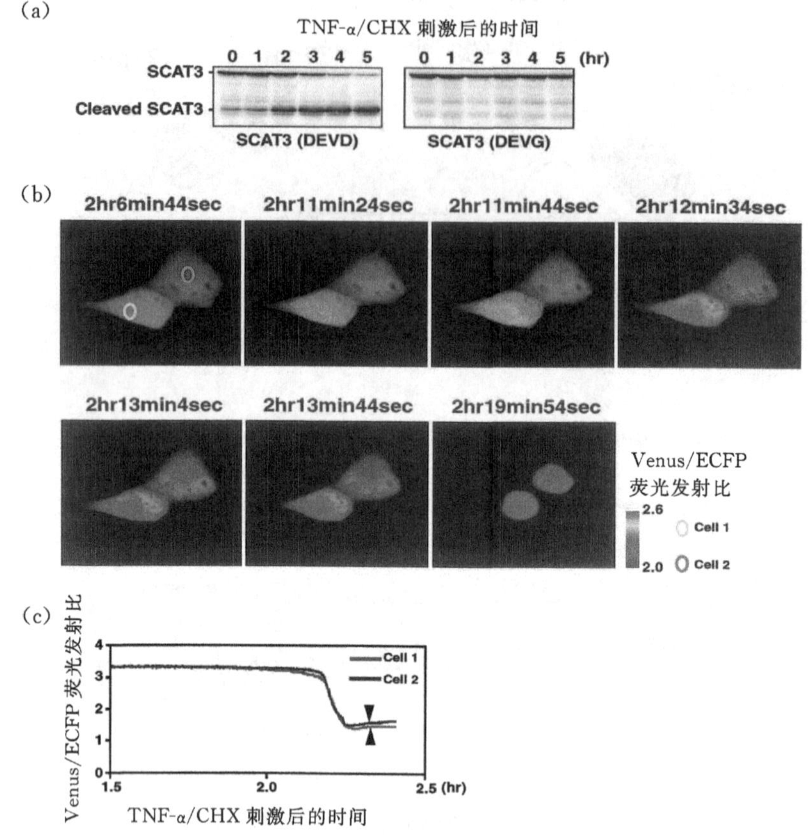

图 9-19 SCAT3 表达单个 HeLa 细胞的成像分析[9]。(a)TNF-/CHX 刺激后 SCAT3 切割的 Western blot 分析;(b)TNF-/CHX 刺激后 SCAT3 细胞的比率动态成像;(c)为(b)图中两个细胞的 Venus/ECFP 比率动态特性

9.10.3 细胞内离子浓度的时空成像

细胞内的离子如钙、钾、铁、氯以及锌等离子参与很多细胞活动。原位实时检测细胞内这些离子的时空变化对以了解细胞信号转导的精确调控机制非常重要。为了检测细胞钙离子的时空变化,Miyawaki 等人构建一个基因编码的钙离子探针 Cameleon[8,48]。如图 9-20 所示,Cameleon 供体为 CFP,受体为 YFP 或者 Venus,钙调蛋白 CaM 链接在 CFP 上,M13 酶链接在 YFP 或者 Venus 上,CaM 与 M13 之间采用短肽链链接。当钙离子与 CaM 结合时,由于构象变化,CaM 就会与 M13 紧密结合,从而导致 CYP 与 YFP/Venus 靠近,从而导致二者之间的 FRET 效应增强。Cameleon 是一个可逆性的探针,当细胞钙离子增加时,其 FRET 效率升高;反之当细胞内钙离子浓度降低时,其 FRET 效率下降。

图 9-21 给出一个稳定转染表达了 Cameleon 的细胞在加入 $CaCl_2$ 前后的荧光发射比率(530/470 nm)显微成像结果。当加入 $CaCl_2$ 时细胞的荧光发射比率急剧升高,然后当进行细胞清洗并加入钙离子螯合剂后,细胞发射荧光比率急剧下降。正是由于 Cameleon 无毒、灵敏和可逆的优越性,其已经被广泛用于研究各种细胞活动中钙离子的时空动态变化及其生物学功能。

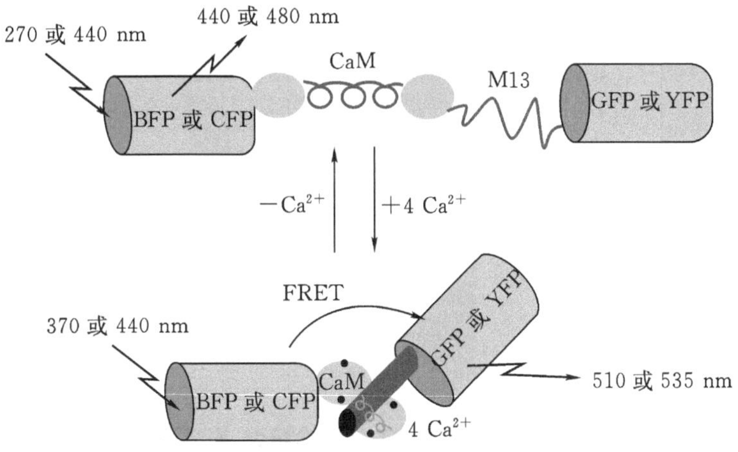

图 9-20 Cameleon 钙离子探针的结构示意图

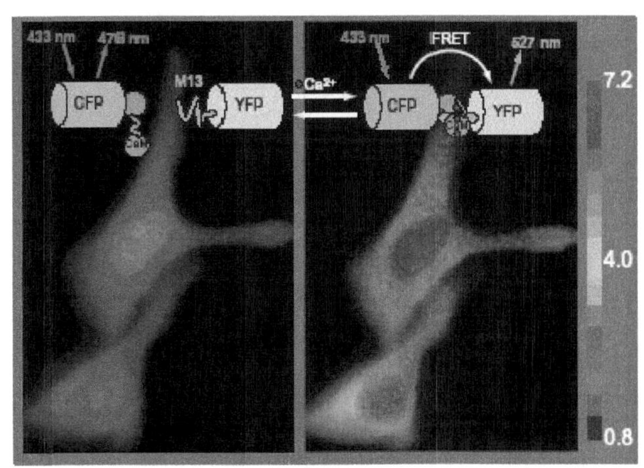

图 9-21 细胞内钙离子浓度的时空比率成像

与 Cameleon 探针设计原理类似，科学家们发展了大量可以在活细胞中实时检测其他蛋白激酶活化与降解、蛋白磷酸化和甲基化等生物学事件时空动态特性的基因探针[55~58]。图 9-22 展示了一个可以进行活细胞中雌激素与细胞膜上的配体结合时空特性的基因探针和动态 FRET 成像结果[57]。图 9-23 展示了一个反映细胞中蛋白质磷酸化时空特性的基因探针和活细胞时间空 FRET 动态显微成像结果[58]。

与其他各种技术结合，FRET 技术已经被广泛用于各种学科领域的研究和应用。例如，FRET 技术与全内反射显微成像技术结合用于细胞膜表面分子间相互作用机制的研究；与单分子成像和检测技术结合，FRET 技术已经被广泛用于在单分子水平研究分子间的调控机制；基于 FRET 的各类传感器也被广泛用于各类微量成分和分子的定量检测。FRET 的详细应用情况很难一一列举，本章只是通过几个事例说明 FRET 技术的应用特点。总之，对于 1～20 nm 空间尺度的分子或者粒子事件，FRET 技术具有独特的检测优势。当我们在研究中遇到类似的科学问题时，不要忘了工具箱中还有 FRET 技术！

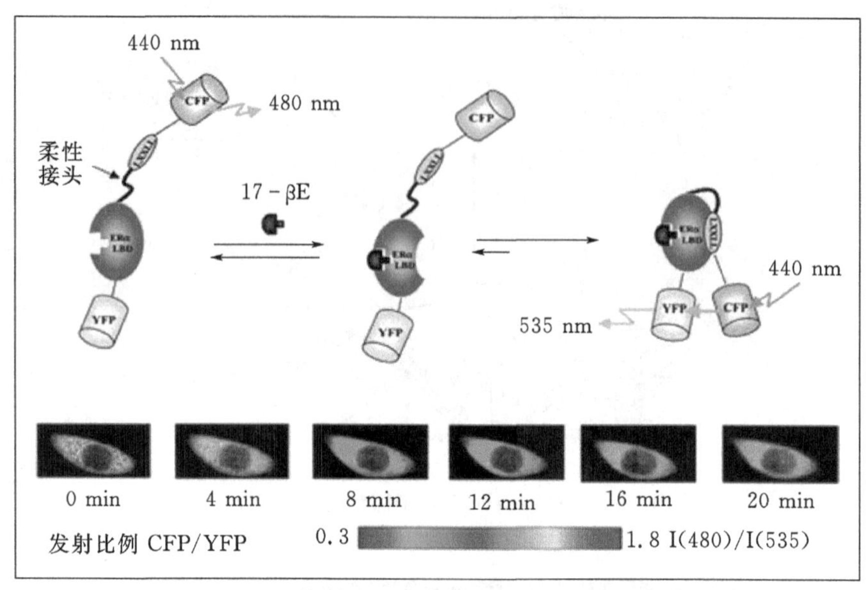

图 9-22 雌激素配体结合的 FRET 探针[57]

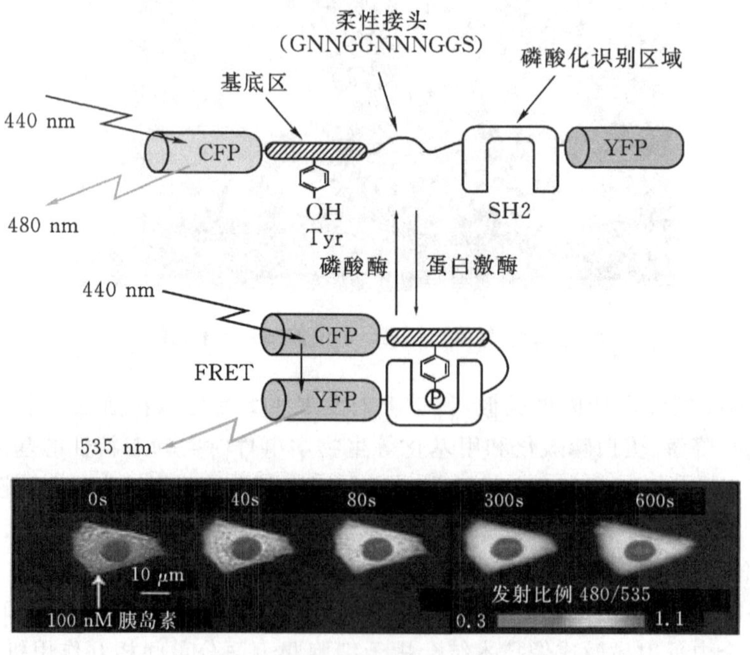

图 9-23 蛋白质磷酸化 FRET 探针[58]

参考文献

[1] Lakowicz J R. Principles of fluorescence spectroscopy [M]. Springer Science & Business Media, 2013.

[2] Jablonski A. über den Mechanisms des Photolumineszenz von Farbstoffphosphoren [J]. Zeitschrift für Physik, 1935, 94: 38 - 46.

[3] Frster T. Intrermolecular energy migration and fluorescence [J]. Annals of Physics, 1948, 437: 55 - 75.

[4] Koushik A V, Paul S B, Steven S V. Anomalous surplus energy transfer observed with multiple FRET acceptors [J]. PlosOne, 2009, 4(11): e8031.

[5] Clegg R. Fluorescence imaging spectroscopy and microscopy [M]. New York, John Wiley & Sons, 1996, 179 - 252.

[6] Haley J C, Robert E C. Genetically encoded FRET-based biosensors for multiparameter fluorescence imaging [J]. Current Opinion in Biotechnology, 2009, 20: 19 - 27.

[7] Mark A R, Gerald S, Katsuhisa S, et al. Optimization of pairings and detection conditions for measurement of FRET between cyan and yellow fluorescent proteins microsc [J]. Microanal, 2006, 12: 238 - 254.

[8] Atsushi M, Juan L, Roger H, et al. Fluorescent indicators for Ca^{2+} based on green fluorescent proteins and calmodulin [J]. Nature, 1997, 388: 882 - 884.

[9] Kiwamu T, Takeharu N, Atsushi M, et al. Spatiotemporal activation of caspase revealed by indicator that is insensitive to environmental effects [J]. Journal of Cell Biology, 160: 235 - 243.

[10] Longxiang W, Tongsheng C, Junle Q, et al. Quantitative analysis of caspase-3 activation by fitting fluorescence emission spectra in living cells [J]. Micron, 2009, 40(12): 811 - 820.

[11] Zal T, Gascoigne N R. Photobleaching-corrected FRET efficiency imaging of live cells [J]. Biophysical Journal, 2004, 86(6): 3923 - 3939.

[12] Patterson G, Day R N, Piston D. Fluorescent protein Spectra [J]. Jouranl of Cell Scierce, 2001, 114(5): 837 - 838.

[13] Lansford R, Bearman G, Fraser S E. Resolution of multiple green fluorescent protein color variants and dyes using two-photon microscopy and imaging spectroscopy [J]. Journal of Biomedical Optics, 2001, 6(3): 311 - 318.

[14] Tramier M, Gautier I, Piolot T, et al. Picosecond-hetero-FRET microscopy to probe protein-protein interactions in live cells [J]. Biophysical Journal, 2002, 83(6): 3570 - 3577.

[15] Bastiaens P I, Squire A. Fluorescence lifetime imaging microscopy: spatial resolution of biochemical processes in the cell [J]. Trends in Cell Biology, 1999, 9(2): 48 - 52.

[16] Biskup C, Zimmer T, Kelbauskas L, et al. Multi-dimensional fluorescence lifetime and FRET measurements [J]. Microscopy Research and Technique, 2007, 70(5): 442 - 451.

[17] Millington M, Grindlay G J, Altenbach K, et al. High-precision FLIM-FRET in fixed and

living cells reveals heterogeneity in a simple CFP-YFP fusion protein [J]. Biophysical Chemistry, 2007, 127(3): 155 - 164.

[18] Sarkar P, Koushik S V, Vogel S S, et al. Photophysical properties of Cerulean and Venus fluorescent proteins [J]. Journal of Biomedical Optics, 2009, 14(3): 034047 - 034049.

[19] Hoppe A, Christensen K, Swanson J A. Fluorescence resonance energy transfer-based stoichiometry in living cells [J]. Biophysical Journal, 2002, 83(6): 3652 - 3664.

[20] Köllner M, Wolfrum J. How many photons are necessary for fluorescence-lifetime measurements [J]. Chemical Physics Letters, 1992, 200(1): 199 - 204.

[21] Grailhe R, Merola F, Ridard J, et al. Monitoring protein interactions in the living cell through the fluorescence decays of the cyan fluorescent protein [J]. ChemPhysChem, 2006, 7(7): 1442 - 1454.

[22] Elder A, Domin A, Schierle G K, et al. A quantitative protocol for dynamic measurements of protein interactions by Förster resonance energy transfer-sensitized fluorescence emission [J]. Journal of the Royal Society Interface, 2009, 6(Suppl 1): S59 - S81.

[23] Huaina Y, Jianwei Z, Hua L, Junle Q, Tongsheng C. An empirical quantitative FRET method for multiple acceptors based on partial acceptor photobleaching [J]. Applied Physics Letters, 2012, 100: 253701.

[24] Huali Li, Huaina Yu, Tongsheng Chen. Partial acceptor photobleaching-based quantitative FRET method completely overcoming emission spectral crosstalks [J]. Microsc Microanal, 2012, 18: 1021 - 1029.

[25] Huaina Y, Jianwei Z, Huali L, and Tongsheng C. Ma-PbFRET: Multiple Acceptors FRET Measurement based on partial acceptor photobleaching [J]. Microscopy and Microanalysis, 2013, 19(1): 171 - 179.

[26] Chen H, Puhl H L, Koushik S V, et al. Measurement of FRET efficiency and ratio of donor to acceptor concentration in living cells [J]. Biophysics Journal, 2006, 91(5): 39 - 41.

[27] Wlodarczyk J, Woehler A, Kobe F, et al. Analysis of FRET signals in the presence of free donors and acceptors [J]. Biophysics Journal, 2008, 94: 986 - 1000.

[28] Levy S, Wilms C D, Brumer E, et al. SpRET: highly sensitive and reliable spectral measurement of absolute FRET efficiency [J]. Microsc Microanal, 2011, 17: 176 - 190.

[29] Zhang J, Li H, Chai L, et al. Quantitative FRET measurement using emission-spectral unmixing with independent excitation crosstalk correction [J]. Journal of Microscopy, 2015, 257(2): 104 - 116.

[30] Zhang L, Qin, Chai L, et al. Spectral wide-field microscopic fluorescence resonance energy transfer imaging in live cells [J]. Journal of Biomedical Optics, 2015, 20(8): 086011.

[31] Zhang J, Lin F G, Chai L Y, et al. IIem-spFRET: Improved Iem-spFRET method for robust FRET measurement [J]. Journal of Biomedical Optics, 2016, 21(10): 105003.

[32] Becker W. 高级时间相关光电子计数技术 [M]. 屈军乐，译. 北京：科学出版社，2008.

[33] Biskup C, Zimmer T, Kelbauskas L, et al. Multi-dimensional Xuorescence lifetime and FRET measurements [J]. Microscopy Reserch Techrology, 2007, 70: 442 - 451.

[34] Kim H, Tu H C, Ren D, et al. Stepwise activation of BAX and BAK by tBID, BIM, and

PUMA initiates mitochondrial apoptosis [J]. Molecular Cell, 2009, 36(3): 487 - 99.

[35] Chipuk J E, Green D R. How do BCL-2 proteins induce mitochondrial outer membrane permeabilization [J]. Trends Cell Biol, 2008, 18(4): 157 - 64.

[36] Leber B, Lin J, Andrews D W. Embedded together: the life and death consequences of interaction of the Bcl-2 family with membranes [J]. Apoptosis, 2007, 12(5): 897 - 911.

[37] Düssmann H, Rehm M, Concannon C G, et al. Single-cell quantification of Bax activation and mathematical modelling suggest pore formation on minimal mitochondrial Bax accumulation [J]. Cell Death and Differentiation, 2010, 17: 278 - 290.

[38] Vande C M, Vanden B I, Declercq W, et al. Cleavage of caspase family members by grazyme B: a comparative study in vitro [J]. European Journal of Immunology. 1997, 27: 1296 - 1299.

[39] Zhou P, Chou J, Olea R S, et al. Solution structure of Apaf-1 CARD and its interaction with caspase-9 CARD: a structural basis for specific adaptor/caspase interaction [J]. Proceeding of the National Acaderny of Scierce. USA, 1999, 96: 11265 - 11270.

[40] Gao W J, Xiao F L, Wang X P, et al. Artemisinin induces A549 cell apoptosis dominantly via a reactive oxygen species-mediated amplification activation loop among caspase-9, -8 and-3 [J]. Apoptosis, 2013, 18(10): 1201 - 1213.

[41] Yuan C, Ding Z, Cheng Y. Caspases and Apoptosis [J]. Chinese Medicine Journal, 2002, 115(3): 14 - 17.

[42] Nicholson D W. Caspase structure, proteolytic substrates, and function during apoptotic cell death [J]. Cell Death and Differentiation, 1999, 6: 1028 - 1042.

[43] Kumar S. Caspase function in programmed cell death [J]. Cell Death and Differentiation, 2007: 14: 32 - 43.

[44] Zimmermann K C, Bonzon C, Green D R. The machinery of programmed cell death [J]. Pharmacology and Therapy, 2001, 92: 57 - 70.

[45] Shi Y. Mechanisms of Caspase Activation and Inhibition during Apoptosis [J]. Molecular Cell, 2002, 9: 459 - 470.

[46] Wang L, Du F H, Wang X D. TNF-alpha induces two distinct caspase-8 activation pathways [J]. Cell, 2008, 133: 693 - 703.

[47] Xiao F L, Gao W J, Wang X P, et al. Amplification activation loop between caspase-8 and-9 dominates artemisinin-induced apoptosis of ASTC-a-1 cells [J]. Apoptosis, 2012, 17: 600 - 611.

[48] Kuner T, Augustine G J. A genetically encoded ratiometric indicator for chloride: capturing chloride transients in cultured hippocampal neurons [J]. Neuron, 2000, 27: 447 - 459.

[49] Lu Y Y, Chen T S, Wang X P, et al. The JNK inhibitor SP600125 enhances dihydroartemisinin-induced apoptosis by accelerating Bax translocation into mitochondria in human lung adenocarcinoma cells [J]. FEBS Letter, 2010, 584: 4019 - 4026.

[50] Lu Y Y, Chen T S, Wang X P, et al. Single cell analysis of dihydroartemisinin(DHA)-induced apoptosis through reactive oxygen species (ROS)-mediated caspase-8 activation

and mitochondrial pathway in ASTC-a-1 cells using fluorescence imaging techniques [J]. Journal of Biomedical Optics, 2010, 15(4): 046028.

[51] Lu Y Y, Chen T S, Qu J L, et al. Dihydroartemisinin (DHA) induces caspase-3-dependent apoptosis in human lung adenocarcinoma cells [J]. Journal of Biomedical Science, 2009, 16(1): 16.

[52] Pang Y L, Qin G W, Wu L P, et al. Artesunate induces ROS-dependent apoptosis via a Bax-mediated intrinsic pathway in Huh-7 and Hep3B cells [J]. Experimental Cell Research, 2016, 347: 251-260.

[53] Qin G Q, Liu H G, Wu L P, et al. Artesunate induces apoptosis via a ROS-independent Bax-mediated intrinsic pathway in HepG2 cells [J]. Experimental Cell Research, 2015, 336(2): 308-317.

[54] Qin G Q, Zhang L L, Liu H Y, et al. Dihydroartemisinin induces apoptosis preferentially via a Bim/Bak-mediated intrinsic pathway in hepatocarcinoma cells [J]. Apoptosis, 2015, 20: 1072-1086

[55] Gao X J, Chen T S, Xing D, et al. Single Cell Analysis of Pkc Activation During Proliferation And Apoptosis Induced By Laser Irradiation [J]. Journal of Cellular Physiology, 2006, 206: 441-448.

[56] Braun D C, Garfield S H, Blumberg P M. Analysis by fluorescence resonance energy transfer of the interaction between ligands and protein kinase C in the intact cell [J]. Jouranl of Biological Chemistry, 2005, 280: 8164-8171.

[57] Awais M, Sato M, Sasaki K, et al. A genetically encoded fluorescent indicator capable of discriminating estrogen agonists from antagonists in living cells [J]. Annals Chemistry, 2004, 76: 2181-2186.

[58] Sato M, Ozawa T, Inukai K, et al. Fluorescent indicators for imaging protein phosphorylation in single living cells [J]. Nature Biotechnology, 2002, 20: 287-294.

光学纳米探针

10

近二十年来，基于不同尺寸、形状以及成分的纳米材料的制备和应用已经成为众多学科竞相研究的热点。光谱仪、显微镜等实验设备能满足对纳米材料的研究、描述和设计。一方面，通过控制纳米结构的尺寸，人们能够预测和定制纳米结构材料，以关注其是否会出现某些新特性；另一方面，具有这些新特性的纳米复合材料，可满足特定的研究需要。与其他大尺寸材料相比，纳米尺度的材料拥有它们不具备的独特的光学、电学和磁场特性。

本章首先介绍了金纳米微粒的光学性质，并对其最重要的光热性质的纳观效应及测量方法进行重点介绍。在此基础上重点强调了各种光学性质的生物学应用，如生物分子检测、生物成像、肿瘤的光疗等。最后介绍了量子点探针的优越性，以及在光学检测、光动力治疗和生物标记的应用，并对量子点探针在生物医学中应用存在的问题及前景进行了探讨。

10.1 金纳米微粒

10.1.1 金纳米微粒的光学性质

金纳米微粒是纳米材料中非常重要的一种。随着科学家们不断的研究创新，不同尺寸和形状、具有高度可调光学性质的金纳米材料不断问世，并成为基础研究和应用研究领域的一个热点。独特的光学性质、合适的尺寸比例以及易控的表面化学能力，都使金纳米微粒在生物领域有了应用的空间。细胞及细胞器的尺寸分布在亚微米到微米量级，而遍布细胞的蛋白质和巨分子也在纳米量级。从尺寸上考虑，几十到几百纳米的金纳米微粒是一种适合与生物系统相结合的理想探针。化学性质可调的特征更加有利于实现金纳米微粒与生物分子宿主之间的结合。这为纳米材料在分子生物学和生物医学，例如药物释放、大分子转入、基因转染，以及检测诊断和生物医学成像等领域开启了一个新的方向。本节将从介绍金纳米微粒的光学特性入手，重点讨论光热效应，以及其在生物成像和光热疗法领域的应用。

很早以前，人们就对金纳米微粒的光学特性产生了兴趣，同时也对在化学溶液中生成胶体微粒及其颜色的变化进行了研究。研究发现电子在相同能级上的共振以及在不同能级之间的跃迁对金纳米微粒的光学性质起着决定性的作用。

由于金纳米微粒的尺寸远远小于光波长，因此微粒被完全包围在光波电磁场中，并且微粒中的所有电子都会发生振动。图 10－1 给出了电磁场效应的示意图。纳米微粒表现出的特殊光学特性最主要是由它的电子共振决定的。

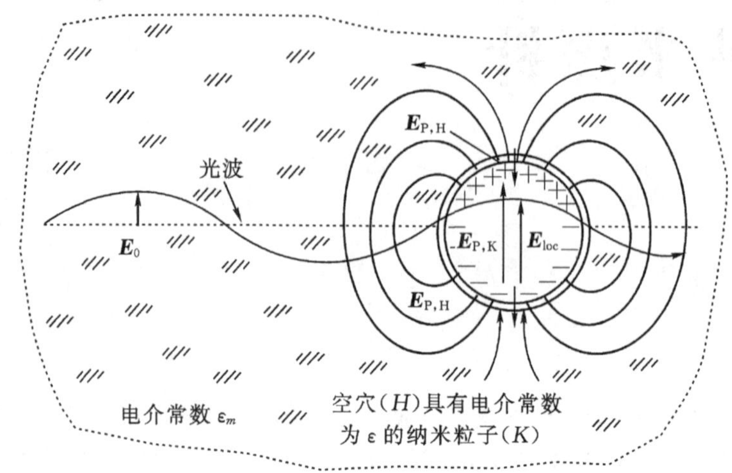

图 10－1 在透明电解质中金微粒与光的相互作用的局部电场

Mie 借助于球坐标系中的麦克斯韦方程计算了球形金微粒的光吸收性质，其中，金微粒处于球坐标的原点并具有复折射率。通过麦克斯韦方程，可以推导出电磁波波动方程 ψ：

$$\Delta\psi + k^2 m^2 \psi = 0 \tag{10-1}$$

式中，k 为真空中的波数；m 为介质中的复折射系数。在考虑如下的边界条件下，

$$n \times (H_2 - H_1) = n \times (E_2 - E_1)$$

$$n \cdot (m_2^2 E_2 - m_1^2 E_1) = n \cdot (H_2 - H_1) \tag{10-2}$$

利用球坐标系可以解上述方程，从而可以计算球内外的电场和磁场。其中，方程式(10－2)中第一式描述的是球表面电磁场切线方向分量的边界条件，第二式描述的是其法线方向分量的边界条件。下标 1 代表球内部，下标 2 代表球外部。为了对上面的问题求解，人们发展了多极性的平面标量波模型，根据此模型就可以得到一个无限项级数形式的解析解。对于折射率很小的微粒，级数的高次项可以忽略。当对此级数只取第一项时，就可以得到通过静电学理论推导的瑞利散射解。据此可以得到以波数 $x=ka=2\pi a/\lambda$(其中 a 为微粒半径，λ 为光波波长)表示的效率因子 Q_{sca} 以及 Q_{abs}：

$$Q_{sca} = \frac{8}{3}x^4\left(\frac{m^2-1}{m^2+1}\right)^2\left[1+\frac{6}{5}\,\frac{m^2-1}{m^2+1}x^2+\cdots\right] \tag{10-3}$$

$$Q_{abs} = -\operatorname{Im}\left\{4x\frac{m^2-1}{m^2+2}+\frac{4}{15}x^3\left(\frac{m^2-1}{m^2+2}\right)^2\frac{m^4+27m^2+38}{2m^2+3}\right\}+\cdots \tag{10-4}$$

通过 Mie 理论计算出的消光截面(σ_{ext})可由下式表示[1]：

$$\sigma_{ext}(\omega) = 9\,\frac{\omega}{c}\varepsilon_m^{3/2}V\,\frac{\varepsilon_2(\omega)}{[\varepsilon_1(\omega)+2\varepsilon_m]^2+\varepsilon_2(\omega)^2} \tag{10-5}$$

式中，V 为纳米颗粒体积；ω 为激发光角频率；c 为光速；$\varepsilon(\omega)=\varepsilon_1(\omega)+i\varepsilon_2(\omega)$ 和 ε_m 为周围介质和颗粒介质的介电函数。当 $\varepsilon_1(\omega)=-2\varepsilon_m$，$\varepsilon_2$ 与 ω 无关时，满足共振条件。

图 10－2 为微粒尺寸与波长的函数关系。其中借助了 van de Hulst 的计算结果，即波长为 527 nm 时，m 为 0.7676711－i2.23919。对于直径小于 100 nm 的胶体金微粒，在波长 530 nm 与 550 nm 之间出现最大值，当直径为 80 nm 时，吸收效率因子 Q_{abs} 为 3.5。当微粒

直径继续增大时，吸收效率因子 Q_{abs} 反而下降，并且不再存在一个最大值区域。吸收效率因子最大值的出现是由微粒中电子的共振引起的，这种现象在铜、银、金等贵金属中都可以观察到。

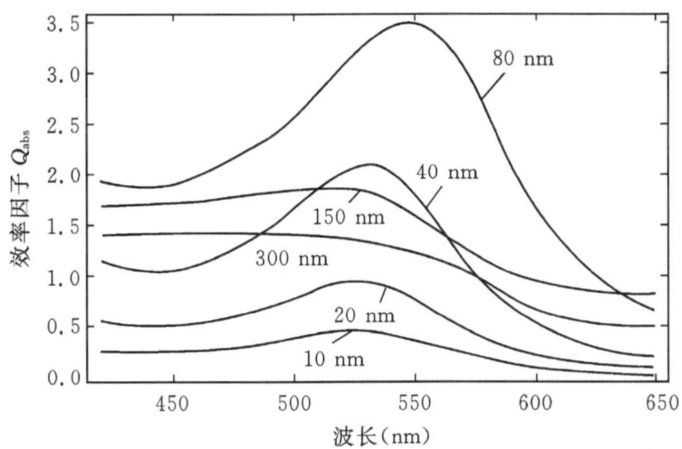

图 10-2 通过米氏公式计算的球体金微粒的效率因子与波长的函数关系图

金属的复折射系数可以由 Drude-Sommerfeld 理论以及电解质方程来描述，如下式所示：

$$m = n + \mathrm{i}k = \sqrt{\mu_m \cdot \varepsilon(\omega)} \tag{10-6}$$

其中介质的相对磁导率可设为 1。金微粒的电介质方程 $\varepsilon(\omega)$ 可以通过由静止电子组成的电子气(electron gas)来确定：

$$\varepsilon(\omega) = 1 + X_{DS}(\omega) \tag{10-7}$$

其中

$$X_{DS}(\omega) = -\frac{\Omega_P^2}{\omega^2 + \mathrm{i}\omega\gamma_{DS}} \tag{10-8}$$

式中，X_{DS} 为自由电子气的带内磁化系数；γ_{DS} 为阻尼系数；Ω_P 为等离子体频率。

对于一般的金属，损耗常数等于电子的平均碰撞时间 τ 的倒数，对于贵金属 $\tau = 40$ fs (这是在 273 K 时对银微粒测量的结果)。而等离子频率由电子密度 n 和有效电子质量 m_{eff} 确定：

$$\Omega_P^2 = \frac{n\mathrm{e}^2}{\varepsilon_0 m_{eff}} \tag{10-9}$$

由于带电微粒处于准自由状态，它们只是部分地固定在金原子的电子或电子团上，所以上边的值只能作为参考。Drude-Sommerfeld 模型定性地解释了自由电子在导带内的吸收情况，也叫带内吸收(intraband absorption)。对于贵金属，为了说明可见光的吸收光谱，就必须考虑到带间吸收，在此过程中，能量在各个能量级上相互转移。这就是说，必须把电子带内磁化系数项 X_{DS} 加到带间磁化系数项。带间吸收可以理解为电偶极子从基态能级 i 跃迁到具有能带隙 $h\omega_{if}$ 的最终能级 f 的一个电子所吸收能量 $h\omega$ 的总和。图 10-3 给出的是测量得到的一个 15 nm 金微粒的吸收光谱，其中图中示意性地标出了带内和带间吸收。

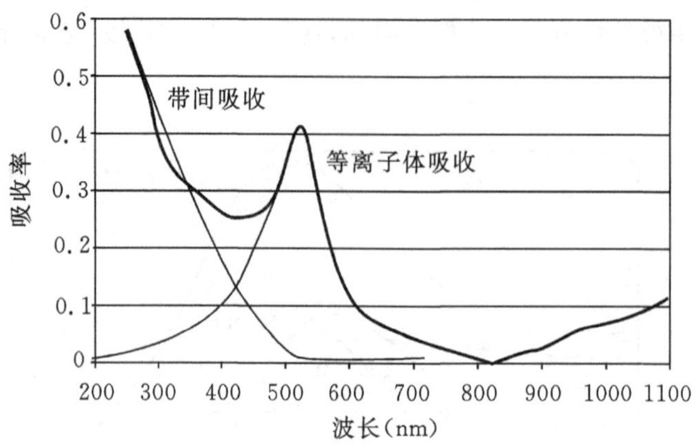

图10-3 对15 nm金微粒测量所得吸收率与波长的函数关系

金属的电介质方程与晶格温度(lattice temperature)和电子温度(electron temperature)有关。然而金的等离子体共振 $h\Omega_P$(eV)几乎不随温度变化发生偏移:283 K时为2.3 eV,1336 K时为2.12 eV。而阻尼常数 γ_0(meV)对温度有很强的依赖性:283 K时为40 meV,1336 K时为155 meV。带间吸收与温度的函数关系可以用费米角和 d-带之间的能隙来近似估计:

$$E_{d-E_F}(T_L) = 2.35\ \text{eV} - 50.6\ \text{meV}/300\ \text{K} \cdot T_L \tag{10-10}$$

电子振动的激励除了会导致吸收增加还可以转化为局部场强,而局部场强可以导致多光子光化学作用等非线性化学反应。假设微粒为简单的偶极子,局部场强可以用下面的公式估计:

$$E_{\text{loc}} = E + \frac{P}{3\varepsilon_0} \tag{10-11}$$

$$\rho_P = - P_n \tag{10-12}$$

式中,E_{loc} 为局部电场;P 为极化率;ε 为金微粒的电介质函数;ρ 为表面电荷密度。如果考虑到外部媒介电介质方程 ε_m 以及纳米微粒的电介质方程 ε,就可以得到Kreibig等人推算的场强公式:

$$E_{\text{loc}} = f_L \cdot E_0 \tag{10-13}$$

$$f_L = \frac{3\varepsilon_m/\varepsilon}{1+2\varepsilon_m/\varepsilon} \tag{10-14}$$

对于贵金属来说,$\varepsilon(\omega)$ 有可能小于等于0,因此场强小于等于0也是可能的。f_L 为局部场强的频率。

总之,对于球形金纳米微粒,当其直径远小于激发波长,即直径 $d \ll \lambda$,某一频率的电场作用于金属纳米微粒时,将引起表面自由电子的相干振荡,这种振荡被称为表面等离子体共振(surface plasmon resonance,SPR)。金属电子的表面等离子体振荡导致电磁场中吸收和散射的增强,并由此产生一些独特的光学特性。

对于非球形金纳米微粒,其表面等离子不均匀地分布在微粒周围,表现出与形状相关的局部表面等离子体共振(localized surface plasmon resonance,LSPR)吸收光谱特性。金纳米棒的LSPR带分为低能吸收带和高能吸收带。高能吸收带又称横向吸收带,与电子振荡方向平行，垂直于长轴方向；而低能或纵向吸收带是由电子沿长轴方向振荡引起。随着纳米棒纵横比增加，两个等离子带的分离越显著。当金纳米微粒的形状从圆球型变成棒状时，其光学特性随之改变。除 530 nm 附近的 SPR 带，长波段出现沿着纳米棒纵轴方向更强的电子等离子体振荡带。通过增加纳米棒的纵横比（长轴/短轴的长度比），纵向 SPR 最大峰偏移到近红外区域。

根据以上理论分析可知，颗粒的尺寸及形状改变会引起表面电场密度的改变以及颗粒间的相互作用，导致 SPR 频率改变，从而影响颗粒的吸收和散射性质。而且，粒子组成结构及环境介质的介电常数也会对产生影响，Halas 等人从实验证明了不同壳核比例的复合纳米颗粒的光学性质也不同[2]。

当纳米金颗粒受到强光照射时，会产生不易漂白的荧光特性[3]。此外，当纳米金与其他荧光物质之间的距离不同时，会出现荧光增强与荧光淬灭两个效应。人们能够利用这些性质，尤其是基于纳米金的荧光共振能量转移方法，对生物分子进行检测。

等离子体散射的光频率与入射光相同，拉曼散射的光频率则与入射光不同。普通的拉曼散射信号较弱，在实际应用中有一定的局限性。通过将金属纳米颗粒作为基底，产生表面增强作用，可以使拉曼散射信号强度大幅提高。下面我们将对每个具体特性进行详细描述。

1. 表面等离子体吸收

电磁场通过物质时损失的能量由两部分组成：吸收和散射。由于电磁波作用于纳米金为非弹性过程，当光能被消耗时即为光吸收。在表面等离子体共振发生时，纳米金对光的吸收大幅增强，其程度相比大多数有机染料分子提高 5～6 个数量级[4]。对于纳米金来说，可见光波长就可以满足共振条件，因此具有鲜艳的颜色[5]。

不同尺寸、不同形状的纳米金颗粒，颜色也不同。这是由于不同纳米金导带电子的 SPR 波长不同所致[6]。理论和实验证明纳米颗粒的尺寸和形态会对 SPR 吸收峰产生很大的影响。尺寸小于 1～2 nm 的金属颗粒，由于它们的能级是离散的，不会发生 SPR 现象，而会呈现出与尺寸有关的荧光性质[7]。块状材料（bulk materials）在 UV/Vis/IR 区域有连续的吸收波长范围；而在纳米尺度内的金属颗粒，SPR 波长会落在 UV、Vis 或 IR 的某一段区间，比如金纳米球的 SPR 波长在可见光范围内并且 SPR 波长随粒径尺寸变化的程度较小；壳核结构金纳米微粒的 SPR 波长在近红外区域，改变颗粒尺寸或者壳核比例可在较大范围内调控 SPR 波长；对于金纳米棒，可对其纵横比进行调节，从而大幅度地改变 SPR 波长[4]。

另外，金纳米微粒之间的相互作用也会对 SPR 波长造成影响。Sudhanshu 等人发现金纳米微粒间距离变化了 2.1 nm 时，SPR 波长移动了 84 nm[8]。SPR 波长发生改变是由颗粒间的表面等离子体耦合程度变化引起的。纳米金颗粒团聚时，颜色由红变紫或蓝，而且 SPR 带会变宽；相反，团聚的金纳米微粒再次分散则颜色会由紫变红[9]，分别对应于 SPR 波长蓝移和红移。这种现象使纳米金在比色传感器方面受到很大的关注。Shipway 等人在实验中发现，在纳米微阵列中，随着金纳米微粒层的叠加，在 520 nm 的吸收峰强度增大，且在 650 nm 处形成一个新的吸收带[10]。在纳米颗粒的组装或生长过程中，吸收峰强度和波长的增大表明纳米结构的尺寸变大。

强表面等离子体吸收性质使纳米金颗粒具有很好的光热效应。由于电子-声子和声子-声子过程，纳米金颗粒所吸收的较强的光能可以在皮秒单位的时间内转化为热。所以，当激光照射在表面等离子体吸收带时，纳米颗粒吸收光能并迅速转化为热能。如果纳米颗粒和生物分子、细胞或组织结合在一起，它们的热能会引起纳米颗粒周围局部区域的温度升高，导致蛋白失活，细胞膜通透性改变甚至细胞死亡。对于组织，如果加热（照射）时间特别短，则热弹性膨胀造成的压力会导致空化气泡的产生。当一个体积被很快地加热时，就需要通过热膨胀产生的压力波来释放被加热的体积，从而产生光声效应。对空化气泡以及光声效应进行检测，可以测定特定的分子。

2. 散射

当光能在发射光子的物质中诱导产生电子振动时，就发生了光散射，散射光频率与入射光频率一致（瑞利散射）或者产生一个频移（拉曼散射）。频移对应于能量差导致的物质内部分子运动（分子旋转、拉伸或者振动）。由于纳米金颗粒的 SPR 振荡，散射光也被增强，其程度与吸收类似，比大多数荧光分子的发射提高 5～6 个数量级[4]。

金属纳米颗粒在入射光照射下，颗粒表面的等离子体以与入射光相同的频率共振，并且发射同频率的电磁波，即在金属纳米颗粒表面发生了瑞利散射，也被称为等离子体散射(plasmon scatter)[11]。

对于尺寸小于 1/20 波长的金属颗粒，可以用瑞利理论来计算散射光强度[12]。在图 10-4的 XYZ 坐标系中，入射光（单色光）沿 Z 轴正方向传播且在 Y 轴方向振动，散射子位于坐标系原点处，r 为空间检测位置与原点的距离，θ 和 α 分别为原点与检测位置连线和 Z 轴正半轴、Y 轴正半轴的夹角，ϕ 为原点与检测位置连线在 XY 平面上的投影与 X 轴正半轴的夹角。

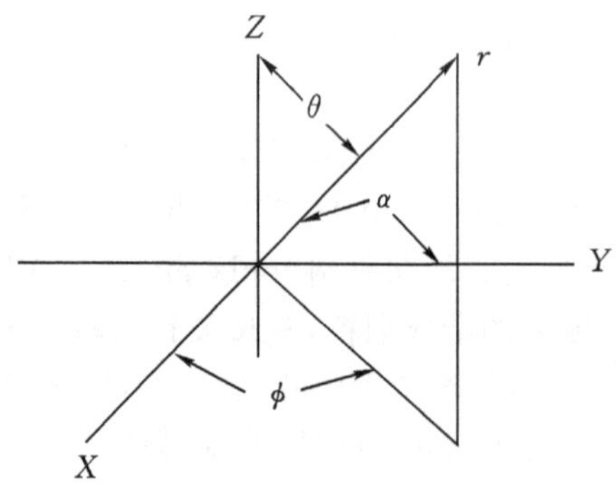

图 10-4 计算等离子体散射光强度的照明和检测系统坐标系示意图[12]

若检测点在 XZ 平面上，那么检测点处的散射光强度 I_{PERP} 为

$$I_{PERP}=\frac{16\pi^4 a^6 n_{med}^4 I_0}{r^2\lambda_0^4}\left|\frac{m^2-1}{m^2+2}\right|^2 \tag{10-15}$$

若检测点在 YZ 平面上，检测点处散射光强度 I_{PAR} 为

$$I_{PAR}=\frac{16\pi^4 a^6 n_{med}^4 I_0}{r^2\lambda_0^4}\left|\frac{m^2-1}{m^2+2}\right|^2\cos^2\theta \tag{10-16}$$

式(10-15)和式(10-16)中，I_0 为入射光强度；λ_0 为入射光波长；a 为球状散射子的半径；r 为空间检测位置与原点的距离；n_{med} 为散射子周围介质的折射率；m 为与散射子成分相同的块状材料的折射率。由式(10-16)可看出，在 $\theta=0°$ 和 180°的方向，散射光的强度最大，而在 $\theta=90°$ 和 270°时，散射光强度为 0。其他方向的散射光强度与 $\cos^2\theta$ 成正比。

若入射光为非偏振光，其他条件不变，那么在任意位置的等离子体散射光强度 I_U 为

$$I_U=\frac{(I_{\mathrm{PERP}}+I_{\mathrm{PAR}})}{2}=\frac{8\pi^4a^6n_{\mathrm{med}}^4I_0}{r^2\lambda_0^4}\left|\frac{m^2-1}{m^2+1}\right|^2(1+\cos^2\theta) \tag{10-17}$$

由以上三个式子可看出，改变介质折射率 n_{med}、颗粒半径 a 以及入射波长 λ_0 等条件，均可测得不同的散射光强度。另外，随着纳米金颗粒的尺寸增大，消光中等离子体散射的比例也在增加[13]。

EI-Sayed 及其合作者用完全米氏散射研究发现，对于 20 nm 的纳米金，其总的消光系数几乎全部来自于吸收，当尺寸增加到 40 nm，散射开始增加。当尺寸增加到 80 nm 时，吸收和散射对消光系数的作用相当。这是因为对于大于 20 nm 的粒子，高能级电子振动开始起主要作用，光吸收和散射被认为是多重振动[1]。根据以上研究就可以指导纳米金在生物医学应用中的选择，比如对于成像，首选具有高的散射特性的大粒子，而对于热疗，由于光主要被小粒子吸收且被有效转换为热能而可以用于组织损伤，因此首选小粒子。

拉曼散射是一种非弹性散射，对不同的分子振动能级敏感，它能够提供靶分子特有的结构信息，因此拉曼光谱被称为物质的“指纹”。由于分子的拉曼截面积非常小（$10^{-30}\sim10^{-25}$ cm^2/分子）[14]，要产生可被测量的拉曼散射信号至少需要 10^8 个分子。因此，普通的拉曼光谱不适合分析物分子鉴定和高灵敏度检测。

在金属纳米颗粒或者表面粗糙的金属电极存在的情况下，拉曼散射信号强度可被大幅提高，这种现象被称为表面增强拉曼散射（surface enhanced Raman scattering，SERS）。SERS 强度可以由下式表示[15]：

$$I_{\mathrm{SERS}}=f^2(\lambda_0)\times f^2(\lambda_R)\times|E|^2 \tag{10-18}$$

式中，$f^2(\lambda_0)$和 $f^2(\lambda_R)$分别为激发波长和拉曼波长处的增强倍数；E 为电磁场。SERS 的增强机制有多种解释，目前普遍被接受的主要有两种：电磁场增强和化学增强。电磁场增强和化学增强均可用于分子与基底接触的情况，但是后者不能用于分子与基底不接触的情况。相比于电磁场增强，化学增强理论发展较为缓慢。化学增强被认为是分子吸附到金属基底上后，拉曼截面积相比于传统拉曼散射增大很多[16]。在化学增强模型中，电荷转移模型被普遍接受。当分子与基底接触后，会形成金属-分子的电荷转移。如果激发光能量和电荷转移的跃迁能级相同，金属-分子体系会产生共振电荷转移，从而产生 SERS 效应。

在电磁场增强机制中，拉曼散射信号的增强是由金属纳米颗粒表面的等离子体共振造成的而与分子性质无关。纳米颗粒的材质和颗粒间的耦合程度不同时，增强的效果也会有所不同[17]。当入射光的偏振方向平行于两纳米颗粒的连线时，金属纳米颗粒表面的电荷被极化，两表面上的电荷相互作用产生极大的电磁场，在这个区域散射信号的增强效果最好，称之为“热点”。Xu 等人在理论上研究了纳米颗粒的尺寸、入射波长、颗粒间距离对电磁场增强倍数的影响。在实验中测得 SERS 信号的最大增强倍数为 10^{14}，仅通过电磁场增强机制计算的增强倍数最大为 10^{11}，这说明 SERS 信号可能是由电磁场增强和化学增强共同达到的效果。

SERS 效应可以由不同类型的金属纳米结构产生。例如，通过把纳米金胶体溶液进行沉积可以得到 SERS 效应[18]。但是，这种 SERS 基底合成的化学方法存在两个主要的缺点。第一，纳米粒子结构和 SERS 反应不可重复；第二，相关的 LSPR 不容易调节到激励波长。与此相反，纳米平板印刷技术可以很好地控制沉积到基底上粒子的尺寸和形状，从而可

以对 LSPR 以及拉曼增强进行精确控制[19,20]。SERS 的重要性在于其表面选择性和高灵敏度,因此可以用来跟踪分子[21]。

3. 与纳米金相关的荧光特性

在临床诊断中,基于荧光的阵列和检测技术是灵敏度最高且最常用的生物检测之一。在强光照射下纳米金表现出极好的抗光漂白特性。在相对较高的激励能量状态下,除了量子产率低之外,纳米金呈现了很强的原生荧光[22]。He 等人采用柠檬酸钠法制备的纳米金,激励波长为 514 nm 和 532 nm,在 610 nm 波长左右获得荧光。他们检测的粒径从 16 nm 到 55 nm,发现荧光强度随着纳米金颗粒尺寸的增大而增大。Abdelhalim 等人也对纳米金的荧光特性进行了研究[23]。他们购买了粒径分别为 10 nm,20 nm 以及 50 nm 的三种直径的纳米金,采用荧光光谱仪进行扫描测量,发现当激励波长为 308 nm 时,纳米金在 423 nm 波长处获得荧光。他们的结果表明,随着纳米金尺寸的增加,荧光强度减小。当粒径为 50 nm 时,几乎测不到荧光,这与上述结果相矛盾。其原因可能与纳米金的荧光与其周围包裹的分子种类有关[24]。

分布于纳米金表面或者其溶胶附近的荧光物质,其荧光发射强度较之自由态荧光物质的发射强度大大增强,这就是表面增强荧光。美国马里兰大学的 Lakowicz 教授领导的实验室自 1999 年开始从理论和实验两个方面系统地研究了这一特殊的荧光现象,很快就获得了令人振奋的结果[25,26]。他们发现将荧光物质置于粗糙金属表面,可以增加该荧光物质的荧光量子产率,降低其荧光寿命,提高荧光物质的光学稳定性。当荧光物质与金属表面或者金属粒子距离为 5 nm$<d<$20 nm 时,荧光发射得到增强。增强机理主要有两种:一是由于表面等离子体共振使得局域电磁场增强从而使靠近基质或者粒子表面上的分子活化,激发效率提高,进一步增强了荧光辐射强度;二是激发态的荧光物质回到基态过程中,辐射衰减速率值增大,从而增加荧光辐射强度[27]。

然而,当粗糙表面与荧光物质距离小于 5 nm 时,激发态的荧光物会以非辐射的形式将能量传递给基质并回到基态,表现为基质对荧光发射的淬灭效应。当荧光素与纳米金结合时,并且发射光谱与纳米金等离子共振谱带重叠时,就会发生荧光共振能量转移,光漂白就会发生[28]。其辐射率和非辐射率都与粒子有关,已经证明小粒子的漂白效率更高[29]。当纳米金粒子被作为能量转移的受体时,这种效应称为纳米表面能量转移(nanosurface energy transfer,NSET)。与 FRET 相比,NSET 有两个优势:首先,其可测量距离更长一些,大约为 FRET 的 2 倍多;其次,同一个粒子可以淬灭从可见到近红外的不同发射频率的染料。因此,人们对于小于 2 nm 的纳米粒子在生物纳米技术中的应用特别感兴趣[30]。漂白荧光素的另一个过程是光致电子转移(electon transfer PET)到粒子上,可以用金核的充放电模拟[31]。

荧光寿命是荧光测量中的一个重要参数,根据荧光寿命的不同即可获得不同分子和物质的信息。由于纳米金有特别短的荧光寿命(大约 50 fs)[32],因此将纳米金与特殊分子结合可以用来检测特异性物质及分子。张镇西课题组通过特异性抗原抗体将纳米金连接到肿瘤细胞上,通过荧光寿命成像可以明确区分出正常细胞和肿瘤细胞[33]。其次,通过这种方法也可以进一步确认纳米金是否稳定地被结合到细胞上(未发表的数据)。

10.1.2 基于光学性质的生物分子检测

1. 比色法

当纳米金颗粒相互接近或解离时，SPR 吸收带的位置会发生变化，这主要是由入射光引起的等离子体共振吸收造成的，利用这种性质进行分子检测的方法叫做比色法。比色法分为目视比色法和光电比色法。相比于光电比色法，目视比色法一般不需要借助于其他的检测仪器，能够直接通过肉眼观察反应前后颜色的变化。纳米金颗粒的团聚有两种作用机制，一种是粒子间交联机制，另一种是非交联机制[9]。

粒子间交联机制利用交联分子(crosslinker molecules)和受体分子之间的结合克服排斥力，实现纳米金颗粒的团聚。这种方法通常需要将受体分子固定在纳米金颗粒表面。最为经典的例子是 Mirkin 小组首次研发的 DNA 探针，如图 10-5(a)所示[6]。将分别与目标 DNA 两端互补的两种 DNA 链连接到纳米金颗粒表面，制成两种纳米金探针。加入目标 DNA 后，DNA 链的杂交使得纳米金颗粒团聚，溶液颜色呈现由红到紫的变化。反之，团聚的纳米金颗粒在被分散开时，溶液会呈现出与团聚时相反的颜色变化。Aslan 等人基于这种思路去检测葡萄糖[34]，以 Con A(伴刀豆球蛋白-A)作为交联剂，使表面修饰有葡聚糖的纳米金颗粒团聚。加入葡萄糖后，葡萄糖占据 Con A 上所有的葡聚糖结合位点，团聚的纳米金颗粒分散开，溶液颜色由紫色变为红色，过程如图 10-5(b)所示。类似的方法还被用于检测腺苷[35]、蛋白质[36]等生物分子。此外，这种方法也被用来检测各种金属离子，包括

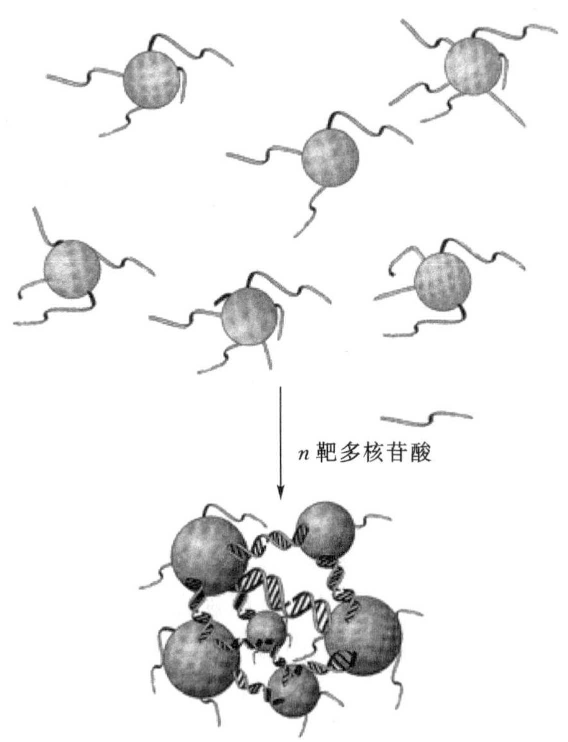

图 10-5(a) 纳米金表面的寡核苷酸相互杂交引起团聚的示意图[6]

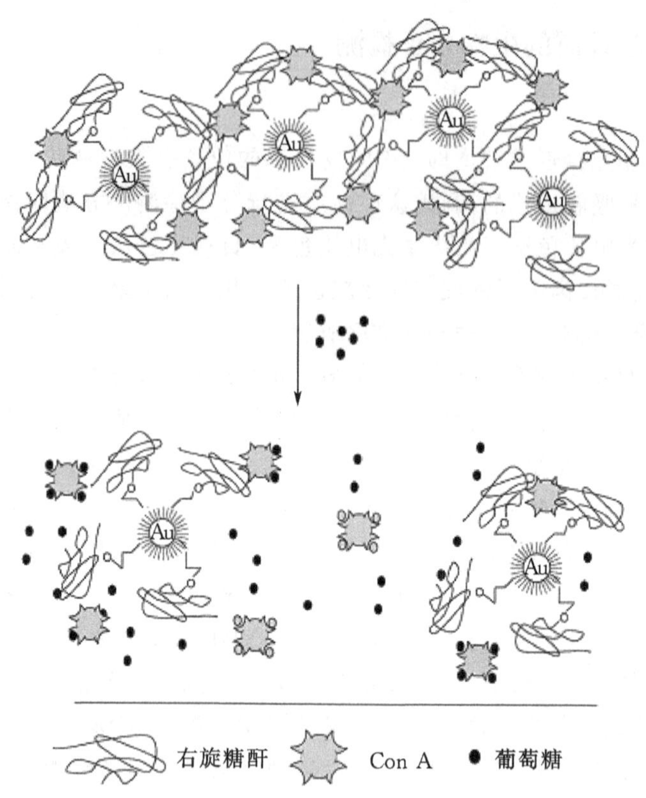

图 10-5(b) 葡萄糖结合 Con A 引起修饰有葡聚糖的纳米金颗粒解聚示意图[76]

阳离子和重金属离子。在金属离子检测中，通常都需要在纳米金粒子表面结合螯合剂。当所检测的离子存在时，通过螯合配位体与螯合剂结合，就形成了多齿状粒子间复合物，从而会导致纳米金的团聚。通过在纳米金表面修饰不同的化学基团，同样的方法也可以被用来检测阴离子[37]。

另外一种粒子间交联的思路则不再需要交联剂。将受体与目标分子分别修饰到纳米金颗粒上，两种类型的探针混合后出现团聚。与利用交联分子的检测方法相似，也可使通过此方法团聚的颗粒再次分散[9]。这种粒子间交联的方法通常会用到 DNA 的杂交或者裂解。非交联机制中，纳米金团聚是由范德华力主导的，原因包括两个方面：静电稳定性降低，以及空间稳定性降低。在该思路的基础上，Wei 等人利用适配子与目标分子反应后构象变化诱导的纳米金颗粒团聚来检测 α-凝血酶[38]。

2. 热效应应用

通常，纳米金的成像技术都基于光的散射、辐射和吸收效应。而利用纳米金的光热效应也可以进行成像从而进行检测。当使用脉冲激光照射纳米金时，纳米金表面温度会升高，从而导致其周围局部的折射率发生变化并可被测量。这种技术可以用来观测单个细胞内纳米金的分布，从而可用于检测特异性的细胞[39]。此外，纳米金的热效应也可以和 OCT 成像以及光声成像结合，检测出纳米金在组织中的分布，进而确定特定的细胞或者组织。

3. 等离子体散射应用

相比于等离子体共振吸收的研究，基于等离子体散射性质的传感器报道的较少。当入射光波长与 SPR 吸收波长相当时，不仅会有光的吸收，也会产生光的共振散射。越多的偶极子耦合，共振散射的强度越大。Kadir 等人搭建了一个简单的系统，如图 10－6 所示，通过检测纳米颗粒-Con A 复合体结构变化引起的散射光变化来确定葡萄糖的浓度[40]。以白色 LED 作为光源照射样品，在与入射光呈 90°的方向放置单色器检测散射光。分别测量 560 nm 和 680 nm 波长处散射光的强度，得到强度之比，就可得到葡萄糖的浓度。他们通过进一步的研究发现，这种基于散射光强度比率的检测方法不受纳米金颗粒的浓度和光源及单色器的波动漂移影响。Kadir 等人还利用散射光空间分布的变化来检测纳米金颗粒的团聚程度[23]。20 nm 的纳米金胶体在 523 nm 和 650 nm 水平偏振激光照射下，它的散射光空间分布与 $\cos^2\theta$ 成正比关系，在链霉亲和素诱导下团聚时，散射光的空间分布不再遵循瑞利理论，而是大部分呈现出前向散射的现象。

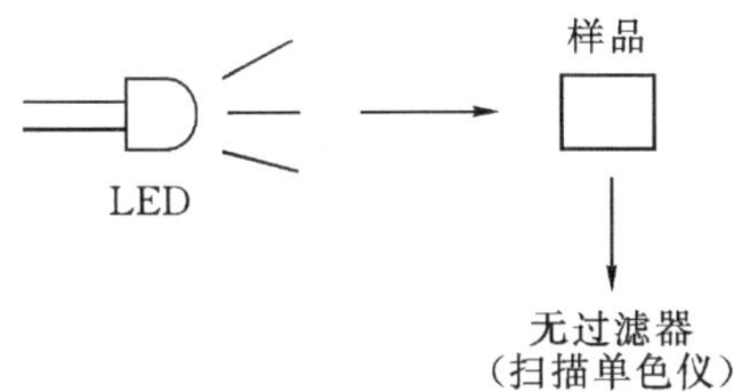

图 10－6 基于依赖波长的散射光比率的葡萄糖检测系统示意图[40]

以上方法不受纳米金颗粒浓度的影响，这是动态光散射（dynamic light scattering，DLS）和其他散射光技术所不具备的优点。传统的吸收光谱测量技术，需要在很大的波长范围内扫描，而基于纳米金散射光角度比率的方法，只需要获得某一波长的入射光在两个角度的散射光强度。此外，Wang 等人利用纳米金颗粒的等离子体共振散射检测尿液中的卡那霉素[41]。在加入可增强等离子体共振散射的尿素后，卡那霉素的浓度检测范围扩展到 2～800 nmol/L。

由于不同形状尺寸的纳米金其共振散射峰值不同，采用白光对纳米金进行照射，在暗场显微镜下可以观察到不同形状和尺寸的纳米金发出不同颜色的光，即散射出不同波长的光。利用这个原理，让不同形状和尺寸的纳米金结合不同的配体，就可以同时检测多种不同的物质。

4. SERS 应用

纳米金颗粒具有强烈的表面等离子体共振特性，可大幅增强拉曼散射信号，因此纳米金被广泛应用于 SERS 光谱检测技术。Keipp 等人利用基于纳米金 SERS 效应的生物探针检测活细胞区域的局部 pH 值[42]。Qu 等人将氧化的 Cyt c 修饰到纳米金颗粒上，通过检测细胞内被还原的 Cyt c 的 SERS 光谱确定超氧阴离子基团的浓度，超氧阴离子基团的检测极限可达 1.0×10^{-8} mol/L[43]。最近，Kang 等人研发出一种金纳米球-线结构的 SERS 感应平台来检测多种病原体的 DNA[44]。金纳米线和金纳米球上分别修饰有探针 DNA 和带有拉曼染料的报告 DNA，加入目标 DNA 后，通过 DNA 链的杂交完成两种金纳米微粒的自组装。这种球-线结构的 SERS 探针可检测的 DNA 浓度最低为 10 pmol/L。Mirkin 等人分别用蛋白质配体及拉曼染料和抗体及拉曼染料修饰纳米金颗粒，在蛋白质微阵列上实现蛋白质-小分子和蛋白质-蛋白质相互作用的多元筛选[45]。Wang 等人利用抗原-抗体之间的相互作用使得两种不同形态纳米金颗粒进行可控的组装，结合 SERS 光谱检测特定的蛋白质[46]。将抗体片段及拉曼活性染料分别修饰到金纳米球和金纳米棒上，得到两种 SERS 纳米颗粒。在加入靶蛋白后，纳米颗粒会组装成图 10－7 中所示的形态，颗粒表面的等离子体相互耦合从而增强拉曼散射信号。此外，基于 SERS 的金纳米探针还被用于凝血酶[47,48]、蛋白酶[49]和碱性磷酸酶[50]等蛋白质的测定。

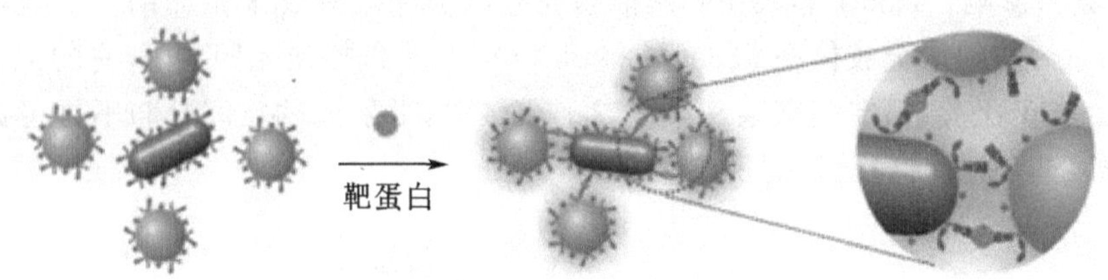

图 10－7 基于通过抗原-抗体夹心装配的纳米金表面等离子体耦合增强(用粉色标出)的 SERS 免疫检测示意图[46](见彩色插图)

5. 纳米金荧光性质应用

将荧光物质置于粗糙金属表面或超薄光滑金属表面，可使荧光物质的荧光发射性能获得极大的改善[51,52]。这个特殊的性质使其在 DNA 无损检测中得到广泛应用。DNA 分子的每个核苷酸残基均包含一个具有紫外吸收性能的碱基，但实际上所观测到的 DNA 分子荧光非常弱[53,54]，寿命也非常短(约 10 ps)。将 DNA 分子置于粗糙金属表面上，就有可能提高 DNA 分子的荧光强度，达到直接测定 DNA 分子的目的。与传统的 DNA 分子检测所用标记或探针技术不同，这一新技术可以实现对 DNA 分子的直接测定，不再需要引入外来物质，真正实现无损检测。

基于纳米金的荧光共振能量转移经常被用于检测 DNA、一些小分子和金属离子。DNA 特殊序列的检测在临床诊断，食品和药品工业，以及病理、遗传和环境的检测中都起到了举足轻重的作用。目前人们发展出采用纳米金标记分子的基于发夹 FRET 系统的 DNA 检测系统，如图 10－8 所示[55]。

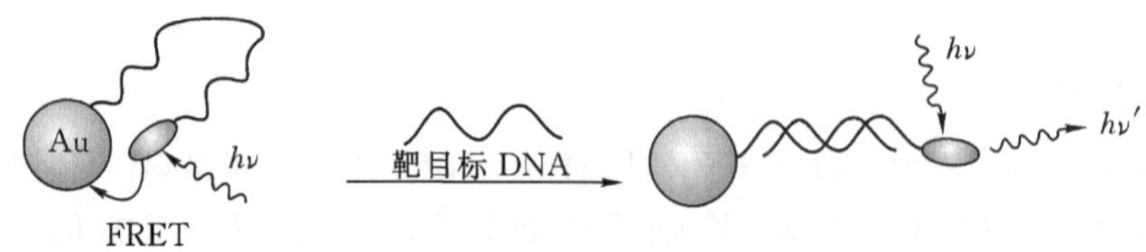

图 10－8 染料寡核苷酸纳米金结合体在与目标 DNA 杂交前后的构象变化

核酸传感器与有机染料结合并互补，在纳米金上形成发夹结构，由于 FRET 效应，荧光被淬灭。当 DNA 与目标 DNA 进行互补杂交时，发夹结构变化为棒状结构，染料的荧光强度就会增加。使用相似的原理，Nie 等人证明被末端带有荧光素的单链核酸功能化的纳米金可以组装为受限的拱形结构。在这个结构中，由于供体和受体的距离接近，荧光素被纳米金有效淬灭。当与目标 DNA 连接时，受限的拱形结构被打开，荧光素从纳米颗粒上分离，重新发出荧光。这种方法被用来检测使用核酸酶后 DNA 的断裂[30]。利用相似的原理，Mirkin 等人还发展出用于检测和定量分析细胞内物质的纳米金传感器，比如，细胞内的 mRNA[56]。Bai 等人设计出基于纳米金的 FRET 系统，用于识别由 G-四联体稳定的有机分子[57]。Fan 等人报道了基于多色荧光纳米金的分子标记来检测目标分子的系统[58]。

基于纳米金的 FRET 系统还可以用来检测金属离子和小分子。Murray 及其合作者报道了基于 FRET 检测不同金属离子的系统[59]。带负电的硫普罗宁包裹的纳米金与阳离子荧光素$[Ru(bpy)_3]^{3+}$通过静电结合导致荧光猝灭。当复合物被加入电解液中时就会解离，从而荧光素的荧光恢复。目前这种方法已经被用于检测 Hg^{2+} 离子[60]。Chang 等人报道了最优化的罗丹明 B 吸附的纳米金系统对汞二价离子的选择性比其他离子(Pb^{2+}、Cd^{2+}、Co^{2+})高 50 倍。Zhu 及其合作者发展出采用二吡啶基苝桥纳米金的基于 FRET 的铜离子传感器[61]。最初纳米金上的二吡啶基苝的荧光由于靠近纳米金被淬灭，当铜离子存在时，铜离子代替了纳米金上的二吡啶基苝，从而荧光恢复。

除了用于检测金属离子外，基于纳米金的 FRET 系统还被用于检测有机小分子。Chang 等人将尼罗红非共价地结合在纳米金粒子上，用于检测亚微摩尔水平的硫醇[62]。此外，Tang 等人设计了一种基于 FRET 的胆固醇传感器，其中使用的是 β 环糊精功能化的纳米金[63]。纳米金上的环糊精腔内含有荧光素，由于 FRET 效应，荧光被淬灭。当存在胆固醇时，由于其与环糊精具有更高的亲和力，环糊精内部的荧光素被胆固醇取代，从而荧光素的荧光恢复。这种方法可以检测到纳摩水平的胆固醇。此外，由于小于 1.2 nm 的纳米金本身具有很强的荧光特性，因此可以利用由于纳米金聚集而导致的荧光淬灭或者纳米金的荧光增强来检测金属离子和蛋白质[64]。

10.1.3 基于金纳米微粒的生物成像

由于胶体金容易制备，容易与其他生物分子结合，而且胶体金在 20 世纪 50 年代就被作为放射性示踪剂应用于人体，并没有发现有潜在的细胞毒性作用。上一节中所讲的金纳米微粒的各种特性，尤其是局部等离子体共振特性使其可以作为对比剂、信号增强剂、靶向载体、示踪剂和生物传感器被广泛地应用到多种成像技术和方法中。

1. 纳米金辅助细胞及细胞内成像

根据前面的分析，金纳米微粒在其表面等离子振动受到可见光和近红外光刺激时，就可以产生共振散射，且散射光强对微粒的尺寸和集聚状态很敏感。金纳米微粒对光的散射很强，其散射光比化学荧光素发出的光亮很多，同时，它们不会产生光漂白，而且即使强度为 10^{-16} mol/L 时，也可以被很容易地检测到。因此与其他成像的介质相比，利用金纳米微粒辅助细胞及细胞内成像具有很多优点。在初步的研究中，人们利用金纳米微粒作为造影剂用于暗场显微镜成像、共聚焦扫描显微镜生物医学成像、多光子等离子体共振显微镜成像、光学相干显微镜成像以及三次谐波显微镜成像。

Orendorff 等人采用暗场显微镜对不同粒径不同形状的金纳米微粒进行了光散射成像[65]，发现在暗场背景下，不同粒径不同形状的金纳米微粒成像十分清晰，表现出十分明显的频率的差别。如图 10－9 所示。借此可以通过靶向不同细胞进行检测，即将金纳米微粒特异性结合到不同细胞上时，利用光照射后金纳米微粒发出的特定频率的光来对细胞进行检测。

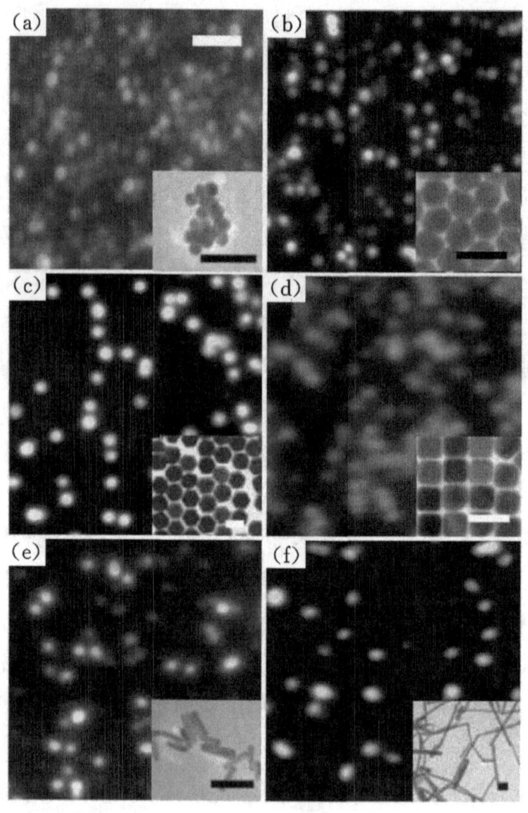

图 10-9 金纳米微粒的暗场显微镜散射成像与电子显微镜成像的对应关系：(a)直径为 23 nm 的球体；(b)直径为 70 nm 的球体；(c)六边形；(d)立方体；(e)柱状体(纵横比大约为 4.4)；(f)柱状体(纵横比约为 16)。每幅图像的获取时间为 3 s，标尺对于散射成像为 2 μm，对于电子显微镜成像为 100 nm

Sokolov 等人[66]就利用这种原理设计了一种诊断宫颈癌的方法，他通过表皮生长因子受体把胶体金结合到肿瘤细胞上，然后用激光照射就可以得到清晰的成像结果。利用激光照射物体，被照射体只反射同波长的光。而利用白光在合适的角度照射金纳米微粒时，它会散射出很多不同的颜色，在这种情况下的散射光波长的分布由胶体金的形状和大小决定。这种散射性质就赋予金纳米微粒作为标记的特性，利用白光照射，就此可以用来对特殊细胞成像和检测。

美国加州大学和乔治亚理工学院的研究人员最近发展的一种利用与抗体结合的金纳米微粒标记到抗原过量表达的病变细胞上的分子特异性标记癌细胞细胞成像的新方法[67]。他们利用暗场显微镜和白光光源搭建了一个简单的系统，成功探测并把恶性肿瘤细胞从良性肿瘤细胞中区分出来。他们选择了 3 种细胞(口腔鳞片癌细胞 HOC 和 HSC，以及良性肿瘤细胞 HaCaT)进行比较。与 35 nm 球形金纳米微粒结合的表皮生长因子受体(epidermal growth factor receptor，EGFR)能够更多地靶向标记 HOC 和 HSC 细胞。在白光源照射下，与金纳米微粒吸收峰相应波长的散射光增强，引起金纳米微粒在暗场显微镜下的清晰成像。被 EGFR 抗体金纳米微粒结合体标记的 HOC 和 HSC 癌细胞的光散射成像便能在传统白光照射的暗场显微镜系统中获得(图 10-10)。由于恶性肿瘤细胞表面的 EGFR 表达比正常细胞显著，金纳米微粒能更多地聚集在两种恶性癌细胞的细胞膜上。

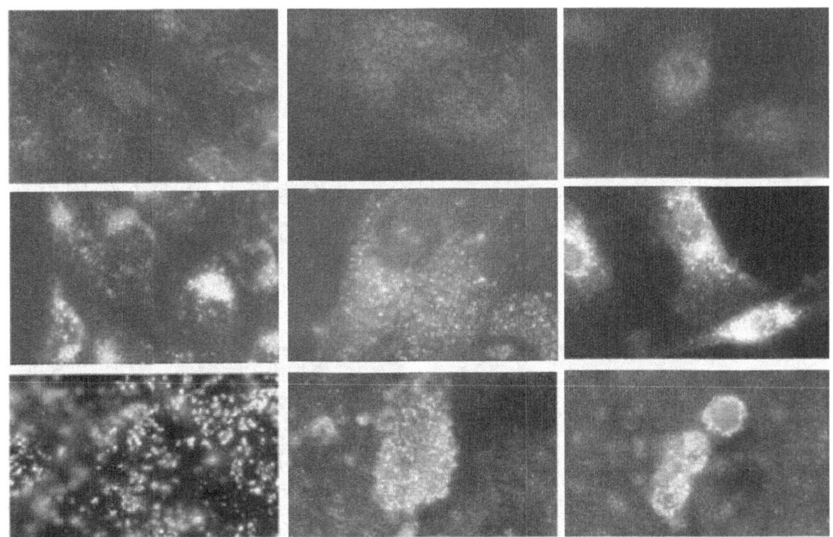

图 10-10 光散射成像显示了 HaCaT 良性肿瘤细胞(左栏)、HOC 癌细胞(中栏)和 HSC 癌细胞(右栏)在不同条件下的光散射成像。图中顶排是没有金纳米存在情况下的细胞成像，中间排显示的是与金纳米微粒共同培养后的细胞成像，被 EGFR 抗体-金纳米结合体标记的细胞成像则在最下排显示

另外一些研究学者采用非线性光学方法研究金纳米微粒的成像性质。Yelin 等人利用多光子显微镜检测了中国仓鼠卵巢细胞(Chinese hamster ovary，CHO)的成像效果[68]。培养过程中金纳米微粒将通过内吞作用进入细胞内部。图 10-11(a)显示的是 10 nm 的金纳米微粒聚集在固定细胞中的双光子自体荧光图像。其中亮点是金纳米微粒，其发光信号强度比背景细胞信号要高几个数量级，最先出现在带负电的细胞膜上。刀豆蛋白 A 具有普通甘露糖结构，能够特定标记糖化蛋白和脂质，因此能和细胞的细胞外基质(如内质网和高尔基体)结合。刀豆蛋白 A-金纳米微粒结合体在 CHO 细胞的双光子自体荧光成像在图 10-11(b)表示，从图中可以观察到金纳米微粒分布在细胞的局部区域——高尔基体中。局部增强信号是由金纳米微粒聚集产生的，一些大的亮点分布在细胞核(较暗的椭圆形区域)周围，与高尔基体相连；一些较小的亮点分布在胞吞泡上。位于细胞外基质没有穿透细胞的金纳米微粒则没有在细胞膜上表现出增强荧光特性。图 10-11(c)中是利用相同细胞进行的

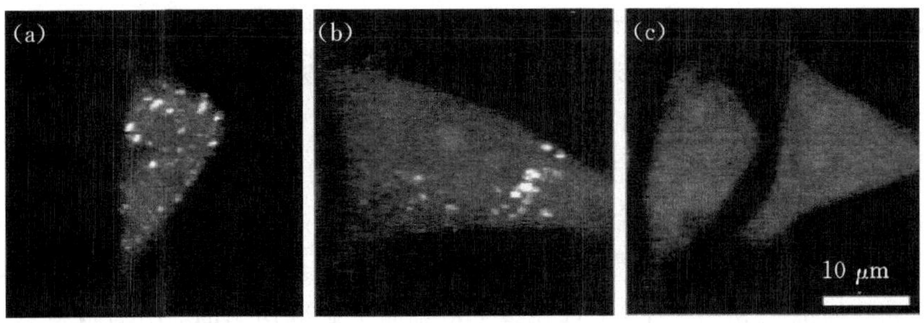

图 10-11 CHO 细胞的双光子自体荧光成像。(a)10 nm 阳离子胶体金；(b)40 nm 刀豆蛋白 A-金纳米微粒结合体；(c)在相同培养条件下未加入金纳米微粒的细胞对照成像[68]

对照实验成像，样品中没有加入金纳米微粒，可观察到在相对均匀的双光子荧光成像中没有亮点出现。

西安交通大学生物医学光学影像与光谱分析技术实验室也对阳离子胶体金标记的CHO-K1细胞进行了双光子荧光成像及荧光寿命成像。如图10－12所示，因为阳离子胶体金主要吸附在细胞的阴离子位点上，所以图10－12(a)可以显示出CHO-K1细胞的阴离子场分布。由图可以看出阳离子胶体金不仅大量分布在细胞膜上，而且在细胞内部也有大量分布，但是细胞核内没有。图10－12(b)为相应的荧光寿命图像，黄色对应发光物质的荧光寿命约为150 ps，即为金纳米微粒。在激光能量下细胞本身的荧光非常弱，图像中绝大多数的荧光均来自金纳米微粒。

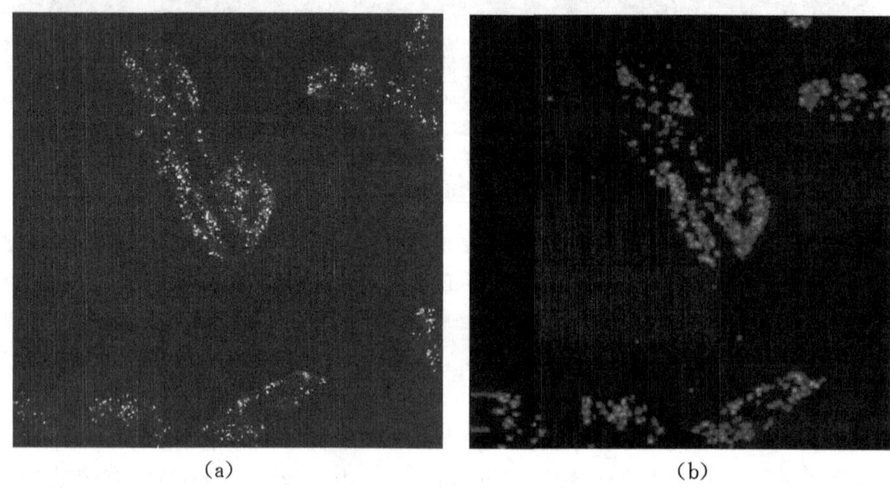

(a) (b)

图10－12 标记了阳离子胶体金的CHO-K1细胞。(a)双光子荧光图像；(b)相应的荧光寿命图像(见彩色插图)

由于纳米金颗粒的LSPR效应，在金纳米微粒表面或距离纳米金表面不超过10 nm的范围内，分子电磁场信号会得到加强。而用不同的光谱学技术提取这些被加强的电磁场信号(表面增强荧光、表面增强瑞利散射、表面增强吸收和表面增强拉曼散射(SERS))也同样被广泛地应用到生物成像技术中来。其中，由于SERS信号相对于普通拉曼散射信号有10^{14}～10^{15}倍的放大效应而倍受人们的关注，这样的放大效应甚至可以使我们从一簇分子中检测到单分子的拉曼光谱信号，因此利用SERS成像进行细胞特别是癌细胞的研究越来越多。El-Sayed等人利用结合了特异性抗体的金纳米棒成排地结合到口腔癌细胞上，得到了癌细胞的特征指纹图谱[69]。Wilson小组利用SERS的方法进行了多模态的光谱检测，发现得到的光谱比量子点和荧光染料的更加具有特异性，光谱峰宽也更窄[70]，因此利用纳米金颗粒的SERS效应和靶向载体功能可以实现对比度和分辨率更高的细胞靶向成像效果。如图10－13所示，研究者们利用结合了抗兔IgG和结晶紫(crystal violet，CV)的空心金纳米球靶向标记到人类表皮生长因子受体2(human epidermal growth factor receptor-2，HER2)过表达的人乳腺癌细胞MCF7上，实现在单个活细胞上高度均匀的SERS成像[71]。

此外，在常见的利用荧光显微镜进行细胞荧光成像或利用共聚焦荧光显微镜进行细胞内荧光成像方法中，利用金纳米微粒作为探针载体，可以实现靶向特异细胞或细胞器的荧光

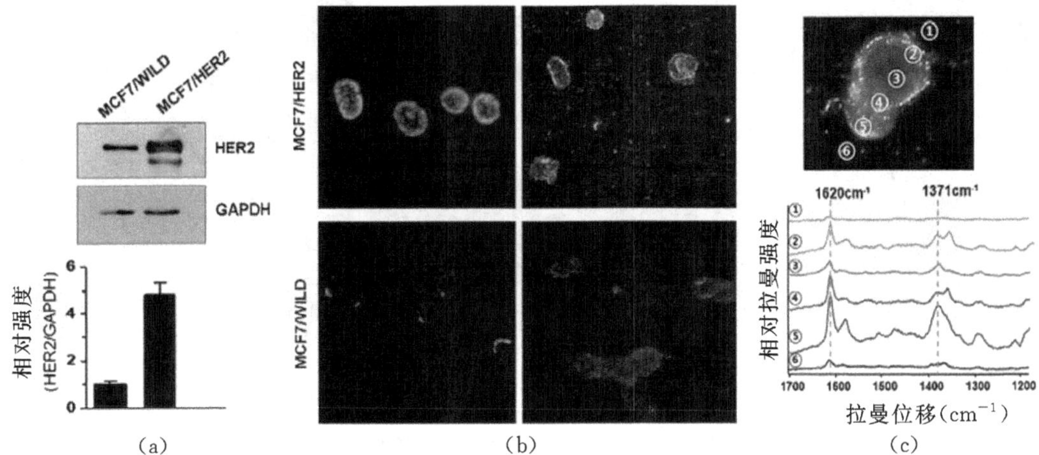

图 10-13 正常 MCF7 细胞(MCF7/WILD)与 HER2 过表达的 MCF7 细胞(MCF7/HER2)的成像对比。(a)对 MCF7/WILD 与 MCF7/HER2 中 HER2 蛋白水平的免疫印迹分析。在相同的印迹和剥离下用 GAPDH 抗体再次探测,用作对照。(b)MCF7/WILD 和 MCF7/HER2 细胞生物荧光和暗场图像,左列为量子点标记的荧光图像,右列为 HGN 标记的光散射图像。(c)HGN 标记的 MCF/HER2 单细胞拉曼图像和细胞上 6 个点对应的拉曼光谱。图中数字表示穿过细胞的点

成像。Shi 等人将荧光素染料和靶向试剂叶酸(folicacid)分子修饰在包裹了金纳米微粒的端基为氨基的 G5-PAMAM(dendrimer-entrapped Au nanoparticles,Au DENPs)上,随后将 G5-PAMAM 上多余的氨基乙酰化使整个纳米粒子呈电中性,由此形成的 Au DENPs 为显影载体可以成功地实施对表面表达较高叶酸受体的癌细胞的靶向和成像[72]。

2. 纳米金辅助动物活体成像

近年来,出现了许多利用纳米金进行活体内成像的研究报道[73,74],同纳米金辅助细胞成像一样,利用双光子(two-photonluminescence,TPL)显微镜同样能够实现金纳米微粒的活体内成像,如在上皮肿瘤细胞中[75]和小鼠耳缘静脉中[76]。美国普渡大学的研究员在 PNAS 上发表了他们利用金纳米棒的双光子发光成像追踪老鼠耳朵的血液流动情况[76]。体外利用类似三维成像方法对单个金纳米棒和罗丹明 6G 分子进行双光子成像,发现金纳米棒可以提供比罗丹明分子的双光子荧光明亮 58 倍的双光子发光信号。他们采用的是哑铃形金纳米棒,其平均长度大约为 49 nm,中间部位平均为 16 nm。采用波长为 830 nm 的钛蓝宝石激光产生 TPL,用共焦扫描显微镜来观测纳米棒的成像。图 10-14 为在老鼠耳朵血管中的单个金纳米棒体内成像图,图(c)是由浅蓝的透射图和单帧 TPL 图的重叠而成的。

而利用金纳米微粒的 SERS 效应,采用小粒径的纳米颗粒在活体中进行肿瘤探测的研究也有报道[77]。此外,金纳米微粒还可以作为荧光探针载体进行体内荧光成像的研究。如图 10-15 所示,用 Cy5.5-Gly-Po-Leu-Gly-Val-Arg-Gly-Cys-(amide)修饰的 20 nm 金纳米微粒作为活体荧光探针进行的小动物活体荧光断层层析图像[78]。

然而,对活体组织进行的成像研究主要还是集中在分子影像领域,不同形状(球形、壳状、棒状、笼状)的金纳米微粒作为对比剂和增强剂在 CT、光声学、MRI 等多种分子影像技

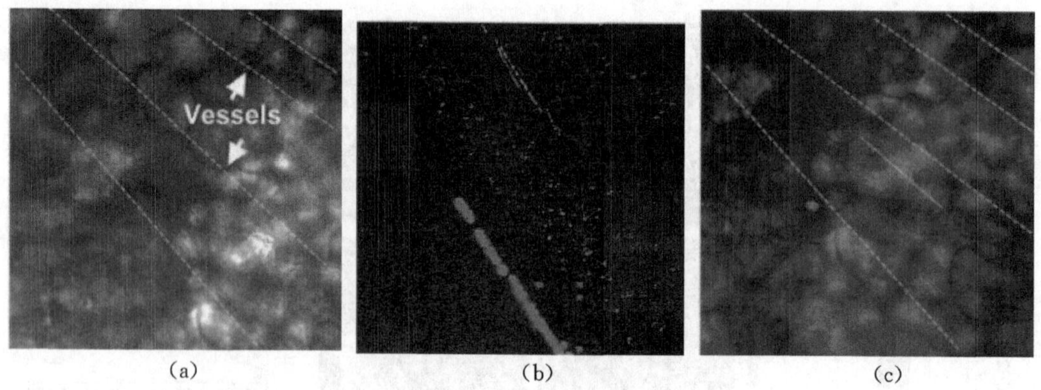

图 10-14 金纳米棒在老鼠耳血管中的在体成像。(a)两条血管的投射成像,点虚线提供了血管位置。(b)在血管中流动的金纳米微粒(红点)的双光子发光图像。图片是通过 1.2 s/帧的采集速率连续采集 300 帧图像编辑合成的。样品的激发功率为 18 mW,波长为 830 nm。图像尺寸为 175 μm×175 μm。在低于血管处的明亮信号是来自发根的自体荧光。一些斑点是成像过程中样品的移动引起的。(c)透射图像(浅蓝色)与单帧金纳米棒的双光子图像的重叠[46]

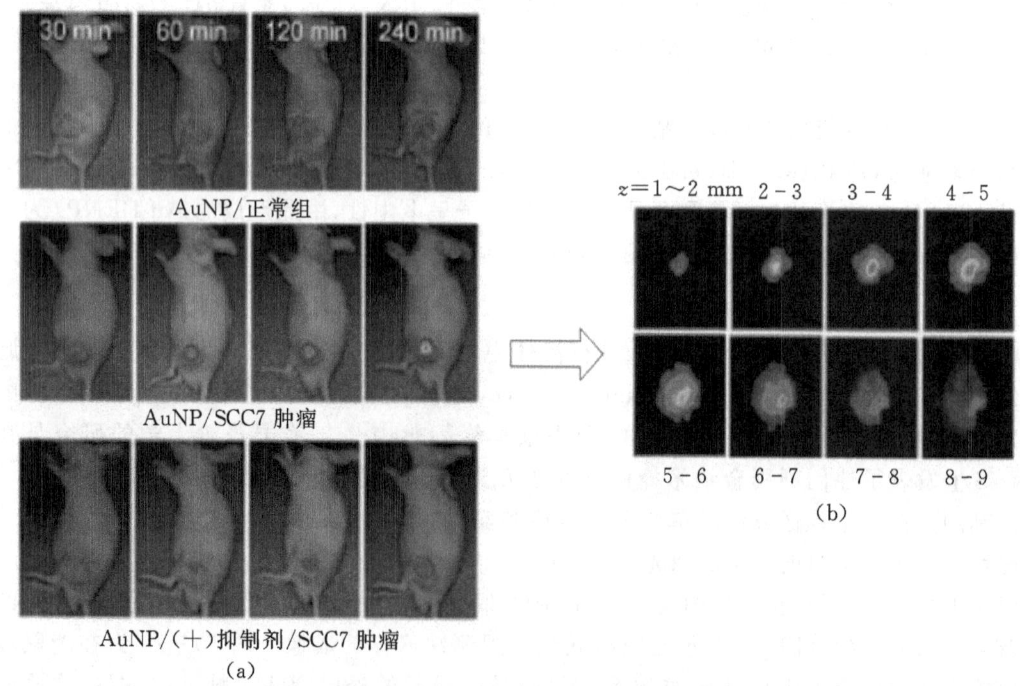

图 10-15 金纳米微粒作为活体荧光探针进行的小动物活体荧光断层层析图像。(a)自上而下分别为注射纳米金荧光探针的正常小鼠(上)、皮下 SCC7 肿瘤模型小鼠(中)和抑制肿瘤表达的 SCC7 肿瘤模型小鼠(下)的明场和肿瘤部位荧光层析融合图像;(b)注射纳米金荧光探针皮下 SCC7 肿瘤模型小鼠肿瘤部位各深度的层析荧光图像

术方面多有运用。在 CT 成像中,小颗粒纳米金因其对 X 射线的高吸收系数完全可以代替如碘等的传统对比剂[79]。Xu 等人研究表明,金纳米微粒经 CT 扫描后与同等浓度的碘剂比较,可得到相似的 CT 值[80]。而与碘相比,金纳米微粒能够有效地延长在血液循环中的

停留时间,延长了显像时间,也降低了对肾脏的毒性,同时由于金纳米微粒易进行表面修饰,加上特异性靶向抗体或基因,完全可以实现靶向病灶组织的效果。Wang 等人就采用乙酰化的金纳米微粒成功地实现了对肺癌细胞的 CT 靶向成像[81],而 Kim 等人则将针对前列腺特异性膜抗原(prostate-specific membrane antigen,PSMA)的 RNA 适配子与金纳米微粒链接形成靶向探针,成功实现了前列腺癌细胞的靶向 CT 成像[82]。Meir 等人用于在体的 CT 成像以追踪肿瘤细胞[83]。这些都加快了将纳米金应用于临床的进程。

在 MRI 成像方面,基于纳米金颗粒的新型对比剂研究进展很快。以纳米金 Gd 螯合物为代表的一系列高效的新型对比剂被开发出来,纳米金作为 Gd 螯合物的上样载体来增强 MRI 成像效果已被用于临床诊断[84]。此外,由纳米金壳包裹的磁性纳米颗粒(Fe_3O_4@AuNPs、Co@AuNPs 等)因为其既可以利用纳米金壳的光学特性和靶向修饰能力,又可以利用磁性纳米颗粒的强磁性来加强 MRI 信号的优势得到了广泛的关注[85]。在光声学成像中,利用纳米金光热作用形成光声信号进行活体组织成像的研究也是热点所在,早在 2004 年,Wang 等人就利用金纳米壳实现了大鼠脑部的光声成像[86],Zhang 等人也将纳米金作为造影剂用于在体的声光成像以检测肿瘤部位[87]。继而随着光声研究的兴起,利用纳米金进行活体光声成像的研究得到了学界的关注。

10.1.4 金纳米微粒的选择性光热作用

根据激光参数的不同,激光可以用于不同的领域。由于激光能够高精度地改变和破坏组织或者病变细胞,所以在医学领域得到广泛的应用,然而在活细胞和组织中的亚细胞结构修正仍然是一个严峻的挑战。通常有两种方法用来达到切割和改变组织或细胞所需要的精度:一种是直接将激光强聚焦在靶细胞上对细胞进行操作;另一种方法是将选择性吸收物(染料或者热吸收效应强的微粒)粘附于靶细胞,然后用一束光源进行照射处理(图10-16)。第一种方法的精度受到光折射性的影响,因为在可见光范围内在微米显微镜下,我们可以看到焦点尺寸最小也要达到半个微米以上,而且每次操作的效率很低。第二种方法从理论上来讲是可以达到很高精度的。它只受到微粒尺寸和通过照射后所造成的间接热损伤的限制,而且此方法可以同时对很多靶细胞进行操作。采用金纳米微粒作为光吸收性微粒,通过调整激光脉宽到金纳米微粒的热弛豫时间,热损伤就会在空间范围内得到控制,就可以达到很高的精度。

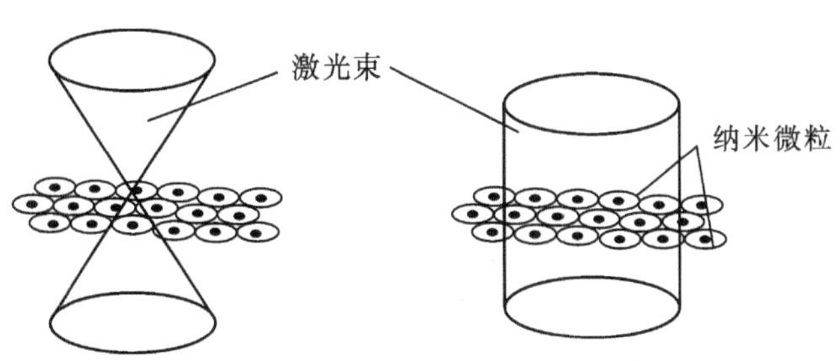

图 10-16 两种不同的高精度激光手术原理示意图

通常采用的实验方法是:通过纳秒或者皮秒激光脉冲对利用光吸收性纳米微粒与抗体结合而选择的蛋白质或者细胞进行照射,选择性地杀死和改变靶细胞或者独立的蛋白质。

目前科研人员采用这种方法在以下4个方面进行研究：对特定蛋白的选择性灭活；DNA的融化；纳米级细胞膜融化，包括细胞膜通透性的提高，从而可以向细胞内递送药物或者基因等外源物质；以及细胞的选择性灭活，用于灭活肿瘤细胞等。

1. 选择性蛋白的失活

利用高功率脉冲激光，除了有效释放分子，还可以对纳米金连接的分子比如蛋白质实现不可逆的失活。蛋白质的变性或失活是影响细胞功能的一个重要过程，对基础生物学研究意义重大，同时在基于纳米金的热疗中占据了重要的地位。由于纳米金具有很强的光吸收性而且在激光照射下具有较好的光稳定性，通常纳米金被功能化后连接到蛋白质上用来作为蛋白质热失活研究的手段。Huettmann等人通过纳米金直接连接抗体，通过二抗靶向连接特种蛋白，在激光的作用下证明了这种效应的精确性[88]。Pitsillides等人报道了相似的结果[89]，张镇西课题组对此也进行了相关研究[90,91]。通过这种方法可以精确地靶向并选择性地失活某些致病蛋白，从而弥补遗传学领域的某些缺陷[92]。除此之外，这种方法同样可以用来在DNA中敲除某些特定的基因片段[93]，而且对整个染色体的结构不产生影响。由于其精度特别高，因此有人把这种手术称为次波长分子手术。图10-17是我们课题组和德国吕贝克大学生物医学光子学研究所的Huettmann博士合作，采用金纳米微粒辅助，激光照射对牛肠碱性磷酸酯酶选择性损伤进行研究的结果。

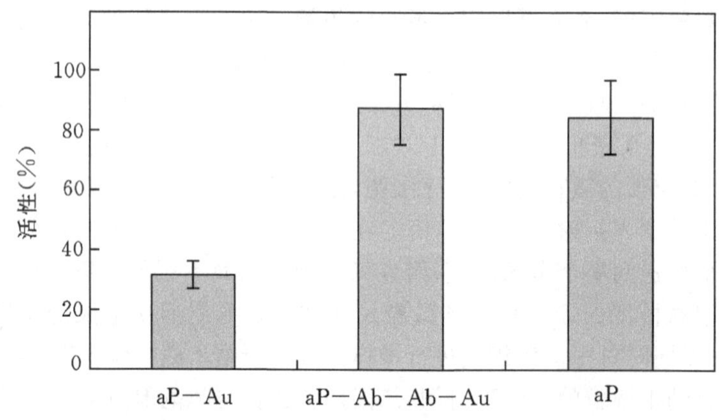

图10-17 牛肠碱性磷酸酯酶的活性检测，aP表示只有牛肠碱性磷酸酯酶，aP-Au代表牛肠碱性磷酸酯酶通过抗体与金纳米微粒结合，aP-Ab-Ab-Au代表牛肠碱性磷酸酯酶通过二抗与金纳米微粒结合，图中分别代表采用波长527 nm脉宽35 ps照射后的结果(10 000脉冲，54 mJ/cm^2)

目前科学家也在研究短时间高温失活期间新的蛋白质结构变化的分子动力学模型[94]，新模型的研究有可能使这一技术得以改进并更加成熟，从而使蛋白质选择性失活达到前所未有的时空分辨率。

实验中采用不同尺寸的金纳米微粒与牛肠碱性磷酸酯酶结合，用不同的激光光源、不同的脉冲数目和能量进行照射，结果表明，这种方法可以使牛肠碱性磷酸酯酶达到很精确的失活，并在一定的能量密度照射下，牛肠碱性磷酸酯酶可以达到完全失活。采用单个纳秒脉冲，只有激光能量密度达到200 mJ/cm^{2}时才能观察到牛肠碱性磷酸酯酶的失活，而且能量密度在 200 mJ/cm^2 以上时，蛋白质的失活大体上与激光能量密度呈线性关系。多脉冲时，同样随着辐射量的增加，牛肠碱性磷酸酯酶的失活也随着增加直到完全失活。但是当金纳米微粒不直接与牛肠碱性磷酸酯酶接触，而是通过抗体结合时，牛肠碱性磷酸酯酶并不会失活，结果如图 10－17 所示。

2. DNA 融化及分子释放

通过调整激光能量，纳米金热效应可以被用来可逆加热大分子。比如，Stehr 等人证明利用 300 ns 的脉冲激光照射被纳米金包被的 DNA 可以用来融化 DNA 阵列[95]。尤其是，在微秒范围内这种热能可以使双链 DNA 解链。含有不同碱基错配的双链 DNA 的热动力学会有差别，通过紫外可见光谱测量这种差别，可以进行 DNA 的快速识别和精确分析[95]。此外，利用这种效应可以从纳米金上释放各种分子，尤其是 DNA 分子，这种释放分子的机制也是目前科学家重点研究的方向之一[96]。这是因为当脉冲激光照射纳米金时，纳米金附近局部的高温变化可以打破纳米金与其连接分子的化学键，从而无损地释放纳米金上的大分子物质。比如，Jain 等人证明采用飞秒脉冲激光照射可以打破金硫键从而使 DNA 链能够从纳米金表面释放[97]。利用纳米金粒子或者硅核金壳粒子非常高效地释放荧光染料分子，其释放机理与 DNA 分子释放可能完全不同。近期 Braun 等人通过红外激光照射空心纳米金球精确控制小干扰 RNA 的释放，达到基因沉默的目的[98]。还有报道通过这种方式实现了远程的抗肿瘤药物释放[99]。

研究人员还发现，从纳米金粒子和纳米金壳释放分子的机制也是不同的。比如，从纳米金球上释放分子通过对金硫键的控制，而从金纳米壳释放分子则主要取决于逆狄尔斯-阿尔德(retro-Diels-Alder)反应。从纳米金球上释放 DNA 分子，金硫键的打断也不是唯一的机制[96]，这些现象都值得科学家进一步开展深入研究。

3. 纳米级细胞膜融化

通过连续激光加热纳米金粒子能够导致其周围介质(比如脂质体膜等)的相变。这种方法可以用作热传感器(已知脂质体融化的温度)[100,101]。Urban 等人证明加热的纳米金粒子能够在生物膜内产生一个循环区域，在这个区域内凝胶相磷脂可以转化为流体相[102]。研究人员观察到，纳米金粒子在流体区域的中心运动比较快；当纳米金离开这个区域时，运动速度变慢；而当纳米金位于凝胶相时，运动停止。通过测量纳米金的扩散系数发现，当激光功率增加时，其扩散系数也增大。这表明生物膜的粘性随着温度的增加而减小。而当纳米金运动到激光焦点时，纳米金会随着激光束的移动而移动。通过这种方法，科学家可能实现在细胞膜内以纳米级的精度移动纳米金并在细胞膜上刻画不同的图案。此外，纳米级的细胞膜穿孔可以对穿孔大小进行精确控制，从而实现进一步的药物递送或基因转染等操作。

通过细胞膜局部融化技术，有几个课题组在细胞膜选择性提高(细胞膜穿孔)方面也做了相关的研究，比如前面提到的 Yukihiro 和 Pitsillides 课题组。张镇西课题组在这方面也有不错的进展。在他们的研究中，直接利用抗体和细胞膜上的抗原结合，然后对细胞进行照射。最初，他们采用 10 kDa 的异硫氰酸荧光葡聚糖小分子作为外源转染物，通过流式细胞仪对碘化丙啶和异硫氰酸荧光葡聚糖吸收量的检测来分析比较细胞膜的通透性以及细胞的死亡率。结果发现，细胞转染率最高可达 60%以上，死亡率为 20%左右。然后，他们又采用了 150 kDa 的抗体作为外源物质，在适当的各种参数的条件下，得到了大于 32%的转染率。

最后，又采用 20 μg 的改进绿色荧光蛋白质粒载体作为外源转染物，同样获得了成功，虽然目前最高转染率只达到 1%。表 10－1 给出了采用两种不同粒径的金纳米分别与 Karpas-299 和 L428 细胞结合后，利用激光(波长 532 nm，脉宽 6 nm)照射后的结果。图 10－18 则给出了采用纳秒脉冲激光照射 Karpars 299 细胞与 ACT1 免疫胶体金结合体，得到的流式细胞仪测量的点图结果。从图中可以看出，当激光能量增加时，细胞转染率随着能量的增加呈钟型结构，而细胞的死亡率随着照射能量的增加而不断增加。

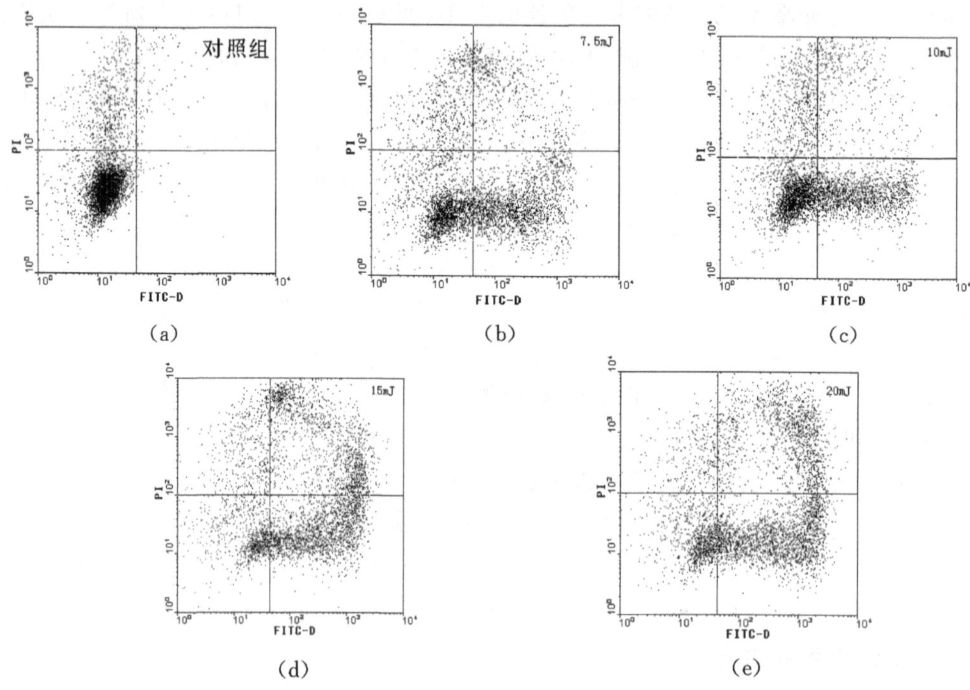

图 10－18 Karpas-299 细胞通过抗体与 30 nm 金纳米微粒结合后，激光照射后的流式细胞仪测量的结果(点图)，其中没有照射的细胞设为对照组(a)，采用不同的能量照射，分别为 7.5 mJ(b)，10 mJ(c)，15 mJ(d)，20 mJ(e)；其中右下角区域代表细胞膜通透性暂时提高但没有损伤的细胞，右上角区域代表死亡和被损伤的细胞

此外，实验室还利用聚焦飞秒激光扫描的方法在双光子荧光显微镜下将 10 kDa 的异硫氰酸荧光葡聚糖(FITC-D)转入靶定区域内的 CHO-K1 细胞。图 10－19 为激光扫描之前细胞的双光子荧光及荧光寿命图像，飞秒激光参数为：激发波长 750 nm，功率 4 mW，脉宽为 75 fs，重复频率 80 MHz。在此实验条件下，细胞自身的双光子荧光非常微弱，所以梭形贴壁生长的 CHO-K1 细胞表现为图中的无荧光的区域，其细胞膜上和细胞内部的阴离子位点由可以激发双光子荧光的 CCG 颗粒标记出。图 10－19(b)是对应的荧光寿命图像，激光参数相同。图中金黄色代表发光物质的荧光寿命为 150 ps 左右，对应的荧光物质是金纳米微粒；绿色代表发光物质的荧光寿命约为 2000 ps 或更长，对应的是荧光探针 FITC-D。ROI(region of interest)是靶定细胞所在的区域。

表 10-1 Karpas 299 和 L428 细胞最好的转染结果和条件

细胞	微粒	BerH2 30 nm	BerH2 15 nm	ACT1 30 nm	ACT1 15 nm
Karpas 299	转染率	42.42%	32.40%	67.76%	46.66%
	激光照射参数和微粒的数量	10 mJ 1 pulse 2.54×10^4/cell	15 mJ 1 pulse 5.87×10^5/cell	15 mJ 5 pulses 1.08×10^5/cell	20 mJ 5 pulses 8.34×10^5/cell
L428	转染率	26.5%	8%		
	激光照射参数和微粒的数量	5 mJ 1 pulse 1.43×10^4/cell	15 mJ 1 pulse 2.37×10^5/cell		

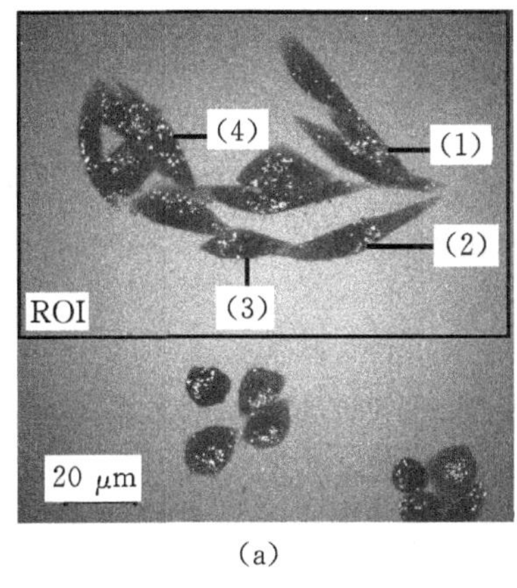

(a)

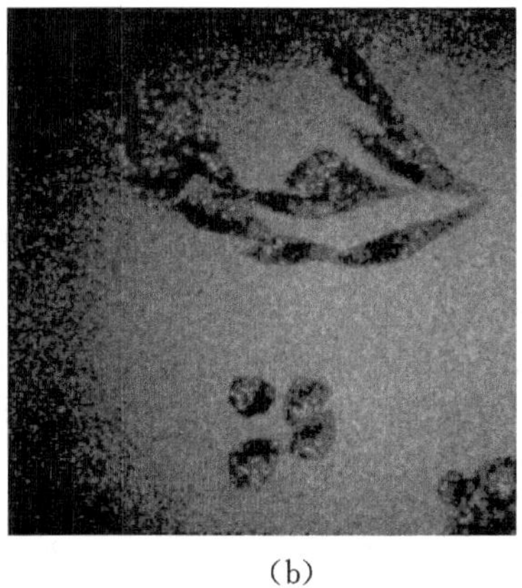
(b)

图 10-19 标记了阳离子胶体金的 CHO-K1 细胞(周围布满了 FITC-D 荧光探针)。(a)双光子荧光图像;(b)相应的荧光寿命图像

扫描方法为:激光焦点对整个成像区域中的单层细胞进行三维扫描,每帧扫描的区域为 120 μm×120 μm(xy 平面),扫描时间为 13.4 s。两帧之间 z 轴的间隔距离为 0.3 μm,一次三维扫描由 25 帧构成,总的扫描时间 335 s。使用该方法对细胞群进行第一次三维扫描,图 10-20 记录了扫描后相同 ROI 的双光子荧光和荧光寿命图像。由图 10-20(a)可以看出经过聚焦激光扫描后,(1)号、(2)号和(3)号细胞不同程度地摄取了一定量的 FITC-D。通过测量可知,这 3 个细胞的胞浆中含有荧光寿命为 2000 ps 左右的荧光物质,即 FITC-D。(4)号细胞也含有非常少量的 FITC-D。多次激光扫描可以将 FITC-D 导入更多的细胞,但是将增加细胞死亡的可能性。

4. 细胞选择性损伤

目前,癌症治疗的主流手段包括瘤切除、化学疗法、放射疗法等。手术创伤性较大,有些部位手术难度较大,化学疗法会引起副作用,而放射疗法在照射过程中会高度入侵正常组织而造成严重危害。新近发展的激光高热疗法,如光热蚀除法、光动力疗法,都是温和的癌症治疗方法。该方法一般利用强光吸收体,如荧光染料选择性定位于癌症区域,以增强热沉积速度和效率,减少对邻近健康组织的非特异性伤害。金纳米微粒能快速(大约 1ps)将吸收

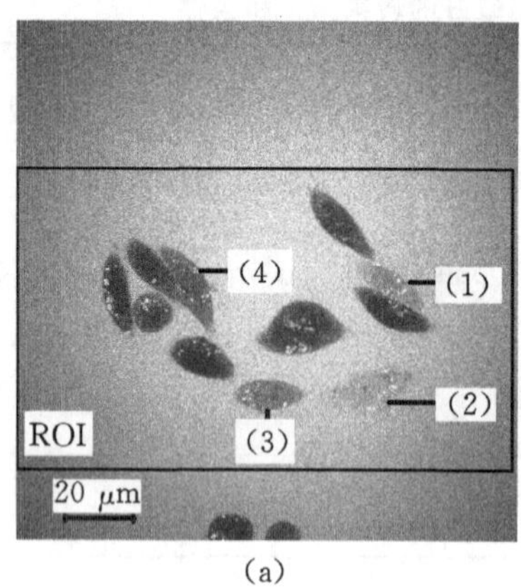

(a)

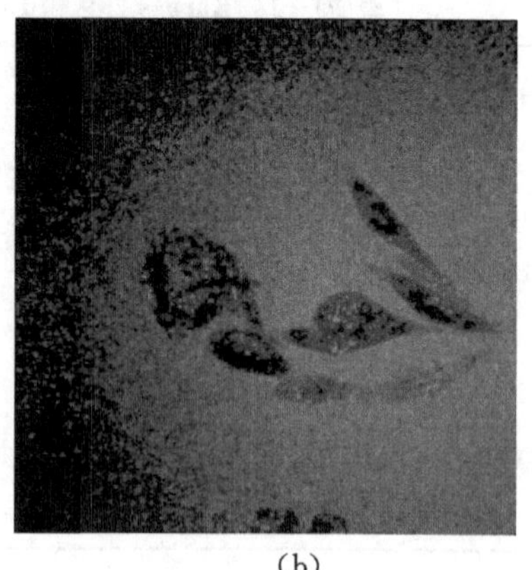
(b)

图 10-20 第一次激光扫描后靶定区域内的 CHO-K1 细胞。(a)双光子荧光图像；(b)相应的荧光寿命图像(见彩色插图)

光转化为热能，通过抗体与癌细胞上特异蛋白的结合能提高其筛选能力，并能减小用于杀死癌细胞，无损正常细胞的激光剂量。金纳米微粒用于癌症或细菌的选择性光热研究已取得了一系列进展。

2005 年，美国阿肯色大学的 Zharov 等人设计了一套系统，将 40 nm 的金纳米微粒通过抗体与 MDA-MB-231 乳腺癌细胞上的抗原结合，然后用激光照射细胞金纳米微粒结合体，可以观察到在金纳米周围产生大量的气泡从而导致肿瘤细胞的死亡[103]。同样，美国的 O'Neal 等人采用了一种称为纳米壳辅助的光热疗法的实验方法来灭活肿瘤细胞[104]。在这种方法中，一种新型的具有可变光学吸收性的金纳米微粒能够从肿瘤细胞的脉管系统中被动渗出，基于这个原理，他们把小于 130 nm 的金外壳包裹的聚乙烯乙二醇通过静脉注射到老鼠的体内，微粒在血液中循环 6 个小时以后，用近红外光照射皮下肿瘤部位，效果良好。Hsiao 等人也用这种方法进行了原位肿瘤去除，结果表明这是一种很有希望的治疗肿瘤的方法[105]。

美国加州大学和乔治亚理工学院的 El-Sayed 等人通过利用 EGFR 抗体-金纳米结合体特异性地靶定癌细胞，进行激光照射。在实验中，他们分别将两个口腔鳞片癌细胞系和一个良性细胞系与 EGFR 抗体-金纳米微粒结合体一起孵育，然后将样品置于可见氩激光光源中，结果发现只需用于杀死良性细胞一半的激光能量就能将恶性癌细胞杀死，而只有少量金纳米微粒存在的细胞则受到很小的热能破坏[106]。结果如图 10-21 所示。

在张镇西课题组的研究中，他们发现，当激光照射能量高过一定程度或者能量密度大于某个阈值时，附着有金纳米微粒的细胞可以有效地被灭活。实验中，在 Karpas299 细胞没有结合金微粒以前，他们对它进行照射，结果发现，即使能量达到 20 mJ、50 个脉冲时细胞几乎没有任何变化。图 10-22 中(a)为对照组，(b)为采用纳秒脉冲激光照射，观察能量为 20 mJ、50 个脉冲时的结果，可以看出，两幅图基本没有什么变化。而在另一组实验中，他们把 Karpas299 细胞与 KG1 细胞混合，然后同时加入 BerH2 和 ACT1 抗体，两种抗体分别结合 FITC-D 和金微粒，这样就可以把 KG1 和 Karpas299 细胞在细胞流式仪上分辨出来。然后采用与上组实验中同样的激光，同样的参数照射，流式细胞仪的点图结果在图 10-23(a)和

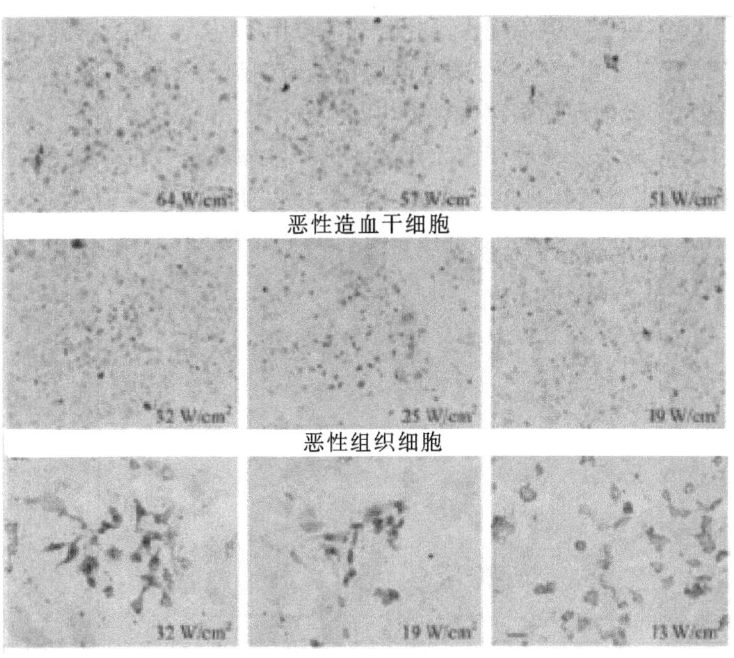

图 10-21 金纳米微粒的选择性光热效应对癌细胞的损伤影响。与 SPR 吸收频率对应的连续激光光源照射 4 min。良性肿瘤细胞 HaCaT(顶排)、癌细胞 HSC(中排)、癌细胞 HOC(底排)经不同激光功率照射,台盼蓝染色后的显微镜成像(10 倍物镜)。激光功率等于和大于 57 W/cm² 时,HaCaT 细胞大部分死亡。而对于 HSC 细胞,激光功率等于或大于 25 W/cm² 时,细胞几乎全部死亡。当功率等于或大于 19 W/cm² 时,HOC 细胞大多数死亡。刻度尺=60 μm[106]

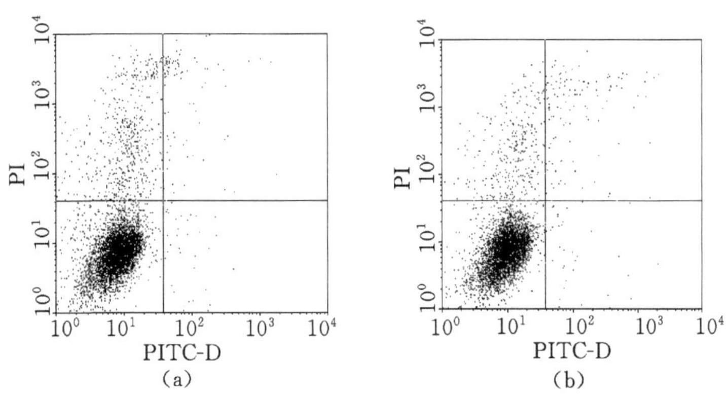

图 10-22 没有加入金纳米微粒是激光照射的结果。(a)为对照组;(b)是采用纳米激光能量为 20 mJ、50 个脉冲照射后的结果

(b)中给出,其中点图的右下区域为 Karpas299 细胞,它对 CD25 呈阳性。(a)为对照组,即当混合细胞溶液没有被照射时的结果,(b)为采用激光照射后的结果。我们可以看出,激光照射后,结合金微粒的 Karpas299 细胞在激光的照射下死亡率达到 95%以上,没有结合金微粒的细胞基本没有变化。

通过上面的方法，我们可以发现在治疗肿瘤的应用中，这种方法与光动力学疗法相比有很大优势。它不需要活性物质来产生光化学反应而对细胞产生毒性，相反，当特定微粒与肿瘤细胞结合时，能量选择性地储存在微粒中，高的温度峰值和只限制在细胞层次上的微观机械裂解作用就会发生，从而杀死靶细胞。能量的选择性储存是通过微粒而不是组织对一定波长的激光脉冲强吸收来完成的，并且脉宽要足够短以使传出微粒的热量最小。短的激光脉冲就保证了所吸收的能量在激光脉冲内没有时间从微粒扩散出去，从而只被限制在吸收体的微小体积内。

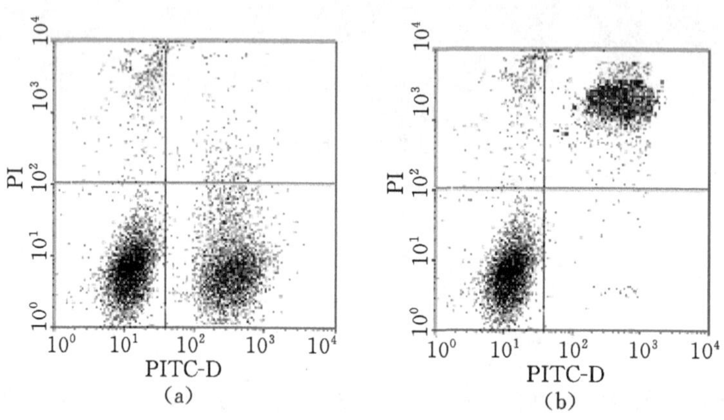

图 10-23 通过激光照射选择性地灭活 CD25 阳性细胞后用流式细胞仪测量的结果。(a)为照射前的混合细胞，可以看到有一部分 CD25 阳性细胞；(b)为照射后的结果，可以发现 CD25 阳性细胞已经死亡，而阴性细胞没有任何变化

5. 金纳米微粒光热效应模型

金纳米微粒具有对光的强吸收性质，并能快速(大约 1 ps)将所吸收的光能转化为热能。这种高效转换吸收光能的特性使金纳米微粒能对生物组织进行局部加热，导致区域内蛋白等大分子的热变性，并且能够将加热范围控制在一个较小的区域内，使得该方法具有较高的精确度，因而可用于癌症的选择性光热疗法、大分子转染和细菌检测等领域。

当激光照射物体时，物体吸收光能并转化为热能，这一过程可概括为 3 个阶段，即热产生、热传导和热效应。热产生是由激光参量和物体的光学性质决定的，主要是辐照度、照射时间和吸收系数。热传输完全由物体的热力学特性来表征，包括热导率和比热容量等。热效应则依赖于物体的类型和物体内部最终达到的温度。

下面从对吸收物内部和周围的温度计算角度建立金纳米微粒的光热效应模型[107]。金纳米微粒表面及其周围溶液的温度可以通过基于吸收效率因子 Q_{abs}(微粒的有效吸光截面与几何截面面积之比)和热传输微分方程解析解的 Mie 理论方程计算得出。当金纳米微粒直径(如 15 nm 的金纳米微粒，设金纳米微粒为球体)相对于入射光波长较小时，Q_{abs} 可近似表达为

$$Q_{abs}=-\frac{8\pi R}{\lambda}\mathrm{Im}\left(\frac{m^2-1}{m^2+2}\right) \tag{10-19}$$

式中，λ 为入射光在水中的波长；R 为微粒半径；m 表示金纳米微粒的折射率，大小一般为 0.59－i1.67[108]。通过式(10-19)，可求得光强度为 I 的光照下微粒内部吸收光的功率

密度 A：

$$A = I\frac{Q_{\text{abs}}\pi R^2}{4/3\pi R^3} \tag{10-20}$$

光照期间，部分热能扩散到水中。这一过程可以借助描述置于无限大介质中小球内部及外周温度的宏观热传输微分方程的解来解释。在求方程解过程中，假设从时间为 0 时开始，球内的热量以速率 A 均匀地产生，并且设球内的热传导率 K 和热扩散率 κ 与周围介质不同，以及在球体表面，当热量由内向外传导时，温度的改变量一定。在以上假设的基础上，球内的温度(T_1)和球外的温度(T_2)能通过下列公式计算得出：

$$T_1 = \frac{R^2A}{k_1}\left[\frac{k_1}{3k_2} + \frac{1-r^2/R^2}{6} - \frac{2bR}{r\pi}\left(\int_0^{\infty}\frac{\exp\left(\frac{-y^2t}{a}\right)}{y^2}\frac{(\sin y - y\cos y)\sin\frac{ry}{R}}{(c\sin y - y\cos y)^2 + b^2y^2\sin^2 y}\mathrm{d}y\right)\right] \tag{10-21}$$

$$T_2 = \frac{R^3A}{rk_2}\left[\frac{k_1}{3k_2} - \frac{2}{\pi}\left(\int_0^{\infty}\frac{\exp\left(\frac{-y^2t}{a}\right)}{y^3}\frac{(\sin y - y\cos y)[by\sin y\cos wy - (\gamma\sin y - y\cos y)\sin wy]}{(\gamma\sin y - y\cos y)^2 + b^2y^2\sin^2 y}\mathrm{d}y\right)\right] \tag{10-22}$$

式中，$a=R^2\rho_1c_1/k_1$；$b=\sqrt{k_2\rho_2c_2/k_1\rho_1c_1}$；$\gamma=1-k_2/k_1$；$w=(r/R-1)\sqrt{k_1\rho_2c_2/k_2\rho_1c_1}$。球内部参数用下标 1 表示，介质参数用下标 2 表示。

边界条件为：当 $t=0$ 时，$T_1=T_2$；当 $r=R$ 时，$T_1=T_2$；当 $r\to 0$ 时，T_1 有界；当 $r\to\infty$ 时，T_2 有界。

上面的公式是对无限长脉冲而言的。由于热传输微分方程中对时间成线性关系，所以对于脉宽(很小)为 τ 的方波脉冲，方程的解可由下式给出：

$$T_\tau = T(r,t) - T(r,t-\tau) \tag{10-23}$$

对于皮秒或者飞秒脉冲激光，由于脉冲特别窄，通常就可以通过先求解系统的冲击响应得到所谓的格林方程：

$$g(x,y,z,t,x',y',z',t') = \frac{1}{8\rho c[\pi\kappa(t-t')]^{3/2}}\exp\left[-\frac{(x-x')^2+(y-y')^2+(z-z')^2}{4\kappa(t-t')}\right] \tag{10-24}$$

在无穷大均匀介质中的非齐次热传输方程的解可以通过格林方程与热源 $q(x,y,z,t)$ 进行卷积得到：

$$T(x,y,z,t) = \int_0^t \mathrm{d}t'\int_{-\infty}^{+\infty}\int_{-\infty}^{+\infty}\int_{-\infty}^{+\infty}\exp\left[-2\left(\frac{x'^2+y'^2}{a^2}\right)-2\frac{z'^2}{b^2}\right] \times\frac{1}{8\rho c[\pi\kappa(t-t')]^{3/2}}\times\exp\left[-\frac{(x-x')^2+(y-y')^2+(z-z')^2}{4\kappa(t-t')}\right]\mathrm{d}x'\mathrm{d}y'\mathrm{d}z' \tag{10-25}$$

式中，ρ 为周围介质的密度；c 为比热容；κ 为热扩散系数；a 和 b 为入射光强椭圆分布的半短轴和半长轴。

在发射连续的激光脉冲的情况下，当时间较长时，温度会是多个激光脉冲作用效果的叠加，因此我们可以得到在连续发射激光脉冲的情况下，温度 T 的函数：

$$T(x,y,z,t)=\sum_{n=0}^{N-1}\int_0^{\min(t-n/f,\tau_L)}A\iint_{-\infty}^{\infty}\int\exp\left\{-2\left(\frac{x'^2+y'^2}{a^2}\right)-2\frac{z'^2}{b^2}\right\}$$
$$\times\frac{1}{8\pi Q_0C_p\kappa(t-n/f-t')}\exp\left\{\frac{(x-x')^2+(y-y')^2+(z-z')^2}{4\kappa(t-t')}\right\}dx'dy'dz'dt' \quad (10-26)$$

式中，f 为激光脉冲的频率；N 为时间 t 内所发射的激光脉冲的个数；τ_L 为激光脉冲的脉宽；Q_0 为周围介质的密度；C_p 为比热容；κ 为热扩散系数。通过上式我们就可以得到温度随时间的变化情况。

10.1.5 纳米金介导的肿瘤光疗

全世界范围内肿瘤都是一种主要的致死因素。目前最成功的肿瘤治疗方法通常包括化疗、放疗以及手术移除肿瘤后的放疗和化疗等侵入性过程。即使目前很多科学家努力提高这些传统方法的有效性，但是能够选择性地清除肿瘤细胞而对健康细胞没有影响的方法依然是一种需求。纳米医学的快速发展在对抗肿瘤方面给人们带来了很大的希望[109,110]。在肿瘤的纳米技术中，聚合物、树突状聚合物、脂质体、全氟化碳、量子点、氧化铁、纳米管、纳米线以及纳米金等是经常被用到的纳米粒子[111]。尤其是纳米金在肿瘤治疗方面的应用在近 10 年来得到广泛的研究。包括张镇西研究组在内的很多研究组也证明了纳米金可以提高肿瘤治疗的效率。

目前为止，纳米金辅助的治疗方法可以分为 4 种类型：(1)光热治疗：用光激发表面等离子体纳米金时，表面电子被激发并产生共振，光会在 1 ps 之内转化为热[112]。纳米金还可以通过与抗体结合、生理性输送等方法递送到肿瘤细胞。一旦这些纳米金被送到肿瘤区域，它们就会在细胞内部形成自组装。光照后就会产生气泡从而有效杀死肿瘤细胞。或者利用连续激光照射使细胞的温度在十几分钟内上升为 41～47 ℃而产生过热治疗。这样就会由于蛋白质的变性或者细胞膜的破坏而产生不可逆的细胞损伤[113]。这些应用都是基于与其尺寸、形状和表面有关的纳米金的特殊性质。纳米金的局域表面等离子体共振峰也可以很容易地调节到近红外区域，从而可以很好地穿透组织。(2)纳米金辅助的光动力疗法：光动力疗法目前在肿瘤和其他疾病的治疗上是一个重要的方法[114]。大部分光敏剂都具有高疏水性从而需要输送系统。已经证明纳米金可以提高不同光敏剂的光动力治疗效率或者提高单态氧产率[115～117]，大多数科学家认为这个效应归于金属粒子的局域表面等离子体效应[118,119]。但是，张镇西课题组证明肿瘤细胞杀伤率提高主要是由于纳米金的载药特性[120]。而且，纳米金也可以产生单态氧[121]。因此，很多课题组都报道了纳米金介导的光热疗法与有机光敏剂介导的光动力疗法的结合用于肿瘤细胞的共同作用。(3)纳米金可以提高肿瘤细胞的放疗敏感性，这个效应在千伏和超高压能量下的离体及在体实验中都得到证实[122]。而且，纳米金的放射敏化作用与纳米金的尺寸、类型、浓度、细胞内的定位以及所有的能量和细胞类型都有关系[123]。(4)纳米金可以用来载药并将药物递送到肿瘤细胞。由于纳米金可以与抗体、多肽、叶酸，配体等结合从而可以用作药物或者基因的无毒载体，进而送入细胞，而使药物等在肿瘤部位达到较高的浓度。而且，纳米金装载的药物进入肿瘤组织，利用光热效应药物就可以被释放。通常纳米金核在组装体中用以维持其稳定性，而单层壳用来改变电性及疏水性等表面特性[124]。利用巯基聚合物修饰纳米金可以提供有效而具有选择性的细胞内释放方式，人们也发现纳米粒子的尺寸以及伴乳糖配体的存在会大大影响靶向效率[125]。

最近10年来纳米金辅助的肿瘤治疗方法有了很大的发展，因此很有必要将其中的治疗策略及其各自的机理进行介绍。图10-24是不同治疗方法的示意图。

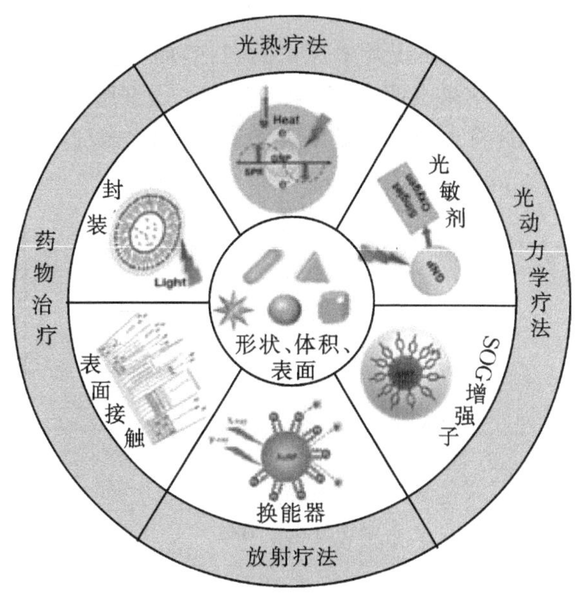

图10-24 不同治疗方法的示意图

1. 纳米金的光热疗法

前面我们已经介绍了一些关于纳米金的光热疗法，这里我们将对其进行系统的介绍并展示最新研究成果。在纳米医学中，纳米金的光热疗法是一个很重要的应用。在激光照射下的纳米金可以获得高效热作用，因此已经被用于清除肿瘤细胞、细菌和病毒等，这被定义为光热疗法[104,126~128]。通过控制纳米结构的几何和物理参数，比如尺寸、形状等，纳米金的共振峰值可以调节到近红外区域[129]，而且光吸收效率在近红外区域很高(消光系数大约为 10^{-9} M^{-1} cm^{-1})，而这些波长对组织具有较深的穿透深度[65,130]。很多研究者都致力于对不同尺寸和形态，比如金纳米棒、金纳米星、金纳米线、金纳米笼和中控纳米壳等的纳米金粒子的光热疗法的研究。

由于纳米球在可见光范围内的表面等离子体共振吸收及其非线性特性，其光热疗法可以通过脉冲或者连续激光在可见或者近红外波长区域实现。2003年，林等人采用脉冲激光和金纳米球对靶向的淋巴细胞实现了高精度的光热作用。在他们的研究中，淋巴细胞与结合有抗体的纳米金共同培养后，采用纳秒激光脉冲进行照射，结果表明能量为0.5 J/cm^2 时100个激光脉冲就可以几乎全部消除细胞，而邻近几个微米内的没有纳米金的细胞完好无损[89]。El-Sayed及其同事第一次使用抗表面生长因子受体(anti-EGFR)抗体结合的纳米金球对口腔癌细胞进行离体成像和治疗，其中采用的是514 nm的连续激光，这个波长与40 nm粒子的吸收峰值很靠近。与正常的非肿瘤细胞相比，清除被靶向的癌细胞所需激光能量比正常细胞低2～3倍(图10-25)[131]。张镇西课题组在人类淋巴瘤细胞上也获得相似的结果。他们的结果表明，低浓度的纳米金和短的孵育时间内，纳米金本身的细胞毒性可以忽略。在合适激光功率照射下，纳米金靶向的L-428细胞可以被高效清除，但是非靶向细胞却几乎没有被影响[132]。Lapotko等人使用了特异性单克隆抗体处理肿瘤细胞，30 nm纳米金会与免疫球蛋白结合，从而在细胞膜表面形成由10～20个纳米金组成的纳米簇。这些细胞内的纳米簇可以用电子显微镜观察到(图10-26)。采用能量密度为J/cm^2、波长为532 nm的单个激光脉冲照射，不会损伤正常未标记的细胞，而标记有特异性抗体的K532细胞几乎全部被清除[133]。他们的结果表明，一旦纳米金被送入细胞内部并自组装成纳米簇，就会导致激光诱导气泡形成，这将会更有效地清除细胞。而且，表面等离子体共振会从可见光区域移到近红外区域[103,134]。

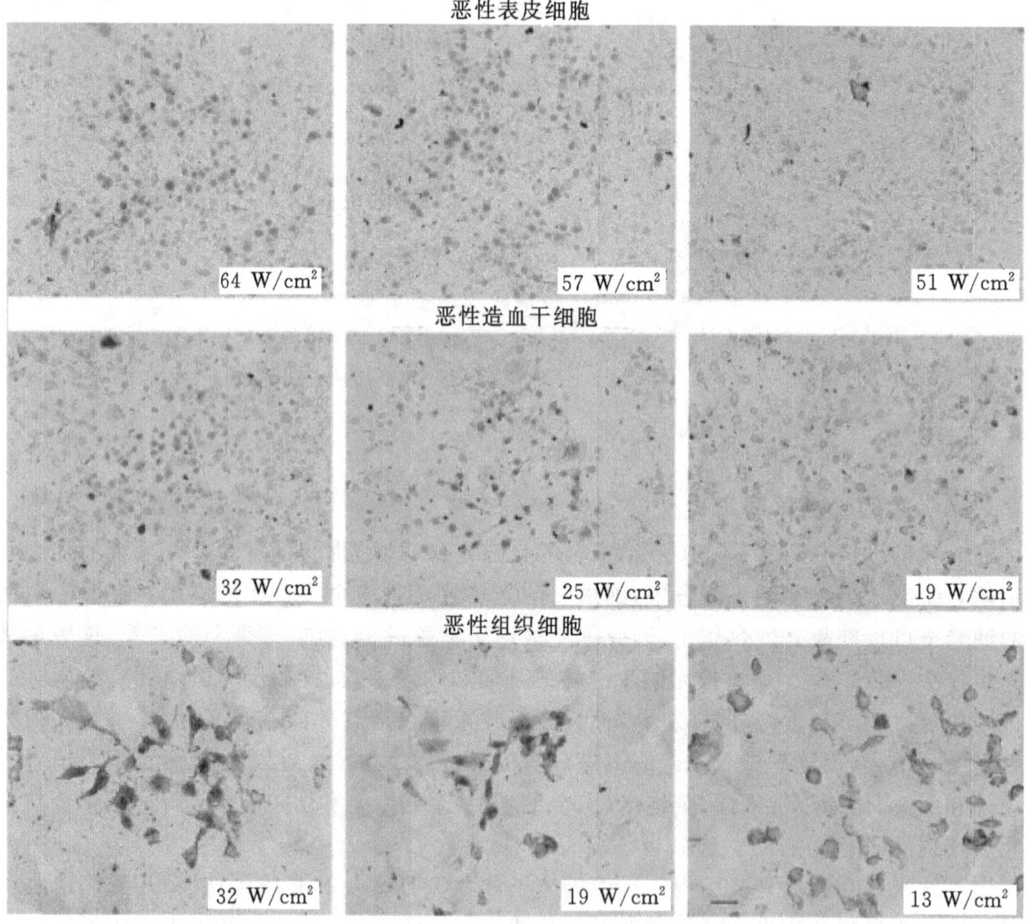

图10-25 在不同激光功率下照射HaCaT良性细胞(顶行)、HSC恶性细胞(中间行)和HOC恶性细胞(底行)，然后用台盼蓝染色。在57 W/cm^{2}以上杀死HaCaT良性细胞，在25 W/cm^{2}以上杀死HSC恶性细胞，在19 W/cm^{2}以上杀死HOC恶性细胞。比例尺：所有图像均为6060 μm[131]

当使用与表面等离子体共振吸收峰值的连续或者脉冲激光照射纳米金球时，光热疗法对皮肤表面的肿瘤非常有效。但是对于在体治疗，近红外光由于具有较深的穿透深度而更适合内部肿瘤的应用。为了将纳米金球的吸收峰值从可见移到近红外，EI-Sayed等人采用了纳米金粒子的非线性特性。在他们的研究中，球形纳米粒子与特异性靶向 HSC 口腔癌细胞的 anti-EGFR 抗体结合，重复频率为 1 kHz、波长为 800 nm 的钛宝石飞秒激光以 100 fs 的脉宽被用来进行纳米金结合的肿瘤细胞实现光热治疗。他们的结果表明，需要清除肿瘤细胞所需的激光功率比正常细胞小 20 倍。他们证明，实验期间产生了二次谐波或者双光子吸收效应，而且根据纳米金浓度的不同，它们还会在临近区域团聚成簇[135]。Zharov 等人也发现，抗体修饰的纳米金通过二抗可以选择性地粘附在 MDA-MB-231 乳腺癌细胞上，然后纳米金可以自组织进入细胞内部。纳米金簇在细胞膜上的聚集使得其吸收峰值红移到近红外区域。最终，采用近红外激光(1064 nm)照射后就会有气泡产生从而杀伤癌细胞[103]。

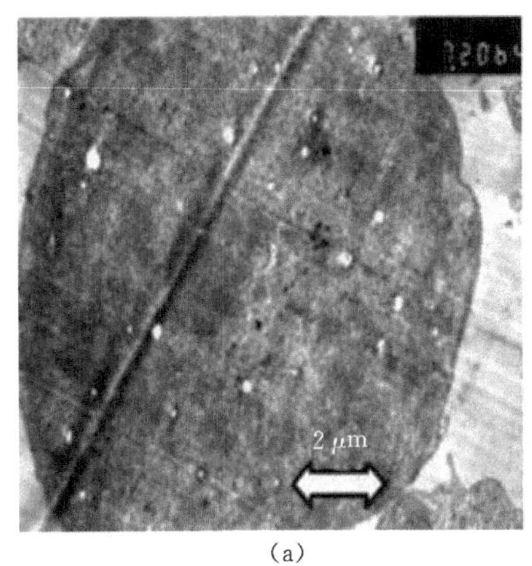

(a)

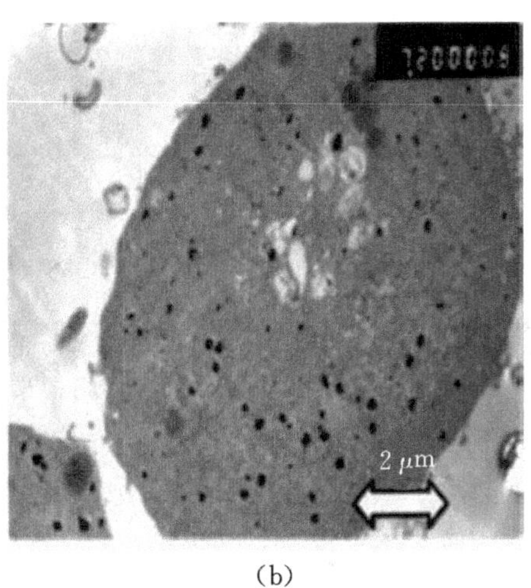

(b)

图 10 - 26 电子显微镜拍摄的 K562 细胞。(a)为对照组细胞，没有与纳米金共同培养；(b)为特异性靶向原代 MAB(CD15 和血型糖蛋白 A)和与次级 MAB 缀合的 30 nm 直径球形金纳米微粒的细胞(右)。小黑点是单个纳米颗粒，较大的黑点是纳米颗粒簇[133]

由于纳米簇的形成与纳米金粒子的浓度有关，或者其自组装需要一定的条件(比如，二抗等)[103,135]，当两个粒子之间的距离超过粒子半径的 2.5 倍时，纳米簇吸收峰值的红移可以忽略[136]，因此使纳米簇的吸收峰值从可见光红移到近红外区域还是很难控制的。然而，由于近红外区域对于穿透组织很重要，因此，具有 650～900 nm 的表面等离子体共振吸收峰的金纳米壳、金纳米棒以及金纳米笼是在体成像和治疗的理想选择。人们已经建立了简单的等离子体吸收处于红外区域的不同长径比的金纳米棒的制备方法。而且金纳米棒的尺寸很小，使其很容易内化进入细胞[137～139]。El-Sayed 及其合作者在 2006 年首次实施了金纳米棒对肿瘤细胞的光热效应[128]，在他们的研究中，anti-EGFR 单克隆抗体修饰的金纳米棒被用于清除肿瘤细胞。人们发现，采用 800 nm 的连续激光照射后，杀死肿瘤细胞所需能量只是正常细胞的一半。此后，很多课题组都对金纳米棒介导的肿瘤细胞光热效应进行了研究[140～143]。

最近，仍然有很多研究者致力于金纳米棒热疗肿瘤细胞效应的提高。Chu 课题组使用巨噬细胞传送 7 nm 的金纳米棒以提高在体的光热效应[144]，他们发现牛血清蛋白包覆的巨噬细胞-金纳米棒在肿瘤内部可以很大地提高光热转换效率，从而使肿瘤的复发率最小化

(图 10－27)。Du 等人制备了一个由多吡咯覆盖的金纳米棒组成的核壳材料,其具有较高的双光子光热效应,并由于通过界面聚合而具有很好的光稳定性[145]。他们发现金纳米棒-多吡咯复合物在抑制肿瘤细胞增殖方面具有高的光热效应,从而使得正常组织的损伤最小。为了将金纳米棒光热效应应用于临床,Sugiura 等人发展了一种全新的光热治疗技术。他们使用红外激光及金纳米棒实施光热治疗,并采用可控的表面冷却装置,就可以应用于临床来治疗手术不可到达区域的转移性淋巴结,而不会造成皮肤的损伤[146]。到目前为止,在肿瘤的纳米技术中,金纳米棒的使用依然活跃在成像和治疗两个方面[147]。

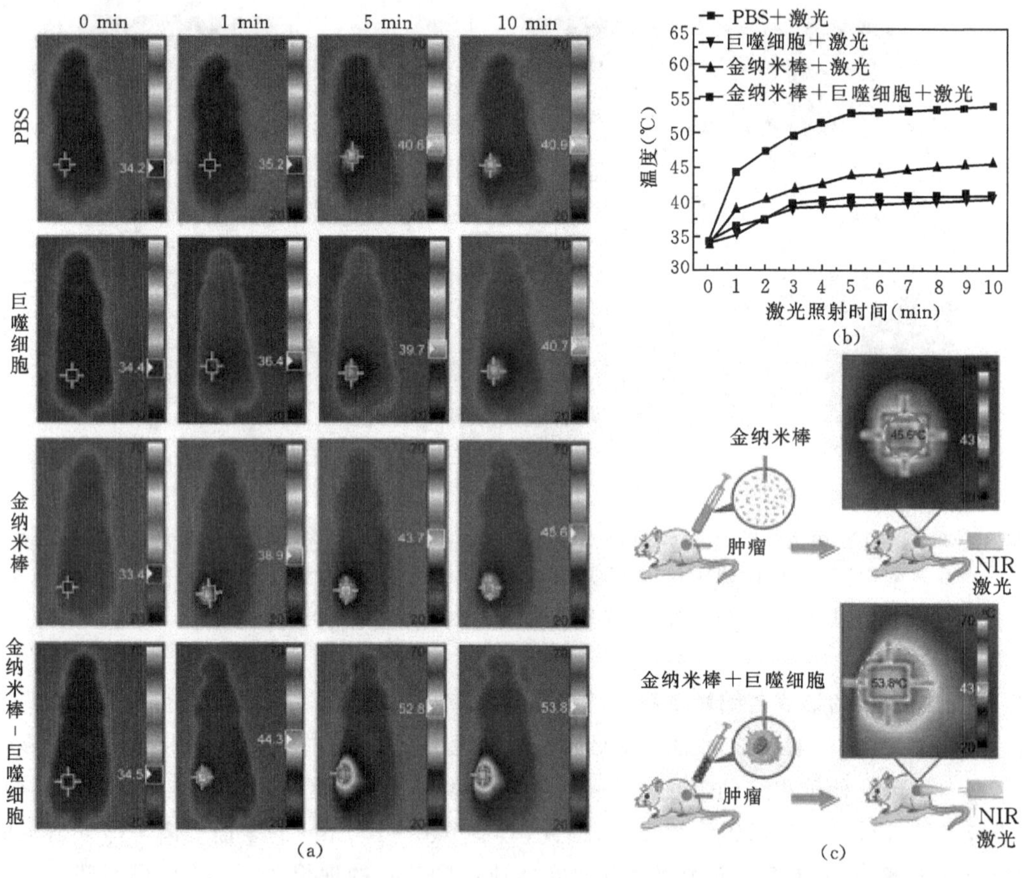

图 10－27 (a)红外热图像和(b)在肿瘤内注射 PBS、游离巨噬细胞、游离 BSA 包被的 sAuNR(105 mg Au)后的 808 nm 光照射下 HepG2 肿瘤携带裸鼠的时间依赖性随温度增加,和 BSA 涂覆的 sAuNRs-装载巨噬细胞(在 1×10^6 巨噬细胞中添加了 105 μg Au)。颜色条是指相对温度值。(c)图突出了游离 BSA-包被的 sAuNRs 和 BSA-包被的 sAuNRs-负载巨噬细胞的处理之间的差异(见彩色插图)

采用不同厚度的金壳包覆硅或者多聚物粒子就可以制备等离子体共振(SPR)峰在红外区域的金纳米壳[148,149]。Hirsch 等人首次采用金纳米壳进行了离体和在体的光热效应实验(图 10－28)[104,150]。在他们的研究中,乳腺癌细胞与非靶向的 PEG 修饰的具有近红外吸收峰值的金纳米壳孵育后，采用 820 nm 的连续激光照射(35 W/cm^2)从而使细胞经受不可逆的光热损伤。他们使用了核磁共振技术测量温度增量。在随后的几年中，他们还使用了非靶向的 PEG 修饰的金纳米壳通过静脉注射实施了在体肿瘤的光热治疗。核磁共振温度成像技术用于分析金纳米壳处理的肿瘤细胞的温度增量，其计算结果与大体病理学具有很好的关联性。对于金纳米壳处理过的肿瘤，也具有明显的热损伤组织学特征，比如凝结、细胞皱缩以及染色细胞核的褪色等。一个类似的方法是采用 110 nm 的 PEG 修饰的金纳米壳并通过激光照射处理移植的 PC3 人类前列腺癌细胞[151,152]。Gobin 等人通过使用了非特异性 PEG 修饰的金纳米壳进行肿瘤治疗，并与 OCT(optical coherence tomography)成像结合[153]。肿瘤细胞清除与纳米壳在肿瘤内部的最小被动累积有关[154]。Stern 等人在老鼠模型中评估了纳米壳的浓度与人类前列腺肿瘤消融的关系，他们发现肿瘤的治疗率与纳米壳的浓度有关[155]。2005 年，Loo 等人使用了免疫靶向纳米壳用于离体肿瘤的成像和治疗。在实验中，免疫纳米壳被用来检测和清除过表达临床相关肿瘤标志物 HER2 的乳腺癌细胞[156]。他们课题组还证实采用抗 HER2 抗体连接的硅-金纳米壳可以成功靶向曲妥珠单抗耐药细胞，并可采用近红外激光消融[157]。此外，纳米壳的被动累积依赖于增强的渗透性和滞留效应[158]。然而，大的实体瘤的中心区域通常含氧量低，血流量大量降低。这些区域对抗了纳米粒子的累积及传统的化疗。针对这种现象，Choi 等人发展了一种特洛伊木马策略以递送纳米壳到这些低氧的实体瘤区域。他们证明包括有治疗性金纳米壳的单核细胞可以作为特洛伊木马把纳米粒子输送到这些肿瘤区域[159]，这种方法被称为“纳米壳靶向低氧肿瘤”[154]。Madsen 等人观察了金-硅纳米壳和金纳米棒在由杂种鼠科巨噬细胞/人类胶质瘤球组成的离体系统中的光热治疗效应，其中巨噬细胞作为纳米粒子的输送载体使用[160]。

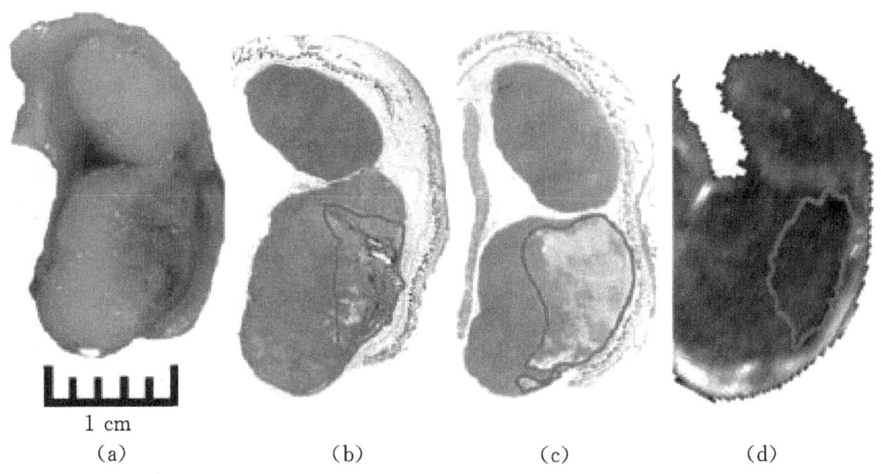

图 10-28 (a)用纳米壳和 NIR 激光体进行体内治疗后的大体病理学显示出顶出组织表面下的组织双折射的出血和丧失；(b)组织切片的银染显示局部纳米壳的区域(用红色勾勒出)；(c)在同一平面内的苏木精/曙红染色清楚地显示在由纳米壳占据的区域内的组织损伤；(d)同样 MRTI 计算揭示了与(a)、(b)和(c)类似尺寸的不可逆热损伤的面积[150](见彩色插图)

另一种可以吸收近红外光的金纳米粒子是金纳米笼，最先由 Xia 的课题组开发的[161~163]。通过改变金壳的尺寸和厚度可以将吸收峰值从可见调节到近红外区域[164,165]。

金纳米笼对肿瘤细胞的杀伤效应在离体和在体实验中均得到证实[163,166~168]。金纳米笼的优势还在于其尺寸小以及较高的比表面积[165]。Wang 等人指出金纳米笼能够有效地将近红外光转化为热并具有稳定的光热稳定性[169]。而且,金纳米笼在相同的浓度和光辐射下比纳米球显示出更高的温升。此外,还存在一些其他的金纳米结构,其局域表面等离子体共振(LSPR)位于近红外区域,在光热治疗中也有效。比如,LSPR 区域为 1000～1300 nm 的金纳米线[170]、具有更多 SPR 点的金纳米星[171]、中空金纳米壳以及金-硫化金纳米粒子[172,173]。Chu 等人采用修饰有抗-EGFR 抗体的金纳米环成功靶向 SAS 口腔癌细胞,并采用 1065 nm 激光照射清除肿瘤细胞[174]。Han 和 Huang 等人还分别实施了柠檬酸根包覆的金纳米花以及 γFe_2O_3@Au 核壳结构的磁性金纳米花介导的光热效应[175,176]。他们的结果表明,由纳米花介导的光热治疗可以有效抑制肿瘤细胞的增殖。γFe_2O_3@Au 核壳结构的磁性金纳米花具有多重效应,可以进行超灵敏表面增强拉曼散射成像、高灵敏度光声成像、实时核磁共振成像以及光热治疗。Iodice 等人证明,包裹了小纳米金粒子的大球形纳米结构能够提高光热效应并在肿瘤中优先累积[177]。

对于肿瘤的光热治疗,纳米金进入肿瘤后会极大地增加对激光能量的吸收,从而加热肿瘤。重要的是,温度的增加是由于大量的纳米金粒子被激光照射后,SPR 效应使每个粒子都会产生一定的热量。纳米金的 SPR 性质主要受到其尺寸和形状的影响[178]。而且,纳米金的光热转化效率是一个关键的参数,对于任何一种特定的粒子,其转化率都与尺寸和形状强烈相关。不同尺寸和形状的纳米金的光热转化效率可以通过研究液滴中纳米金的温度变化,或者容器中的纳米金溶液的扰动来研究。Roper 等人通过实验和理论研究了水溶液中 20 nm 的纳米金粒子被连续 514 nm 激光照射后的光热转化率。他们发现通过调节连续入射光的照射,转换率的测量值增量在 3.4%～9.9%之间变化[179]。Richardson 等人使用 20 nm 的金粒子和 532 nm 的连续激光照射进行了相似的工作,但是他们更侧重于粒子浓度和照射强度的影响[180]。然而,即使是相同类型的纳米金粒子,两个课题组得出的水滴中和容器中的光热转换率差别也很大。Cole 等人报道了不同纳米粒子,包括 SiO_2/Au 纳米壳、Au_2S/Au 纳米壳和金纳米棒的热转换率比较研究。在他们的研究中,比较了每种粒子热转化率的实验数据和理论计算值。实验数据和理论研究都证明粒子尺寸对于热转换率是一个关键因素,粒子越大,吸收和散射效率更高,使其可以同时实现光热效应和生物成像对比对增强效应[181]。Chen 等人对纳米金粒子的 SPR 波长、粒子体积、壳包覆以及组装等因素对金纳米晶体光热转换效率的影响进行了系统的研究,他们采用热电偶直接测量金纳米晶体的温度,并基于能量平衡理论进行分析。他们发现,当金纳米晶体的 SPR 波长与照射激光波长一致时,具有相似形状,尺寸越大其光热转换率越小。光热转换率可以通过包覆或组装一层壳来改变纳米金晶体的等离子体共振能量来调节。他们还观察到理论值总是大于实验测量值,而且粒子越大,其差值也越大[182]。理论值和测量值产生差异的原因有很多。Qin 等人指出,人们必须对这两种数值进行区别对待,因为测量的转换率是体特征,它不仅和粒子有关,还和辐射传输及环境因素有关;而理论转换率是由吸收截面和消光截面确定的单个粒子的特性,是通过麦克斯韦方程获得[92]。他们认为在比较不同纳米金粒子的产热能力时光热转换率是一个有用的工具,但是在体应用中还受到限制。更有用的数据是特征吸收率(specific absorption rate,SAR)分布,其中包括了纳米金浓度以及热产生位置的信息。采用 SAR 分布,就可以预测温升和热损伤。通过把 SAR 结合到生物热方程中,就可以用来监测光热治疗过程[92]。表 10－2 是对几种纳米粒子理论计算值与实验测量值的比较。

表 10－2 参考文献中理论和实验热转换率数值

纳米金种类	理论	实验	参考文献
20 nm 球	99%	<10%	178
20 nm 球	99%	～100%	179
Au@Si	～12%	30%	180
$Au@Au_2S$	>90%	59%	180
Au 纳米棒	>90%	55%	180

2. 纳米金辅助的光动力疗法

由于光动力疗法(photodynamic therapy,PDT)具有低发病率、最小侵入性、最小化功能干扰、良好的耐受性、可以在同一地点重复使用以及可以大量用于门诊病人等优势[183,184]，因此是一种很有前景的用于肿瘤和其他恶性疾病的治疗方法。PDT 治疗肿瘤的基本原理是活性氧(reactive oxygen species,ROS)的氧化特性[185]，而光敏性纳米粒子是产生活性氧的很重要的因素[186]。很多课题组发现，纳米金可以提高单态氧的产生或者不同光敏剂，比如酞菁染料、氯化妥龙、吲哚菁绿、铝酞菁以及血卟啉等的光动力疗效[187]。

Russell 课题组首次证实吲哚绿稳定的纳米金能够产生毒性单态氧[115]。在他们的研究中，纳米金被酞菁绿染料固定，并在合成过程中采用甲基溴化安(tantstetraoctyl ammonium bromide,TOAB)相转移剂与纳米金结合。这种 3 种成分(光敏剂/金/相转移剂)组成的纳米粒子被证明比单独的光敏剂具有更高的单态氧产率。他们认为，纳米金可以作为输送载体将光敏剂送入细胞从而提高光动力疗法中光敏剂的细胞毒性效率。但是，他们只是合成了光敏剂固定的纳米粒子并没有进行相关实验。四年后，他们课题组第一次报道了纳米金在离体光动力疗法中的应用[116]。实验中，他们将酞菁染料衍生物单体结合到纳米金表面，当与 HeLa 细胞孵育后，纳米粒子结合体被细胞吞入从而将光敏剂直接递送到细胞内部。照射细胞内部的纳米粒子结合体与自由的染料相比，其细胞杀伤率增加了 43%，而单态氧产率比自由染料增加了 50%(图 10－29)。Oo 等人使用生物相容纳米金粒子作为载体输送 5-ALA 实施有效的选择性光动力疗法，他们证明 5-ALA 结合的纳米粒子能够提供一种新型的具有选择性的有效的肿瘤细胞清除的 5-ALA 光动力疗法模式，而对正常的成纤维细胞产生最小化伤害[188]。张镇西课题组也进行了相似的研究并观测了这种光动力疗法模式效率的影响因素，比如照射波长等[189]。

随后，Cheng 等人合成了 PEG 修饰的纳米金-硅-酞菁染料 4(phthalocyanine 4, Pc 4)结合体，它们被作为一种水溶性生物相容性的“小车”可以将疏水性药物递送到 PDT 实施位点。离体和在体(通过老鼠尾静脉注射)药物释放实验数据表明，这种递送方式非常高效，肿瘤部位会优先被动靶向。与传统的 PDT 药物在体递送相比，PEG 修饰的纳米金粒子能够加速 Pc 4 效应在 2 个数量级以上。对于光动力疗法治疗过的老鼠，除了 Pc 4 会出现在老鼠的整个身体，并且有一些位于肺部和肾部外，并没有观察到其他研究的副作用。通过 PDT 治疗一个星期之内，肿瘤发生坏死，肿瘤尺寸缩小，这些都表明疗效显著(图 10－30)[190]。接下来 Camerin 等人将 C11Pc(酞菁染料衍生物)纳米金结合体通过静脉注射到无色素黑色

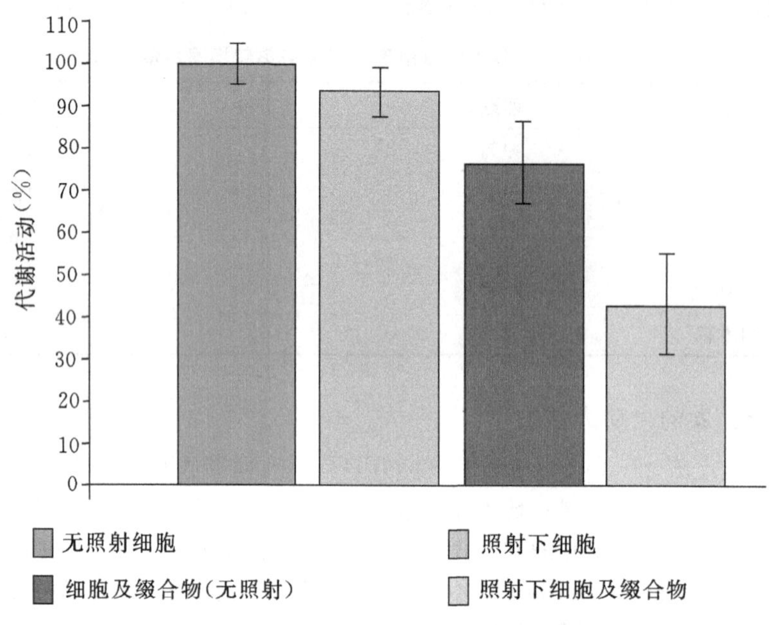

图 10-29 HeLa 细胞的代谢活性,通过 MTT 测定,在酞菁-纳米颗粒缀合物(0.55 μmol/L)孵育 4 h,随后在 690 nm(1.84 mW/cm²)照射 20 min 后测定

素瘤(B78H1 细胞)皮下移植的老鼠体内,进行了在体 PDT 疗效研究[191]。他们的结果与 Cheng 等人的类似,与自由的 C11Pc 相比,结合纳米金的 C11Pc 能更好地选择靶肿瘤组织。而且,它还可以通过促进抗血管增生反应破坏毛细血管和内皮细胞以实现更广泛的 PDT 效应。但是,纳米金(AuNP)-C11Pc 结合体会被肝脏和肾脏吸收,并且在肝脏内维持较长时间,直至一个星期后才有明显减少。为了限制纳米粒子结合的光敏剂在肝脏、肾脏等重要器官的累积,Russell 课题组首次报道了通过将抗-HER2 单克隆抗体连接到 PEG 链(HS-PEG-COOH 3000),然后把用 PEG 修饰的 AuNP-C11Pc 结合体靶向到乳腺癌细胞。离体实验表明,四种成分的结合体"antibody-C11Pc-PEG-AuNPs"能够选择性靶向到过表达 HER2 表皮生长因子受体的乳腺癌细胞从而提高其光动力疗效,目前也有了在体实验的报道[192]。随后,他们还使用木菠萝凝集素靶向肿瘤细胞[193]。他们发现,这两种物体(木菠萝凝集素和抗 HER2 抗体)修饰的 C11Pc-PEG 纳米金粒子具有相似的靶向 PDT 效率[194]。同样,Singaravelu 等人采用叶酸作为肿瘤细胞靶向物也进行了离体 PDT 研究[195]。Meyers 等人采用表皮生长因子肽段修饰的纳米金(EGF(pep)-Au NPs)将光动力疗法光敏剂,尤其是 Pc 4,送入肿瘤组织进行了在体研究[196]。离体研究证明,EGF(pep)-Au NP-Pc 4 杀伤细胞的效果是 Pc 4 的两倍,这是由于 Pc 4 在早期内含体中的定向累积增加。在体研究表明采用 EGF(pep)-Au NP-Pc 4 靶向后 Pc 4 在皮下肿瘤中的累积得到提高,比未靶向的三倍还多。通过测量在体 Pc 4 的荧光可知,EGF(pep)-Au NP-Pc 4 通过减少网状内皮系统最初的吸收而增加了注射后 4 h 内血管循环中的纳米金粒子,从而影响了纳米粒子在生物体内的分布(图 10-31)。

Cheng 等人比较了通过共价和非共价粘附在 PEG 修饰的纳米金粒子上硅酞菁染料 4

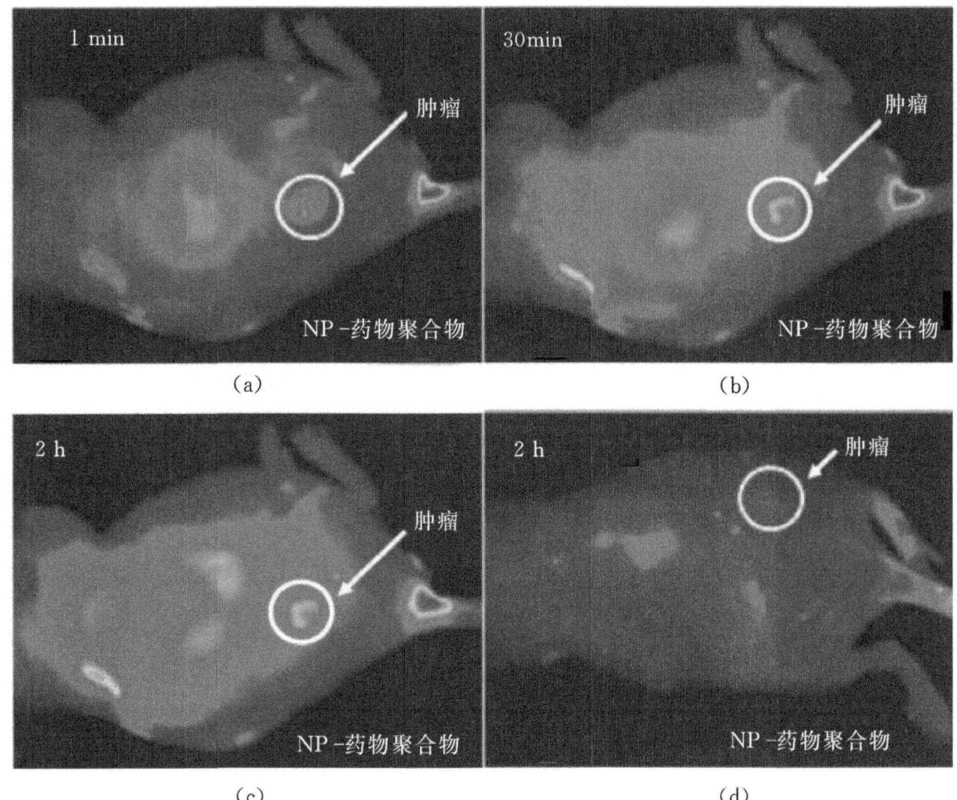

图 10-30　在生理盐水(0.9%NaCl,pH 7.2)中注射 Au NP-Pc 4 缀合物后,(a)1 min,(b)30 min 和(c)静脉内 120 min 后,荷瘤小鼠的荧光图像,尾注射。任何明亮的信号来源于 Pc 4 荧光,没有它则表明没有从小鼠检测到荧光信号。(为了减少自身荧光,在实验前将动物喂食特定饮食超过 2 周。)通过肿瘤区域中的荧光增加(白色圆圈)监测肿瘤中药物的递送效率和累积速率。为了比较,在图(d)中显示了仅注射不含 Au NP 载体的 Pc 4 制剂的小鼠。在注射后 2 h 没有检测到药物在体内或肿瘤中的循环,没有 Au NP 作为药物载体[190]

(SiPc4)发现,与非共价连接的光敏剂的有效释放药物到 HeLa 细胞中及有效的 PDT 相比,通过共价巯基连接到纳米金粒子上的光敏剂细胞内释药很慢,而且没有 PDT 效应[197]。随后,他们研究了非共价连接的 PEG-SiPc4-AuNP 结合体的药物递送机理以及静脉内随后 7 天之内的药物动力学。在体实验发现,非共价粘附到纳米金上的光敏剂提供了有效的释放,而且 PEGSiPc4-AuNP 结合体能够快速渗透到肿瘤深部。虽然纳米金粒子具有较长的滞留时间,尤其是在肝脏和脾脏,但是发现药物和纳米金都可以通过肾脏和肝脏系统快速从身体内部清除[198]。

Gamaleia 等人合成了一种纳米金与血卟啉的结合体用于 PDT,他们比较了不同粒径的血卟啉-纳米金纳米结构的光动力疗效。结果表明,直径 45 nm 的纳米金比 15 nm 的纳米金具有更好的活性,很明显这是由于大粒子能够输送更多的药物到恶性细胞[187]。Wang 等人和张镇西课题组对于纳米金尺寸对 PDT 的影响也得到相似的结论[120,199]。Wang 的课题组发现,结合有纳米金的原卟啉 IX 产生的活性氧(ROS)增量与纳米金的尺寸相关。尺寸

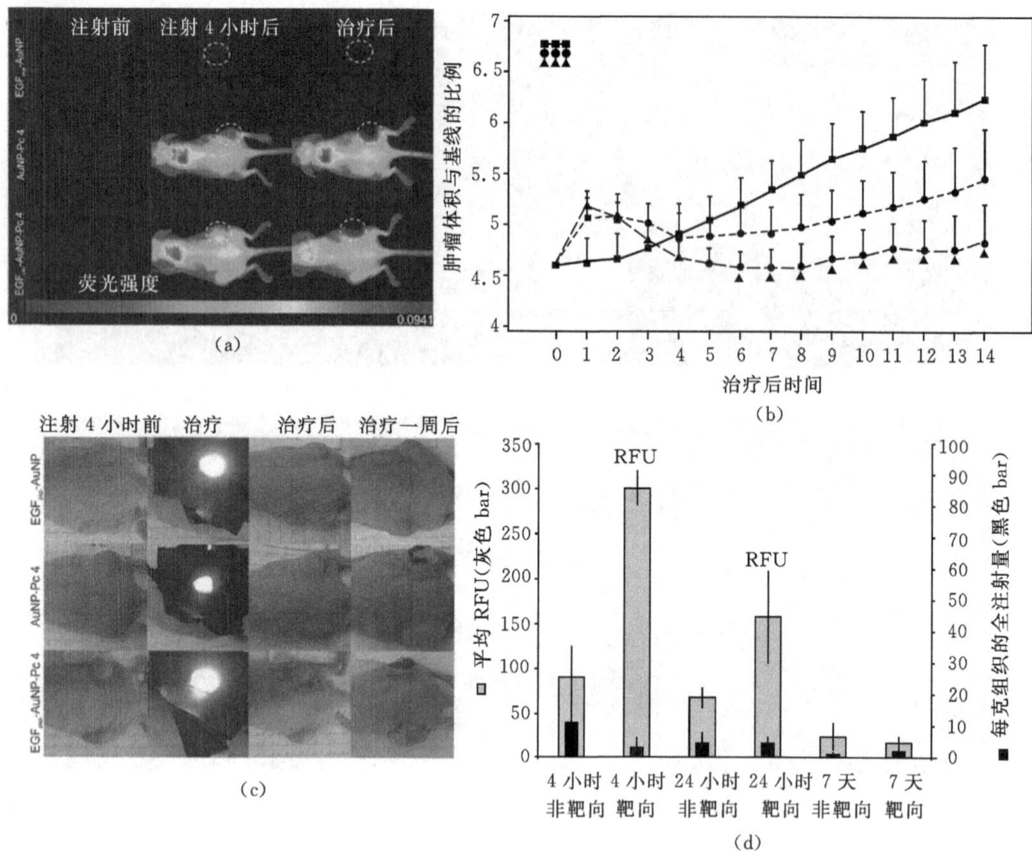

图 10-31 给小鼠注射 EGFpep-Au NP、Au NP-Pc 4 或 EGFpep-Au NP-Pc 4(1 mg Pc 4 每公斤老鼠体重),并用 672 nm 激光(150 J/cm^2)处理 4 小时,(a)选自 $N\geqslant3$ 的原始组的 EGFpep-Au NP、Au NP-Pc 4 和 EGFpep-Au NP-Pc 4 注射的小鼠的代表性荧光图像。动物上背部的高荧光可能是在颈部的脂肪区积累。白色虚线圈显示经历 PDT 的肿瘤。(b)图显示治疗研究的统计概要,y 轴是作为原始肿瘤体积的百分比的肿瘤体积的自然对数,x 轴是以天计的时间。治疗在注射后 4 小时的第 0 天发生。所有图形值表示为具有代表 95%置信区间的误差条的平均值。星号表示用 EGFpep-Au NP-Pc 4 或 EGFpep-Au NP 处理的小鼠之间的统计学显著性。(c)在用激光进行 PDT 处理之前、之中、之后和之后 1 周,EGFpep-Au NP、Au NP-Pc 4 和 EGFpep-Au NP-Pc 4 注射的小鼠的照片。代表图像选自 $N\geqslant3$ 的原始组,并且是出现在(a)图中的相同小鼠。(d)通过荧光成像分析离体肿瘤组织的游离 Pc 4 含量,通过 GFAAS 分析 Au NP 含量;$N\geqslant3$。图表显示 Pc 4 荧光(RFU)和%I. D 的 Au 对于 EGFpep-Au NP-Pc 4 的 9L. E29 肿瘤中的每克组织随时间的变化。早期确定非靶向 NP 的生物分布,并在此推导出与靶向 NP 生物分布的比较。所有图形值表示为平均值,误差条表示±SD。星号表示平均 RFU 或%I. D 的统计学显著性。每克组织(如图所示)来自注射 Au NP-Pc 4 的小鼠,p 值<0.05 被认为具有统计学显著性[196]

越大的纳米金具有更强的增强光敏剂产生活性氧的能力,这是因为大粒子比小尺寸粒子周围具有更强的散射电磁场。但是,细胞的 PDT 疗效不仅仅与活性氧的产生有关,而且与细胞吸收的纳米金的尺寸有关[199]。张镇西课题组采用静态球壳模型模拟了覆盖有光敏剂的单个纳米金周围的局域电磁场的增量发现，通过纳米金增强的活性氧产量不仅与纳米金尺寸有关，而且与其辐照光波长有关[120]。

光动力疗法和光热疗法都被证明是对肿瘤的有效治疗策略，也许把这两者结合会具有更好的疗效。Kah 等人采用波长大于 585 nm 的 100 cm×50 cm 的宽带光照射抗-EGFR 纳米金壳(吸收光谱表明具有很宽的消光带，波长大于 580 nm)和金丝桃素(吸收峰值 595 nm)以实现 PTT 和 PDT 的结合。离体实验表明，PDT 和 PTT 的联合疗效明显好于传统的 PDT 或者新兴的 PTT 治疗[200]。然而，发展能够使 PTT 和 PDT 协同作用的多功能纳米金粒子，是目前纳米科技领域内的一个热点[201]。

Kuo 等人首次采用金纳米棒同时作为 PTT 和 PDT 的介质用来清除 A549 恶性细胞，而且还将其作为光对比剂来成像以监测细胞[202]。在他们的工作中，金纳米棒被成功地连接在亲水性光敏剂吲哚花青绿(indocyanine green，ICG)上，并采用 808 nm 红外激光照射以达到 PDT 和 PTT 效果。与单独的 PDT 或者 PTT 相比，联合治疗被证明可以非常有效提高光疗并杀伤肿瘤细胞(图 10-32)。随后，他们证明球形纳米金和金纳米棒与吲哚花青绿结合均可有效实施多模的光动力和光热治疗[203]。其他研究组也证明了采用不同光源、不同光敏剂、不同金纳米结构以及不同细胞系的光动力疗法与光热疗法的协同效应[204~207]。Gao 等人采用了不同的策略，他们将脂质体装载的竹红菌素 B(hypocrellin B，HB)粘附在金纳米笼上构建了一种新型纳米结构。采用 790 nm 近红外激光双光子技术照射这种光敏剂与光热转化剂的组装体就可以实现抗肿瘤治疗[208]。Wang 的课题组也采用类似的方法，他们设计了二氢卟吩 e6(chlorin e6，Ce6)-适配体开关探针(aptamer switch probe，ASP)-金纳米棒(AuNRs)复合体用于多模肿瘤治疗。在他们的研究中，当有肿瘤细胞存在时 ASP 会发生结构变化从而将 Ce6 从纳米金表面释放，激光照射进行 PDT 时就产生了单态氧。而

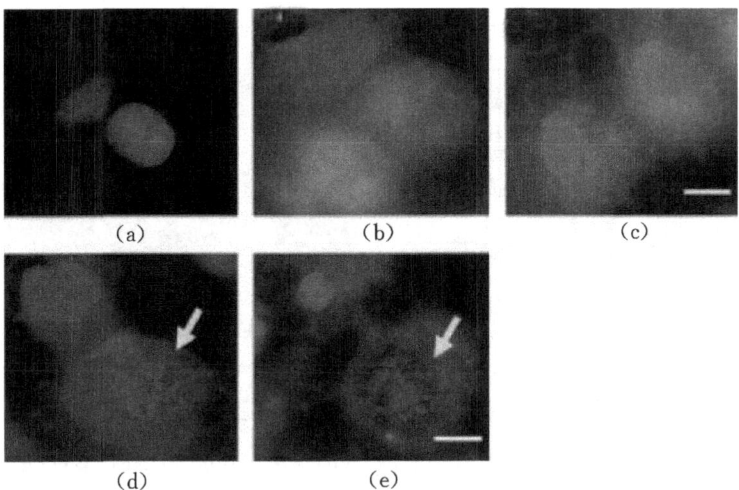

图 10-32 A549 细胞的共聚焦激光扫描图像。(a)没有 ICG 处理或激光曝光；(b)具有 ICG 但没有激光曝光；(c)具有 Au-PSMA-ICG 纳米棒但没有激光曝光；(d)具有 ICG 处理和激光曝光；(e)与 Au-PSMA-ICG 纳米棒和激光曝光。Au 纳米棒剂量：5_1011；2.334_10_4 m 的游离 ICG 和 ICG 缀合到 Au 纳米棒上。用 DAPI(蓝色)染色细胞核。比例尺：20 mm[202](见彩色插图)

金纳米棒可以将光转变为热，也可以通过热效应杀伤细胞从而产生特殊的光热治疗模式[209]。Wang 等人还设计了具有 pH 值介导靶向的 Ce6-pHLIPss-AuNR 结合体以实施 PDT/PTT 协同效应[210]。

为了能够进入临床，必须进行在体实验。Jang 等人证明采用 810 nm 和 670 nm 激光照射金纳米棒 AlPcS4 复合物在体内可以使肿瘤生长率降低 95%[117]。他们发现静脉注射 GNR-AlPcS4 1 小时后，通过近红外荧光成像可以很清楚地辨别肿瘤尺寸。肿瘤背景对比率会随着时间增加，在 24 小时时达到 3.7；单独使用 PDT 时肿瘤生长率降低 79%，而 PTT 和 PDT 同时作用时下降 95%(图 10 - 33)。Khlebtsov 等人发展了一种包含金-银纳米笼核和介孔硅壳功能化的光敏剂二甲氧基卟啉(Yb-2，4-dimethoxyhematoporphyrin，Yb-Hp)的纳米复合物用于在体光动力应用。在 630 nm 光照射下这种合成的纳米粒子复合物能够产生单态氧，而在等离子体共振波长(750～800 nm)光照射下能够产生高温[211]。Wang 等人采用 532 nm 和 810 nm 激光照射玫瑰红(Rb)金纳米棒结合体用于在体口腔癌的光动力和光热治疗[212]。

在进一步的研究中，Lin 等人发展了一种全新的纳米金囊泡，它由吸收峰值在近红外区域 650～800 nm 的单层组装的纳米金粒子构成，并可以把光敏剂包裹其中。当采用 671 nm

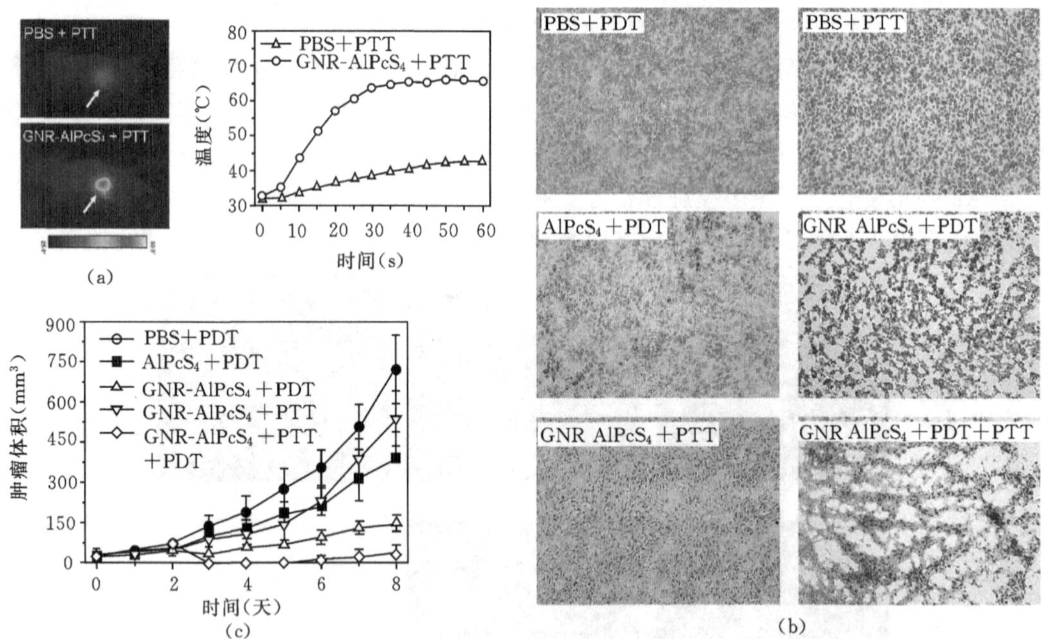

图 10 - 33 体内 PDT 和 PTT。(a)在光照射 1 分钟后捕获的热成像图像，以及在 GNR-AlPcS4 注射和 PBS 注射的小鼠的肿瘤中的热成像监测。(b)组织切片的 TUNEL 染色(放大倍数 20 倍)。正常或凋亡细胞核分别显示为绿色和棕色。组织切片中的空白区域(GNR-AlPcS4 复合物 t PDT 和 GNR-AlPcS4 复合物 t PTT t PDT)是由于染色过程中被破坏的肿瘤细胞的析出。(c)每次治疗后的肿瘤大小。标准差；PBS t PDT(n=7)；游离 AlPcS4 t PDT(n=7)；GNR-AlPcS4 复合物 tPDT(n=7)；GNR-AlPcS4 复合物 PTT(n=5)；GNR-AlPcS4 复合物 PTT t PDT(n=7)；n=涉及的肿瘤数目[117](见彩色插图)

激光照射时，纳米金囊泡和 Ce6 染料都可以被激励从而分别产生热作用和单态氧以杀死细胞。离体和在体实验都表明纳米金囊泡-Ce6 复合体的疗效不仅好于单独的 PTT 或者 PDT，而且也好于 PTT/PDT 的总和效应，这是由于其协同作用的效果[213]。类似地，Wang 等人也构建了纳米金壳-PEG-Ce6 复合体，采用连续激光进行了离体和在体 PDT/PTT 联合治疗研究[214]。Terentyuk 等人合成了 AuNR/SiO_2-HP 复合物纳米粒子，首次采用异种移植肿瘤大鼠模型对的较大固体瘤(大约 3 cm^3)进行在体 PDT＋PTT 联合治疗。与单独的较弱 PDT 疗效相比，PDT＋PTT 联合治疗导致了大面积肿瘤坏死并使肿瘤体积大大减小[215]。Vankayala 等人采用类似方法证明，纳米壳在低剂量(大约 150 mW/cm^2)近红外光照射下可以同时介导 PDT 和 PTT 效应[216]。自此，很多课题组都致力于离体和在体提高光动力疗效的研究。Vijayaraghavan 设计了多杈金纳米海胆结构并可以采用第二生物窗口(1000～1350 nm)照射激活多模的 PDT 和 PTT 治疗[217]。最近，Yu 等人报道了一种全新的由中空纳米球(HAuNS)、低 pH 插入肽(pHLIP)以及 Ce6 组成的光诱导三重抗肿瘤治疗系统，当 pH 值为 6.2 时，pHLIP 能够穿过细胞膜将纳米体系送入细胞内，然后在光的照射下 Ce6 和 pHLIP 由于弱相互作用而从纳米金上脱落。由此，中空纳米粒子就同时执行了 PTT 和 PDT 功能[218]。

采用 SPR 光源激励，纳米金除了光热效应，在其表面还可以产生增强的电磁场[219]。有一些报道证明，光激励的光敏剂产生的单态氧尤其是活性氧会被纳米金增强的电磁场提高，从而增强光动力疗效[199,220]。Wang 等人采用纳米金作为载体递送光敏剂原卟啉 IX 时，首先发现这种现象[188]。张镇西课题组也采用纳米金递送 5-ALA 获得类似的结果(图 10－34)[189]。Wang 研究组还发现原卟啉 IX 的活性氧的产生与纳米金粒子具有相关性[199]。尺寸越大的粒子其增强单态氧产率的能力越强，这是因为大尺寸粒子具有更强的散射电磁场。张镇西课题组通过建立纳米金覆盖光敏剂模型，模拟了单个纳米粒子周围的局域常增强效应[120]。因此，采用纳米金粒子作为载体不仅可以提高细胞对药物的吸收，而且还可以增强活性氧产率，最终增强光动力疗效。

除了能够增强光敏剂产率外，2011 年，还有课题组发现采用 LSPR 吸收带波长照射纳

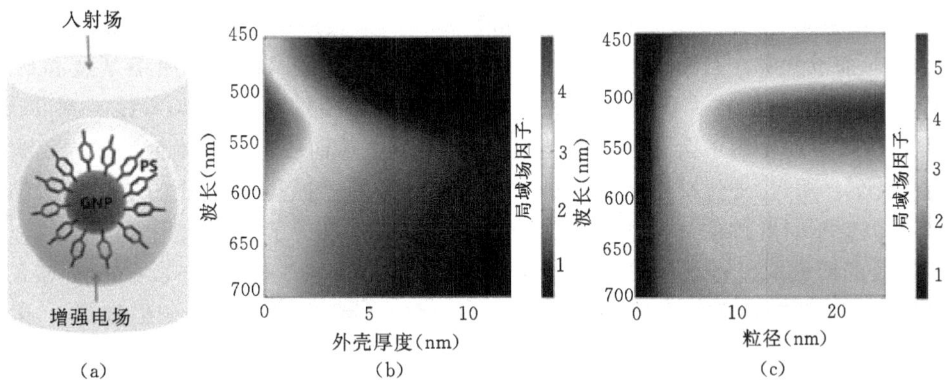

图 10－34 (a)静态球壳模型显示光敏剂涂覆的金纳米粒子在照射时产生局域增强电场；(b)计算得到光敏剂壳厚度与局域场增强因子随激发波长变化的变化关系；(c)GNP 尺寸与局域场增强因子随激发波长变化的变化关系[120]

米金,其本身也在光的照射下产生单态氧[221]。Pasparakis 证明采用连续光或者脉冲激光照射液体中的裸纳米金能够产生单态氧的机理可能有两个,一个是等离子体及热电子与氧分子的相互作用推动的等离子体激活路径;另一个是间接光热路径,尤其在采用脉冲激光照射时更明显,这是由于激光诱发过热从而导致粒子破碎以及增加热电子辐射的结果[222]。Hwang 的研究组利用纳米金和纳米银系统分析了光敏化及单态氧形成,发现它们与粒子形态相关性很大[223]。他们认为,单态氧会产生于具有 Au(110)表面的金纳米结构,比如单个晶体和五孪晶的金纳米棒的纵向带,但是不会出现在 Au(111)和 Au(100)表面,比如十面体,还有单晶及五孪晶金纳米棒的两端。因此,在光动力疗法中,某种特制的纳米金本身就可以作为一种光敏剂。

与传统的有机染料相比,采用纳米金作为光敏剂的优点是对酶催化和光化学降解具有更好的抗性,而且具有 4～6 量级高的消光系数[4]。这就意味着要达到有效 PDT 疗效的浓度阈值,肿瘤细胞只需要吸收很少量的 GNP 光敏剂。而且,Xu 的研究组证明金纳米棒在双光子激励下能够产生更多的单态氧[224],这就意味着在双光子 PDT 中纳米金也可以作为光敏剂使用。因此,除了光热效应,纳米金不仅可以作为药物载体,其本身还可以作为一种极好的非常有希望的多功能光学药物。

3. 纳米金辅助的放疗

放疗就是使用高能量的射线,通常为 X 射线以及其他类似的射线(比如 γ 射线、电子束和质子)来照射疾病部位。这种方法通过杀死被辐射部位的肿瘤细胞获得疗效,从而减慢或者阻止肿瘤的生长。与 PTT 和 PDT 类似,X 射线放疗是一种只影响被辐射部位的特异性治疗方法。但是,X 射线辐射比近红外的 PTT 和 PDT 提供了更深的深度。

X 射线放疗中最大的挑战是缺乏选择性,也就是说放疗不总会达到原位癌的局部区域,而会同时造成正常组织毒性。放射性增敏剂能够提高肿瘤细胞的特异性吸收剂量,从而与单纯的放疗比较,相同辐射剂量下可以提高肿瘤细胞的杀伤率[225]。为了达到这个目标,目前已经发展了不同类型的放疗增敏剂[226]。尤其是,由于其高密度、大的能量吸收系数以及低毒性,纳米金材料被证明可以作为 X 射线放疗增敏剂[227,228]。Hainfeld 等人首次证明了采用 1.9 nm 的纳米金簇可以提高 X 射线放疗[229]。高剂量的纳米金簇(2.7 g Au 每公斤老鼠体重)治疗前被静脉注射进肿瘤折磨的老鼠体内。实验结果表明,采用纳米金和 X 射线放疗处理的老鼠的一年存活率从单独使用 X 射线或者单独纳米金的 20%提高到 86%(图 10－35)。治疗后的小纳米金能够快捷地通过肾脏清除,从而使由于纳米金的体内累积的副作用减到最小。而且,通过对纳米金在肿瘤内部的分布能够提高 X 射线的单位成像的对比度,从而可以用于对肿瘤的早期诊断。接着 Chien 等人也报道了他们采用 20 nm 的金粒子作为 X 射线的增敏剂进行放疗的效果,获得相似的结果(图 10－36)[230]。Chang 等人也证明纳米金在恶性黑色素瘤内的累积会提高电离辐射的效率,从而导致肿瘤细胞凋亡,阻碍肿瘤生长,并使荷瘤老鼠的存活率大大延长[231]。类似的纳米金提高放疗结果在头颈肿瘤鳞状细胞以及前列腺肿瘤细胞中都可观察到[232,233]。

对于纳米金辅助的放疗增敏剂,采用细胞靶向配体改变其表面可以大大提高细胞吸收和疗效。Xing 等人采用硫葡萄糖(Glu)对 10.8 nm 的金表面功能化后,增加了乳腺癌细胞(MCF-7)对其的吸收。研究中将非恶性乳腺肿瘤细胞(MCF-10A)作为对照组。透射电镜结果表明肿瘤细胞对硫葡萄糖修饰过的纳米金的吸收远远大于对裸纳米金的吸收。而且放

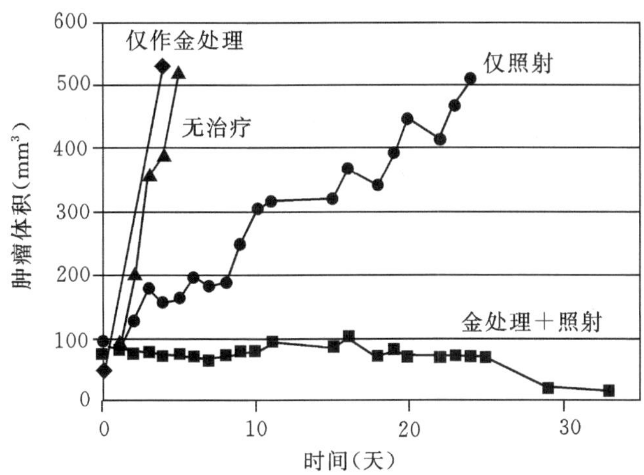

图 10－35 平均肿瘤体积。(a)未治疗(三角标，$n=12$)；(b)纳米金孵育(菱形标，$n=4$)；(c)照射(30 Gy，250 kVp，圆标，$n=11$)；(d)静脉注射纳米金之后照射(1.35 g Au/kg)(方块标，$n=10$)[229]

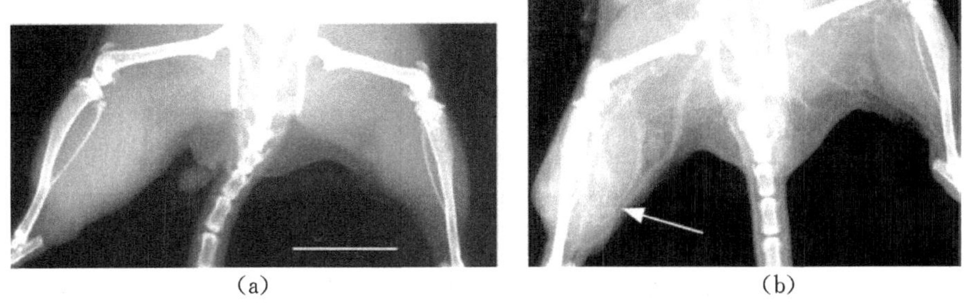

图 10－36 金纳米微粒注射前后小鼠后腿的射线照片。(a)注射前；(b)金注入后 2 分钟(2.7g Au/kg)。与正常对侧腿相比，在具有肿瘤腿(箭头)中观察到来自金的显著对比(白色)。在 22 kVp 和 40 mA s 下 6 s 曝光。Bar＝1 cm[149]

疗结果也表明，采用修饰后的纳米金对于癌细胞 MCF-7 的杀伤率与非恶性细胞 MCF-10A 相比有所提高。研究结果表明，硫葡萄糖修饰的纳米金只进入恶性肿瘤细胞并提高疗效，而并不进入良性细胞，因此这种策略将来可以用于靶向肿瘤治疗[234]。Geng 等人在卵巢癌和宫颈癌中也获得了类似的靶向放疗提高效果[220,235]。Dorsey 等人发现对于胶质瘤和脑瘤，尽管有着血脑屏障的存在，也可以将 PEG 修饰的纳米金用于有效的靶向放疗，从而提高了 DNA 的损伤、细胞的杀伤以及存活率的提升等[225]。目前，采用靶向分子，比如葡萄糖、叶酸、顺铂、肽段、抗-EGFR、硫葡萄糖等，对纳米金进行改性，并与成像以及其他治疗相结合是一个趋势。

而且，Polf 等人研究了质子束放疗对前列腺肿瘤细胞内存在和不存在内化的纳米金两种情况下的相对生物学效率。质子束放疗对包含内化纳米金的前列腺肿瘤细胞的杀伤效率大约提高了 15％～20％[236]。Khoshgard 等人比较了很多不同种类的中电压 X 射线普通能量水平和超高电压(兆伏电压)伽马射线(Co-60)在存在叶酸修饰纳米金和非修饰纳米金情况下对HeLa肿瘤细胞疗效的提高率。在他们的研究中,采用相同的剂量增强系数(dose enhancement factor,DEF)、相同的叶酸修饰纳米金,不同的放疗组获得的结果差别很大。对于X射线辐照的两种纳米金,其最大剂量增强系数达到了180 kVp。对于中电压X射线能量(尤其是180 kVp),采用表皮放疗技术,叶酸修饰的纳米金可以极大地提高叶酸受体过表达肿瘤细胞杀伤率,比如HeLa[237]。

正如上述研究,纳米金的增敏化效应在很多的研究中都已经观察到了,但是大多数的研究工作仅对其现象的描述,而对于其中增敏化效应发生的机理目前还不清楚。大多数研究者认为纳米金的放疗增敏效应是由于在千伏电压光子能量下高Z材料会增加对光子的吸收。然而,如果其增敏化效应是由于这个物理机理,则由于在临床中使用的是康普顿效应占主导地位的超高电压能量,因此这种方法将不能应用于临床。为了能应用于临床并最优化其效率,了解纳米金介导放疗中的纳米金尺寸、浓度、表面修饰以及与目标物,比如DNA的距离的重要性将很有用。通常,蒙特卡罗算法被用于预测这些参数。Geng等人发现X射线辐射与纳米金的相互作用也会提高单态氧的产率,这也是纳米金能提高卵巢癌放疗效果的机理之一[235]。一些研究组还详细讨论了纳米金作为放疗增敏剂时其中所经历的物理和生物学机理[238,239]。

4. 基于纳米金的靶向药物递送系统

虽然纳米金本身可以作为一种治疗试剂用来杀死肿瘤细胞,在可控药物递送系统中它们也可以被用来触发药物释放。在这个系统中,纳米金会被结合在不同的材料,比如热敏胶囊、膜以及水凝胶等中生成靶向药物递送的纳米结构。当纳米结构达到靶向区域后,采用纳米金的LSPR波长的光照射,纳米金就会产热而破坏了纳米结构,最终药物从纳米结构中释放出来[96,240,241]。目前采用热效应纳米金粒子构成的靶向药物递送纳米结构有4种主要的形式[242]:第一,药物被插入到环绕在纳米金周围的聚合体中。当LSPR光谱内的光照射时,纳米金就会产热,从而破坏了聚合物的结构,使药物释放。第二,药物和纳米金被包裹在脂质体中,产热后脂质体被破坏,从而触发药物的释放。第三,药物被共价结合在覆盖于纳米金周围的间隔分子上,产热会导致键的断裂从而释放药物。第四,药物不是共价结合在纳米金上,而是插入到硅基质中。热同样会触发药物的释放(图10-37)。Shin等人构建了附着在热敏脂质体(G-TSL)上的纳米金簇,当在肿瘤微环境中采用外部近红外光辐射时就能够触发药物释放,达到递送和释放强力霉素(DOX)的目的。人们发现与没有纳米金覆盖的TSL相比,红外光照射后从DOX/G-TSL上释放的药物提高了70%。Sierpe和他的同事们按照1:1的比例合成了β环糊精-苯乙胺(βCD-PhEA)复合物,纳米金被粘附在这种复合物的微晶体表面[241],这样就形成了一个三元系统。连续激光辐照后纳米金的热作用可以使苯乙胺(PhEA)有效释放,因此纳米金的热效应对于靶向药物释放来说是一个很好的选择。

基于纳米金结构平台的靶向药物递送系统在促进肿瘤检测和治疗方面是一个重要的研究领域。由于肿瘤组织淋巴回流不畅以及反常的血管生长,通过滞留反应系统的通透性提高从而提高了纳米金在肿瘤内部的累积率,这是传统意义上的肿瘤靶向策略,即被动靶向[243]。因此,很多研究者都合成多聚体纳米金以递送不同的细胞毒剂、光敏剂及其他药物等。比如,Coelho等人发展了一种基于PEG修饰的纳米金的药物递送系统,其中阿法替尼

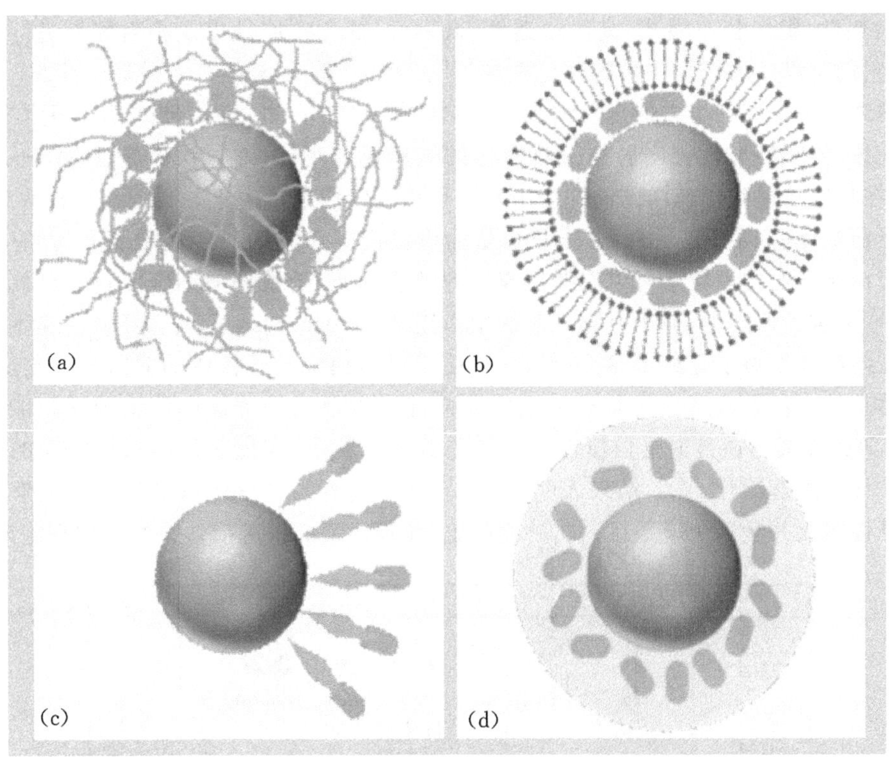

图 10-37 使用光热效应触发药物传递的四种情况。(a)将药物(绿色胶囊)包埋在纳米颗粒周围的聚合物基质中;(b)将药物和纳米颗粒包埋在脂质体中;(c)药物与间隔分子(黄色菱形)共价键合,其与纳米颗粒结合;(d)药物不与 AuNP 共价结合[242](见彩色插图)

抑制剂被粘附在纳米金上,从而能够被动靶向肿瘤[244]。结果表明与传统的阿法替尼相比,纳米结构载药系统具有极好的抗肿瘤效果,并具有较低的副作用。Zhang 及其合作者用纳米金和脂质体合成了装载有紫杉醇的脂质体复合物,步骤简单且容易制备,由于包含了抗肿瘤化疗药物而具有更精确的定点和定时释放模式[245]。这个工作取得了非常好的抗肿瘤效果。Xu 等人发展了 5ALA-AuNP 以提高 PDT 的效率,其结果表明可以较大地提高 PDT 的疗效[189]。

但是,人们已经广泛认识到了无法由被动靶向策略控制的化疗试剂的副作用[247]。因此,可以在靶点选择性累积并能与高亲和性特异性配体相结合的纳米金载体推进了主动靶向递送策略的发展。通常的特异性配体包括叶酸、碳水化合物、肽、蛋白质、抗体、抗体片段和适配体(图 10-38)[246]。叶酸受体被发现在很多类型的肿瘤中都过表达,比如乳腺癌、卵巢癌、肺癌、鼻咽癌、咽喉癌、结肠癌、脑瘤、子宫瘤和骨肉瘤中,慢性和急性骨髓性白血病以及非霍奇金淋巴瘤中[248~250]。因此,叶酸作为靶向配体被广泛应用,它能够选择性地连接到肿瘤细胞表面的叶酸受体上并被内化进入肿瘤细胞。很多研究组都发展了纳米金负载的药剂或光敏剂与叶酸结合用以提高药物在肿瘤细胞的累积,增加抗癌药物的毒性以克服药物的耐药性[251~253]。一种特殊的内生基因——糖皮质激素应答基因,仅在肿瘤细胞上调控[254]。因此,Sau 及其合作者设计和合成了糖皮质激素受体靶向的纳米金,能够用于靶向和调控肿瘤的基因信息,从而发展一种全新的抗肿瘤治疗策略[255]。由于肽具有满意的药物动力学特性、组织分布模式、高的通透性、低毒性、低免疫原性以及相当容易进行化学修饰，所以它们可以用来作为一种特殊的配体[256]。Yuan 等人发展了一种基于 TAT 肽修饰过的金纳米星来提高细胞内递送及纳米金的热疗效率[257]。蛋白质、抗体、抗体片段是非常有效的配体，能够特异性靶向肿瘤上过表达的抗原或者受体[258]。铁传递蛋白——一种膜糖蛋白，在将铁传递到迅速增殖的细胞中起了很重要的作用。由于肿瘤细胞对铁的高需求，铁传递蛋白受体(TfRs)在其表面过表达，从而可以用来作为靶向传递系统[259]。有报道称铁传递蛋白结合的纳米粒子可以选择性连接到肿瘤细胞，导致肿瘤细胞内吞并释放抗肿瘤药物，并增加抗肿瘤能力，减小有毒试剂的副作用[260]。Amreddy 等人选择铁传递蛋白作为特异性靶向配体发展了金纳米棒-阿霉素-铁传递蛋白纳米粒子构成的靶向药物传递系统。这种三体系纳米粒子显示出了很高的选择靶向能力以及高的肿瘤内药物的累积能力[261]。Kotagiri 等人发展出铁传递蛋白覆盖的二氧化钛纳米粒子，实现了体内深部组织的切伦科夫辐射介导的肿瘤治疗[259]。结果表明，铁转移蛋白覆盖的二氧化钛纳米粒子能够被肿瘤细胞选择性吸收并激活免疫系统杀伤肿瘤细胞，实现显著的抗肿瘤效果并导致细胞凋亡。

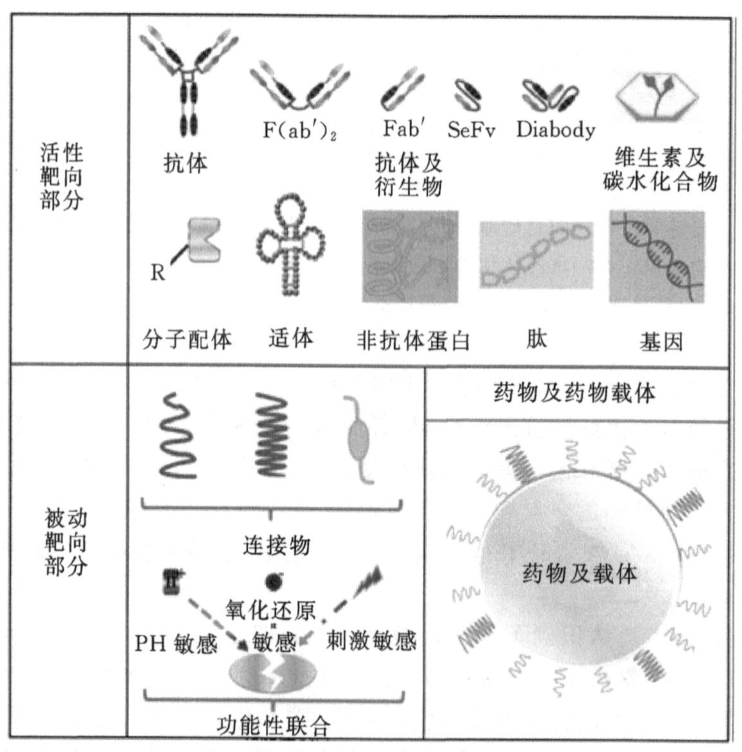

图 10-38 用于组装被动和靶向药物递送系统的工具箱[246]

适配体由于其特性(短、人工合成、单链寡核苷酸、高亲和性和特异性)已经变为一种新型的靶向配体[262]。适配体结合的纳米金可以被用作一种新型、有效且损伤小的特异性肿瘤识别和靶向肿瘤治疗的配体[263]。纳米金与适配体结合后，装载人工合成的用于肿瘤诊断和治疗的药剂和光敏剂，已经显示出可以提高药剂的累积，增加特异性和疗效，而且降低毒性[82,264]。Choi 等人使用了抗-EGFR 适配体与 PEG 修饰的纳米金棒结合用于设计一种智能的 PDT 治疗试剂，同样展示出了极好的肿瘤靶向能力和非常有效的肿瘤光热清除[265]。通常，虽然基于高亲和性特异性的配体靶向递送系统作为一种非常有希望的平台出现用来诊断和治疗肿瘤，但是目前还需要更多的研究来促进这些材料和策略转移到临床实践中。

5. 金纳米粒子的毒性

虽然纳米金材料在新药发展中具有很多的优势，但是将这些应用转化到临床前还存在很多问题。其中，毒性是阻碍有效性和导致有害效应的最重要问题。

由于纳米金的本性使某些毒性可能会增加。当纳米金的直径为 1.4 nm(55 个金原子簇)时，由于其与关键生物聚合物不可逆结合的可能性，因而具有潜在的高毒性[266]。这就意味着直径为 1～2 nm 的金粒子在临床使用前必须要仔细考虑[267]。目前，国际纳米协会(International Alliance for NanoEHS Harmonization，IANH)已经组织对不同实验室使用的方法进行比较来研究潜在的生物材料的生物学影响，包括纳米粒子的尺寸和表面电性[268]。另一种情况是 PEG 修饰的纳米金。尽管通过 PEG 修饰的纳米结构可以延长体内循环时间，但是大的 PEG 分子会增加纳米结构和水力学直径[269]，并大大改变其生物分布和药物动力学[270]。实验已经显示纳米金改性会影响其毒性。图 10－39 展示的是一个普遍的毒性尺寸范围，其中纳米材料毒性范围从高毒性到生物相容性均包括。研究者在设计粒子时应该特别考虑这些性质[271]。

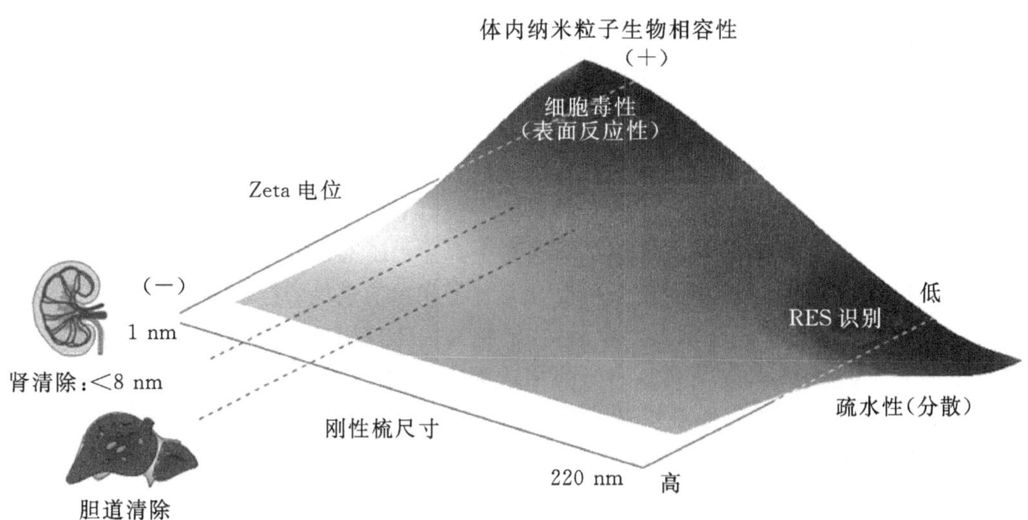

图 10－39　纳米颗粒的物理特性决定了体内生物相容性。三维相图显示了在用于治疗用途的约 130 个纳米颗粒的体内筛选后显示的定性生物相容性趋势。确定体内生物相容性(色谱)的主要独立粒子变量是尺寸、ζ 电位(表面电荷)和分散性(特别是疏水性的影响)。生物相容性反映在颜色光谱中，红色表示可能的毒性，蓝色表示可能的安全性和蓝绿色-黄色中间表示水平的安全性(以相同的顺序)。具有高表面反应性的阳离子颗粒或颗粒比通过网状内皮系统(RES)快速和安全(蓝色色调)除去的较大的相对疏水或分散不良的颗粒更可能是有毒的(红色色调)。促进增强的渗透和保留(EPR)效应并因此是化疗药物递送至癌症的最佳的颗粒——通常具有中等尺寸和相对中性的表面电荷[271](见彩色插图)

在使用纳米金时浓度也是一个重要的因素。在 14 nm 的柠檬酸盐包裹的纳米金研究中，在成纤维细胞培养中加入不同浓度的纳米金，结果表明高浓度纳米级可能会损伤肌动蛋白微丝，影响细胞移动和增殖以及粘附能力[272]。

上述所有的毒性都可以在不同状态下小心避免及特殊控制来克服。但是，在体内纳米金几乎不会被酶消化，这是大多数基于纳米金的试剂应用于临床的一个主要障碍。因此，怎样将纳米金从体内清除就是一个非常重要的问题。作为两个最重要的用于清除体内垃圾的自然系统，肾脏清除起着关键作用。目前，一种可以生物降解的被 DNA 结合的金“核卫星”超级结构已经被设计出来，既具有良好的肿瘤靶向能力，又可以被肾脏清除[273]。随着纳米金的发展，将会发展出更多新的纳米金结构，使其容易被消化，且在治疗后可以完全清除。

PDT 是治疗肿瘤的一种非常有前景的方法。但是，要把它作为首要治疗方法还没有得到认可，主要是因为经典光敏剂的缺陷。纳米粒子，尤其是纳米金在 PDT 中的应用在将来技术突破中是一个非常有发展潜力的方法。纳米金在肿瘤 PPT、PDT 治疗以及药物递送中具有巨大的潜力，但目前将这种肿瘤治疗技术要应用到临床，还有一些限制需要解决。需要一种非常有效的纳米金粒子肿瘤内累积的定量方法，然后与特殊组织中的肿瘤标准形状辐射相结合以达到肿瘤完全清除的目的[155]。目前的大多数在体研究都是基于近红外光从皮肤表面很容易达到的皮下肿瘤。近红外光在组织中的穿透深度为几英寸。深层组织治疗模式中，需要采用光纤探针将近红外光送入深度组织。对于同时对深部组织成像和治疗模式，则需要成像系统[154]。与其他基于纳米金的光热治疗相比，纳米金辅助的放疗能够达到身体内部，但是，在最新发表的论文中，人们对光子能量和纳米金尺寸的研究中，获得矛盾的结果[274]。

总之，基于纳米金的肿瘤治疗由于其高度选择性和最小的副作用，此领域近年来吸引了大量的研究者。纳米金作为光吸收物质、局域场增强器、药物载体以及放射敏化物，在肿瘤治疗中显示了巨大的潜力，并在离体和在体研究中都显示了其清除肿瘤的能力(表 10-3)。而且，在发展基于纳米金的多功能粒子平台方面有了相当的进展，这个平台在不久的将来能够把高效联合治疗应用于癌症病人。但是，在转化为临床应用方面仍然存在巨大的障碍，比如纳米金的非生物降解性，以及光源的低的穿透深度。因此，在提高纳米结构的在体行为，以及纳米金长时间滞留在比如肝脏和脾脏等组织内的良好清除方面，还需要大量的研究。简而言之，随着科技的发展，基于纳米金的治疗方法在应用于临床、为肿瘤提供微创治疗方面具有很大的潜力。

表 10-3 金纳米粒子各种光热性质的总结

方法	金纳米粒子	特殊需求	应用	属性
PTT	金球	可见波长照射，特异性抗体连接靶向细胞	体外选择性 肿瘤细胞杀伤	SPR
		用可见波长，红色或红外波长的辐射，用两种特异性抗体连接靶向细胞以形成纳米团簇	体外选择性 肿瘤细胞杀伤	SPR
		用飞秒辐射 Ti：蓝宝石激光红光照射，特异性靶向	体外选择性 肿瘤细胞杀伤	SHM 和 TPA
	金纳米棒	用红外或红外波长激光照射，特异性靶向	体外选择性 肿瘤细胞杀伤	SPR
		用红色或红外波长激光照射，非靶向	体外选择性 肿瘤细胞杀伤和 体内癌症治疗	SPR 和 EPR 效应
		用红色或红外波长激光照射，特异性靶向或 Au 纳米棒负载巨噬细胞	体外选择性 肿瘤细胞杀伤和 体内癌症治疗	SPR
		辐射双光子激光，细胞非靶向，聚吡咯稳定的金纳米棒，非靶向	体外选择性 肿瘤细胞杀伤	TPA
	金纳米壳	用红色或红外波长激光照射，PEG 包裹纳米壳(SiO_2@Au)，非靶向	体内癌症治疗	SPR 和 EPR 效应
		用红色或红外波长激光照射，PEG 包裹纳米壳(SiO_2@Au)，特异性靶向	体外选择性癌细胞杀伤(包括曲妥珠单抗抗性细胞)	SPR
		用红色或红外波长激光照射，PEG 包裹纳米壳(SiO_2@Au)-单核细胞/巨噬细胞	体外选择性固体癌细胞杀伤	SPR
	金纳米网	用红色或红外波长激光照射，PEG 包裹纳米壳(SiO_2@Au)，特异性靶向	体外选择性 肿瘤细胞杀伤	SPR
		用红色或红外波长激光照射，PEG 包裹纳米笼，特异性靶向	体外选择性 肿瘤细胞杀伤和 体内癌症治疗	SPR
	金纳米环	用红色或红外波长激光照射，用特异性抗体靶向细胞	体外选择性 肿瘤细胞杀伤	SPR
	金纳米花	用红色或红外波长激光照射，非靶向	体外选择性 肿瘤细胞杀伤和体内癌症治疗	SPR 和 EPR 效应

续表

方法	金纳米粒子	特殊需求	应用	属性
金介导PDT	金纳米球	用宽场光源照射，光敏剂涂布GNP，非靶向	光敏剂递送，体外选择性癌细胞杀伤	EPR效应
		用激光照射，光敏剂稳定的GNP，非靶向	光敏剂递送，体内癌症治疗	EPR效应
		用光照射，光敏剂稳定GNP，特定靶向	光敏剂递送，体外选择性癌细胞杀伤	EPR效应
		用光照射，光敏剂稳定GNP，具体靶向	光敏剂递送，体内癌症治疗	EPR效应
		用一个光源辐射PDT和PTT，光敏剂涂覆GNP，非靶向	光敏剂递送，体外选择性癌细胞杀伤	SPR和EPR效应
		激光辐照PTT和PDT，肽特异性靶向，光敏剂缀合GNP	光敏剂递送，体外选择性癌细胞杀伤；体内癌症治疗	SPR
	金纳米棒	用光照射PDT和PDT，光敏剂涂布GNR，非靶向	光敏剂递送，体外选择性癌细胞杀伤	SPR和EPR效应
		用红外光照射PDT和PTT，光敏剂涂布GNR，特异性靶向	光敏剂递送，体外选择性癌细胞杀伤	SPR和EPR效应
		使用NIR激光器和白光照射用于PTT和PDT，光敏剂涂布GNR，特异性靶向	光敏剂递送，体外选择性癌细胞杀伤	SPR和EPR效应
		用NIR激光器和红光激光器的辐照PTT和PDT，GNR涂覆光敏剂，非靶向	光敏剂递送，体外选择性癌细胞杀伤；体内癌症治疗	SPR和EPR效应
	金纳米壳	用于PDT和PTT的双光子飞秒脉冲激光照射，光敏剂涂布的GNS，非靶向	光敏剂递送，体外选择性癌细胞杀伤	SPR和TPA
		用光分别照射PDT和PTT，特异性靶向	体外选择性肿瘤细胞杀伤	SPR
	金纳米网	用于PTT和PDT的NIR激光器和红光激光器分别辐照，光敏剂涂覆的纳米笼，非靶向	光敏剂递送，体外癌细胞杀伤；体内癌症治疗	SPR和EPR效应
	金纳米星	用用于PDT和PTT的双光子飞秒脉冲激光照射，光敏剂涂布的金纳米型，非靶向	光敏剂递送，体外选择性癌细胞杀伤；体内癌症治疗	SPR和EPR效应

续表

方法	金纳米粒子	特殊需求	应用	属性
	特定金纳米颗粒	用激光照射 PTT 和 PDT,被动积累,无光敏剂,非靶向	体外选择性肿瘤细胞杀伤和体内癌症治疗	SPR 和 SOG
金介导放射治疗	金纳米微粒	用 X 射线照射,非靶向	体外选择性肿瘤细胞杀伤	X 射线治疗改进和 EPR 效应
		用 X 射线照射,非靶向	体外选择性肿瘤细胞杀伤和体内癌症治疗	X 射线治疗改进和 EPR 效应
		用 X 射线照射,特异性靶向	体外选择性肿瘤细胞杀伤	X 射线治疗改进
		用 X 射线照射,特异性靶向	体外选择性肿瘤细胞杀伤	X 射线治疗改进
基于金的药物递送	金纳米球	用激光照射	体内药物递送和控制释放	SPR 和 EPR 效应
		用激光照射	体外调控 DNA 和药物释放	SPR 和 EPR 效应
		与药物偶联	体外靶向药物递送	EPR 效应
		胞外高浓度 GSH	体内药物递送和释放	EPR 效应
		特异性官能化 GNP	体外靶向药物递送	大表面
		特异性官能化 GNP	体内靶向基因递送	大表面
		用激光照射,特异性官能化 GNP	体内靶向癌细胞杀伤	SPR 和 EPR 效应
	金纳米棒	用近红外光照射	体内药物控制释放	SPR 和 EPR 效应
		用近红外光照射,特异性官能化 GNR	药物控释	SPR 和 EPR 效应
		用激光照射,特异性官能化 GNR	体外癌细胞杀伤	SPR
		适当的 pH 值	体外药物靶向递送	大表面
	金纳米壳	用近红外光照射,化学官能化 GNSs	体外药物控释	SPR 和 EPR 效应
	金簇	用近红外光照射,化学官能化纳米金簇	体内药物控释	SPR 和 EPR 效应
	金纳米星	TAT-肽功能化的 GNP,用光照射	化学药物递送,体外癌细胞杀伤	SPR 和 EPR 效应

10.1.6 纳米金的激光纳观热效应及测量

激光与生物组织相互作用，可伴随着热效应、光化学效应、压强效应、电磁场效应和生物刺激等效应的产生，其中热效应的应用在临床实践中最为普遍。随着纳米技术的发展，金属纳米粒子以其良好的光学特性、表面共振特性、波长可调特性等优势被广泛应用于生物医学领域，在医学成像、疾病尤其是肿瘤的诊断和治疗等方面发挥了独特的优势。激光、金属纳米粒子、组织之间的相互作用也成为科研工作者关注的热点。由于纳米金粒子具有突出的表面等离子体共振吸收特性、良好的生物相容性和表面易修饰的特质，因此它有别于其他金属纳米粒子，从很早之前便被应用于医学及临床研究[275]。而纳米金粒子的光热效应研究则是这一研究领域的热点和重点。

激光与纳米金粒子发生相互作用后，会在粒子的内部和周围诱导产生不同的现象，这一特质可被加以利用，应用于生物医学成像和疾病治疗。由于激光强度和金纳米粒子本身特性的不同，激光照射纳米金粒子后，纳米金粒子与周围介质会经历不同的热物理效应（图 10－40），从而在宏观、微观和纳观三个层次上产生不同的生物学效应，衍生出不同层次上的生物学应用，如图 10－41 所示。宏观上的应用通常指组织的光热治疗；微观上的应用则主要指对单个细胞的消融；而纳观上的应用则包括对细胞膜的纳米级穿孔、DNA 快速消融、纳米金载体实现药物的可控释放、选择性蛋白失活以及 DNA 分子手术等[92]。

对于非常精细的分子操作，或者在生物系统内研究生物大分子的行为，纳米金的激光纳

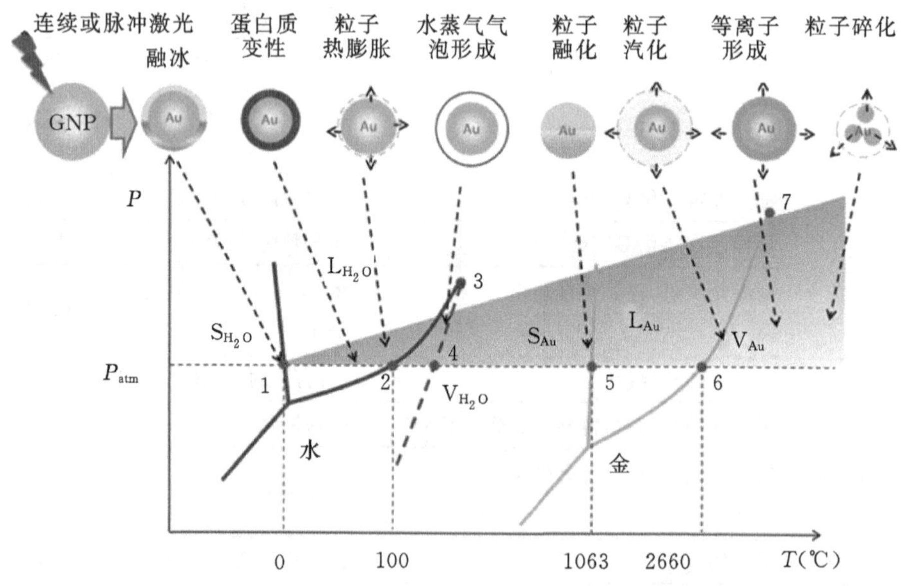

图 10－40　激光照射纳米金产生的光热效应示意图。图中上半部分显示当照射纳米金粒子的激光能量从左至右不断上升时，纳米金表面温度不断升高并产生不同的热效应。下半部分的相变示意图用实线标注了水和纳米金粒子的热力学平衡态，用虚线标注了水的旋节线。水（H_2O）和金（Au）的状态，比如固体（S）、液体（L）和汽化（V）在下标中给出。插入的楔形图表示在此区域内纳米金粒子周围的气压可能会因为激光的照射而增加

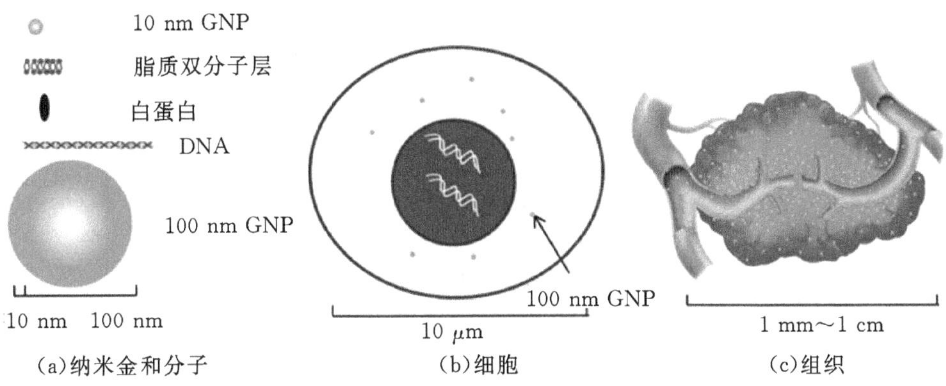

图 10-41 激光纳米金光热效应不同层次应用示意图

观热效应提供了一种独特而有效的研究手段。与其他传统的微观或者纳观方法(比如原子力显微镜)相比，这种方法可实现并行化操作，效率很高。相比之下，传统的原子力显微镜通常每天只能处理 10 个分子，而且还需要专业的人才和成熟的仪器，不仅费时还浪费财力物力[276]。此外，通过将纳米金选择性地同与其尺寸相当的大分子连接，比如脂类、蛋白质和 DNA 等，可实现纳米金粒子的靶向作用，从而完成非常精确的分子手术。

本节将从 3 个方面介绍纳米金激光纳观热效应的研究进展，包括各种物理学机理及模型的建立、纳米金激光纳观热效应的测量方法及其优缺点的比较，最后从生物学的角度出发，指出纳米金激光纳观热效应在生物医学领域应用的发展趋势，并再次强调了该领域研究的重要性和必要性。

1. 纳米金激光纳观热效应物理学机理及其模型

由于纳米金热效应在生物医学领域的广泛应用，它的热效应机理也成为人们研究的热点。对于纳米金的纳观热效应，人们已经从原子水平对光与其的相互作用进行了分析[184,277,278]。简单来说，就是入射激光的光子激发纳米金中的电子到更高的电子能级，在大约 500 fs 后电子的能量重新分配，达到一个新的平衡状态，叫做费米电子分布。能量重新分配后的电子温度比晶格声子温度高，于是在几个皮秒之内，热电子把能量传递给晶格声子，然后通过声子-声子散射将能量耗散在周围介质中。图 10-42 给出了时间尺度上这些过程的发生情况。但是必须注意，这些过程并不是按次序相继发生的。比如电子-声子弛豫并不一定发生在热电子到达费米电子分布之后，而对小粒子而言，能量快速损耗到周围介质的过程先于纳米金内部达到电子-声子热平衡[92]。

要完整地描述激光照射纳米金后产生热效应的物理过程需要对 3 个部分进行描述：纳米金的热分析、固体-液体界面上的热分析以及周围介质的热分析。对于纳米金的热效应研究，目前存在 3 种模型，分别是：单温度模型(one-temperature model，OTM)、双温度模型(two-temperature model，TTM)和分子动力学模型(molecular dynamics，MD)。

单温度模型假设纳米金内部只存在一个温度[279]。当半径为 r_0 的金属纳米粒子与强度为 I_0、脉宽为 τ_L 的激光相互作用时，由于韧致辐射逆效应，激光能量被自由电子吸收，然后被传递给晶格内的声子。

单温度模型对于皮秒和纳秒级的激光脉冲，能够给出很好的热动力学描述[279]，而且毕

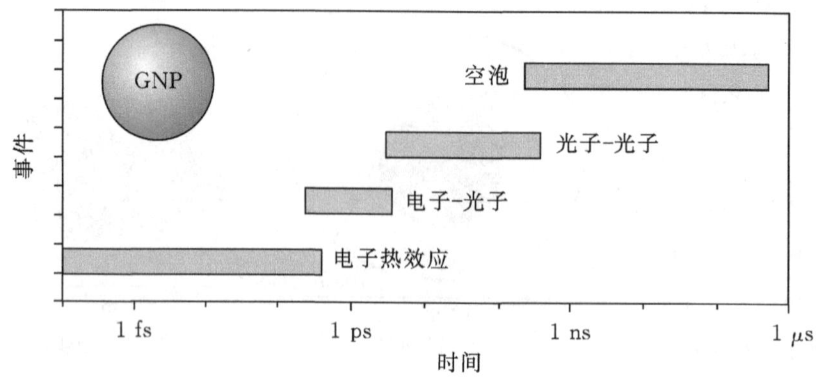

图10-42 脉冲激光照射纳米金后在不同时间范围内发生不同效应示意图

奥系数非常小，因此在大多数情况下纳米金内部温度均一的假设是合理的。

双温度模型描述了纳米金内部两个耦合的子系统的瞬态热行为，即前面所说的电子和晶格声子，它比单温度模型要复杂一些[280]。在双温度模型中，时间尺度和样品深度上的温度弛豫可以用两个耦合的扩散方程来模拟：一个用来描述电子间的热传导，另一个则用来描述晶格中的热传导，这两个方程通过一个正比于电子-声子耦合系数 γ 和电子与晶格间温差的中间项联系起来。

对于飞秒激光，双温度模型给出了短时间动力学的细节描述，但是已经证明，对于更长的激光脉冲(皮秒和纳秒)，双温度模型不再适用[92]。

分子动力学模型模拟是研究纳观现象的一个很有用的工具[281]。它以牛顿第二运动定律为基础，在给定势能下，通过模拟原子的运动来研究材料的行为。利用这个方法，人们可以直接在分子水平进行分析，通过对系统中每个分子的运动方程进行求解，就可以得到整个纳观系统的详细信息。比如对运动方程进行积分可以得到系统中每个粒子在不同时间点的位置、速度和加速度信息，从而得以描述每个粒子的运动轨迹，之后利用统计学分析方法可以得到粒子运动参数的平均值，便可求解系统的宏观性质。

在一个模拟实验中，我们选定纳米金粒子的体积，进而确定出金原子的数目，并且假定了纳米金周围物质原子的数目[282]。通过设定初始条件，即每个原子的初始位置、速度和加速度分布等，根据时刻 t 的状态进行迭代计算，便可得到 $t+\Delta t$ 时刻的状态。物质对激光能量吸收的模拟是通过给系统中每个原子的速度乘以合适的系数来完成的[283]。当最终获得整个系统中所有原子的最新状态，包括位置、速度和加速度等后，我们就可以根据统计学方法获得所需要的宏观参数。

但是分子动力学模型模拟的方法受到计算速度的限制，只适用于比较简单的系统。如果系统过于复杂(原子数目过多)，则会有较大的时间复杂度，只有当计算机技术进一步发展后才能对这样的系统进行计算[92]。

2. 纳米金激光纳观热效应测量方法

纳观热效应的测量方法也是该领域研究的一个热点。目前纳米金纳观效应的测量有以下两种方法：瞬态测量和稳态测量。

瞬态效应测量比较困难，通常需要特殊的仪器或技术。目前用来测量瞬态效应的仪器主要有两种:时间分辨瞬态吸收光谱仪和时间分辨 X 射线光谱仪。Link 等人采用时间分辨瞬态吸收光谱技术对不同尺寸和形状的纳米金粒子与光相互作用中声子-电子-声子间的相互作用进行了测量[278]。Hu 等人则采用该技术测量了声子-声子的散射效应,即纳米金向周围介质的热传导过程[284],他们的实验结果表明,纳米金在溶液的热传输中,热弛豫时间正比于粒子半径的平方,与理论相符。

利用时间分辨 X 射线光谱技术,可以测量晶格声子的热扩散,因此可以用作纳米金的热测量器。此外,利用这项技术可以检测纳米金周围气泡的产生和生长。Plech 等人研究了纳米金在飞秒和纳秒激光照射下纳米金的热效应,从实验数据中得到纳米金温度随时间的变化并检测了纳米金周围气泡的产生过程[285,286]。

相对于瞬态测量,稳态测量要简单一些,它主要借助相变(利用冰和脂质体)或各种光谱学技术进行间接的测量。纳米粒子的表面等离子体共振效应本身也可被用于研究纳米金的热效应。以下课题组在稳态测量方面开展了卓有成效的工作。

Richardson 等人将纳米金固定在冰中,利用拉曼光谱和光致发光光谱获得纳米金产热的信号,从而确定出冰块溶解的温度。通过将理论值和实验数据结合,最终获得纳米金产热的具体数值[278]。与此相似,Oddershede 等人利用光陷技术将纳米金固定在二维和三维双层脂质体膜上,利用膜的相变来研究纳米金的激光热效应[100,101]。他们分析了纳米金的尺寸和激光功率对温度的影响,发现对于大粒径(>80 nm)的纳米金,实验所获得的使双层脂质体膜发生相变的温度与理论预测相符。

Rycenga 等人把 DDT 修饰在纳米金的表面,由于 DDT 的结构变化与温度有关,利用表面增强拉曼光谱技术测量 DDT 的结构信息可间接获得纳米金的温度信息[287]。此外,由于温度增加可导致一些荧光染料分子旋转速度增大,这种增量可以利用偏振各向异性变化来监测。Baffou 等人就利用这种性质对纳米棒周围的温度进行了测量,其精度达到 0.1 ℃[288]。与此类似,由于铒掺杂的氮化铝镓的光致发光信号和量子点的辐射与其温度有关,所以也可被用来进行纳米金的温度测量[289,290]。总而言之,上述几种方法都是利用某些物质(荧光染料或者量子点等)的某些与温度有关的特性实现纳米粒子温度的间接测量。

综上所述,瞬态测量中的两种方法都需要昂贵的仪器。时间分辨瞬态吸收光谱仪主要用于研究纳秒级以下纳米金的瞬态效应,但在通常情况下,生物学应用的都是纳秒级以上激光的热效应,所以有些大材小用[92]。对于稳态测量,除了 Baffou 采用的方法之外,其他方法自都有各自的局限性,不能兼具可靠性、测量快速以及高分辨率的优势[288]。在所有稳态测量方法中,空间分辨率最高为 300 nm,有些方法甚至不能提供具体的空间分辨率。因此,科学家们仍然致力于新的纳观热效应测量方法的研究。

3. 纳米金激光纳观热效应生物学应用

独特的光学性质、良好的生物相容性和化学稳定性、灵活的合成方法,使纳米金应用于生物领域的各个方面,在医学成像、分子检测以及热效应应用等方面崭露头角。

在医学成像领域,由于纳米金的表面等离子体共振效应、长增强效应以及潜在的无毒性,纳米金辅助细胞和动物活体成像已成为肿瘤分子诊断以及活体药物研究领域的一个热点和崭新的研究方向。这种集靶向、诊断和治疗于一体的纳米诊断新技术在未来诊断科学的发展中必将占有重要的位置。而生物成像作为研究这种技术最直接的平台,在结合了基因组学、蛋白质组学和纳米材料等新技术之后,在体内和体外乃至微观成像领域都将获得长足的发展。

其次，在分子诊断方面，由于纳米金的光学性质（比如SPR最大吸收峰位置）可由其形状及尺寸控制，这便为研究者在设计生物探针时提供了较大的选择范围。基于比色法的纳米金探针已经被用于检测核酸、蛋白质、小分子及金属离子，在临床诊断、药物递送等领域有很大的发展潜力。目前一些已经被用于检测的纳米金比色反应大多以纸质做基底，例如早早孕检测试纸，这为人们提供了一种便宜、低样品量、一次性的便捷生物医学检测方式[9]，并且其检测极限通常在毫摩尔到几十纳摩尔之间，十分灵敏。基于纳米金等离子体散射的检测方法虽然报道的不是很多，但因为它具有灵敏度高、易操作等特点，已经被用于检测氨基酸、生物分子和有机小分子[291]。纳米金本身具有优良的光学性质，是SERS检测中理想的基底材料。这种表面光谱技术可在分子水平上研究物质的结构信息，已在表面科学、材料科学和生命科学中发挥着日益重要的作用。相对于其他检测方法，SERS应用更广，而且灵敏度也很高，甚至能达到皮摩尔。而基于纳米金的荧光性质的检测中，FRET是应用最多的一种方法。它主要用于检测DNA、金属离子等，但其最高检测浓度只能达到纳摩水平。综上所述，SERS目前是检测灵敏度最高的一种方法，但是其仪器相对比较昂贵。比色法是最简单的一种方法，对于精度要求不高的检测，可以直接使用。纳米金探针结合各种光谱技术在未来的生物检测和医学检测中拥有巨大的发展潜力，将会提供更多更简单快捷、更便宜、更精准的检测方式。

最后，在热效应的应用方面，由于纳米金本身的等离子体共振吸收特性，使其具有良好的热效应，和短脉冲激光的结合又使其热效应的作用范围局限于局部，为其应用提供了很大的便利。目前纳米金的热效应主要应用于肿瘤细胞热疗、分子检测，以及包括蛋白质失活、DNA消融、分子释放和细胞膜消融等纳观效应。而纳米金激光纳观热效应的生物医学应用以其悠久的应用历史、良好的应用效果、诱人的应用前景吸引着科学家的目光。目前这些效应都应用于比较前沿的研究领域，包括基因分析、基因沉默、基因敲除以及基因转染等。与之相对应的是，自从1990年人类基因组计划启动以来，科学家们获得了大量有关疾病的遗传学信息，人们把治愈很多重大疾病，如肿瘤、艾滋病等的希望寄托在基因测序和基因治疗上，而对纳米金激光纳观效应的深入研究必将促进这些前沿领域的进一步发展。

10.2 量子点探针

量子点在纳米技术中是一个亮点。所谓量子点（quantum dot，QD）又可称为半导体纳米微晶体（semiconductor nanocrystal），是一种由II-VI族或III-V族元素组成的纳米颗粒（表10-4）。量子点是准零维的纳米材料，由少量的原子所构成。粗略地说，量子点三个维度的尺寸都在100 nm以下，外观恰似一极小的点状物。由于量子点粒径很小，电子和空穴被量子限域，连续能带变成具有分子特性的分立能级结构，因此光学行为与一些大分子（例如，多环的芳香烃）很相似，可以发射荧光。量子点具备的特殊光学性质使得它在细胞标记、筛选药物、医学成像、疾病诊断与治疗等生物医学领域有着极大的应用前景。

表 10－4 不同类型量子[292]

分组	量子点
Ⅱ－Ⅵ	MgS，MgSe，MgTe，CaS，CaSe，CaTe，SrS，SrSe，SrTe，BaS，BaSe，BaTe，ZnS，ZnTe，CdS，CdSe，CdTe，HgS，HgSe
Ⅲ－Ⅴ	GaAs，InGaAs，InP，InAs

10.2.1 量子点在光学上的优越性

普通纳米微粒的原子排布通常是杂乱的，而半导体量子点却具有类似晶体的规整原子排列。由于量子尺寸效应的存在，量子点的光学性质强烈依赖其尺寸，此外，量子点具有极大的比表面积，其表面原子数目已经与内部晶格的原子数目相当，因此量子点的本身性能和这种材料的表面结构有着极其紧密的关系。与传统的有机荧光染料或镧系配合物相比，量子点具有许多特殊的光学特性。

1. 荧光激发和发射光谱

一方面，量子点的激发光波长范围很宽，这使得单个波长可激发多种量子点，给生物学的研究带来很大的方便。因此，量子点在生物荧光标记领域的主要优点是可以使用同一激发光源同时进行多通道的检测价。另一方面，很少有有机荧光试剂的发射波长在 800 nm 以上，但用同一波长的光照射不同直径的 Zns/Cdse 量子点即可获得从蓝色到红色几乎所有可见波长的光；使用量子点 InP、InA 可以获得 700～1500 nm 多种发射波长材料，可填补普通荧光分子在近红外光谱范围内品种稀少的不足。此外，量子点发射峰狭窄而对称，重叠小，可以解决荧光染料发射峰很宽、不对称、拖尾严重、容易互相干扰给检测分析带来的难题。

图 10－43 是利用 476 nm 和 355 nm 分别激发的荧光素和量子点。在 550 nm 和 533 nm 处记录荧光素和量子点的发射光谱。可以发现，量子点的发射谱较窄，而激发谱更广更连续。荧光素需要用特定波长的窄带光源进行激发，发射的荧光峰强度呈非对称的宽带分布，而且在红光区有明显的拖尾现象。相反，量子点的激发光谱宽而且连续呈连续分布，同

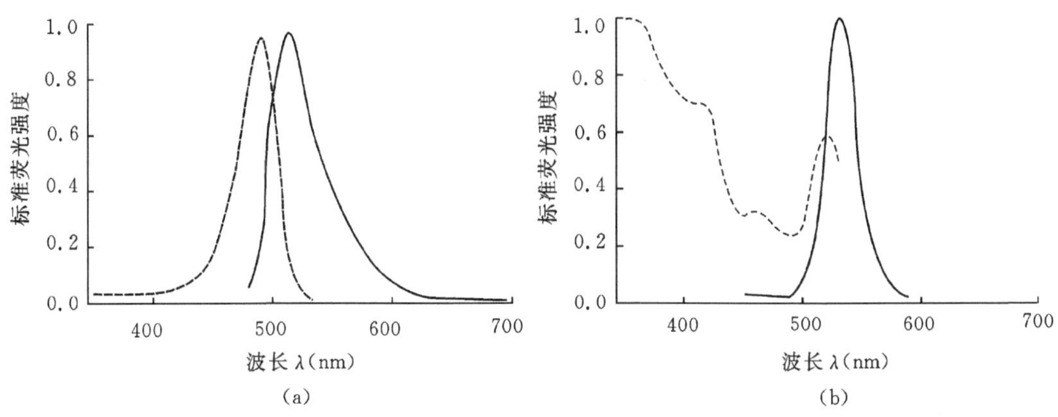

图 10－43 (a)荧光素与(b)量子点的激发(虚线)与发射光谱(实线)对比[293]

时具有较大的斯托克位移(Stock's shift)和狭窄对称的荧光谱峰半高峰宽(full widths half max,FWHM),常常只有40 nm或更小,这样就允许同时使用不同光谱特征的量子点,而发射光谱不出现交叠(overlap),或只有很少交叠,使标记生物分子荧光谱的区分、识别,有利于荧光信号的检测。

2. 量子点的发射波长可以"调谐"

量子点的荧光发射波长可充分利用其量子限制(quantum confinement)效应,通过控制其合成时的直径大小和材料组分来进行连续调谐,因此合成不同直径大小的量子点就能获得多种可以辨别的不同颜色荧光。如图10-44所示,我们可以看到CdSe量子点(1)直径2.1,2.4,3.1,3.6,4.6 nm的InP(从左至右);(2)量子点直径3.0,3.5,4.6 nm的InAs(从左至右);(3)量子点直径2.8,3.6,4.6,6.0 nm(从左至右)的发射波长的变化。更为重要的是,如上文所述,因为量子点的激发波长范围很宽,所以不同尺寸大小的量子点能够采用单一波长的光激发而发射出不同颜色的荧光,从而可以方便实现对多组分生物分子的实时标记。

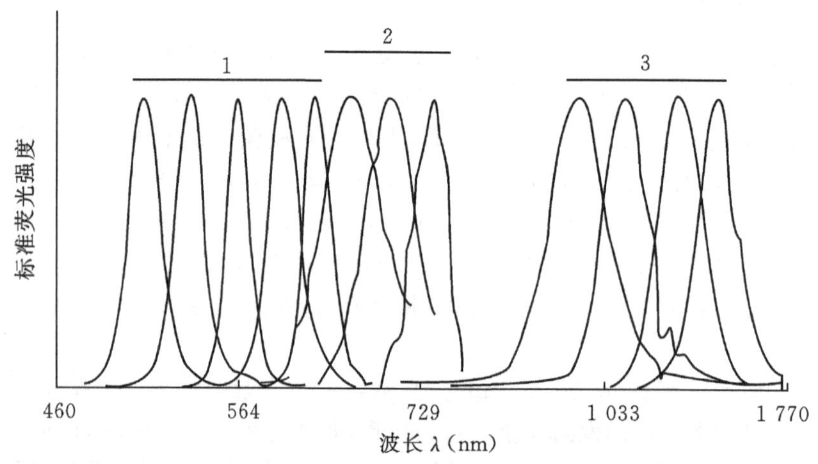

图10-44 量子点的发射谱随材料或颗粒尺寸而变化[293]

3. 荧光效率与稳定性高

量子点为多电子体系,其荧光效率远高于单个分子。在可见和紫外区范围内,量子点的吸光系数为10^5 L/(mol·cm)数量级,荧光寿命较长,因而,量子点的荧光强度和稳定性是普通荧光染料的100倍左右。此外,与有机荧光染料相比,量子点的荧光光谱几乎不受周围环境(如溶剂、pH值、温度等)的影响,并且对光照非常稳定。例如,与罗丹明6G(R6G)相比,量子点的荧光强度是它的20倍,稳定性是它的100倍。鉴于这种耐光漂白的稳定性,量子点有利于研究细胞中不同生物分子之间的长期相互作用,药物在人体细胞中的代谢和药理特性,以及对不同深度层面的细胞和生物组织进行长时间共焦显微成像等。此外,量子点的双光子吸收截面也比有机染料大,特别适用于多光子激发的显微成像应用。

4. 生物兼容性好

有机荧光染料或镧系配合物往往具有一定的生物毒性,在进行生物活体或长时间活细胞追踪实验时常常会来带许多不便。而经过各种化学修饰之后，量子点不光实现了生物无毒性，而且具有很好的生物兼容性。Jaiswal 等人将抗体标记的量子点标记到活细胞上，可以通过 HeLa 细胞的细胞膜特异性地被细胞上的受体所识别。通过以受体为介质的细胞内吞作用将量子点转移到了细胞内部，在活细胞中可清晰观察到被捕获的、膜包裹的单个量子点和量子点团簇。他们的实验证明，量子点探针不会影响细胞增殖过程中的信号传递以及运动情况。用这种标记方法，可以无侵害地对许多种细胞进行长达 12 天以上的标记，开辟了一条深入研究细胞活动的新途径。利用这些进展，人们可以达到长期观察和追踪被不同颜色量子点标记的活细胞的目的。

10.2.2 量子点在生物医学上的应用

1. 量子点应用在细胞标记

1998 年，Bruchez 等制备了 CdSe-CdS 核-壳(core-shell)结构的量子点，在核-壳结构的外面增加了一层 SiO_2，其表面经不同基因修饰后，可以通过静电引力、氢键作用或特异的配体-受体相互作用来控制量子点与生物分子之间的相互作用。他们采用两种大小不同的量子点标记小鼠 3T3 成纤维细胞，一种发射绿色荧光，另一种发射红色荧光，并且将发射红色荧光的量子点特异地标记在 F 肌动蛋白丝上。这样的量子点与细胞核具有高亲和力，并且可以同时在细胞中观察到红色和绿色的荧光(图 10-45)。这是首次将量子点应用到生命科学领域。现在，量子点已被成功地应用于活体细胞和固定细胞(保留有体系结构的死细胞)的不同组分和蛋白，以及亚细胞结构的标记。其基本原理是当量子点与特异性抗体交联后，这些抗体就会与细胞内的不同细胞器或骨架系统结合而贴上“量子点”，在受到光激发后发出特定波长的“荧光”。其中获得标记的成分包括活体细胞中的核蛋白、线粒体、吞噬体、复合胺转换蛋白、前列腺特异性膜抗原、Her2 蛋白、氨基乙酸受体、erbB/HER 细胞传输膜受体和 P2 糖蛋白等。固定细胞中的微管蛋白、肌动蛋白丝、Mortalin(热休克蛋白 70 家族蛋白质)、细胞角蛋白、细胞膜蛋白与受体等。上述这些细胞组分的标记对于研究疾病的产生和发展，以及诊断都具有十分重要的意义。例如对 Her2 和前列腺特异性膜抗原的成功标记就可望实现对乳腺癌和前列腺癌的早期诊断。

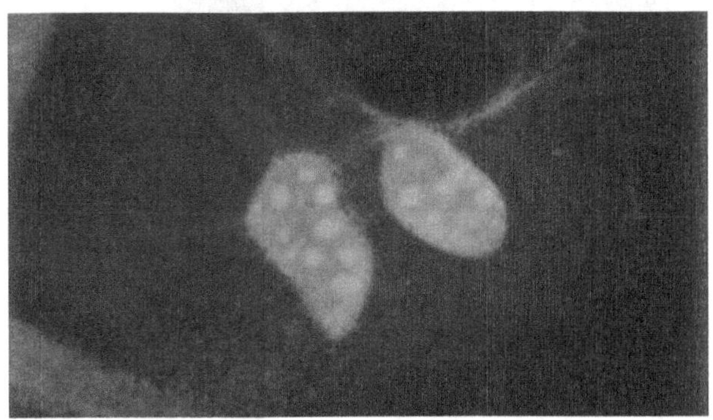

图 10-45 CdSe 量子点标记 3T3 小鼠的成纤维细胞[294](见彩色插图)

2. 量子点应用在活体和组织成像

量子点不仅可以用于体外细胞标记，研究者更感兴趣的实际上还在于活体实验研究。

Akerman 等人将量子点经过不同的多肽(GFE、F3、LyP21)表面修饰后注入小鼠，利用量子点特异性地标记了肺血管内皮细胞和 MDA2MB2435 乳腺癌异种移植肿瘤，首次证明了量子点在活体标记中的灵敏度和特异性；量子点表面修饰 PEG(聚乙二醇)后，可以减少其在网状内皮系统的非特异性聚集。Dubertret 等人将量子点注入青蛙胚胎，量子点可以稳定潴留在胚胎内，并用于观察胚胎的发育过程；而 Larson 等人则利用量子点注入小鼠通过双光子荧光成像观察到了皮下毛细血管的三维高清晰度图像和每分钟 640 次的搏动；Ballou 等人把量子点注入裸鼠体内观察体内的潴留情况量子点在肝脏、淋巴结和骨髓中至少可以潴留 1 个月；133 天后的验尸实验中仍然可以检测到量子点的存在；Kim 等人首次证实了近红外量子点在外科手术中的应用可能性，量子点被注射到小鼠的前肢皮下和猪的腹股沟皮下，量子点被引流到前哨淋巴结(sentinel lymph node)，通过观察量子点荧光图像快速准确地对前哨淋巴结进行定位。Hoshino 等人将量子点标记细胞注入小鼠量子点在小鼠的肾、肝、肺和脾等部位都有分布，证明了量子点可以用于活体内 T 淋巴细胞的跟踪观察；Morgen 等人利用近红外量子点注入小鼠验证了近红外量子点在活体深部组织成像中应用的可行性；而 Stroh 等人将量子点注入小鼠从肿瘤周围的血管和细胞基质中清晰分辨出肿瘤血管。

特别值得一提的是，Gao 等人于 2004 年在改进量子点的功能和表面修饰后，首次得到了较为理想的活体动物实验结果，为量子点的活体应用奠定了基础。他们在聚合物包覆的量子点表面标记上特异性的抗体，并将标记了抗体的量子点分别注入到正常鼠和肿瘤鼠体内，寻找特定的肿瘤位点。结果在正常鼠体内没有观察到量子点的荧光，而在肿瘤鼠体内的肿瘤部位观察到了量子点的荧光(图 10－46)。

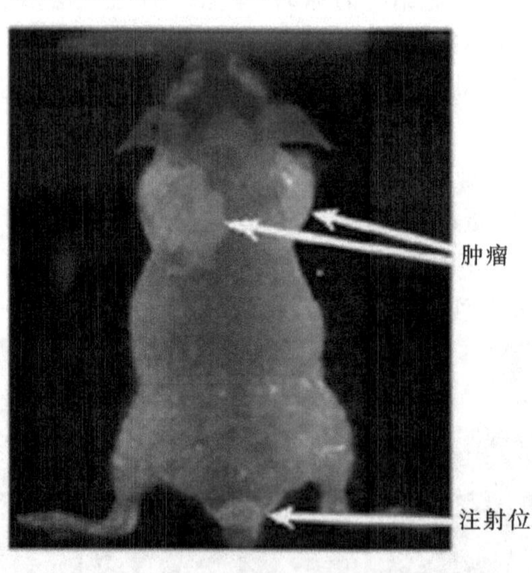

图 10－46　利用量子点探针对肿瘤鼠进行荧光成像[295]

对于活体成像，研究和开发荧光发射波长在 700～2000 nm 的荧光探针意义特别重大。因为在这个范围的近红外光在生物组织内具有低吸收和散射的特点，从而可以获得较大的穿透深度。因此将某些在红外区发光的量子点标记到组织或细胞内的特异组分上，并用红外光激发，就可以通过成像检测的方法来分析研究组织内部的情况，达到诊断的目的。

3. 量子点应用在光动力学治疗

上一节介绍过光动力学疗法(photodynamic therapy,PDT),其中当前的研究热点之一是如何提高现有光敏剂的性能,进一步提高其疗效。理想的光敏剂应具备以下 8 个基本特征:(1)组分明确;(2)材料来源广泛,且易于化学合成;(3)在没有光照射的条件下,无毒性;(4)癌细胞对其具有选择性吸收,即特异性;(5)单态氧的量子产率高;(6)能经人体新陈代谢快速排出体外,药物副作用小;(7)在人体内没有药物聚集现象;(8)光漂白效应不明显,具有很好的光稳定性。量子点作为一种可能应用的新型光敏剂已具备了上述的前 5 个特征。Samia 等人证实了平均直径为 5 nm 的 CdSe 量子点在甲苯溶液中能产生对细胞具有毒性单态氧,虽然量子效率仅为 5%,而酞菁类光敏剂高达 40%～60%,但传统光敏剂的光漂白速率比量子点快得多。因此,应用量子点同样也能产生足够的单态氧促使癌细胞凋亡,达到光动力学治疗的预期效果。同时 Samia 等人还实验观察到了可以利用量子点的荧光共振能量转移机制间接激发光敏剂。Bakalova 等人利用 CdSe 量子点结合白血病细胞的特异性抗体(anti-CD90),首次实验验证了与传统光敏剂 trifluoper 相比,量子点能够提高光动力学治疗的疗效。如图 10-47 所示,量子点作为能量的施主,还可能与细胞分子中的氧分子之间发生能量转移,从而产生具有毒性反应的 ROS,或者被氧化后产生对细胞具有毒性的金属镉离子。原理上说,量子点可能直接用于替代传统光敏剂,或者作为传统光敏剂的药物载体被用于改善光敏剂的性能和提高光动力学治疗的疗效。

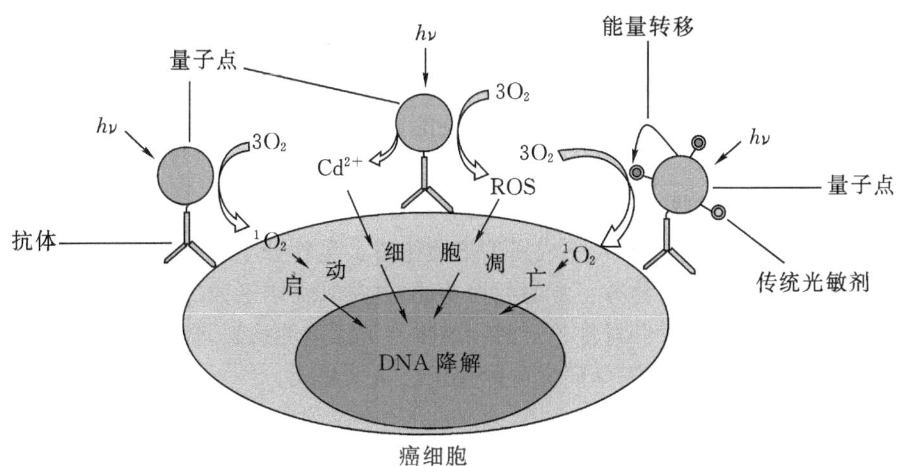

图 10-47 量子点应用在光动力学治疗[296]

4. 量子点在其他领域的应用

由于大小不同、材料不同的量子点受到光激发后发出一系列不同颜色(光谱)的光,且发射的荧光强度足以使光学设备检测到单独的量子点。加之量子点很稳定,一般在数个小时之内可经受反复的激发,而光学特性不会有明显变化。假如两个生物分子之间可发生相互作用,则标记其上的不同的量子点就会因此互相靠近,那么在这一区域中的光谱就会发生变化,成为两个光谱的叠加,在合适的条件下,甚至可能发生第 9 章所讨论的能量转移,即受体量子点的荧光增强。如果将某一生物过程中的有关生物分子标记上不同颜色的量子点,就可能制作一个监测活细胞中这一过程中生物分子之间相互作用的“电影”。

量子点有可能成为药物筛选的有力工具。通常，一个有效的药物为达到所需的药效往往要和数个不同的靶分子结合，同时要避开其他的一些靶位点以避免副作用。将不同颜色的量子点与药物的不同靶分子结合，就可以一次性检测药物的作用靶分子。假如一种药物上只展示出蓝色、浅绿色、绿色等药效所需作用的靶分子，同时不显示出橙色、黄色、红色这些代表副作用的靶分子，则说明已成功找到一种有效的药物。量子点在细胞生物学中的应用也可能会为将来药物作用机制的研究提供非常有价值的方法和信息。

量子点在生物芯片研究中同样可以大有作为。在现有的研究蛋白质与蛋白质相互作用的蛋白质芯片应用中，尽管芯片上有“海量”的蛋白质，但由于受目前荧光探针性能的限制，一次通常只能将一种(或很少几种)标记了荧光探针的蛋白质与芯片作用，并进行检测。要研究多个蛋白质就只能多次重复上述操作，因此这种芯片只是“单高通量”的。如果在应用中引入了量子点则不同，可以做到“海量”对“海量”。即可将欲研究的各种蛋白质用一系列不同大小、不同材料、光谱特性各自不同的量子点或量子点微粒标记，更重要的是可以用同一波长的光激发，从而可以同时检测所有标记的蛋白质与芯片上的蛋白质之间的相互作用。与现有的方法相比，效率要大大提高。Han 等人首次将不具有同数量和荧光特性的量子点组合起来形成了新的三色微球，结果显示将 5～6 种颜色，6 种荧光发光强度的量子点进行不同组合后可以形成多达 1 万～4 万种的可识别编码微球。如果将量子点的荧光发光强度增加到 10 种，那么就可以提供 100 万种的编码微球，这样理论上就可对 100 万种的 DNA 和蛋白质进行识别。Xu 等人利用量子点编码微球成功标记了 94 个基因 DNA 标本中的 10 种不同 SNPs(single nucleotide polymorphisms)基因类型，另外，Zhang 等人利用量子点和分子马达结合，实现了对禽流感 H9N1 型病毒的检测，随后他们利用混有两种量子点的检测液互不干扰的检测了两种病毒，预示了量子点的光学特征也能应用到高通量编码进行病毒检测的领域中去。

量子点还可应用于溶液矩阵(solution array)，即将不同的量子点或量子点微粒标记在每一种生物分子上，并置于溶液中，形成所谓溶液矩阵。生物分子在溶液状态下易于保持生物分子的正常三维构象，从而具有正常的生物功能，这是其优于平面芯片之处。

随着研究的不断深入，人们对量子点的性质将有更深刻的认识，量子点的制备工艺也会有更大的提高。量子点在生物医学研究中的作用会越来越大。

10.2.3 量子点在生物医学应用中存在的问题

由于部分量子点含有重金属毒性离子，而这些金属离子对肺和肾脏都具有毒性，所以随着量子点在生物医学研究中的广泛应用，与此密切相关的药物毒性问题以及对人类环境可能产生的污染问题都日渐引起研究者的高度关注。在采用相同技术和实验条件下，如何批量制备性能一致、特性稳定、生物相容性好、标记特异性高的量子点是合成技术中的研究内容之一。量子点始终处在发射态或者非发射态，两种态之间的转换是随机的，这种“闪烁”(B linking)现象在单个量子点的荧光发射中特别明显，这一特性在一定程度上影响了其在单分子检测中的应用。由于目前的研究主要集中在对量子点的实验和应用的可行性验证层次，而量子点在生物微环境下的稳定性、细胞内外的分布以及聚集现象等都与其自身和细胞的化学组分、形态和大小密切相关。因此，还有不少的问题尚待解决，许多的应用技术有待于开拓和发展。

10.2.4 前景展望

随着对量子点合成技术研究和应用的不断深入，量子点在生物医学中的应用必将发挥着越来越重要的作用。同时还将极大地推动生物医学成像技术和制药技术的发展，为人类各种疾病的诊断、治疗和实时监控提供崭新手段。量子点作为一种新型荧光探针，在生物医学中的应用是一个发展前景十分广阔的领域。

参考文献

[1] Kreibig U, Vollmer M. Optical properties of metal clusters [J]. 1995.

[2] Oldenburg S, Averitt R, Westcott S, et al. Nanoengineering of optical resonances [J]. Chemical Physics Letters. 1998, 288(2): 243 - 247.

[3] Kumar A, Boruah B M, Liang X-J. Gold nanoparticles: promising nanomaterials for the diagnosis of cancer and HIV/AIDS [J]. Journal of Nanomaterials. 2011, 2011: 22.

[4] Jain P K, Lee K S, El-Sayed I H, et al. Calculated absorption and scattering properties of gold nanoparticles of different size, shape, and composition: applications in biological imaging and biomedicine [J]. The Journal of Physical Chemistry B. 2006, 110(14): 7238 - 7248.

[5] Halas N J, Lal S, Chang W S, et al. Plasmons in strongly coupled metallic nanostructures [J]. Chem Rev. 2011, 111(6): 3913 - 3961.

[6] Elghanian R, Storhoff J J, Mucic R C, et al. Selective colorimetric detection of polynucleotides based on the distance-dependent optical properties of gold nanoparticles [J]. Science. 1997, 277(5329): 1078 - 1081.

[7] Longhua Z, Huang R, Su R, et al. Green Synthesis of a Gold Nanoparticle-nanoclusters composite nanostructures using trypsin as linking and reducing agents [J]. ACS Sustainable Chemistry & Engineering. 2013.

[8] Srivastava S, Frankamp B L, Rotello V M. Controlled plasmon resonance of gold nanoparticles self-assembled with PAMAM dendrimers [J]. Chemistry of materials. 2005, 17(3): 487 - 490.

[9] Zhao W, Brook M A, Li Y. Design of Gold Nanoparticle - Based Colorimetric Biosensing Assays [J]. ChemBioChem. 2008, 9(15): 2363 - 2371.

[10] Shipway A N, Katz E, Willner I. Nanoparticle arrays on surfaces for electronic, optical, and sensor applications [J]. ChemPhysChem. 2000, 1(1): 18 - 52.

[11] Aslan K, Lakowicz J R, Geddes C D. Plasmon light scattering in biology and medicine: new sensing approaches, visions and perspectives [J]. Current Opinion in Chemical Biology. 2005, 9(5): 538 - 544.

[12] Yguerabide J, Yguerabide E E. Light-scattering submicroscopic particles as highly fluorescent analogs and their use as tracer labels in clinical and biological applications: I. Theory [J]. Analytical biochemistry. 1998, 262(2): 137 - 156.

[13] Wang Z, Ma L. Gold nanoparticle probes [J]. Coordination Chemistry Reviews. 2009,

253(11): 1607 - 1618.

[14] Saha K, Agasti S S, Kim C, et al. Gold nanoparticles in chemical and biological sensing [J]. Chem Rev. 2012, 112(5): 2739 - 2779.

[15] Guillot N, Shen H, Frémaux B, et al. Surface enhanced Raman scattering optimization of gold nanocylinder arrays: Influence of the localized surface plasmon resonance and excitation wavelength [J]. Applied Physics Letters. 2010, 97(2): 023113.

[16] Kneipp K, Kneipp H, Itzkan I, et al. Ultrasensitive chemical analysis by Raman spectroscopy [J]. Chem Rev. 1999, 99(10): 2957 - 2976.

[17] Xu H, Aizpurua J, et al. Electromagnetic contributions to single-molecule sensitivity in surface-enhanced Raman scattering [J]. Physical Review E. 2000, 62(3): 4318.

[18] Péron O, Rinnert E, Lehaitre M, et al. Detection of polycyclic aromatic hydrocarbon (PAH) compounds in artificial sea-water using surface-enhanced Raman scattering (SERS) [J]. Talanta. 2009, 79(2): 199 - 204.

[19] Haynes C L, Van Duyne R P. Plasmon-sampled surface-enhanced Raman excitation spectroscopy [J]. The Journal of Physical Chemistry B. 2003, 107(30): 7426 - 7433.

[20] Grand J, de La Chapelle M L, Bijeon J-L, et al. Role of localized surface plasmons in surface-enhanced Raman scattering of shape-controlled metallic particles in regular arrays [J]. Physical Review B. 2005, 72(3): 033407.

[21] Zumbusch A, Holtom G R, Xie X S. Three-dimensional vibrational imaging by coherent anti-Stokes Raman scattering [J]. Physical Review Letters. 1999, 82(20): 4142 - 4145.

[22] He H, Xie C, Ren J. Nonbleaching fluorescence of gold nanoparticles and its applications in cancer cell imaging [J]. Analytical chemistry. 2008, 80(15): 5951 - 5957.

[23] Abdelhalim M, Mady M, Ghannam M. Physical properties of different gold nanoparticles: ultraviolet-visible and fluorescence measurements [J]. J Nanomed Nanotechol. 2012, 3 (100133): 5.

[24] Goldys E M, Sobhan M A. Fluorescence of colloidal gold nanoparticles is controlled by the surface adsorbate [J]. Advanced Functional Materials. 2012, 22(9): 1906 - 1913.

[25] Dulkeith E, Niedereichholz T, Klar T, et al. Plasmon emission in photoexcited gold nanoparticles [J]. Physical Review B. 2004, 70(20): 205424.

[26] Sobhan M A, Ams M, Withford M J, et al. Ultrafast laser ablative generation of gold nanoparticles: the influence of pulse energy, repetition frequency and spot size [J]. Journal of Nanoparticle Research. 2010, 12(8): 2831 - 2842.

[27] 吕凤婷，郑海荣，房喻. 表面增强荧光研究进展 3 [J]. 化学进展. 2007, 19(2): 256 - 266.

[28] Sapsford K E, Berti L, Medintz I L. Materials for fluorescence resonance energy transfer analysis: beyond traditional donor-acceptor combinations [J]. Angewandte Chemie International Edition. 2006, 45(28): 4562 - 4589.

[29] Dulkeith E, Ringler M, Klar T, et al. Gold nanoparticles quench fluorescence by phase induced radiative rate suppression [J]. Nano letters. 2005, 5(4): 585 - 589.

[30] Ray P C, Fortner A, Darbha G K. Gold nanoparticle based FRET asssay for the detection

of DNA cleavage [J]. The Journal of Physical Chemistry B. 2006, 110(42): 20745 - 20748.

[31] Thomas K G, Kamat P V. Chromophore-functionalized gold nanoparticles [J]. Accounts of chemical research. 2003, 36(12): 888 - 898.

[32] Varnavski O P, Mohamed M B, El-Sayed M A, et al. Relative Enhancement of Ultrafast Emission in Gold Nanorods [J]. The Journal of Physical Chemistry B. 2003, 107(14): 3101 - 3104.

[33] Qu X C, Wang J, Yao C P, et al. Two-photon imaging of lymphoma cells targeted by gold nanoparticles [J]. Chinese Optics Letters. 2008, 6(12): 879 - 881.

[34] Aslan K, Lakowicz J R, Geddes C D. Tunable plasmonic glucose sensing based on the dissociation of Con A-aggregated dextran-coated gold colloids [J]. Analytica chimica acta. 2004, 517(1): 139 - 144.

[35] Liu J, Mazumdar D, Lu Y. A Simple and Sensitive "Dipstick" Test in Serum Based on Lateral Flow Separation of Aptamer - Linked Nanostructures [J]. Angewandte Chemie. 2006, 118(47): 8123 - 8127.

[36] Tsai C S, Yu T B, Chen C T. Gold nanoparticle-based competitive colorimetric assay for detection of protein-protein interactions [J]. Chemical communications. 2005, (34): 4273 - 4275.

[37] Martínez-Máñez R, Sancenón F. Fluorogenic and chromogenic chemosensors and reagents for anions [J]. Chem Rev. 2003, 103(11): 4419 - 4476.

[38] Wei H, Li B L, Li J, et al. Simple and sensitive aptamer-based colorimetric sensing of protein using unmodified gold nanoparticle probes [J]. Chem Commun. 2007, (36): 3735 - 3737.

[39] Leduc C, Jung J M, Carney R P, et al. Direct investigation of intracellular presence of gold nanoparticles via photothermal heterodyne imaging [J]. Acs Nano. 2011, 5(4): 2587 - 2592.

[40] Aslan K, Lakowicz J R, Geddes C D. Nanogold plasmon resonance-based glucose sensing. 2. Wavelength-ratiometric resonance light scattering [J]. Analytical chemistry. 2005, 77(7): 2007 - 2014.

[41] Wang X, Zou M, Xu X, et al. Determination of human urinary kanamycin in one step using urea-enhanced surface plasmon resonance light-scattering of gold nanoparticles [J]. Analytical and bioanalytical chemistry. 2009, 395(7): 2397 - 2403.

[42] Kneipp J, Kneipp H, Wittig B, et al. Following the Dynamics of pH in Endosomes of Live Cells with SERS Nanosensors? [J]. The Journal of Physical Chemistry C. 2010, 114(16): 7421 - 7426.

[43] Qu L L, Li D W, Qin L X, et al. Selective and sensitive detection of intracellular $O_2^{\cdot -}$ using Au NPs/cytochrome c as SERS nanosensors [J]. Analytical chemistry. 2013.

[44] Kang T, Yoo S M, Yoon I, et al. Patterned multiplex pathogen DNA detection by Au particle-on-wire SERS sensor [J]. Nano letters. 2010, 10(4): 1189 - 1193.

[45] Cao Y C, Jin R, Nam J M, et al. Raman dye-labeled nanoparticle probes for proteins [J].

Journal of the American Chemical Society. 2003, 125(48): 14676 - 14677.

[46] Wang Y, Tang L J, Jiang J H. Surface-Enhanced Raman Spectroscopy-Based, Homogeneous, Multiplexed Immunoassay with Antibody-Fragments-Decorated Gold Nanoparticles [J]. Analytical chemistry. 2013, 85(19): 9213 - 9220.

[47] Hu J, Zheng P C, Jiang J H, et al. Electrostatic interaction based approach to thrombin detection by surface-enhanced Raman spectroscopy [J]. Analytical chemistry. 2008, 81(1): 87 - 93.

[48] Wang Y, Lee K, Irudayaraj J. SERS aptasensor from nanorod-nanoparticle junction for protein detection [J]. Chem Commun. 2010, 46(4): 613 - 615.

[49] Maher R, Maier S, Cohen L, et al. Exploiting SERS Hot Spots for Disease-Specific Enzyme Detection? [J]. The Journal of Physical Chemistry C. 2010, 114(16): 7231 - 7235.

[50] Ruan C, Wang W, Gu B. Detection of alkaline phosphatase using surface-enhanced Raman spectroscopy [J]. Analytical chemistry. 2006, 78(10): 3379 - 3384.

[51] Lakowicz J R. Radiative decay engineering 3. Surface plasmon-coupled directional emission [J]. Analytical biochemistry. 2004, 324(2): 153 - 169.

[52] Lakowicz J R. Radiative decay engineering 5: metal-enhanced fluorescence and plasmon emission [J]. Analytical biochemistry. 2005, 337(2): 171 - 194.

[53] Vigny P, Favre A. Fluorescence and photochemistry of oligocytidylic and polycytidylic acids in aqueous solution [J]. Photochemistry and photobiology. 1974, 20(4): 345 - 349.

[54] Favre A, Vigny P. Excited States of NucleicC ACIDS [J]. Photochemistry and photobiology. 1975, 22(6): 288 - 291.

[55] Chen G W, Song F L, Xiong X Q, et al. Fluorescent Nanosensors Based on Fluorescence Resonance Energy Transfer (FRET) [J]. Ind Eng Chem Res. 2013, 52(33): 11228 - 11245.

[56] Seferos D S, Giljohann D A, Hill H D, et al. Nano-flares: probes for transfection and mRNA detection in living cells [J]. Journal of the American Chemical Society. 2007, 129(50): 15477 - 15479.

[57] Jin Y, Li H, Bai J. Homogeneous selecting of a quadruplex-binding ligand-based gold nanoparticle fluorescence resonance energy transfer assay [J]. Analytical chemistry. 2009, 81(14): 5709 - 5715.

[58] Zhang J, Wang L, Zhang H, et al. Aptamer - Based Multicolor Fluorescent Gold Nanoprobes for Multiplex Detection in Homogeneous Solution [J]. Small. 2010, 6(2): 201 - 204.

[59] Huang T, Murray R W. Quenching of [Ru (bpy)3]2+ fluorescence by binding to Au nanoparticles [J]. Langmuir. 2002, 18(18): 7077 - 7081.

[60] Huang C C, Chang H T. Selective gold-nanoparticle-based "turn-on" fluorescent sensors for detection of mercury (II) in aqueous solution [J]. Analytical chemistry. 2006, 78(24): 8332 - 8338.

[61] He X, Liu H, Li Y, et al. Gold Nanoparticle - Based Fluorometric and Colorimetric Sensing of Copper (II) Ions [J]. Advanced Materials. 2005, 17(23): 2811 - 2815.

[62] Chen S J, Chang H T. Nile red-adsorbed gold nanoparticles for selective determination of thiols based on energy transfer and aggregation [J]. Analytical chemistry. 2004, 76(13): 3727 - 3734.

[63] Zhang N, Liu Y, Tong L, et al. A novel assembly of Au NPs-β-CDs-FL for the fluorescent probing of cholesterol and its application in blood serum [J]. Analyst. 2008, 133(9): 1176 - 1181.

[64] Chen C T, Chen W J, Liu C Z, et al. Glutathione-bound gold nanoclusters for selective-binding and detection of glutathione S-transferase-fusion proteins from cell lysates [J]. Chem Commun. 2009, (48): 7515 - 7517.

[65] Orendorff C J, Sau T K, Murphy C J. Shape-dependent plasmon-resonant gold nanoparticles [J]. Small. 2006, 2(5): 636 - 639.

[66] Sokolov K, Follen M, Aaron J, et al. Real-time vital optical imaging of precancer using anti-epidermal growth factor receptor antibodies conjugated to gold nanoparticles [J]. Cancer Research. 2003, 63(9): 1999 - 2004.

[67] El-Sayed I H, Huang X, El-Sayed M A. Surface Plasmon Resonance Scattering and Absorption of anti-EGFR Antibody Conjugated Gold Nanoparticles in Cancer Diagnostics: Applications in Oral Cancer. 2005: 829 - 834.

[68] Yelin D, Oron D, Thiberge S, et al. Multiphoton plasmon-resonance microscopy [J]. Opt Express. 2003, 11(12): 1385 - 1391.

[69] Huang X, El-Sayed I H, Qian W, et al. Cancer cells assemble and align gold nanorods conjugated to antibodies to produce highly enhanced, sharp, and polarized surface Raman spectra: a potential cancer diagnostic marker [J]. Nano Lett. 2007, 7(6): 1591 - 1597.

[70] Wilson R, Cossins A R, Spiller D G. Encoded microcarriers for high-throughput multiplexed detection [J]. Angew Chem Int Ed Engl. 2006, 45(37): 6104 - 6117.

[71] Lee S, Chon H, Lee M, et al. Surface-enhanced Raman scattering imaging of HER2 cancer markers overexpressed in single MCF7 cells using antibody conjugated hollow gold nanospheres [J]. Biosens Bioelectron. 2009, 24(7): 2260 - 2263.

[72] Shi X Y, Wang S H, Sun H P, et al. Improved biocompatibility of surface functionalized dendrimer entrapped gold nanoparticles [J]. Soft Matter. 2007, 3(1): 71 - 74.

[73] Kunzmann A, Andersson B, Thurnherr T, et al. Toxicology of engineered nanomaterials: focus on biocompatibility, biodistribution and biodegradation [J]. Biochim Biophys Acta. 2011, 1810(3): 361 - 373.

[74] Lasagna-Reeves C, Gonzalez-Romero D, Barria M A, et al. Bioaccumulation and toxicity of gold nanoparticles after repeated administration in mice [J]. Biochem Biophys Res Commun. 2010, 393(4): 649 - 655.

[75] Durr N J, Larson T, Smith D K, et al. Two-photon luminescence imaging of cancer cells using molecularly targeted gold nanorods [J]. Nano Letters. 2007, 7(4): 941 - 945.

[76] Wang H F, Huff T B, Zweifel D A, et al. In vitro and in vivo two-photon luminescence imaging of single gold nanorods [J]. P Natl Acad Sci USA. 2005, 102(44): 15752 - 15756.

[77] Qian X M, Peng X H, Ansari D O, et al. In vivo tumor targeting and spectroscopic detection with surface-enhanced Raman nanoparticle tags [J]. Nature Biotechnology. 2008, 26(1): 83 - 90.

[78] Lee S, Cha E J, Park K, et al. A near-infrared-fluorescence-quenched gold-nanoparticle imaging probe for in vivo drug screening and protease activity determination [J]. Angew Chem Int Edit. 2008, 47(15): 2804 - 2807.

[79] Guo R, Wang H, Peng C, et al. X-ray Attenuation Property of Dendrimer-Entrapped Gold Nanoparticles [J]. J Phys Chem C. 2010, 114(1): 50 - 56.

[80] Xu C J, Tung G A, Sun S H. Size and concentration effect of gold nanoparticles on X-ray attenuation as measured on computed tomography [J]. Chem Mater. 2008, 20(13): 4167 - 4169.

[81] Wang H, Zheng L F, Peng C, et al. Computed tomography imaging of cancer cells using acetylated dendrimer-entrapped gold nanoparticles [J]. Biomaterials. 2011, 32(11): 2979 - 2988.

[82] Kim D, Jeong Y Y, Jon S. A Drug-Loaded Aptamer-Gold Nanoparticle Bioconjugate for Combined CT Imaging and Therapy of Prostate Cancer [J]. Acs Nano. 2010, 4(7): 3689 - 3696.

[83] Meir R, Shamalov K, Betzer O, et al. Nanomedicine for Cancer Immunotherapy: Tracking Cancer-Specific T-Cells in Vivo with Gold Nanoparticles and CT Imaging [J]. Acs Nano. 2015, 9(6): 6363 - 6372.

[84] Debouttiere P J, Roux S, Vocanson F, et al. Design of gold nanoparticles for magnetic resonance imaging [J]. Advanced Functional Materials. 2006, 16(18): 2330 - 2339.

[85] Ji X J, Shao R P, Elliott A M, et al. Bifunctional gold nanoshells with a superparamagnetic iron oxide-silica core suitable for both MR imaging and photothermal therapy [J]. J Phys Chem C. 2007, 111(17): 6245 - 6251.

[86] Wang Y W, Xie X Y, Wang X D, et al. Photoacoustic tomography of a nanoshell contrast agent in the in vivo rat brain [J]. Nano Letters. 2004, 4(9): 1689 - 1692.

[87] Zhang Q, Iwakuma N, Sharma P, et al. Gold nanoparticles as a contrast agent for in vivo tumor imaging with photoacoustic tomography [J]. Nanotechnology. 2009, 20(39).

[88] Huettmann G, Radt B, Serbin J, et al. Inactivation of proteins by irradiation of gold nanoparticles with nano- and picosecond laser pulses. The International Society for Optical Engineering. Munich, Germany, 2003: 88 - 95.

[89] Pitsillides C M, Joe E K, Wei X B, et al. Selective cell targeting with light-absorbing microparticles and nanoparticles [J]. Biophysical Journal. 2003, 84(6): 4023 - 4032.

[90] Yao C P, Zhang Z X, Yao B L. Laser irradiation cell photothermal therapy assisted by gold nanoparticles [J]. Progress in Biochemistry and Biophysics. 2007, 34(3): 312 - 316.

[91] 姚翠萍，张镇西，姚保利. 金纳米微粒辅助细胞激光热作用疗法研究 [J]. 生物化学与生物物理进展，2007, 34(3): 5.

[92] Qin Z, Bischof J C. Thermophysical and biological responses of gold nanoparticle laser heating [J]. Chem Soc Rev. 2012, 41(3): 1191 - 1217.

[93] Csaki A, Garwe F, Steinbrueck A, et al. A Parallel Approach for Subwavelength Molecular Surgery Using Gene-Specific Positioned Metal Nanoparticles as Laser Light Antennas [J]. Nano Letters. 2007, 7(2): 247 - 253.

[94] Yan C, Pattani V, Tunnell J W, et al. Temperature-induced unfolding of epidermal growth factor (EGF): insight from molecular dynamics simulation [J]. J Mol Graph Model. 2010, 29(1): 2 - 12.

[95] Stehr J, Hrelescu C, Sperling R A, et al. Gold nanostoves for microsecond DNA melting analysis [J]. Nano Lett. 2008, 8(2): 619 - 623.

[96] Poon L, Zandberg W, Hsiao D, et al. Photothermal Release of Single-Stranded DNA from the Surface of Gold Nanoparticles Through Controlled Denaturating and Au-S Bond Breaking [J]. ACS Nano. 2010, 4(11): 6395 - 6403.

[97] Jain P K, Qian W, El-Sayed M A. Ultrafast cooling of photoexcited electrons in gold nanoparticle-thiolated DNA conjugates involves the dissociation of the gold-thiol bond [J]. J Am Chem Soc. 2006, 128(7): 2426 - 2433.

[98] Braun G B, Pallaoro A, Wu G, et al. Laser-Activated Gene Silencing via Gold Nanoshell-siRNA Conjugates [J]. ACS Nano. 2009, 3(7): 2007 - 2015.

[99] Yavuz M S, Cheng Y, Chen J, et al. Gold nanocages covered by smart polymers for controlled release with near-infrared light [J]. Nature materials. 2009, 8(12): 935 - 939.

[100] Bendix P M, Reihani S N, Oddershede L B. Direct measurements of heating by electromagnetically trapped gold nanoparticles on supported lipid bilayers [J]. ACS Nano. 2010, 4(4): 2256 - 2262.

[101] Kyrsting A, Bendix P M, Stamou D G, et al. Heat profiling of three-dimensionally optically trapped gold nanoparticles using vesicle cargo release [J]. Nano Lett. 2011, 11(2): 888 - 892.

[102] Urban A S, Fedoruk M, Horton M R, et al. Controlled Nanometric Phase Transitions of Phospholipid Membranes by Plasmonic Heating of Single Gold Nanoparticles [J]. Nano Letters. 2009, 9(8): 2903 - 2908.

[103] Zharov V P, Galitovskaya E N, Johnson C, et al. Synergistic enhancement of selective nanophotothermolysis with gold nanoclusters: Potential for cancer therapy [J]. Laser Surg Med. 2005, 37(3): 219 - 226.

[104] O'Neal D P, Hirsch L R, Halas N J, et al. Photo-thermal tumor ablation in mice using near infrared-absorbing nanoparticles [J]. Cancer letters. 2004, 209(2): 171 - 176.

[105] Hsiao C W, Chuang E Y, Chen H L, et al. Photothermal tumor ablation in mice with repeated therapy sessions using NIR-absorbing micellar hydrogels formed in situ [J]. Biomaterials. 2015, 56: 26 - 35.

[106] El-Sayed I H, Huang X H, El-Sayed M A. Surface plasmon resonance scattering and absorption of anti-EGFR antibody conjugated gold nanoparticles in cancer diagnostics: Applications in oral cancer [J]. Nano Letters. 2005, 5(5): 829 - 834.

[107] Huettmann G, Serbin J, Radt B, et al. Model system for investigating laser induced subcellular microeffects. In: Jacques, Johnson, eds. Laser-Tissue Interaction XII: Photo-

chemical, Photothermal, and Photomechanical. Germany: SPI, 2001: 398 - 409.

[108] Hulst HCvd. Light Scattering by Small Particles. New York: Dover Publications Inc., 1981.

[109] Jain K K. Role of nanobiotechnology in developing personalized medicine for cancer [J]. Technol Cancer Res T. 2005, 4(6): 645 - 650.

[110] Li J H, Sharkey C C, Huang D T, et al. Nanobiotechnology for the Therapeutic Targeting of Cancer Cells in Blood [J]. Cell Mol Bioeng. 2015, 8(1): 137 - 150.

[111] Llevot A, Astruc D. Applications of vectorized gold nanoparticles to the diagnosis and therapy of cancer [J]. Chemical Society Reviews. 2012, 41(1): 242 - 257.

[112] Roa W, Zhang X J, Guo L H, et al. Gold nanoparticle sensitize radiotherapy of prostate cancer cells by regulation of the cell cycle [J]. Nanotechnology. 2009, 20(37).

[113] Naslund I, Wersall P, Castellanos E, et al. Fine-needle Marker for IGRT, a New Fiducial Gold Anchor for High-precision Radiotherapy [J]. Int J Radiat Oncol. 2009, 75(3): S608 - S609.

[114] Triesscheijn M, P. Baas, M. Schellens J H, et al. Photodynamic therapy in oncology [J]. Oncologist. 2006, 11(9): 1034 - 1044.

[115] Hone D C, Walker P I, Evans-Gowing R, et al. Generation of cytotoxic singlet oxygen via phthalocyanine-stabilized gold nanoparticles: A potential delivery vehicle for photodynamic therapy [J]. Langmuir. 2002, 18(8): 2985 - 2987.

[116] Wieder M E, Hone D C, Cook M J, et al. Intracellular photodynamic therapy with photosensitizer-nanoparticle conjugates: cancer therapy using a 'Trojan horse' [J]. Photoch Photobio Sci. 2006, 5(8): 727 - 734.

[117] Jang B, Park J Y, Tung C H, et al. Gold Nanorod-Photosensitizer Complex for Near-Infrared Fluorescence Imaging and Photodynamic/Photothermal Therapy In Vivo [J]. Acs Nano. 2011, 5(2): 1086 - 1094.

[118] Zhang Y, Aslan K, Previte M J R, et al. Plasmonic engineering of singlet oxygen generation [J]. PNAS. 2008, 105(6): 1798 - 1802.

[119] Mooi S M, Heyne B. Amplified Production of Singlet Oxygen in Aqueous Solution Using Metal Enhancement Effects [J]. Photochemistry and Photobiology. 2014, 90(1): 85 - 91.

[120] Zhang Z, Wang S, Xu H, et al. Role of 5-aminolevulinic acid-conjugated gold nanoparticles for photodynamic therapy of cancer [J]. Journal of Biomedical Optics. 2015, 20(5): 0510431 - 0510438.

[121] Vankayala R, Huang Y K, Kalluru P, et al. First Demonstration of Gold Nanorods-Mediated Photodynamic Therapeutic Destruction of Tumors via Near Infra-Red Light Activation [J]. Small. 2014, 10(8): 1612 - 1622.

[122] Ngwa W, Kumar R, Sridhar S, et al. Targeted radiotherapy with gold nanoparticles: current status and future perspectives [J]. Nanomedicine-Uk. 2014, 9(7): 1063 - 1082.

[123] Babaei M, Ganjalikhani M. A systematic review of gold nanoparticles as novel cancer therapeutics [J]. Nanomedicine Journal. 2014, 1(4): 211 - 219.

[124] Ghosh P, Han G, De M, et al. Gold nanoparticles in delivery applications [J]. Adv Drug Deliver Rev. 2008, 60(11): 1307 - 1315.

[125] Bergen J M, Von Recum H A, Goodman T T, et al. Gold nanoparticles as a versatile platform for optimizing physicochemical parameters for targeted drug delivery [J]. Macromol Biosci. 2006, 6(7): 506 - 516.

[126] Jain P K, Huang X, El-Sayed I H, et al. Noble metals on the nanoscale: optical and photothermal properties and some applications in imaging, sensing, biology, and medicine [J]. Accounts of chemical research. 2008, 41(12): 1578 - 1586.

[127] Huang X, Jain P K, El-Sayed I H, et al. Plasmonic photothermal therapy (PPTT) using gold nanoparticles [J]. Lasers in medical science. 2008, 23(3): 217 - 228.

[128] Huang X, El-Sayed I H, Qian W, et al. Cancer cell imaging and photothermal therapy in the near-infrared region by using gold nanorods [J]. Journal of the American Chemical Society. 2006, 128(6): 2115 - 2120.

[129] Link S, El-Sayed M A. Shape and size dependence of radiative, non-radiative and photothermal properties of gold nanocrystals [J]. International Reviews in Physical Chemistry. 2000, 19(3): 409 - 453.

[130] Boyer D, Tamarat P, Maali A, et al. Photothermal imaging of nanometer-sized metal particles among scatterers [J]. Science. 2002, 297(5584): 1160 - 1163.

[131] El-Sayed I H, Huang X, El-Sayed M A. Selective laser photo-thermal therapy of epithelial carcinoma using anti-EGFR antibody conjugated gold nanoparticles [J]. Cancer Letters. 2006, 239(1): 129 - 135.

[132] Qu X, Yao C, Wang J, et al. Anti-CD30-targeted gold nanoparticles for photothermal therapy of L-428 Hodgkin's cell [J]. Int J Nanomedicine. 2012, 7: 6095 - 6103.

[133] Lapotko D, Lukianova E, Potapnev M, et al. Method of laser activated nano-thermolysis for elimination of tumor cells [J]. Cancer Letters. 2006, 239(1): 36 - 45.

[134] Jain P K, El-Sayed I H, El-Sayed M A. Au nanoparticles target cancer [J]. Nano Today. 2007, 2(1): 18 - 29.

[135] Huang X, Qian W, El-Sayed IH, et al. The potential use of the enhanced nonlinear properties of gold nanospheres in photothermal cancer therapy [J]. Laser Surg Med. 2007, 39(9): 747 - 753.

[136] Su K H, Wei Q H, Zhang X, et al. Interparticle coupling effects on plasmon resonances of nanogold particles [J]. Nano Letters. 2003, 3(8): 1087 - 1090.

[137] Choi W I, Kim J Y, Kang C, et al. Tumor regression in vivo by photothermal therapy based on gold-nanorod-loaded, functional nanocarriers [J]. ACS nano. 2011, 5(3): 1995 - 2003.

[138] Goodrich G P, Bao L, Gill-Sharp K, et al. Photothermal therapy in a murine colon cancer model using near-infrared absorbing gold nanorods [J]. Journal of biomedical optics. 2010, 15(1): 018001 - 018001 - 018008.

[139] Dickerson E B, Dreaden E C, Huang X, et al. Gold nanorod assisted near-infrared plasmonic photothermal therapy (PPTT) of squamous cell carcinoma in mice [J]. Cancer let-

ters. 2008, 269(1): 57-66.

[140] Alkilany A M, Thompson L B, Boulos S P, et al. Gold nanorods: Their potential for photothermal therapeutics and drug delivery, tempered by the complexity of their biological interactions [J]. Adv Drug Deliver Rev. 2012, 64(2): 190-199.

[141] Black K C L, Yi J, Rivera J G, et al. Polydopamine-enabled surface functionalization of gold nanorods for cancer cell-targeted imaging and photothermal therapy [J]. Nanomedicine-Uk. 2013, 8(1): 17-28.

[142] Dembereldorj U, Choi S Y, Ganbold E O, et al. Gold Nanorod-Assembled PEGylated Graphene-Oxide Nanocomposites for Photothermal Cancer Therapy [J]. Photochemistry and Photobiology. 2014, 90(3): 659-666.

[143] Betzer O, Ankri R, Motiei M, et al. Theranostic Approach for Cancer Treatment: Multifunctional Gold Nanorods for Optical Imaging and Photothermal Therapy [J]. J Nanomater. 2015.

[144] Li Z B, Huang H, Tang S Y, et al. Small gold nanorods laden macrophages for enhanced tumor coverage in photothermal therapy [J]. Biomaterials. 2016, 74: 144-154.

[145] Du C, Wang A, Fei J, et al. Polypyrrole-stabilized gold nanorods with enhanced photothermal effect towards two-photon photothermal therapy [J]. J Mater Chem B. 2015, 3(22): 4539-4545.

[146] Sugiura T, Matsuki D, Okajima J, et al. Photothermal therapy of tumors in lymph nodes using gold nanorods and near-infrared laser light with controlled surface cooling [J]. Nano Research. 2015.

[147] Xia K, Zhang L M, Huang Y F, et al. Preparation of Gold Nanorods and Their Applications in Photothermal Therapy [J]. J Nanosci Nanotechno. 2015, 15(1): 63-73.

[148] Caruso F, Spasova M, Saigueirino-Maceira V, et al. Multilayer assemblies of silica-encapsulated gold nanoparticles on decomposable colloid templates [J]. Adv Mater. 2001, 13(14): 1090.

[149] Oldenburg S J, Averitt R D, Westcott S L, et al. Nanoengineering of optical resonances [J]. Chem Phys Lett. 1998, 288(2-4): 243-247.

[150] Hirsch L R, Stafford R J, Bankson J A, et al. Nanoshell-mediated near-infrared thermal therapy of tumors under magnetic resonance guidance [J]. P Natl Acad Sci USA. 2003, 100(23): 13549-13554.

[151] Stern J M, Stanfield J, Hsieh J T, et al. Novel laser activated gold nanoshell thermal ablation of human prostate cancer in vivo [J]. J Urology. 2007, 177(4): 210-211.

[152] Stern J M, Hsieh J T, Park S, et al. Gold nanoshell assisted laser ablation of a prostate cancer cell line [J]. J Endourol. 2006, 20: A193-A193.

[153] Gobin A M, Lee M H, Halas N J, et al. Near-infrared resonant nanoshells for combined optical imaging and photothermal cancer therapy [J]. Nano Letters. 2007, 7(7): 1929-1934.

[154] Lal S, Clare S E, Halas N J. Nanoshell-Enabled Photothermal Cancer Therapy: Impending Clinical Impact [J]. Accounts Chem Res. 2008, 41(12): 1842-1851.

[155] Stern J M, Stanfield J, Kabbani W, et al. Selective prostate cancer thermal ablation with laser activated gold nanoshells [J]. J Urology. 2008, 179(2): 748 - 753.

[156] Loo C, Lowery A, Halas N J, et al. Immunotargeted nanoshells for integrated cancer imaging and therapy [J]. Nano Letters. 2005, 5(4): 709 - 711.

[157] Carpin L B, Bickford L R, Agollah G, et al. Immunoconjugated gold nanoshell-mediated photothermal ablation of trastuzumab-resistant breast cancer cells [J]. Breast Cancer Res Tr. 2011, 125(1): 27 - 34.

[158] Maeda H. The enhanced permeability and retention (EPR) effect in tumor vasculature: The key role of tumor-selective macromolecular drug targeting [J]. Adv Enzyme Regul. 2001, 41: 189 - 207.

[159] Choi M R, Stanton-Maxey K J, Stanley J K, et al. A cellular Trojan horse for delivery of therapeutic nanoparticles into tumors [J]. Nano Letters. 2007, 7(12): 3759 - 3765.

[160] Chhetri S, Hirschberg H, Madsen S J. Photothermal therapy of human glioma spheroids with gold-silica nanoshells and gold nanorods: a comparative study [J]. Optical Techniques in Neurosurgery, Neurophotonics, and Optogenetics. 2014, 8928.

[161] Cobley C M, Au L, Chen J, et al. Targeting gold nanocages to cancer cells for photothermal destruction and drug delivery [J]. Expert opinion on drug delivery. 2010, 7(5): 577 - 587.

[162] Skrabalak S E, Chen J, Sun Y, et al. Gold nanocages: synthesis, properties, and applications [J]. Accounts of chemical research. 2008, 41(12): 1587 - 1595.

[163] Chen J, Wang D, Xi J, et al. Immuno gold nanocages with tailored optical properties for targeted photothermal destruction of cancer cells [J]. Nano Lett. 2007, 7(5): 1318 - 1322.

[164] Chen J, Saeki F, Wiley B J, et al. Gold nanocages: bioconjugation and their potential use as optical imaging contrast agents [J]. Nano Lett. 2005, 5(3): 473 - 477.

[165] Camposeo A, Persano L, Manco R, et al. Metal-Enhanced Near-Infrared Fluorescence by Micropatterned Gold Nanocages [J]. ACS nano. 2015, 9(10): 10047 - 10054.

[166] Robinson R, Gerlach W, Ghandehari H. Comparative effect of gold nanorods and nanocages for prostate tumor hyperthermia [J]. J Control Release. 2015, 220: 245 - 252.

[167] Melamed J R, Edelstein R S, Day E S. Elucidating the Fundamental Mechanisms of Cell Death Triggered by Photothermal Therapy [J]. ACS nano. 2015, 9(1): 6 - 11.

[168] Chen J, Glaus C, Laforest R, et al. Gold nanocages as photothermal transducers for cancer treatment [J]. Small. 2010, 6(7): 811 - 817.

[169] Wang H, Han J, Lu W, et al. Facile preparation of gold nanocages and hollow gold nanospheres via solvent thermal treatment and their surface plasmon resonance and photothermal properties [J]. Journal of Colloid and Interface Science. 2015, 440: 236 - 244.

[170] Safaee S, Janipour M, Karami M. Modeling and analysis of optical properties of a gold nanoring based on electric and magnetic dipoles [J]. Applied optics. 2015, 54(28): 8313 - 8317.

[171] Chirico G, Pallavicini P, Borzenkov M. Physical Properties of Gold Nanostars. Gold

Nanostars: Springer, 2015: 25 - 42.

[172] Hatef A, Fortin-Deschênes S, Boulais E, et al. Photothermal response of hollow gold nanoshell to laser irradiation: Continuous wave, short and ultrashort pulse [J]. International Journal of Heat and Mass Transfer. 2015, 89: 866 - 871.

[173] Gobin A M, Watkins E M, Quevedo E, et al. Near - Infrared - Resonant Gold/Gold Sulfide Nanoparticles as a Photothermal Cancer Therapeutic Agent [J]. Small. 2010, 6 (6): 745 - 752.

[174] Chu C K, Tu Y C, Chang Y W, et al. Cancer cell uptake behavior of Au nanoring and its localized surface plasmon resonance induced cell inactivation [J]. Nanotechnology. 2015, 26(7): 075102.

[175] Han J, Li J, Jia W, et al. Photothermal therapy of cancer cells using novel hollow gold nanoflowers [J]. International Journal of Nanomedicine. 2014, 9: 517 - 526.

[176] Huang J, Guo M, Ke H T, et al. Rational Design and Synthesis gamma Fe_2O_3 @ Au Magnetic Gold Nanoflowers for Efficient Cancer Theranostics [J]. Adv Mater. 2015, 27 (34): 5049.

[177] Iodice C, Cervadoro A, Palange A L, et al. Enhancing photothermal cancer therapy by clustering gold nanoparticles into spherical polymeric nanoconstructs [J]. Opt Laser Eng. 2016, 76: 74 - 81.

[178] Dreaden E C, Alkilany A M, Huang X, et al. The golden age: gold nanoparticles for biomedicine [J]. Chemical Society Reviews. 2012, 41(7): 2740 - 2779.

[179] Roper D K, Ahn W, Hoepfner M. Microscale heat transfer transduced by surface plasmon resonant gold nanoparticles [J]. J Phys Chem C. 2007, 111(9): 3636 - 3641.

[180] Richardson H H, Carlson M T, Tandler P J, et al. Experimental and Theoretical Studies of Light-to-Heat Conversion and Collective Heating Effects in Metal Nanoparticle Solutions [J]. Nano Letters. 2009, 9(3): 1139 - 1146.

[181] Cole J R, Mirin N A, Knight M W, et al. Photothermal Efficiencies of Nanoshells and Nanorods for Clinical Therapeutic Applications [J]. J Phys Chem C. 2009, 113(28): 12090 - 12094.

[182] Chen H, Shao L, Ming T, et al. Understanding the Photothermal Conversion Efficiency of Gold Nanocrystals [J]. Small. 2010, 6(20): 2272 - 2280.

[183] Chatterjee D K, Yong Z. Upconverting nanoparticles as nanotransducers for photodynamic therapy in cancer cells [J]. Nanomedicine-Uk. 2008, 3(1): 73 - 82.

[184] Hodak J H, Henglein A, Hartland G V. Photophysics of Nanometer Sized Metal Particles: Electron-phonon Coupling and Coherent Excitation of Breathing Vibrational Modes [J]. The Journal of Physical Chemistry B. 2000, 104(43): 9954 - 9965.

[185] Dolmans DEJGJ, Fukumura D, Jain R K. Photodynamic therapy for cancer [J]. Nat Rev Cancer. 2003, 3(5): 380 - 387.

[186] Tada D B, Baptista M S. Photosensitizing nanoparticles and the modulation of ROS generation [J]. Front Chem. 2015, 3: 33.

[187] Gamaleia N F, Shishko E D, Dolinsky G A, et al. Photodynamic activity of hematopor-

phyrin conjugates with gold nanoparticles: experiments in vitro [J]. Exp Oncol. 2010, 32(1): 44 - 47.

[188] Oo MKK, Yang X, Du H, et al. 5-aminolevulinic acid-conjugated gold nanoparticles for photodynamic therapy of cancer [J]. Nanomedicine-Uk. 2008, 3(6): 777 - 786.

[189] Xu H, Liu C, Mei J, et al. Effects of light irradiation upon photodynamic therapy based on 5-aminolevulinic acid-gold nanoparticle conjugates in K562 cells via singlet oxygen generation [J]. Int J Nanomed. 2012, 7: 5029.

[190] Cheng Y, Samia A C, Meyers J D, et al. Highly efficient drug delivery with gold nanoparticle vectors for in vivo photodynamic therapy of cancer [J]. Journal of the American Chemical Society. 2008, 130(32): 10643 - 10647.

[191] Camerin M, Magaraggia M, Soncin M, et al. The in vivo efficacy of phthalocyanine-nanoparticle conjugates for the photodynamic therapy of amelanotic melanoma [J]. Eur J Cancer. 2010, 46(10): 1910 - 1918.

[192] Stuchinskaya T, Moreno M, Cook M J, et al. Targeted photodynamic therapy of breast cancer cells using antibody-phthalocyanine-gold nanoparticle conjugates [J]. Photoch Photobio Sci. 2011, 10(5): 822 - 831.

[193] Obaid G, Chambrier I, Cook M J, et al. Targeting the Oncofetal Thomsen-Friedenreich Disaccharide Using Jacalin-PEG Phthalocyanine Gold Nanoparticles for Photodynamic Cancer Therapy [J]. Angew Chem Int Edit. 2012, 51(25): 6158 - 6162.

[194] Obaid G, Chambrier I, Cook M J, et al. Cancer targeting with biomolecules: a comparative study of photodynamic therapy efficacy using antibody or lectin conjugated phthalocyanine-PEG gold nanoparticles [J]. Photoch Photobio Sci. 2015, 14(4): 737 - 747.

[195] Savarimuthu W P, Gananathan P, Rao A P, et al. Protoporphyrin IX-Gold Nanoparticle Conjugates for Targeted Photodynamic Therapy-An In-Vitro Study [J]. J Nanosci Nanotechno. 2015, 15(8): 5577 - 5584.

[196] Meyers J D, Cheng Y, Broome A M, et al. Peptide-Targeted Gold Nanoparticles for Photodynamic Therapy of Brain Cancer [J]. Part Part Syst Char. 2015, 32(4): 448 - 457.

[197] Cheng Y, Samia A C, Li J, et al. Delivery and Efficacy of a Cancer Drug as a Function of the Bond to the Gold Nanoparticle Surface [J]. Langmuir. 2010, 26(4): 2248 - 2255.

[198] Cheng Y, Meyers JD, Broome A M, et al. Deep penetration of a PDT drug into tumors by noncovalent drug-gold nanoparticle conjugates [J]. J Am Chem Soc. 2011, 133(8): 2583 - 2591.

[199] Khaing Oo M K, Yang Y, Hu Y, et al. Gold Nanoparticle-Enhanced and Size-Dependent Generation of Reactive Oxygen Species from Protoporphyrin IX [J]. Acs Nano. 2012, 6(3): 1939 - 1947.

[200] Kah JCY, Wan RCY, Wong K Y, et al. Combinatorial treatment of photothermal therapy using gold nanoshells with conventional photodynamic therapy to improve treatment efficacy: An in vitro study [J]. Laser Surg Med. 2008, 40(8): 584 - 589.

[201] Lucky S S, Soo K C, Zhang Y. Nanoparticles in Photodynamic Therapy [J]. Chemical

Reviews. 2015, 115(4): 1990 - 2042.

[202] Kuo W S, Chang C N, Chang Y T, et al. Gold Nanorods in Photodynamic Therapy, as Hyperthermia Agents, and in Near-Infrared Optical Imaging [J]. Angew Chem Int Edit. 2010, 49(15): 2711 - 2715.

[203] Kuo W S, Chang Y T, Cho K C, et al. Gold nanomaterials conjugated with indocyanine green for dual-modality photodynamic and photothermal therapy [J]. Biomaterials. 2012, 33(11): 3270 - 3278.

[204] Wang J, Tang H Y, Yang W L, et al. Aluminum phthalocyanine and gold nanorod conjugates: the combination of photodynamic therapy and photothermal therapy to kill cancer cells [J]. J Porphyr Phthalocya. 2012, 16(7 - 8): 802 - 808.

[205] Hari K, Pichaimani A, Kumpati P. Acridine orange tethered chitosan reduced gold nanoparticles: a dual functional probe for combined photodynamic and photothermal therapy [J]. Rsc Adv. 2013, 3(43): 20471 - 20479.

[206] Seo S H, Kim B M, Joe A, et al. NIR-light-induced surface-enhanced Raman scattering for detection and photothermal/photodynamic therapy of cancer cells using methylene blue-embedded gold nanorod@SiO_2 nanocomposites [J]. Biomaterials. 2014, 35(10): 3309 - 3318.

[207] Trinidad A J, Hong S J, Peng Q, et al. Combined Concurrent Photodynamic and Gold Nanoshell Loaded Macrophage-Mediated Photothermal Therapies: An In Vitro Study on Squamous Cell Head and Neck Carcinoma [J]. Laser Surg Med. 2014, 46(4): 310 - 318.

[208] Gao L, Fei J, Zhao J, et al. Hypocrellin-Loaded Gold Nanocages with High Two-Photon Efficiency for Photothermal/Photodynamic Cancer Therapy in Vitro [J]. Acs Nano. 2012, 6(9): 8030 - 8040.

[209] Wang J, Zhu G Z, You M X, et al. Assembly of Aptamer Switch Probes and Photosensitizer on Gold Nanorods for Targeted Photothermal and Photodynamic Cancer Therapy [J]. Acs Nano. 2012, 6(6): 5070 - 5077.

[210] Wang N N, Zhao Z L, Lv Y F, et al. Gold nanorod-photosensitizer conjugate with extracellular pH-driven tumor targeting ability for photothermal/photodynamic therapy [J]. Nano Res. 2014, 7(9): 1291 - 1301.

[211] Khlebtsov B, Panfilova E, Khanadeev V, et al. Nanocomposites containing silica-coated gold-silver nanocages and Yb-2, 4-dimethoxyhematoporphyrin: multifunctional capability of IR-luminescence detection, photosensitization, and photothermolysis [J]. Acs Nano. 2011, 5(9): 7077 - 7089.

[212] Wang B K, Wang J H, Liu Q, et al. Rose-bengal-conjugated gold nanorods for in vivo photodynamic and photothermal oral cancer therapies [J]. Biomaterials. 2014, 35(6): 1954 - 1966.

[213] Lin J, Wang S, Huang P, et al. Photosensitizer-Loaded Gold Vesicles with Strong Plasmonic Coupling Effect for Imaging-Guided Photothermal/Photodynamic Therapy [J]. Acs Nano. 2013, 7(6): 5320 - 5329.

[214] Wang S J, Huang P, Nie L M, et al. Single Continuous Wave Laser Induced Photodynamic/Plasmonic Photothermal Therapy Using Photosensitizer-Functionalized Gold Nanostars [J]. Adv Mater. 2013, 25(22): 3055 - 3061.

[215] Terentyuk G, Panfilova E, Khanadeev V, et al. Gold nanorods with a hematoporphyrin-loaded silica shell for dual-modality photodynamic and photothermal treatment of tumors in vivo [J]. Nano Research. 2014, 7(3): 325 - 337.

[216] Vankayala R, Lin C C, Kalluru P, et al. Gold nanoshells-mediated bimodal photodynamic and photothermal cancer treatment using ultra-low doses of near infra-red light [J]. Biomaterials. 2014, 35(21): 5527 - 5538.

[217] Vijayaraghavan P, Liu C H, Vankayala R, et al. Designing Multi-Branched Gold Nanoechinus for NIR Light Activated Dual Modal Photodynamic and Photothermal Therapy in the Second Biological Window [J]. Adv Mater. 2014, 26(39): 6689 - 6695.

[218] Yu M, Guo F, Wang J, et al. Photosensitizer-Loaded pH-Responsive Hollow Gold Nanospheres for Single Light-Induced Photothermal/Photodynamic Therapy [J]. Acs Appl Mater Inter. 2015, 7(32): 17592 - 17597.

[219] Schwartzberg A M, Grant C D, Wolcott A, et al. Unique gold nanoparticle aggregates as a highly active surface-enhanced Raman scattering substrate [J]. The Journal of Physical Chemistry B. 2004, 108(50): 19191 - 19197.

[220] Geng F, Xing J Z, Chen J, et al. Pegylated Glucose Gold Nanoparticles for Improved In-Vivo Bio-Distribution and Enhanced Radiotherapy on Cervical Cancer [J]. Journal of Biomedical Nanotechnology. 2014, 10(7): 1205 - 1216.

[221] Vankayala R, Sagadevan A, Vijayaraghavan P, et al. Metal nanoparticles sensitize the formation of singlet oxygen [J]. Angewandte Chemie International Edition. 2011, 50(45): 10640 - 10644.

[222] Pasparakis G. Light-Induced Generation of Singlet Oxygen by Naked Gold Nanoparticles and its Implications to Cancer Cell Phototherapy [J]. Small. 2013, 9(24): 4130 - 4134.

[223] Vankayala R, Kuo C-L, Sagadevan A, et al. Morphology dependent photosensitization and formation of singlet oxygen (1 Δ g) by gold and silver nanoparticles and its application in cancer treatment [J]. J Mater Chem B. 2013, 1(35): 4379 - 4387.

[224] Zhao T, Shen X, Li L, et al. Gold nanorods as dual photo-sensitizing and imaging agents for two-photon photodynamic therapy [J]. Nanoscale. 2012, 4(24): 7712 - 7719.

[225] Dorsey J F, Sun L, Joh D Y, et al. Gold nanoparticles in radiation research: potential applications for imaging and radiosensitization [J]. Translational cancer research. 2013, 2(4): 280 - 291.

[226] Kobayashi K, Usami N, Porcel E, et al. Enhancement of radiation effect by heavy elements [J]. Mutat Res-Rev Mutat. 2010, 704(1 - 3): 123 - 131.

[227] Herold D M, Das I J, Stobbe C C, et al. Gold microspheres: a selective technique for producing biologically effective dose enhancement [J]. Int J Radiat Biol. 2000, 76(10): 1357 - 1364.

[228] Marques T, Chatterjee D, Nicolucci P, et al. Enhanced Radiosensitization by Tumor-

Targeting Gold Nanoparticles: A Paradigm for Energy Modulated Radiation Therapy (EMRT) [J]. Int J Radiat Oncol. 2013, 87(2): S658 - S658.

[229] Hainfeld J F, Slatkin D N, Smilowitz H M. The use of gold nanoparticles to enhance radiotherapy in mice [J]. Phys Med Biol. 2004, 49(18): N309 - N315.

[230] Chien C C, Wang C H, Hua T E, et al. Synchrotron x-ray synthesized gold nanoparticles for tumor therapy [J]. Synchrotron Radiation Instrumentation, Pts 1 and 2. 2007, 879: 1908 - 1911.

[231] Chang M Y, Shiau A L, Chen Y H, et al. Increased apoptotic potential and dose-enhancing effect of gold nanoparticles in combination with single-dose clinical electron beams on tumor-bearing mice [J]. Cancer Sci. 2008, 99(7): 1479 - 1484.

[232] Hainfeld J F, Dilmanian F A, Zhong Z, et al. Gold nanoparticles enhance the radiation therapy of a murine squamous cell carcinoma [J]. Phys Med Biol. 2010, 55(11): 3045 - 3059.

[233] Zhang X J, Xing J Z, Chen J, et al. Enhanced radiation sensitivity in prostate cancer by gold-nanoparticles [J]. Clin Invest Med. 2008, 31(3): E160 - E167.

[234] Kong T, Zeng J, Wang X P, et al. Enhancement of radiation cytotoxicity in breast-cancer cells by localized attachment of gold nanoparticles [J]. Small. 2008, 4(9): 1537 - 1543.

[235] Geng F, Song K, Xing J Z, et al. Thio-glucose bound gold nanoparticles enhance radio-cytotoxic targeting of ovarian cancer [J]. Nanotechnology. 2011, 22(28).

[236] Polf J C, Bronk L F, Driessen WHP, et al. Enhanced relative biological effectiveness of proton radiotherapy in tumor cells with internalized gold nanoparticles [J]. Appl Phys Lett. 2011, 98(19).

[237] Khoshgard K, Hashemi B, Arbabi A, et al. Radiosensitization effect of folate-conjugated gold nanoparticles on HeLa cancer cells under orthovoltage superficial radiotherapy techniques [J]. Phys Med Biol. 2014, 59(9): 2249 - 2263.

[238] Hainfeld J F, Dilmanian F A, Slatkin D N, et al. Radiotherapy enhancement with gold nanoparticles [J]. J Pharm Pharmacol. 2008, 60(8): 977 - 985.

[239] Butterworth K T, McMahon S J, Currell F J, et al. Physical basis and biological mechanisms of gold nanoparticle radiosensitization [J]. Nanoscale. 2012, 4(16): 4830 - 4838.

[240] Kwon H J, Byeon Y, Jeon H N, et al. Gold cluster-labeled thermosensitive liposmes enhance triggered drug release in the tumor microenvironment by a photothermal effect [J]. J Control Release. 2015, 216: 132 - 139.

[241] Sierpe R, Lang E, Jara P, et al. Gold Nanoparticles Interacting with β-Cyclodextrin-Phenylethylamine Inclusion Complex: A Ternary System for Photothermal Drug Release [J]. Acs Appl Mater Inter. 2015, 7(28): 15177 - 15188.

[242] Guerrero A R, Hassan N, Escobar C A, et al. Gold nanoparticles for photothermally controlled drug release [J]. Nanomedicine-Uk. 2014, 9(13): 2023 - 2039.

[243] Perez-Herrero E, Fernandez-Medarde A. Advanced targeted therapies in cancer: Drug nanocarriers, the future of chemotherapy [J]. European journal of pharmaceutics and biopharmaceutics: official journal of Arbeitsgemeinschaft fur Pharmazeutische Verfahren-

stechnik eV. 2015, 93: 52 - 79.

[244] Coelho S C, Almeida G M, Pereira M C, et al. Functionalized gold nanoparticles improve afatinib delivery into cancer cells [J]. Expert Opinion on Drug Delivery. 2016, 13(1): 133 - 141.

[245] Zhang N, Chen H, Liu A Y, et al. Gold conjugate-based liposomes with hybrid cluster bomb structure for liver cancer therapy [J]. Biomaterials. 2016, 74: 280 - 291.

[246] Liu D, Auguste D T. Cancer targeted therapeutics: From molecules to drug delivery vehicles [J]. J Control Release. 2015, 219: 632 - 643.

[247] Xu X, Ho W, Zhang X, et al. Cancer nanomedicine: from targeted delivery to combination therapy [J]. Trends in molecular medicine. 2015, 21(4): 223 - 232.

[248] Pan X, Lee R J. Tumour-selective drug delivery via folate receptor-targeted liposomes [J]. Expert Opin Drug Deliv. 2004, 1(1): 7 - 17.

[249] Sudimack J, Lee R J. Targeted drug delivery via the folate receptor [J]. Adv Drug Deliv Rev. 2000, 41(2): 147 - 162.

[250] Hilgenbrink A R, Low P S. Folate receptor-mediated drug targeting: from therapeutics to diagnostics [J]. Journal of pharmaceutical sciences. 2005, 94(10): 2135 - 2146.

[251] Pandey S, Shah R, Mewada A, et al. Gold nanorods mediated controlled release of doxorubicin: nano-needles for efficient drug delivery [J]. Journal of materials science Materials in medicine. 2013, 24(7): 1671 - 1681.

[252] Jin H, Yang P, Cai J, et al. Photothermal effects of folate-conjugated Au nanorods on HepG2 cells [J]. Applied microbiology and biotechnology. 2012, 94(5): 1199 - 1208.

[253] Asadishad B, Vossoughi M, Alamzadeh I. In vitro release behavior and cytotoxicity of doxorubicin-loaded gold nanoparticles in cancerous cells [J]. Biotechnology letters. 2010, 32(5): 649 - 654.

[254] Kino T. Glucocorticoid Receptor. In: De Groot, et al., eds. Endotext. South Dartmouth (MA), 2000.

[255] Sau S, Agarwalla P, Mukherjee S, et al. Cancer cell-selective promoter recognition accompanies antitumor effect by glucocorticoid receptor-targeted gold nanoparticle [J]. Nanoscale. 2014, 6(12): 6745 - 6754.

[256] Chen K, Chen X. Design and development of molecular imaging probes [J]. Current topics in medicinal chemistry. 2010, 10(12): 1227 - 1236.

[257] Yuan H, Fales A M, Vo-Dinh T. TAT peptide-functionalized gold nanostars: enhanced intracellular delivery and efficient NIR photothermal therapy using ultralow irradiance [J]. J Am Chem Soc. 2012, 134(28): 11358 - 11361.

[258] Wicki A, Witzigmann D, Balasubramanian V, et al. Nanomedicine in cancer therapy: challenges, opportunities, and clinical applications [J]. J Control Release. 2015, 200: 138 - 157.

[259] Kotagiri N, Sudlow G P, Akers W J, et al. Breaking the depth dependency of phototherapy with Cerenkov radiation and low-radiance-responsive nanophotosensitizers [J]. Nature nanotechnology. 2015, 10(4): 370 - 379.

[260] Szwed M, Wrona D, Kania K D, et al. Doxorubicin-transferrin conjugate triggers pro-oxidative disorders in solid tumor cells [J]. Toxicology in vitro: an international journal published in association with BIBRA. 2015.

[261] Amreddy N, Muralidharan R, Babu A, et al. Tumor-targeted and pH-controlled delivery of doxorubicin using gold nanorods for lung cancer therapy [J]. Int J Nanomedicine. 2015, 10: 6773-6788.

[262] Yang L, Zhang X, Ye M, et al. Aptamer-conjugated nanomaterials and their applications [J]. Adv Drug Deliv Rev. 2011, 63(14-15): 1361-1370.

[263] Liu Q, Jin C, Wang Y, et al. Aptamer-conjugated nanomaterials for specific cancer cell recognition and targeted cancer therapy [J]. NPG Asia Materials. 2014, 6(4): e95.

[264] Herr J K, Smith J E, Medley C D, et al. Aptamer-conjugated nanoparticles for selective collection and detection of cancer cells [J]. Analytical chemistry. 2006, 78(9): 2918-2924.

[265] Choi J, Park Y, Choi E B, et al. Aptamer-conjugated gold nanorod for photothermal ablation of epidermal growth factor receptor-overexpressed epithelial cancer [J]. J Biomed Opt. 2014, 19(5): 051203.

[266] Semmler-Behnke M, Kreyling W G, Lipka J, et al. Biodistribution of 1. 4- and 18-nm Gold Particles in Rats [J]. Small. 2008, 4: 2108-2111.

[267] Khlebtsov N, Dykman L. Biodistribution and toxicity of engineered gold nanoparticles: a review of in vitro and in vivo studies [J]. Chem Soc Rev. 2011, 40: 1647-1671.

[268] Roebben G, Ramirez-Garcia S, Hackley V A, et al. Interlaboratory comparison of size and surface charge measurements on nanoparticles prior to biological impact assessment [J]. Journal of Nanoparticle Research. 2011, 13: 2675-2687.

[269] Soo Choi H, Liu W, Misra P, et al. Renal clearance of quantum dots [J]. Nature biotechnology. 2007, 25: 1165-1170.

[270] Yang X, Yang M, Pang B, et al. Gold Nanomaterials at Work in Biomedicine [J]. Chem Rev. 2015, 115: 10410-10488.

[271] Nel A E, Mudler L, Velegol D, et al. Understanding biophysicochemical interactions at the nano-bio interface [J]. Nature materials. 2009, 8: 543-557.

[272] Pernodet N, Fang X, Sun Y, et al. Adverse effects of citrate/gold nanoparticles on human dermal fibroblasts [J]. Small. 2006, 2: 766-773.

[273] Chou LY T, Zagorovsky K, Chan WCW. DNA assembly of nanoparticle superstructures for controlled biological delivery and elimination [J]. Nature nanotechnology. 2014, 9: 148-155.

[274] Mesbahi A. A review on gold nanoparticles radiosensitization effect in radiation therapy of cancer [J]. Reports of practical oncology and radiotherapy: journal of Greatpoland Cancer Center in Poznan and Polish Society of Radiation Oncology. 2010, 15(6): 176-180.

[275] Boisselier E, Astruc D. Gold nanoparticles in nanomedicine: preparations, imaging, diagnostics, therapies and toxicity [J]. Chem Soc Rev. 2009, 38(6): 1759-1782.

[276] Csaki A, Garwe F, Steinbruck A, et al. A parallel approach for subwavelength molecu-

lar surgery using gene-specific positioned metal nanoparticles as laser light antennas [J]. Nano Letters. 2007, 7(2): 247 - 253.

[277] Burda C, Chen X, Narayanan R, et al. Chemistry and properties of nanocrystals of different shapes [J]. Chem Rev. 2005, 105(4): 1025 - 1102.

[278] Link S, El-Sayed M, A. Shape and size dependence of radiative, non-radiative and photothermal properties of gold nanocrystals [J]. International Reviews in Physical Chemistry. 2000, 19(3): 409 - 453.

[279] Letfullin R R, George T F, Duree G C, et al. Ultrashort Laser Pulse Heating of Nanoparticles: Comparison of Theoretical Approaches [J]. Advances in Optical Technologies. 2008, 2008: 2517181 - 2517188.

[280] Ekici O, Harrison R K, Durr N J, et al. Thermal analysis of gold nanorods heated with femtosecond laser pulses [J]. J Phys D Appl Phys. 2008, 41(18): 185501 - 185511.

[281] Jabbarzadeh A, Tanner R I. Molecular Dynamics Simulation and its Application to Nano-Rheology. In: Bindings, Walters, eds. Rheology Reviews: The British Society of Rheology, 2006: 165 - 216.

[282] Merabia S, Shenogin S, Joly L, et al. Heat transfer from nanoparticles: A corresponding state analysis [J]. P Natl Acad Sci USA. 2009, 106(36): 15113 - 15118.

[283] Wang X W, Xu X F. Molecular dynamics simulation of heat transfer and phase change during laser material interaction [J]. J Heat Trans-T Asme. 2002, 124(2): 265 - 274.

[284] Hu M, Hartland G V. Heat Dissipation for Au Particles in Aqueous Solution: Relaxation Time versus Size [J]. The Journal of Physical Chemistry B. 2002, 106(28): 7029 - 7033.

[285] Kotaidis V, Dahmen C, von Plessen G, et al. Excitation of nanoscale vapor bubbles at the surface of gold nanoparticles in water [J]. J Chem Phys. 2006, 124(18): 184702.

[286] Plech A. Thermodynamics of nanosecond nanobubble formation at laser-excited metal nanoparticles [J]. New Journal of Physics. 2011, 13(4): 043018.

[287] Rycenga M, Wang Z, Gordon E, et al. Probing the photothermal effect of gold-based nanocages with surface-enhanced Raman scattering (SERS) [J]. Angew Chem Int Ed Engl. 2009, 48(52): 9924 - 9927.

[288] Baffou G, Kreuzer M P, Kulzer F, et al. Temperature mapping near plasmonic nanostructures using fluorescence polarization anisotropy [J]. Opt Express. 2009, 17(5): 3291 - 3298.

[289] Carlson M T, Khan A, Richardson H H. Local Temperature Determination of Optically Excited Nanoparticles and Nanodots [J]. Nano Letters. 2011, 11(3): 1061 - 1069.

[290] Gupta A, Kane R S, Borca-Tasciuc D A. Local temperature measurement in the vicinity of electromagnetically heated magnetite and gold nanoparticles [J]. Journal of Applied Physics. 2010, 108(6): 064901 - 064901 - 064907.

[291] Wu C, Xiong C, Wang L, et al. Sensitive and selective localized surface plasmon resonance light-scattering sensor for Ag^+ with unmodified gold nanoparticles [J]. Analyst. 2010, 135(10): 2682 - 2687.

[292] Bawendi M G, Steigerwald M L, Brus L E. The Quantum-Mechanics of Larger Semiconductor Clusters (Quantum Dots) [J]. Annu Rev Phys Chem. 1990, 41: 477 - 496.

[293] Alivisatos A P. Semiconductor clusters, nanocrystals, and quantum dots [J]. Science. 1996, 271(5251): 933 - 937.

[294] Bruchez M, Moronne M, Gin P, et al. Semiconductor nanocrystals as fluorescent biological labels [J]. Science. 1998, 281(5385): 2013 - 2016.

[295] Gao X H, Cui Y Y, Levenson R M, et al. In vivo cancer targeting and imaging with semiconductor quantum dots [J]. Nature Biotechnology. 2004, 22(8): 969 - 976.

[296] Bakalova R, Ohba H, Zhelev Z, et al. Quantum dot anti-CD conjugates: Are they potential photosensitizers or potentiators of classical photosensitizing agents in photodynamic therapy of cancer? [J]. Nano Letters. 2004, 4(9): 1567 - 1573.

彩色插图

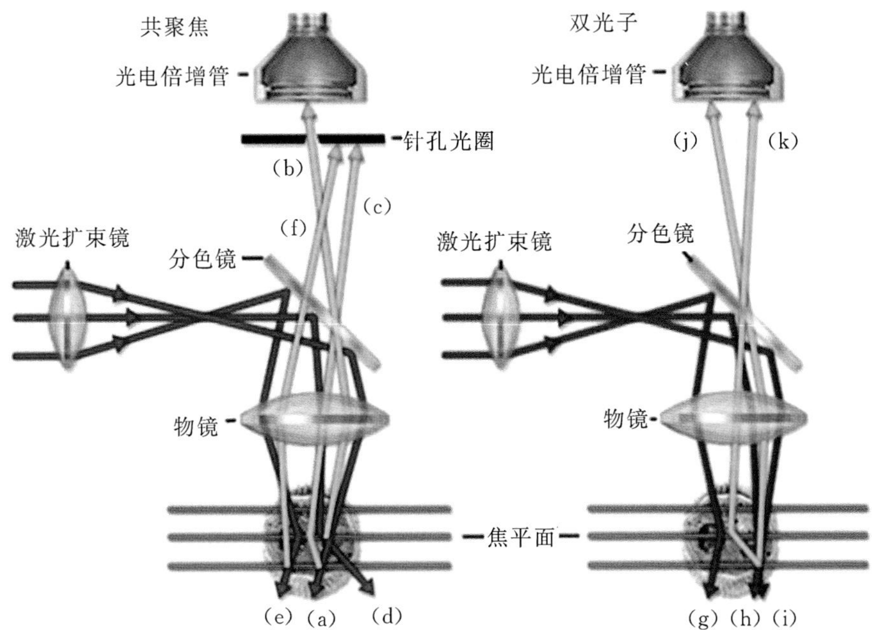

图 4-16　共聚焦与双光子显微镜光路对比[22]

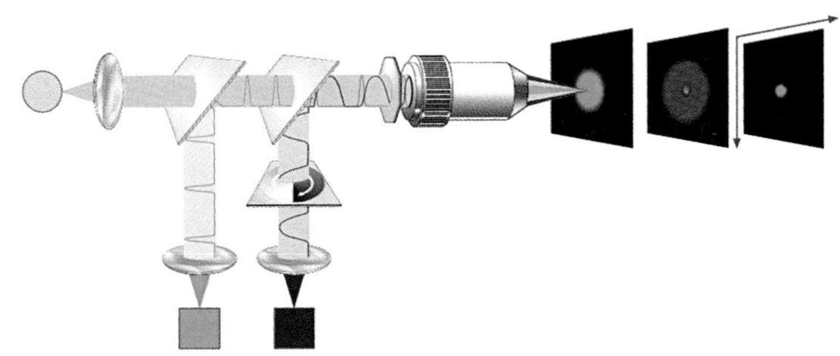

图 4-27　STED 显微术的光学示意图。其中，绿色短脉冲光路为荧光激发光路；红色宽脉冲光路代表 STED 光路，黄色光路代表荧光光路，其中样品发出的受激荧光被二色镜以及带通滤光片滤除

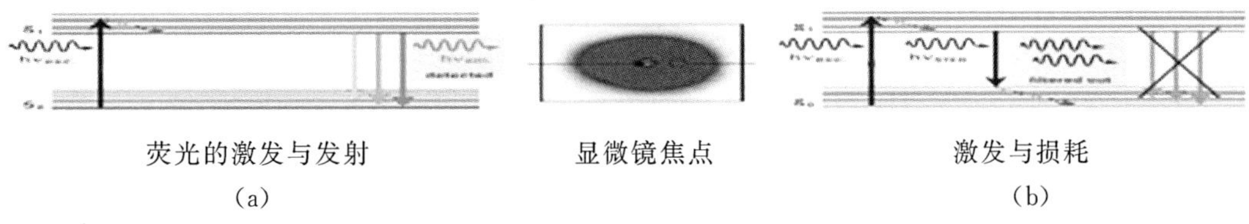

图 4-30　受激荧光耗散过程示意图

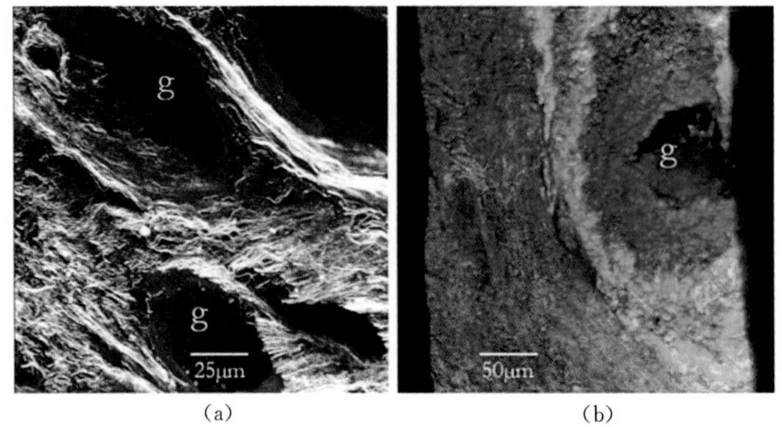

图 4-32 (a)子宫内膜的光学图像,其中在粘液腺区域(g 区域)周围有胶原原纤维;(b)子宫内膜的 SHG 图像,其中红色通道为胶原原纤维的 SHG 图像,绿色通道为自发荧光

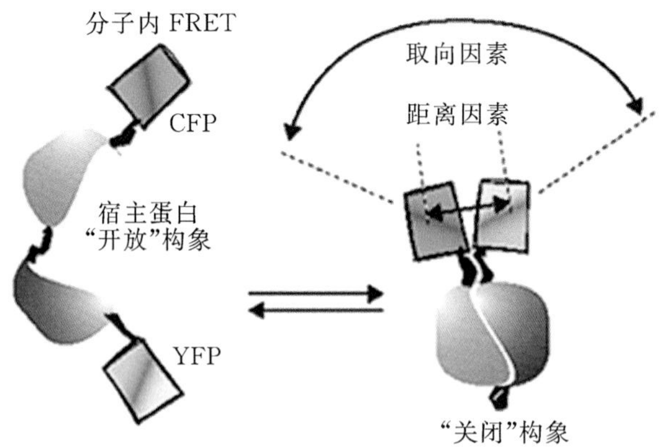

图 10-7 基于通过抗原-抗体夹心装配的纳米金表面等离子体耦合增强(用粉色标出)的 SERS 免疫检测示意图[46]

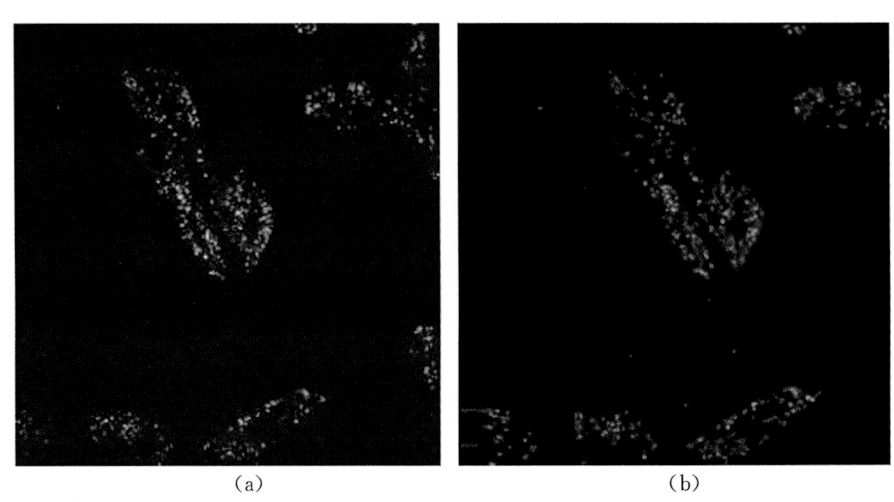

图 10-12 标记了阳离子胶体金的 CHO-K1 细胞。
(a)双光子荧光图像;(b)相应的荧光寿命图像

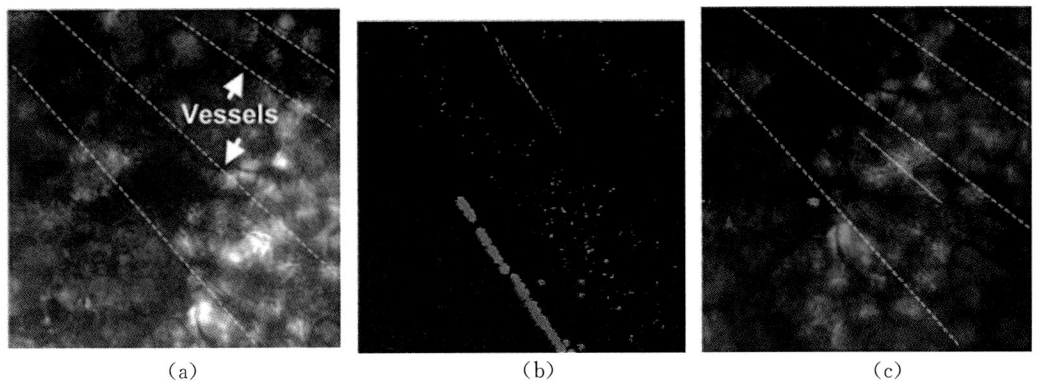

图 10-14　金纳米棒在老鼠耳血管中的在体成像。(a)两条血管的投射成像，点虚线提供了血管位置。(b)在血管中流动的金纳米微粒(红点)的双光子发光图像。图片是通过 1.2 s/帧的采集速率连续采集 300 帧图像编辑合成的。样品的激发功率为 18 mW，波长为 830 nm。图像尺寸为 175 μm×175 μm。在低于血管处的明亮信号是来自发根的自体荧光。一些斑点是成像过程中样品的移动引起的。(c)透射图像(浅蓝色)与单帧金纳米棒的双光子图像的重叠[46](见彩色插图)

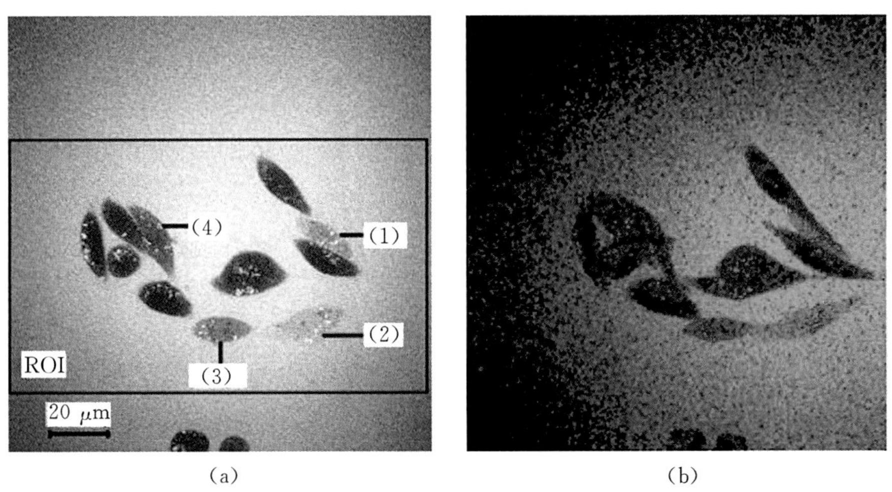

图 10-20　第一次激光扫描后靶定区域内的 CHO-K1 细胞。
(a)双光子荧光图像；(b)相应的荧光寿命图像

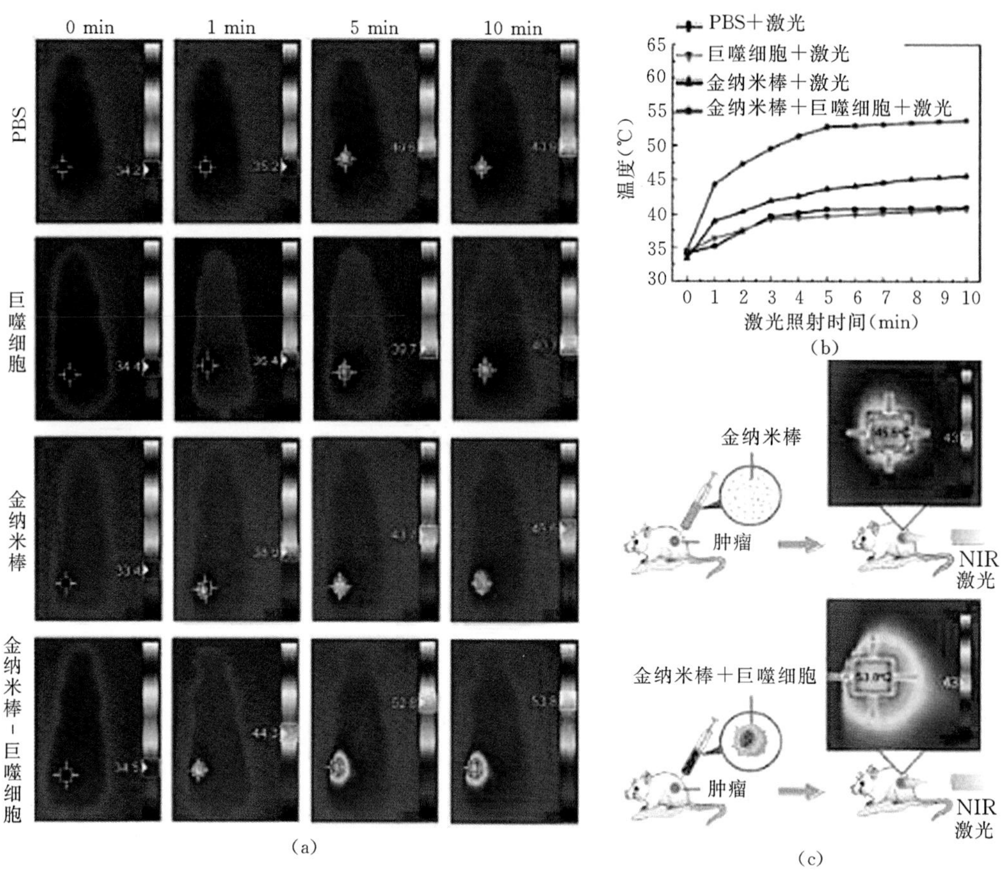

图 10－27　(a)红外热图像和(b)在肿瘤内注射 PBS、游离巨噬细胞、游离 BSA 包被的 sAuNR(105 mg Au)后的 808 nm 光照射下 HepG2 肿瘤携带裸鼠的时间依赖性随温度增加，和 BSA 涂覆的 sAuNRs-装载巨噬细胞(在 1×10^6 巨噬细胞中添加了 105 μg Au)。颜色条是指相对温度值。(c)图突出了游离 BSA-包被的 sAuNRs 和 BSA-包被的 sAuNRs-负载巨噬细胞的处理之间的差异

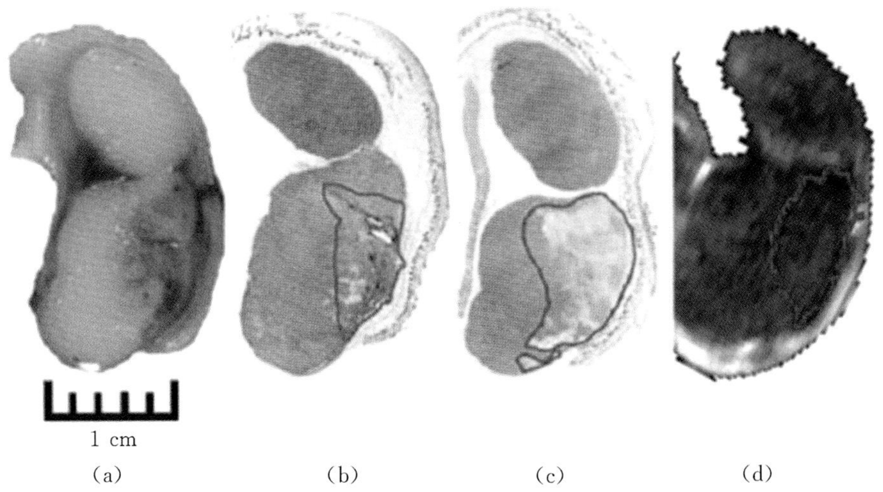

图 10-28　(a)用纳米壳和 NIR 激光体进行体内治疗后的大体病理学显示出顶出组织表面下的组织双折射的出血和丧失;(b)组织切片的银染显示局部纳米壳的区域(用红色勾勒出);(c)在同一平面内的苏木精/曙红染色清楚地显示在由纳米壳占据的区域内的组织损伤;(d)同样 MRTI 计算揭示了与(a)、(b)和(c)类似尺寸的不可逆热损伤的面积[150]

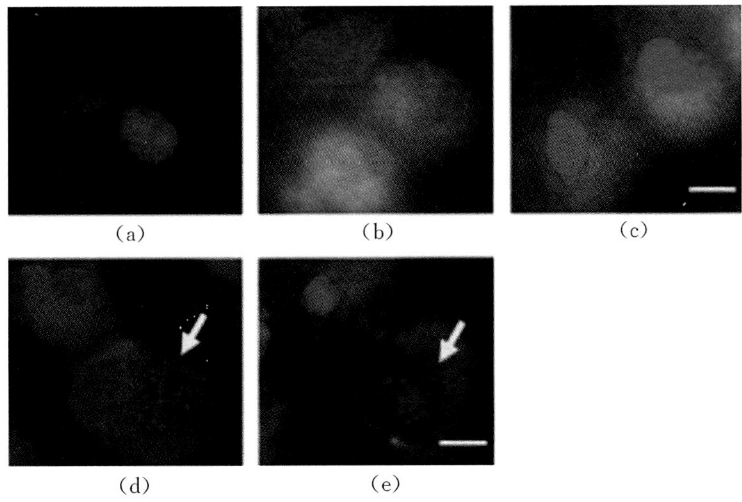

图 10-32　A549 细胞的共聚焦激光扫描图像。(a)没有 ICG 处理或激光曝光;(b)具有 ICG 但没有激光曝光;(c)具有 Au-PSMA-ICG 纳米棒但没有激光曝光;(d)具有 ICG 处理和激光曝光;(e)与 Au-PSMA-ICG 纳米棒和激光曝光。Au 纳米棒剂量:5_1011;2.334_10_4 m 的游离 ICG 和 ICG 缀合到 Au 纳米棒上。用 DAPI(蓝色)染色细胞核。比例尺:20 mm[202]

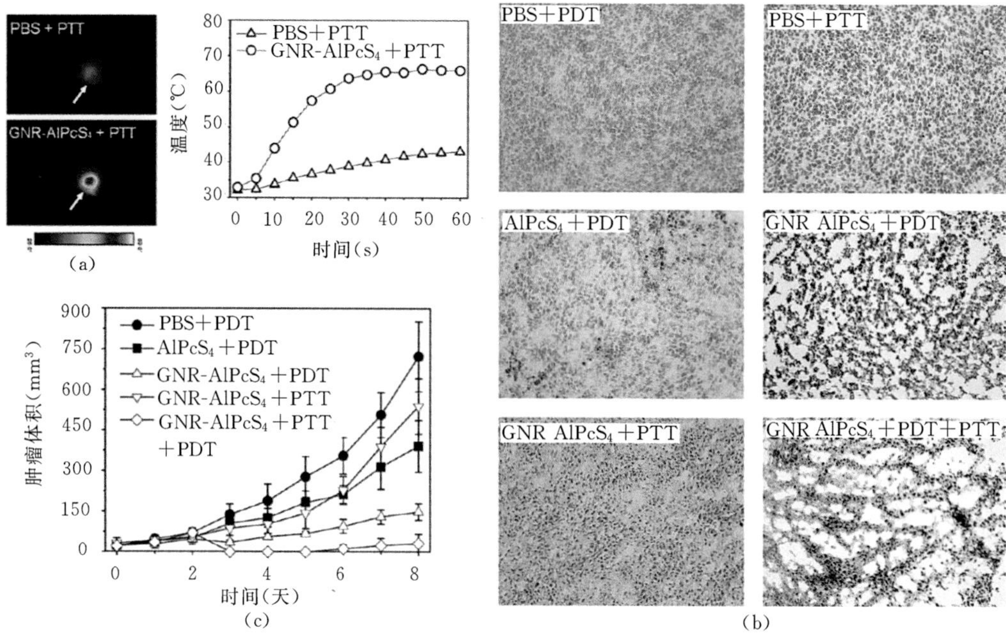

图 10-33　体内 PDT 和 PTT。(a)在光照射 1 分钟后捕获的热成像图像,以及在 GNR-AlPcS4 注射和 PBS 注射的小鼠的肿瘤中的热成像监测。(b)组织切片的 TUNEL 染色(放大倍数 20 倍)。正常或凋亡细胞核分别显示为绿色和棕色。组织切片中的空白区域(GNR-AlPcS4 复合物 t PDT 和 GNR-AlPcS4 复合物 t PTT t PDT)是由于染色过程中被破坏的肿瘤细胞的析出。(c)每次治疗后的肿瘤大小。标准差;PBS t PDT($n=7$);游离 AlPcS4 t PDT($n=7$);GNR-AlPcS4 复合物 tPDT($n=7$);GNR-AlPcS4 复合物 PTT($n=5$);GNR-AlPcS4 复合物 PTT t PDT($n=7$);n=涉及的肿瘤数目[117]

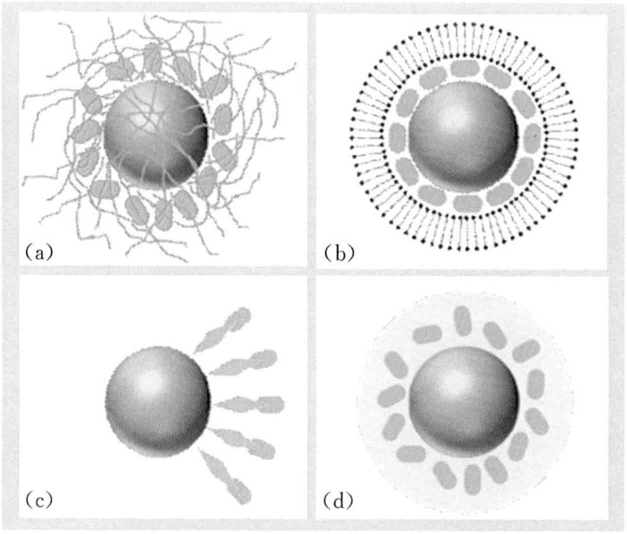

图 10-37　使用光热效应触发药物传递的四种情况。(a)将药物(绿色胶囊)包埋在纳米颗粒周围的聚合物基质中;(b)将药物和纳米颗粒包埋在脂质体中;(c)药物与间隔分子(黄色菱形)共价键合,其与纳米颗粒结合;(d)药物不与 AuNP 共价结合[242]

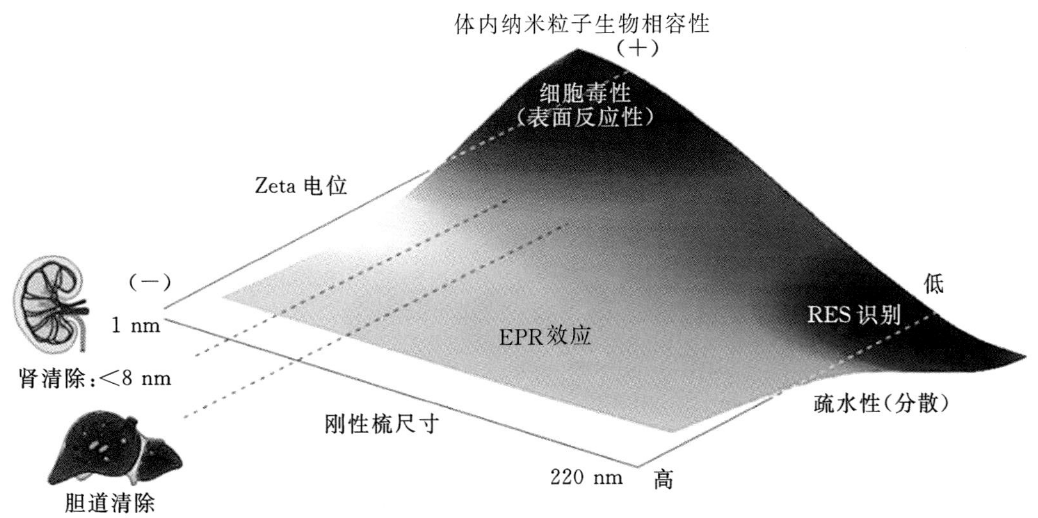

图 10-39　纳米颗粒的物理特性决定了体内生物相容性。三维相图显示了在用于治疗用途的约 130 个纳米颗粒的体内筛选后显示的定性生物相容性趋势。确定体内生物相容性(色谱)的主要独立粒子变量是尺寸、ζ 电位(表面电荷)和分散性(特别是疏水性的影响)。生物相容性反映在颜色光谱中,红色表示可能的毒性,蓝色表示可能的安全性和蓝绿色-黄色中间表示水平的安全性(以相同的顺序)。具有高表面反应性的阳离子颗粒或颗粒比通过网状内皮系统(RES)快速和安全(蓝色色调)除去的较大的相对疏水或分散不良的颗粒更可能是有毒的(红色色调)。促进增强的渗透和保留(EPR)效应并因此是化疗药物递送至癌症的最佳的颗粒——通常具有中等尺寸和相对中性的表面电荷[271]

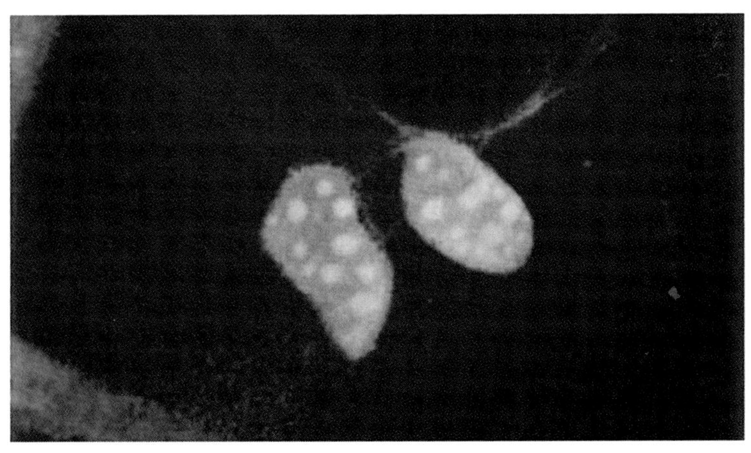

图 10-45　CdSe 量子点标记 3T3 小鼠的成纤维细胞[294]